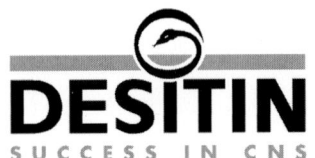

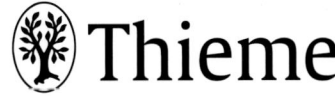

Praktische Epilepsiebehandlung

Praxisorientierte Diagnose und
Differenzialdiagnose,
rationale Therapiestrategien und
handlungsorientierte Leitlinien

Dieter Schmidt
Christian Erich Elger

3., überarbeitete Auflage

75 Abbildungen
42 Tabellen

Georg Thieme Verlag
Stuttgart · New York

Prof. Dr. med. Dieter Schmidt
Arbeitsgruppe Epilepsieforschung
Goethestraße 5
14163 Berlin

Prof. Dr. med. Christian Erich Elger
Direktor der Klinik für Epileptologie der Universität
Sigmund-Freud-Straße 25
53127 Bonn

Die Deutsche Bibliothek –
CIP-Einheitsaufnahme

Schmidt, Dieter: Praktische Epilepsiebehandlung: praxis-
orientierte Diagnose und Differenzialdiagnose, rationale
Therapiestrategien und handlungsorientierte Leitlinien;
42 Tabellen / Dieter Schmidt ; Christian Erich Elger.
[Zeichn.: Werner Grosser]. – 2., überarb. Aufl. – Stuttgart ;
New York : Thieme, 2002

1. Auflage 1999

© 2002 Georg Thieme Verlag
Rüdigerstraße 14
D-70469 Stuttgart
Telefon: +49/0711/8931-0
Unsere Homepage: http://www.thieme.de

Printed in Germany

Zeichnungen: Werner Grosser, D-74532 Ilshofen
Umschlaggestaltung: Thieme Verlagsgruppe
Satz und Druck: Druckhaus Götz GmbH,
    D-71636 Ludwigsburg, gesetzt auf CCS Textline

ISBN 3-13-116823-4   1 2 3 4 5 6

Wichtiger Hinweis: Wie jede Wissenschaft ist die Medizin ständigen Entwicklungen unterworfen. Forschung und klinische Erfahrung erweitern unsere Erkenntnisse, insbesondere was Behandlung und medikamentöse Therapie anbelangt. Soweit in diesem Werk eine Dosierung oder eine Applikation erwähnt wird, darf der Leser zwar darauf vertrauen, dass Autoren, Herausgeber und Verlag große Sorgfalt darauf verwandt haben, dass diese Angabe **dem Wissensstand bei Fertigstellung des Werkes** entspricht.

Für Angaben über Dosierungsanweisungen und Applikationsformen kann vom Verlag jedoch keine Gewähr übernommen werden. **Jeder Benutzer ist angehalten,** durch sorgfältige Prüfung der Beipackzettel der verwendeten Präparate und gegebenenfalls nach Konsultation eines Spezialisten festzustellen, ob die dort gegebene Empfehlung für Dosierungen oder die Beachtung von Kontraindikationen gegenüber der Angabe in diesem Buch abweicht. Eine solche Prüfung ist besonders wichtig bei selten verwendeten Präparaten oder solchen, die neu auf den Markt gebracht worden sind. **Jede Dosierung oder Applikation erfolgt auf eigene Gefahr des Benutzers.** Autoren und Verlag appellieren an jeden Benutzer, ihm etwa auffallende Ungenauigkeiten dem Verlag mitzuteilen.

Vorwort zur 3. Auflage

Epilepsie ist die häufigste aller schwerwiegenden neurologischen Erkrankungen. In Deutschland allein sind aktuell fast eine Million Menschen betroffen. Die Wahrscheinlichkeit, irgendwann im Laufe eines 80-jährigen Lebens eine Epilepsie zu bekommen, liegt sogar bei 3%, das sind etwa 2,5 Millionen Menschen in Deutschland. Menschen mit Epilepsien lassen sich nach dem Erfolg der Behandlung in zwei fundamental unterschiedliche Gruppen einteilen. Zwei von drei Patienten werden meist innerhalb eines Jahres, und häufig schon bei Behandlung mit dem ersten Medikament anfallsfrei. Die Krankheit ist ausgestanden, und das restliche Leben kann in der Regel ungestört weitergehen.

Ganz anders sieht es bei dem verbleibenden Drittel aus. Diese Patienten werden auch nach Behandlung mit mehreren Medikamenten nicht anfallsfrei, haben oft Nebenwirkungen der Medikamente und eine verkürzte Lebenserwartung, sowie psychische und soziale Probleme. Hier sind frühzeitig, nach der erfolglosen Behandlung mit drei Medikamenten, zusätzliche nicht-pharmakologische Behandlungsmöglichkeiten wie die oft zur Anfallsfreiheit führende operative Resektion des anfallsverursachenden, im Magnetresonanztomogramm sichtbar veränderten Hirngewebes und die palliative Neurostimulation in Betracht zu ziehen. Beide Gruppen erwarten zu Recht eine optimale Behandlung. Für die erste, große Gruppe stehen besser verträgliche und wirksame moderne Antiepileptika zur Verfügung. Die zweite Gruppe profitiert ebenfalls von nebenwirkungsärmeren Neuentwicklungen, benötigt aber zusätzlich intensive soziale Betreuung und die gezielte Behandlung etwaiger psychiatrischer Probleme wie der sehr häufigen Depression.

Das Ziel des vorliegenden Buches ist die praktische Anleitung zu einer erfolgreichen Epilepsiebehandlung. Die Grundlagen und die Leitlinien der Behandlung werden im ersten Abschnitt kurz dargestellt. Hierzu gehören die Diagnose , die therapierelevante Differenzialdiagnose, der natürliche Verlauf der Erkrankung und die Therapie. Da Medikamente auch weiterhin das Fundament jeglicher Behandlung sind, werden die zum gezielten Einsatz von modernen Antiepileptika nötigen pharmakologischen Kennwerte zusammengefasst. Die empfohlenen Behandlungsstrategien für die einzelnen Epilepsien und spezielle Behandlungsprobleme werden im zweiten Abschnitt detailliert dargestellt. Die evidenzbasierte Beurteilung wird durch unsere klar deklarierte, produktneutrale Expertenmeinung ergänzt. Es wird aber auch klar gestellt, was nicht oder nicht mehr zu empfehlen ist. Hilft das Buch auf diese Weise bei der kompetenten Behandlung von Patienten mit Epilepsie, hat es seinen Zweck erfüllt.

Im Frühjahr 2005   Dieter Schmidt (Berlin)
Christian Erich Elger (Bonn)

Vorwort zur 1. Auflage

Epilepsie ist die häufigste aller schwerwiegenden neurologischen Erkrankungen. In Deutschland allein sind mehr als 800 000 Personen betroffen. Die Wahrscheinlichkeit, irgendwann im Laufe des Lebens eine Epilepsie zu bekommen, liegt zwischen 2 und 5 % (Sander 1993). Menschen mit Epilepsien lassen sich nach dem Erfolg der Behandlung in zwei fundamental unterschiedliche Gruppen einteilen. Die meisten Patienten, etwa 70–80 %, werden meist innerhalb eines Jahres, und häufig schon bei Behandlung mit dem ersten Medikament anfallsfrei. Die Krankheit ist ausgestanden, und das restliche Leben kann ungestört weitergehen. Ganz anders sieht es bei den verbleibenden 20–30 % aus. Sie behalten häufig trotz jahrzehntelanger Behandlung mit mehreren Medikamenten ihre Anfälle, leiden unter Nebenwirkungen und benötigen den intensiven und integrativen Einsatz aller verfügbaren diagnostischen und therapeutischen Möglichkeiten. Beide Gruppen erwarten zu Recht eine optimale Behandlung. Für die erste Gruppe stehen besser verträgliche neue Medikamente zur Verfügung. Die zweite Gruppe profitiert ebenfalls von nebenwirkungsärmeren Neuentwicklungen, benötigt aber zusätzlich intensive soziale Betreuung und die gezielte Behandlung etwaiger psychiatrischer Probleme. Sprechen weder klassische noch innovative Medikamente an, ist frühzeitig die Indikation zur operativen Behandlung zu prüfen, die in geeigneten Fällen zur Anfallsfreiheit führt.

Trotz der hervorragenden diagnostischen und therapeutischen Möglichkeiten wird Epilepsie in Deutschland noch nicht gut genug behandelt. Nach einer Umfrage an über 12 000 erwachsenen Patienten waren 51 % aller hausärztlich behandelten Patienten mit Epilepsie nicht anfallsfrei. Fast ein Drittel der Patienten in neurologischer Behandlung hatten mindestens einen Anfall pro Monat (Pfäfflin u. Mitarb. 1977).

Das Ziel des vorliegenden Buches ist daher die praktische Anleitung zu einer erfolgreichen Epilepsiebehandlung. Die Grundlagen und die Leitlinien der Behandlung werden im ersten Abschnitt kurz dargestellt. Hierzu gehören die Diagnose, die therapierelevante Differenzialdiagnose, der natürliche Verlauf der Erkrankung und die Therapie. Da Medikamente auch weiterhin das Fundament jeglicher Behandlung sind, werden die zum gezielten Einsatz von Antiepileptika nötigen pharmakologischen Kennwerte zusammengefasst. Die empfohlenen Behandlungsstrategien für die einzelnen Epilepsien und spezielle Behandlungsprobleme werden im zweiten Abschnitt detailliert dargestellt. Es wird aber auch erwähnt, was nicht oder nicht mehr zu empfehlen ist. Hilft das Buch bei der kompetenten Behandlung von Patienten mit Epilepsie, hat es seinen Zweck erfüllt.

Im Frühjahr 1999   Dieter Schmidt (Berlin)
Christian Erich Elger (Bonn)

Inhaltsverzeichnis

Behandlungsstrategien

Grundlagen der Behandlung

1 Klinische Pathophysiologie der Epilepsien und Wirkungsmechanismus der Antiepileptika

Definition der Epilepsien

> **Leitlinien**
> - Ein epileptischer Anfall ist ein vorüberge-hendes Vorkommen von Symptomen und Beschwerden infolge einer abnorm exzes-siven oder synchronisierten neuronalen Aktivität des Gehirns. Epilepsie ist eine chronische Erkrankung des Gehirns mit ei-ner anhaltenden Prädisposition zur Gene-rierung epileptischer Anfälle mit neurobio-logischen, kognitiven, psychischen und so-zialen Konsequenzen. Die Definition der Epilepsie setzt das Auftreten mindestens eines Anfalls voraus. Vorschlag der Interna-tionalen Liga gegen Epilepsie und des Inter-nationalen Büros für Epilepsie (Fisher u. Mitarb. 2005).

Synonyme für Epilepsien sind Morbus sacer, zere-brales Anfallsleiden (beliebt, aber unpräzise, weil auch Synkopen oder Migräne als zerebrale An-fallsleiden aufgefasst werden können), zerebrales Krampfleiden oder Krämpfe (unpräzise, weil viele epileptische Anfälle ohne Krämpfe einhergehen. Das Wort Krampf kommt übrigens etymologisch von krumm).

Klinische Pathophysiologie der Epilepsien

Ein epileptischer Anfall wurde bereits vor über 100 Jahren von Hughlings Jackson – also lange vor der Erfindung des Elektroenzephalogramms (EEG) – als Ergebnis einer wiederholten, patholo-gischen Entladung der Nervenzellen des Gehirns charakterisiert, was auch heute immer noch im Prinzip gültig ist. Im EEG lassen sich zwei klassi-sche pathophysiologische Muster epileptiformer Entladungen im Intervall zwischen den Anfällen unterscheiden, je nachdem, ob eine umschriebe-ne Störung der Hirnrinde vorliegt mit fokalen EEG-Entladungen wie Spikes, Sharp Waves oder Spike-Waves oder ob synchrone Entladungen bei-der Hemisphären entstehen mit bilateral-syn-chronen Spike-Waves.

Der Ursprung der Spike-Wave-Entladungen ist bis heute umstritten. Es wird diskutiert, ob die Generierung thalamokortikal oder intrakortikal erfolgt (s. u.), wobei bei letzterer Annahme einer der Unterschiede zu fokalen Entladungen in der rascheren Ausbreitung bestünde. Diese paroxys-malen, auch epileptiform genannten EEG-Entla-dungen sind zwar typisch für Patienten mit Epi-lepsie, werden allerdings zu 0,5 – 4 % auch bei Per-sonen beobachtet, die niemals in ihrem Leben ei-ne Epilepsie entwickeln (Goodin u. Aminoff 1984). Daher ist die Diagnose einer Epilepsie im-mer klinisch begründet.

Der gegenwärtige Kenntnisstand über Mecha-nismen der Anfallsentstehung beruht im Wesent-lichen auf experimentellen Untersuchungen an Modellen epileptischer Anfälle und Epilepsien so-wie auf in-vivo-Untersuchungen an kortikalem Gewebe von Patienten mit Epilepsie oder auf in-vitro-Studien an Operationsmaterial nach epilep-siechirurgischen Eingriffen. Die Initiation von elektrischen Entladungen als Korrelat der Anfalls-entstehung auf zellulärer Ebene hängt danach ge-nerell von der Stabilität des Membranpotenzials ab, ebenso wie die Synchronisierung dieser patho-logischen Entladungen über Ionenkanäle vermit-telt wird. Auf der Nervenzellebene wird die An-fallsschwelle durch Einflüsse auf die Entstehung inhibitorischer (IPSP) und exzitatorischer postsy-naptische Potenziale (EPSP) reguliert (Abb. 1.1).

Epileptische Anfälle können dichotomisch in generalisiert oder fokal eingeteilt werden. Gene-ralisierte Anfälle lassen sich weiterhin in Absen-cen (Abb. 1.1 a, b), Myoklonien und tonisch-kloni-sche Anfälle (Abb. 1.1 c) differenzieren. Generali-sierte Anfälle mit Spike-Wave-Komplexen entste-hen durch vielschichtige Interaktionen zwischen dem Thalamus und dem Kortex. Daneben spielen aber zusätzlich noch der GABAerge Nucleus reti-cularis thalami und spezifische Relaiskerne sowie spezielle intrinsische Membraneigenschaften des Thalamus eine Rolle. Die Entstehung von Absencen umfasst daher eine ganze Reihe von Prozessen der normalen Hirnphysiologie, die z. B. bei der Entstehung von Schlafrhythmen beteiligt sind. Aszendierende modulatorische Systeme (MOD) aus dem Hirnstamm interagieren mit der thalamokortikalen Rhythmusgenerierung.

Wenngleich eine detaillierte Diskussion der zugrunde liegenden Mechanismen der Iktogenese den Rahmen dieses Kapitels sprengen würde, sind vermutlich überschießende inhibitorische GABAerge Inhibition und eine spezielle Membraneigenschaft mit T-Calciumkanälen von Bedeutung für die Iktogenese von Absencen. An der Iktogenese tonisch-klonischer Anfälle sind bestimmte Glutamatrezeptoren (AMPA, NMDA), Gammaaminobuttersäure (GABA) und spezielle Membraneigenschaften (Nicht-T-Calcium) beteiligt. Bei der Iktogenese fokaler Anfälle (Abb. 1.1 d) spielt eine intrinsische paroxysmale Depolarisation eine entscheidende Rolle.

> **Leitlinien**
> • Die Verhinderung repetitiver Aktionspotenziale durch Natriumstrom-Blockade der Nervenzellmembran sowie die Verstärkung der defizienten GABAergen Inhibition und die Verringerung der pathologischen Exzitation von Glutamatrezeptoren sind Angriffspunkte der Medikamente gegen fokale Anfälle.

Durch Depolarisation der Nervenmembran entsteht ein Aktionspotenzial, das weitergeleitet zu raschen hochfrequenten Nervenzellentladungen führt. Neurone, die funktionell in einen epileptischen Zustand versetzt werden, zeigen zum Teil eine rasch einsetzende pathologisch verlängerte paroxysmale Depolarisation, die länger anhält als das physiologische exzitatorische postsynaptische Potenzial. Dadurch kommt es zur hochfrequenten Entladung von Aktionspotenzialen und, falls sich ausreichend viele benachbarte Neuronen anschließen, zu charakteristischen EEG-Veränderungen sowie schließlich zu einem Anfall (Lothman 1996 a, b). Die Erregbarkeit der Nervenmembran wird durch spannungs- und neurotransmitterabhängige Ionenkanäle reguliert. Hierbei sind vor allem Natrium-, Calcium-, Kalium- und Chloridionenkanäle von Bedeutung sowie der Einfluss des hemmenden Neurotransmitters Gammaaminobuttersäure (GABA) und der exzitatorischen Neurotransmitter, vor allem Glutamat und Aspartat (s. „Wirkungsmechanismus der Antiepileptika"). Die Entladung einzelner Nervenzellverbände kann sich zeitlich und räumlich ausbreiten, sich auf bestimmte Hirnregionen beschränken oder sich auf die gesamte Hemisphäre ausdehnen.

Bislang war lediglich von Nervenzellen die Rede, es gibt aber Hinweise, dass Gliazellen ebenfalls in die Regulierung der Anfallsbereitschaft eingreifen können. Selbstverständlich kann hier nicht das schnell wachsende Gebiet der experimentellen Epileptologie besprochen werden (z. B. Löscher 1993).

Aus klinischer Sicht sind die Mechanismen der Entstehung epileptischer Anfälle, die sog. Iktogenese, von der Epileptogenese als den Grundlagen für die Wiederholung epileptischer Anfälle zu unterscheiden. Es werden für die Entstehung von Absencen synchronisierte Entladungen vom Nucleus reticularis thalami mit intrinsischer Rhythmik und neokortikalen Pyramidenzellen diskutiert (Abb. 1.1).

> **Leitlinien**
> • Angriffspunkte für eine Therapie von Absencen sind Rezeptoren und Ionenkanäle, welche diese synchronisierten Entladungen entstehen lassen. Hierzu gehören vor allem T-Calciumkanäle sowie GABA-A- und GABA-B-Rezeptoren.

Ein weiteres Erfolg versprechendes experimentelles wie klinisches Forschungsgebiet sind Epilepsiegene, die im Bereich der Diagnose und Therapie eine Reihe von Möglichkeiten bieten. Hierzu gehört die molekulare Diagnostik. Man kann in Zukunft an genetisch modifizierten Zellen die grundlegenden Mechanismen in-vitro und in-vivo untersuchen, und man kann – abgesehen von den zwar zahlreichen, aber insgesamt sehr seltenen monogenen Epilepsien wie den familiären Neugeborenenkrämpfen oder den progredienten Myoklonusepilepsien – versuchen, die häufigen polygenen Epilepsien zu erforschen (Noebels 1995). Möglicherweise haben auch erworbene Epilepsien ähnliche molekulare Defekte. Ob in Zukunft eine Gentherapie in der Behandlung von Epilepsien eine Rolle spielen wird, ist noch nicht gut abzuschätzen. Vielleicht benötigen wir eines Tages nur noch für wenige Epilepsien eine medikamentöse Therapie.

Auch bei fokalen Epilepsien können genetische Faktoren eine große Rolle spielen, nicht nur bei den sog. idiopathischen fokalen Epilepsien,

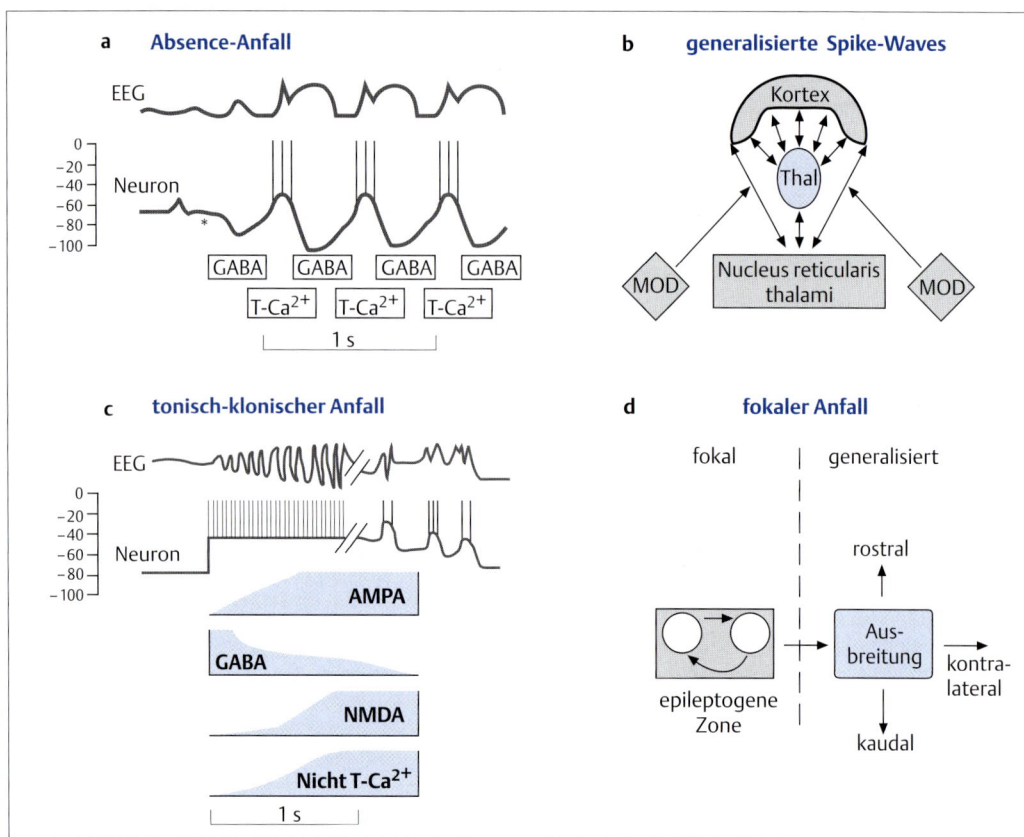

Abb. 1.**1 a – d**   Funktionelle Anatomie einzelner Anfallsformen (nach Lothman 1996 a,b).

sondern auch bei Epilepsien infolge genetisch verursachter kortikaler Dysplasien (s. in Kapitel 15 „Prä- und perinatale Erkrankungen"). Unter allen fokalen Epilepsien ist die Temporallappenepilepsie am häufigsten. Neben der idiopathischen, familiären, nichtfamiliären und der noch weitgehend ungeklärten kryptogenen Temporallappenepilepsie ohne strukturelle Auffälligkeiten wird die symptomatische Temporallappenepilepsie mit Hippokampusatrophie und Ammonshornsklerose von einer läsionellen Form beispielsweise bei kortikalen Dysplasien oder Traumen unterschieden, die in der Regel keine Ammonshornsklerose aufweist. In der Pathophysiologie der mesialen Temporallappenepilepsie mit Ammonshornsklerose, der vermutlich häufigsten Epilepsie der Erwachsenen, kommt es nach einer initialen Schädigung des Temporallappens, z.B. durch komplizierte Fieberkrämpfe in der frühen Kindheit, mit einer Latenz von etwa 10 Jahren zu der charakteristischen Temporallappenepilepsie.

Man sieht im MRT am häufigsten eine asymmetrische Hippokampusatrophie mit Signalanhebung (T2) auf der epileptischen Seite und histopathologisch eine Ammonshornsklerose mit deutlichem Zellverlust vor allem in CA4, CA3 und CA1. Die Ammonshornsklerose wird bei dieser nicht ganz unumstrittenen Sichtweise als Ergebnis einer Traumatisierung verstanden (Mathern u. Mitarb. 1996 a) und nicht als Konsequenz häufiger Anfälle über Jahrzehnte (Kälviäinen u. Mitarb. 1997). Ob die Ammonshornsklerose primär oder sekundär entsteht, ist noch immer nicht geklärt.

Die Ammonshornsklerose geht mit einer fortschreitenden pathologischen axonalen und synaptischen Reorganisation der überlebenden Neuronen einher. Die reorganisierten Axone sind teilweise exzitatorisch glutamaterg, z.T. inhibitorisch GABAerg, dazu wurden weitere Neurotransmitter wie Neuropeptid Y und Somatostatin und erhöhte mRNS für Neurotrophine identifiziert (Mathern u. Mitarb. 1996 b). Es wird eine Kaskade in Gang gesetzt, die unter anderem zu exzitotoxischem Zellverlust, Verlust von Interneuronen und zu einem GABA-Defizit führen kann. Die in-vivo-Mikrodialyse zeigt einen Anstieg von extrazellulärem Glutamat im epileptogenen Hippokampus, während GABA im Anfall um 25 % absinkt. Der Glutamatanstieg geht dem klinischen Anfallsgeschehen voraus und wird aufrecht erhalten. GABA

Tabelle 1.**1**   Molekulare Wirkungsmechanismen gängiger Antiepileptika in der Epilepsiebehandlung (nach Rogawski u. Löscher 2004)

Antiepileptika	molekulare Angriffspunkte der Antiepileptika				klinische Wirksamkeit der Antiepileptika			
	Na$^+$-Kanäle	Ca^{2+}-Kanäle	GABA-System	Glutamat-Rezeptoren	Fokale Anfälle*	myo-klonische Anfälle**	Absen-cen
Vorherrschende Wirkung auf spannungsabhängige Ionenkanäle							
Carbamazepin (CBZ)	I$_{Naf}$		HVA		+	–	–
Ethosuximid (ESM)		I$_{NaP?}$	T-type		–	–+	
Lamotrigin (LTG)	I$_{Naf}$		HVA		+	+	+
Oxcarbazepin (OXC)	I$_{Naf}$		HVA		+	–	–
Phenytoin (PHT)	I$_{Naf}$	I$_{NaP}$	HVA		+	–	–
Zonisamid (ZNS)	I$_{Naf}$		T-type		+	–	+
Vorherrschende Wirkung auf GABA-vermittelte Mechanismen							
Benzodiazepine (BZP)			GABA$_A$R		+	+	+
Tiagabin (TGB)			GABA-Transporter ↓		+	–	–
Vigabatrin (VGB)			GABA-T ↓		+	–	–
Kombinierte, komplexe Wirkungen							
Felbamat (FBM)	I$_{Naf}$		HVA	GABA$_A$R NMDA	+	–	+
Gabapentin (GBP)			HVA (α2δ)	GABA Turnover ↑	+	–	–
Levetiracetam (LEV)***			HVA	Macht Zink und DMCM Wirkungen rückgängig	+	?	?
Topiramat (TPM)	I$_{Naf}$	I$_{NaP}$	HVA	GABA$_A$R KA/AMPA	+	+	+
Phenobarbital (PB)			HVA	GABA$_A$R AMPA	+	+	–
Pregabalin (PGN)			α2δ		+		
Valproat (VPA)	I$_{Naf?}$	I$_{NaP}$	T-type?	GABA Turnover ? NMDA	+	+	+

Literatur und hier nicht aufgeführte molekulare Angriffspunkte siehe Rogawski u. Löscher 2004. Abkürzungen: AMPA, α-amino-3-hydroxy-5-methyl-4-isoxazole-propion säure; GABA, γ-aminobutter Säure; GABA$_A$R, GABA$_A$-Rezeptor; GABA-T, GABA aminotransferase; HVA, hoch-spannungsabhängig aktiviert; I$_{Naf}$, schnelle Natriumströme; I$_{NaP}$, persistierende Natriumströme; KA, Kainat; NMDA, N-methyl-D-aspartat. Zink und DMCM (methyl-6,7-dimethoxy-4-ethyl-β-carboline-3-carboxylate) sind negativ allosterische Modulatoren von GABA$_A$-Rezeptoren. * Fokale Anfälle mit und ohne sekundäre Generalisierung und alle tonisch-klonischen Anfälle außer denen, die bei Patienten mit idiopathischen generalisierten Epilepsien (IGE) vorkommen; ** inklusive Patienten mit primär generalisierten tonisch-klonischen Anfällen (Aufwach-Grand-Mal) bei IGE; *** Levetiracetam bindet mit hoher Affinität an synaptische Vesikelproteine 2 A (SV2 A), ein ubiquitäres Protein synaptischer Vesikel, von dem angenommen wird, dass es an der Regulation Ca^{2+}-abhängiger Neurotransmitterfreisetzung beteiligt ist (Lynch u. Mitarb. 2004).

steigt hingegen im kontralateralen Hippokampus an, da es im epileptogenen Hippokampus zu Transporterproblemen kommt (During u. Spencer 1993).

Wirkungsmechanismus der Antiepileptika

Vor allem aus der Korrelation der Wirkung einzelner Antiepileptika auf tierexperimentelle Modelle epileptischer Anfälle und Epilepsien mit der klinischen Wirkung bei Patienten mit Epilepsien haben sich Hinweise auf einige der vielfältigen zellulären Wirkungsmechanismen der medikamentösen Behandlung ergeben (Tab. 1.1).

Leitlinien
- Antiepileptika zur Behandlung fokaler Anfälle wie Phenytoin oder Carbamazepin reduzieren den Natriumstrom durch die Nervenzellmembran und limitieren so die Entstehung repetitiver Aktionspotenziale oder verstärken selektiv die synaptische GABA-vermittelte Inhibition wie Tiagabin oder Vigabatrin (Abb. 1.2).

Allerdings sind durchaus klinische Unterschiede in der Wirkung zwischen Phenytoin und Carbamazepin zu beobachten, so verstärkt Carbamazepin Myoklonien offenbar mehr als Phenytoin. Selektive Glutamatantagonisten zur Behandlung fokaler Epilepsien sind bislang gescheitert wegen der Unverträglichkeit und der geringen antiepileptischen Wirkung (Sveinbottsir u. Mitarb. 1993). Lediglich bei der sehr seltenen Rasmussen-Epilepsie kann die Beseitigung von pathologischen Glutamatantikörpern durch Plasmapherese eine Rolle spielen. Ein einheitlicher Wirkungsmechanismus der Medikamente gegen Absencen zeichnet sich noch nicht ab, die thalamische Ca^{2+}-Kanal-Blockade, die Ethosuximid charakterisiert, findet sich bei Valproat oder Lamotrigin nicht. Selektive GABAerge Medikamente wie Tiagabin

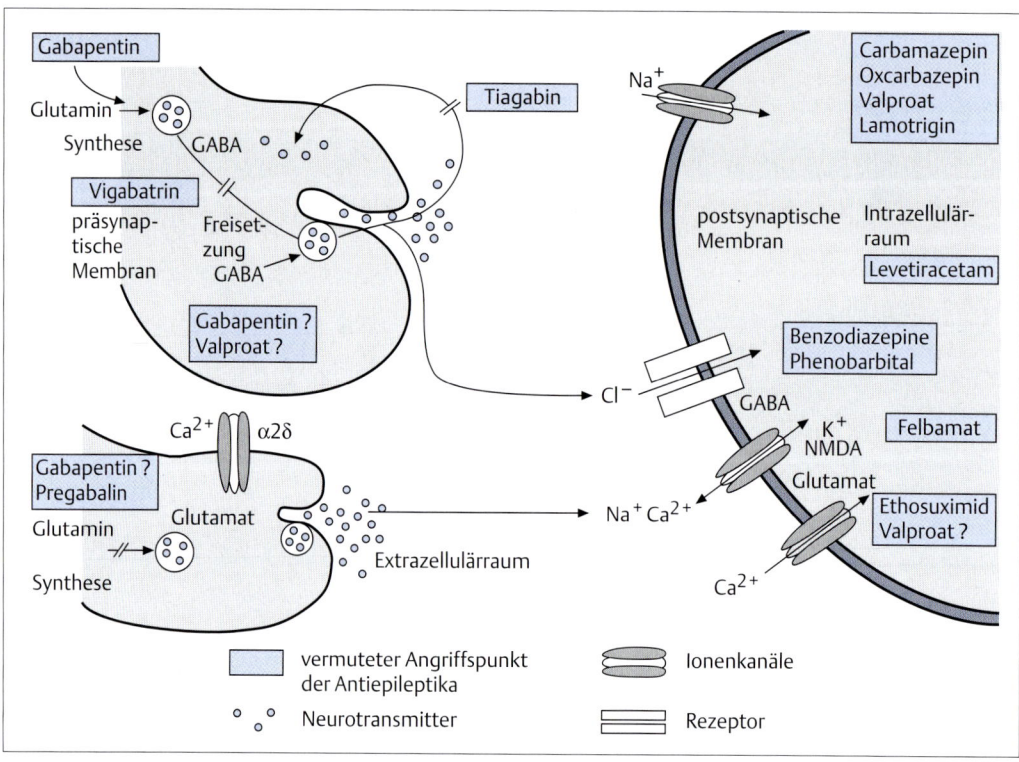

Abb. 1.2 Wirkungsmechanismus der gängigen Antiepileptika (s. Tab. 1.1).

Tabelle 1.**2**   **Internationale Klassifikation epileptischer Anfälle und Syndrome beim Menschen und korrespondierende experimentelle Tiermodelle** (nach Löscher 1998 und Löscher u. Schmidt 1994). In der vor kurzem vorgeschlagenen semiologischen Anfallsklassifikation (Lüders u. Mitarb. 1998) werden Auren (international: einfache fokale Anfälle), autonome Anfälle (international: einfache fokale Anfälle), dialeptische* Anfälle mit iktalem fokalem EEG (international: komplexe fokale Anfälle) oder iktalem generalisiertem EEG (international: Absencen); einfache motorische Anfälle (international: einfach fokal, myoklonisch, tonisch, klonisch, tonisch-klonisch, versiv) und komplexe motorische Anfälle (international: komplexe fokale Anfälle mit Automatismen) sowie spezielle Anfälle mit „negativen" Symptomen (international: atonisch, astatisch), aphasischen und hypomotorischen Symptomen unterschieden

Internationale Klassifikation epileptischer Anfälle des Menschen	in Frage kommende, mögliche Tiermodelle
I. Fokale (partielle, lokale) Anfälle	
A Einfache fokale Anfälle	elektrisch ausgelöste neokortikale Anfälle durch Tiefenelektroden oder Schraubenelektroden
B Komplexe fokale Anfälle	Amygdala- oder Hippokampusgekindelte Anfälle (Stadien 1, 2)
C Fokale, sekundär generalisierte Anfälle	z. B. sekundär generalisierte Anfälle nach Kindling (Stadien 4, 5)
II. Generalisierte Anfälle	
A Absencen	lethargische Mäuse, Rattenstämme mit spontanen Spike-Wave-Komplexen (SWK, z. B. GAERS), Ratten mit atypischen Absencen
B Myoklonische Anfälle	pentylentetrazolinduzierte Anfälle (?)
C Klonische Anfälle	DBA/2-Mäuse
D Tonische Anfälle	maximaler Elektroschock (MES), doppelmutante Ratten mit Spike-Wave-Entladungen und tonischen Anfällen (GEPR)
E Tonisch-klonische Anfälle	MES, Hamster mit „großen Anfällen", GEPR, epileptische Hunde
F Atonische Anfälle	keine Modelle
III. Unklassifizierbare Anfälle	
1. Fokale (lokalisationsbezogene, lokale, partielle) Epilepsien und Syndrome	
1.1 Idiopathisch	Hunde mit fokalen, altersgebundenen Epilepsien ohne nachgewiesene symptomatische Ursachen, mit möglicher hereditärer Disposition
1.2 Symptomatisch • Temporallappenepilepsien	Amygdala- oder Hippokampus-gekindelte Nager, Kainat- und Pilocarpin-Modelle, lokale oder topische Applikation von Metallen, chemischen Konvulsiva oder Toxinen
• Frontallappenepilepsien	Kindling oder lokale Applikation/Injektion von Metallen, chemischen Konvulsiva oder Toxinen in die entsprechende Region
• Parietallappenepilepsien	wie bei Frontallappen
• Okzipitallappenepilepsien	wie bei Frontallappen
2. Generalisierte Epilepsien und Syndrome	
2.1 Idiopathisch (primär), z. B. Absence/ myoklonische Epilepsie	lethargische Mäuse, Rattenstämme mit spontanen SWK (z. B. GAERS), doppelmutante Ratten (zi/zi, tm/tm) mit SWK
Epilepsie mit (Aufwach-)Grand-Mal	doppelmutante Ratten (zi/zi, tm/tm) mit SWK und tonischen Anfällen
2.2 Kryptogene oder symptomatische Epilepsien, z. B. West-Syndrom- oder Lennox-Gastaut-Syndrom	keine Modelle

Fortsetzung ▶

Tabelle 1.**2**   (Fortsetzung)

Internationale Klassifikation epileptischer Anfälle des Menschen	In Frage kommende, mögliche Tiermodelle
3. Unbestimmte Epilepsien	
3.1 Mit sowohl fokalen als auch generalisierten Anfällen	Tottering-Mäuse mit SWK und fokalen Anfällen
4. Spezielle Syndrome	
z. B. Reflexepilepsien	Mäuse, GEPR, Affen, z. B. Baboon, E1-Mäuse

* dialeptisch (vom Griechischen dialeipin = stillstehen, unterbrechen) heißt veränderte Wahrnehmung

oder Vigabatrin verstärken Myoklonien, während die meisten Medikamente, die gegen Myoklonien wirksam sind, wie Valproat, Phenobarbital oder Benzodiazepine, eine Kombination von Natriumkanal-Blockade und Potenzierung GABAerger Mechanismen zeigen. Gabapentin nimmt eine Sonderstellung ein, es ist zwar GABAerg und blockiert Natriumkanäle, scheint aber nicht gegen Myoklonien zu wirken.

Pharmakoresistenz

Leider sind die pathophysiologischen Grundlagen der Progredienz der Erkrankung (Epileptogenese) sowie der Entstehung der Pharmakoresistenz noch wenig bekannt. Erst in letzter Zeit sind experimentelle Modelle pharmakoresistenter fokaler Anfälle unter anderem mit Hilfe des Kindling-Modells entwickelt worden (Tab. 1.**2**). Das Kindling-Modell ist allerdings nicht zur Untersuchung der Reversibilität der Epileptogenese geeignet, da ein abgeschlossenes Kindling – was der Epilepsie beim Menschen entspräche – derzeit medikamentös nicht rückgängig zu machen ist.

Leitlinien
- Zur Entstehung von Pharmakoresistenz fokaler Anfälle werden derzeit vor allem folgende tierexperimentelle und klinische Hypothesen diskutiert (Schmidt und Löscher 2005). Erstens infolge vermehrter Expression von Transporterproteinen, die Antiepileptika verstärkt aus dem Wirkort entfernen, können die Medikamente dort weniger oder gar nicht wirken (Transport-Hypothese). Zweitens die Wirkung der Antiepileptika auf den Natriumkanal und den

GABA$_A$-Rezeptor ist – möglicherweise infolge veränderter Konfiguration der Kanäle und des GABA-Rezeptors – verringert (Target-Hypothese). Beide Hypothesen sind plausibel, aber noch nicht durch klinische Studien bewiesen. Weitere Hypothesen existieren (siehe Übersicht von Schmidt u. Löscher 2005).

Zukunftsperspektiven in der Entwicklung neuer Antiepileptika

Es fehlen Modelle sog. katastrophaler Epilepsien wie des West-Syndroms oder des Lennox-Gastaut-Syndroms, die zur gezielten Entwicklung spezieller Behandlungen notwendig sind. Führt man sich schließlich vor Augen, dass selbst mit Verordnung der neuen Antiepileptika weniger als 10 % der Patienten mit schwer behandelbaren Epilepsien anfallsfrei werden und dass auch die neuen Medikamente noch bei immerhin 10 % der Patienten wegen Nebenwirkungen abgesetzt werden müssen, ist die Entwicklung weiterer, wirksamerer und besser verträglicher Antiepileptika notwendig.

Es wird eine Reihe neuer Ansätze diskutiert, die von Genomstrategien zur Entdeckung neuer Moleküle, den Möglichkeiten der kombinatorischen Chemie, die mit Robotern eine große Zahl von Molekülen herstellen kann, der Klonierung pathogenetisch relevanter Ionenkanäle bis zur regionalen Applikation antiepileptisch wirkender Substanzen oder der Implantation GABAerger Zellen in den epileptischen Fokus reichen (Schmidt 1999 b).

2 Ätiopathogenese, Epidemiologie und Klassifikation

Einteilung

Tritt erstmals ein epileptischer Anfall auf, bestehen für die Differenzierung des Anfalls prinzipiell drei Möglichkeiten (Abb. 2.**1**).

- Erstens handelt es sich, wie bei etwa 38% aller Patienten, um einen Gelegenheitsanfall, der ausschließlich während einer Provokation, meist durch Alkoholeinfluss, Schlafentzug, Stress sowie Medikamenteneinnahme verursacht, oder während einer akuten, meist schweren metabolischen oder zerebralen Erkrankung auftritt (s. in Kapitel 20 „Epileptische Gelegenheitsanfälle").
- Zweitens kommt es bei etwa 18% der Patienten zu einem einzigen unprovozierten epileptischen Anfall (s. in Kapitel 20 „Erster Anfall").
- Treten aber unprovozierte Anfälle wiederholt auf, handelt es sich definitionsgemäß um eine Epilepsie. Dies trifft nach einer epidemiologischen Untersuchung einer französischen Region, die allerdings Neugeborenen- und Fieberkrämpfe nicht erfasste, auf etwa 44% der Untersuchten ein Jahr nach dem ersten Anfall zu (Tab. 2.**1**).

Tabelle 2.1 Häufigkeit epileptischer Anfallssyndrome ein Jahr nach dem ersten Anfall. Neugeborenen- und Fieberkrämpfe sind nicht erfasst. Die Inzidenz betrug 71,3/100.000 (nach Loiseau u. Mitarb. 1990)

Diagnose	Häufigkeit
Idiopathische fokale Epilepsien	2,3%
Symptomatische fokale Epilepsien	25,7%
Idiopathische generalisierte Epilepsien	9,9%
Symptomatische generalisierte Epilepsien	1,7%
Unklassizierbare kryptogene Epilepsien	4,4%
Gelegenheitsanfälle und akute symptomatische Anfälle	38,0%
Einzelne unprovozierte Anfälle	17,6%

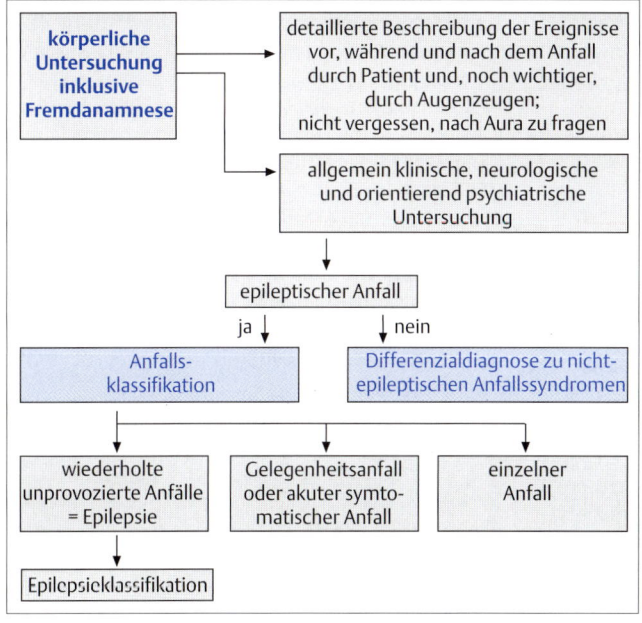

Abb. 2.**1** Diagnose einer Epilepsie (nach Schmidt 1997 b). Es kommt vor allem darauf an, Epilepsien von Gelegenheitsanfällen und einzelnen Anfällen zu unterscheiden. Allerdings ist einschränkend zu vermerken, dass die meisten Patienten nach dem ersten Anfall eine Epilepsie entwickeln, und weiterhin, dass auch bei Epilepsien anfallsauslösende Faktoren eine bedeutende Rolle spielen können, vor allem bei der juvenilen myoklonischen Epilepsie. Dennoch ist die Unterscheidung für das praktische Vorgehen und die Beratung von Bedeutung.

Inzidenz und Prävalenz

Die Zahl der jährlichen Neuerkrankungen, die sog. Inzidenz, liegt bei 46 (95 % Konfidenzintervall: 36, 60)/100.000/Jahr (MacDonald u. Mitarb. 2000 a). Die Inzidenz ist im 1. Lebensjahr und jenseits des 60. Lebensjahres am größten (Abb. 2.**2**).

Die Lebenszeitprävalenz, d. h. der Anteil der Bevölkerung mit aktiver Epilepsie während des bisherigen Lebens bis zur Untersuchung, beträgt 4/1000 (95 % Konfidenzintervall: 4, 5; MacDonald u. Mitarb. 2000 a). Die kumulative Inzidenz, also die Wahrscheinlichkeit, im Leben irgendwann einmal an einer Epilepsie zu erkranken, liegt zwischen 2 und 5 % (Sander 1993). Somit gehört die Epilepsie zu den häufigsten schweren neurologischen Erkrankungen. Die Unterscheidung zwischen Gelegenheitsanfällen oder einzelnen Anfällen mit einer Inzidenz von 11 (95 % Konfidenzintervall: 7, 18/100.000/Jahr; MacDonald u. Mitarb. 2000 a) und einer Epilepsie ist von großer therapeutischer und sozialer Bedeutung. Epilepsien werden prinzipiell mit Medikamenten behandelt, um das Wiederauftreten weiterer Anfälle zu verhindern, wohingegen Gelegenheitsanfälle oder der erste Anfall in der Regel nicht mit Medikamenten behandelt werden.

> **Leitlinien**
> - Epilepsien gehören zu den häufigsten neurologischen Erkrankungen, und Neuerkrankungen treten am meisten im 1. und jenseits des 60. Lebensjahres auf.

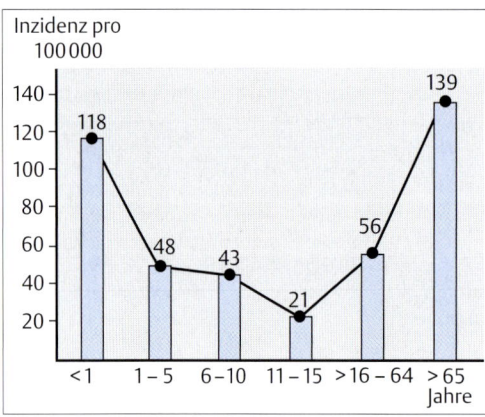

Abb. 2.**2** Inzidenz der Epilepsien in verschiedenen Lebensaltern (aus Daten von Camfield u. Mitarb. 1996 und Forsgren u. Mitarb. 1996). Die Inzidenz der Epilepsien ist im Kleinkindesalter und jenseits des 65. Lebensjahres am höchsten und fällt im frühen Erwachsenenalter ab.

Internationale Klassifikation der Epilepsien

Epilepsien werden international klassifiziert (Abb. 2.**3**) sowohl nach
- der Ätiologie in idiopathisch, symptomatisch/kryptogen,
- der Pathogenese der Anfälle in generalisiert und fokal,
- dem Anfallsursprung in fokale Epilepsien des Temporal-, des Frontal- sowie des Parietal- und Okzipitallappens.

Eine weitere Einteilung von praktischer Bedeutung erfolgt nach dem bevorzugten Manifestationsalter (Tab. 2.**2**).

Man unterscheidet idiopathische Epilepsien auf genetischer Grundlage, wobei die Patienten neurologisch unauffällig sind und ihr MRT keine strukturellen Auffälligkeiten zeigt, von symptomatischen Epilepsien, deren Ursachen mit einer neurologischen Untersuchung oder bildgebenden Verfahren identifiziert werden können. Von kryptogen spricht man hingegen, wenn eine symptomatische Genese vermutet wird (Commission on Classification and Terminology 1989). Im Laufe der Zeit wird der Anteil der kryptogenen Epilepsien sinken, da neue genetische Epilepsiesyndrome entdeckt werden und mit verfeinerten bildgebenden Methoden vormals kryptogene Epilepsien als symptomatisch erkannt werden können. Unter den Epilepsien der ersten 15 Lebensjahre sind nach einer finnischen Populationsstudie 48 % generalisiert, 41 % fokal und 10 % unklassifiziert (Tab. 2.**3**).

Die Inzidenz der Epilepsien ist, wie oben beschrieben, im 1. Lebensjahr am höchsten, sinkt danach und steigt jenseits des 60. Lebensjahres wieder an. Im Erwachsenenalter beginnen hingegen symptomatische/kryptogene fokale Epilepsien und idiopathische generalisierte Epilepsien mit jeweils 57 % und 23 % am häufigsten, gefolgt von unklassifizierbaren Epilepsien. Gelegenheitsanfälle, einzelne Anfälle, Neugeborenenanfälle oder Fieberkrämpfe bleiben hier unberücksichtigt (vgl. Tab. 2.**1**).

> **Leitlinien**
> - Eine exakte Diagnose des jeweiligen Epilepsiesyndroms ist notwendig zur gezielten medikamentösen und chirurgischen Behandlung.

Tabelle 2.2 Altersgebunden auftretende Epilepsiesyndrome

Neugeborenenperiode
• benigne Neugeborenenkrämpfe, familiär, nicht-familiär
• frühe myoklonische Enzephalopathie

Kleinkindesalter
• West-Syndrom
• benigne myoklonische Epilepsie des Kleinkindes-alters
• maligne myoklonische Epilepsie des Kleinkindes-alters
• Absence-Epilepsie des Kleinkindesalters

Kindheit
• myoklonisch-astatische Epilepsie
• Lennox-Gastaut-Syndrom
• Absence-Epilepsie des Kindesalters
• Epilepsie mit myoklonischen Absencen
• benigne fokale Epilepsien
• autosomal-dominante Frontallappenepilepsie
• Rolando-Epilepsie
• autosomal-dominante Rolando-Epilepsie mit Sprechdyspraxie
• Panayiotopoulos-Syndrom
• Landau-Kleffner-Syndrom
• Epilepsie mit kontinuierlichen Spike-Waves im Schlaf
• Kojewnikow-Epilepsie (Epilepsia partialis continua)

Jugendalter
• juvenile Absence-Epilepsie
• juvenile myoklonische Epilepsie
• Epilepsie mit Aufwach-Grand-Mal
• benigne fokale Epilepsie des Jugendlichen
• primäre Leseepilepsie

Eine exakte Diagnose erlaubt eine ursächliche Behandlung, wobei zum Teil unterschiedliche Medikamente eingesetzt werden. Der Verlauf und die therapeutische Ansprechbarkeit der einzelnen Epilepsiesyndrome sind ebenfalls sehr unter-

Tabelle 2.3 Klassifikation von Epilepsien des Kindesalters. Erfasst wurden in dieser finnischen Populationsstudie 362 Kinder im Alter bis zu 15 Jahren (nach Eriksson u. Koivikko 1997)

Epilepsie/Syndrom	Gesamtzahl (362 = 100 %)
Fokal	41 %
Idiopathisch	8 %
Rolando-Epilepsie (BECT)	5 %
Epilepsie des Kindesalters mit okzipitalen Paroxysmen	3 %
Symptomatisch	11 %
Kryptogen	22 %
Generalisiert	48 %
Idiopathisch	23 %
Kryptogen/symptomatisch	14 %
Symptomatisch	12 %
Unklassifiziert	10 %
Unklar, ob fokal oder generalisiert	4 %

schiedlich, was für die Aufklärung des Patienten von großer Bedeutung ist. Weiterhin ermöglicht erst eine genaue Epilepsiediagnose die individuelle Beratung des Patienten in Fragen der Lebensführung, der Anfallsauslösung sowie der Vererbung. Ein Beispiel hierfür ist die Rolando-Epilepsie, bei der eine medikamentöse Behandlung von den Eltern nicht selten ausgeschlagen wird, wegen des natürlichen Verlaufs mit wenigen Anfällen, die zudem noch in der Pubertät auch ohne Behandlung aufhören. Welch ein Unterschied zu einer symptomatischen frontalen Epilepsie eines gleichaltrigen Kindes mit Lernschwierigkeiten! Noch ein Beispiel: Ein Jugendlicher mit einer juvenilen myoklonischen Epilepsie muss auch nach mehrjähriger Anfallsfreiheit die Medikamente länger einnehmen als ein Gleichaltriger mit einer juvenilen Absencen-Epilepsie, der nach 2-jähriger Anfallsfreiheit mit dem Absetzen beginnen kann.

Selbst Erfahrenen kann allerdings die Syndromdiagnose bei etwa 15 % aller Patienten Schwierigkeiten bereiten (Avanzini u. Mitarb. 1996). Insbesondere ist die Unterscheidung zwischen generalisierten Epilepsien mit Absencen und Epilepsien des Frontallappens mit kurzen, abrupt beginnenden und endenden komplexen

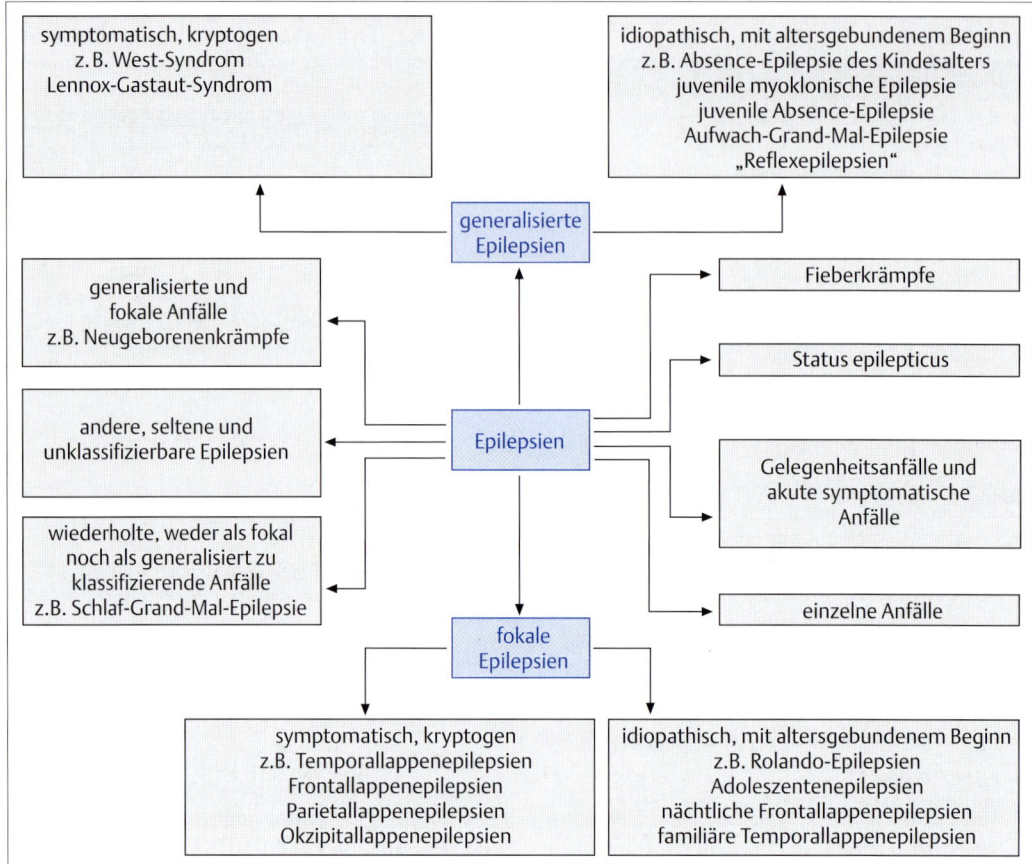

Abb. 2.**3**   Vereinfachte internationale Klassifikation der Epilepsien und Epilepsiesyndrome (nach Commission on Classification and Terminology of the International League against Epilepsy 1989).

fokalen Anfällen nicht immer einfach. Die Grenze zwischen fokalen und generalisierten Epilepsien ist nicht scharf; so wird diskutiert, ob bestimmte generalisierte Epilepsien nicht auch als regionale Epilepsien des Frontallappens angesehen werden können. Danach werden die juvenile myoklonische Epilepsie und die Absence-Epilepsie des Kindesalters als generalisierte Syndrome mit regionalem, frontozentralem Schwerpunkt angesehen, während photosensiblen Epilepsien ein okzipitaler Schwerpunkt zugeordnet wird. Hinter solchen Überlegungen stehen unterschiedliche neurobiologische Konzepte der pathogenetischen Klassifikation von Epilepsien. Einige betonen die Unterschiede und sehen Epilepsiesyndrome als voneinander getrennte, eigenständige Einheiten an. Andere hingegen betrachten Epilepsiesyndrome als Varianten einer Epilepsiedisposition und pos

tulieren ein neurobiologisches Kontinuum der Epilepsien. Die einzelnen Epilepsiesyndrome und ihre Behandlung werden im Abschnitt Behandlungsstrategien (Kapitel 15 ff.) besprochen.

Internationale Klassifikation der epileptischen Anfälle

Das führende und obligate Symptom aller Epilepsien ist der epileptische Anfall, der international, wie oben bereits erwähnt, in fokal, generalisiert oder nicht (als fokal oder generalisiert) klassifizierbar eingeteilt wird (Abb. 2.**4**).

Fokale Anfälle (einfache oder komplexe fokale sowie sekundär generalisierte Anfälle) machen bei der Erstdiagnose etwa zwei Drittel aller Anfälle von erwachsenen Patienten mit Epilepsie aus,

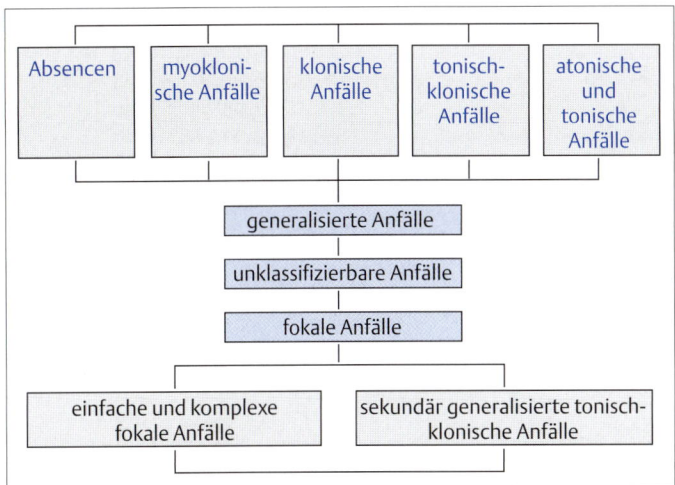

Abb. 2.**4** Vereinfachte internationale Klassifikation der epileptischen Anfälle (nach Commission on Classification and Terminology of the International League against Epilepsy 1981).

gefolgt von generalisierten Anfällen mit 16%, wobei tonisch-klonische Anfälle mit 14% weitaus am häufigsten sind (Tab. 2.**4**).

Im Kindes- und Jugendalter sieht es etwas anders aus. Bei Erstdiagnose sind 74% aller Anfälle primär oder sekundär generalisiert, bei 14% wird die Absence-Epilepsie des Kindesalters diagnosti-ziert, und bei den übrigen 12% finden sich BNS-Krämpfe und Epilepsien mit atonischen, myoklonischen oder tonischen Anfällen (Camfield u. Mitarb. 1996).

> **Leitlinien**
> ● Epileptische Anfälle können anhand einiger Hauptsymptome meist durch Befragung des Patienten sowie durch Beschreibung der Anfälle durch Beobachter diagnostiziert werden (Abb. 2.**5**). Eine präzise Anfallsdiagnose ist Voraussetzung für die Auswahl des am besten geeigneten Medikaments.

Fokale Anfälle

Einfache fokale Anfälle

Fokale Anfälle (Synonyme: partielle Anfälle, Partialanfälle) lassen sich, wenn auch nicht immer leicht, nach internationaler Konvention in einfache und in komplexe Anfälle unterteilen, wobei ein einfacher Anfall als Vorstufe (Aura) eines komplexen Anfalls vorkommen kann. Prinzipiell unterscheiden sich einfache fokale Anfälle durch das freie Bewusstsein von komplexen fokalen Anfällen mit gestörtem oder erloschenem Bewusstsein. Beide können ihrerseits Vorstufen eines generalisierten tonisch-klonischen Anfalls sein, der dann sekundär generalisiert, fokal oder fokal eingeleitet genannt wird. Hierzu gehören motorische Jackson-Anfälle und Versivanfälle sowie rein sen-

Tabelle 2.**4** **Inzidenz der initialen Anfallsdiagnose bei 563 Personen im Alter von mehr als 16 Jahren innerhalb von 34 Monaten** (nach Forsgren u. Mitarb. 1996). Die Inzidenz betrug 56/100.000, stieg aber im Alter von 65 Jahren oder mehr auf das Doppelte an (139/100.000)

Anfallsart	Zahl der Patienten (%)	Inzidenz pro 100.000
Alle fokalen	108 (68)	38
Einfach	12 (8)	4
Komplex	9 (6)	3
Sekundär generalisiert	86 (54)	30
Unbekannt	1 (1)	1
Alle generalisierten	25 (16)	9
Tonisch-klonisch	23 (14)	8
Myoklonisch	2 (1)	1
Tonisch-klonisch mit unbekanntem Beginn	20 (13)	7
Unklassifizierbar	7 (4)	2

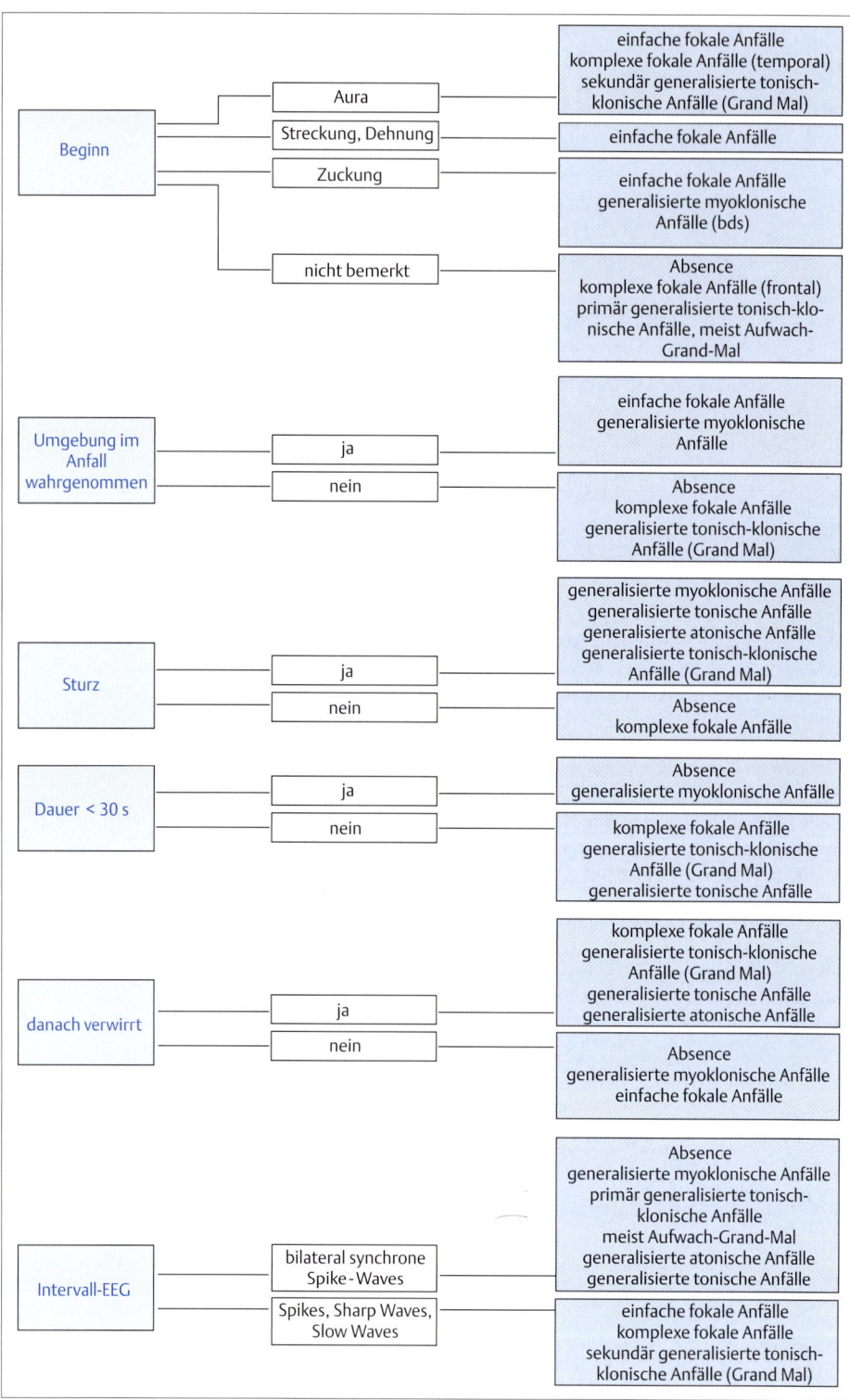

◀ Abb. 2.**5**   Praktisches Vorgehen: Unterscheidung einzelner Arten epileptischer Anfälle (nach Schmidt 1997 b).

sible Anfälle und subjektive Auren. Sie kommen bei allen Formen fokaler Epilepsien vor, aber auch als akute symptomatische Anfälle. Einfache fokale Anfälle treten in jedem Alter auf.

Die Anfallssymptome sind abhängig von der Lokalisation des anfallsverursachenden Kortexareals (Synonyme: epileptogene Zone, Anfallsherd oder Fokus). Daher unterscheiden sich die Symptome und werden bei den Epilepsien der einzelnen Kortexregionen dargestellt.

> **Leitlinien**
> - Obligat ist bei einfachen fokalen Anfällen das Bewusstsein erhalten. Die Umgebungswahrnehmung ist während des Anfalls nicht beeinträchtigt, und es tritt deshalb auch nach dem Anfall keine Verwirrtheit auf.

Selten verhindert allerdings eine motorische Sprechhemmung (speech arrest) die verbale Reaktion nach Ansprache. Eine (Todd-)Parese kann, in der Regel nicht länger als 24 Stunden ungebessert anhaltend, nach dem Anfall auftreten. Eine Aura ist ein einfacher fokaler Anfall mit subjektiven Symptomen, die vom betroffenen Kortexareal geprägt werden. Bei einem Jackson-Anfall wandern die Symptome entlang einer Körperhälfte, hierbei bleibt das Bewusstsein erhalten. Die Symptome beginnen meist distal. Bei einem tonischen oder tonisch-klonischen Versivanfall drehen sich Augen, Kopf und Rumpf zu einer Seite, die übrigens von Anfall zu Anfall wechseln kann. Sensible oder vegetative Symptome wie Kribbeln, Taubheitsgefühl, Schwitzen, Erröten, Blässe, Gänsehaut können allein oder, wie meist, zusammen mit motorischen oder anderen Beschwerden auftreten. Sehr selten sind inhibitorische fokale Anfälle mit einer iktalen Parese als alleinigem Anfallssymptom.

Die Anfälle dauern Sekunden bis Minuten. Der Anfall endet abrupt, es sei denn, es handelt sich um einen Status einfacher fokaler Anfälle, in dessen Verlauf auch eine Bewusstseinstrübung eintreten kann. Der Status einfach fokaler klonischer Anfälle heißt auch Epilepsia partialis continua.

Ein einfacher fokaler Anfall ist bis zum Ausschluss einer strukturellen Kortexläsion durch ein MRT speziell bei pathologischem neurologischem Befund und weiteren Beschwerden ein Alarmsignal für eine zugrunde liegende Kortexläsion, es sei denn, es liegt ein eindeutig idiopathisches spezielles Epilepsiesyndrom vor. Hierzu gehören die im Kindesalter sehr häufige Rolando-Epilepsie oder die idiopathische fokale Adoleszentenepilepsie. An diesem Beispiel wird deutlich, welche Vorzüge die Zuordnung zu einem Epilepsiesyndrom hat (s. Kapitel 20 „Spezielle Syndrome"). Ein interiktales EEG zeigt zum Teil charakteristische kontralaterale fokale epileptiforme Entladungen, die aber nicht immer an der Oberfläche nachzuweisen sind.

Die Differenzialdiagnose und die Behandlung werden in Kapitel 4 bzw. in Kapitel 10 besprochen.

Komplexe fokale Anfälle

Synonyme: komplexer Partialanfall, auch komplexmotorischer Anfall. Psychomotorische Anfälle (Dämmerattacken) sind die häufigste Form komplexer fokaler Anfälle. Zu etwa 80 % gehen sie vom medialen Temporallappen aus. Die übrigen 20 % teilen sich – in abnehmender Häufigkeit – in Epilepsien der Frontallappen, seltener der Okzipitallappen, der lateralen Temporallappen und schließlich der Parietallappen. Die Anfälle können in jedem Alter beginnen. Etwa jeder dritte Patient mit Epilepsie hat komplexe fokale Anfälle.

> **Leitlinien**
> - Die Anfallssymptome sind abhängig von der Lokalisation der epileptogenen Zone (s. Kapitel 20 „Spezielle Syndrome"). Sie gehen per internationaler Definition mit gestörtem Bewusstsein und deshalb auch einer Verwirrtheit nach dem Anfall einher.

Komplexe fokale Anfälle sind allerdings manchmal von Symptomen einfacher fokaler Anfälle, die per Definition bei freiem Bewusstsein ablaufen, nicht einfach zu unterscheiden.

Komplexe fokale Anfälle, die vom medialen Temporallappen ausgehen, beginnen in etwa der Hälfte der Fälle mit einer Aura, wobei es sich am häufigsten um ein vages, aufsteigendes, nicht näher vom Patienten zu beschreibendes Gefühl handelt, das epigastrische Aura genannt wird. Die Anfälle dauern meist mehrere Minuten, gehen mit einer Amnesie des Patienten für den Anfall einher und enden allmählich. Fakultativ sind Automatismen mit oralen Bewegungen und komplizierten Stereotypien wie Nesteln, Wischen, Herumkramen sowie szenische Handlungen und Drehung von Augen und Kopf zur Seite (Abb. 2.6). Der Kör-

per kann sich aufrichten oder zusammensinken. Vegetative Symptome wie Blässe und Speichelfluss können auftreten. Es kann zu aphasischen Störungen oder zu einem sog. Speech Arrest kommen, der Unfähigkeit zu motorischen Äußerungen bei erhaltenem Sprachverständnis, sowie zu

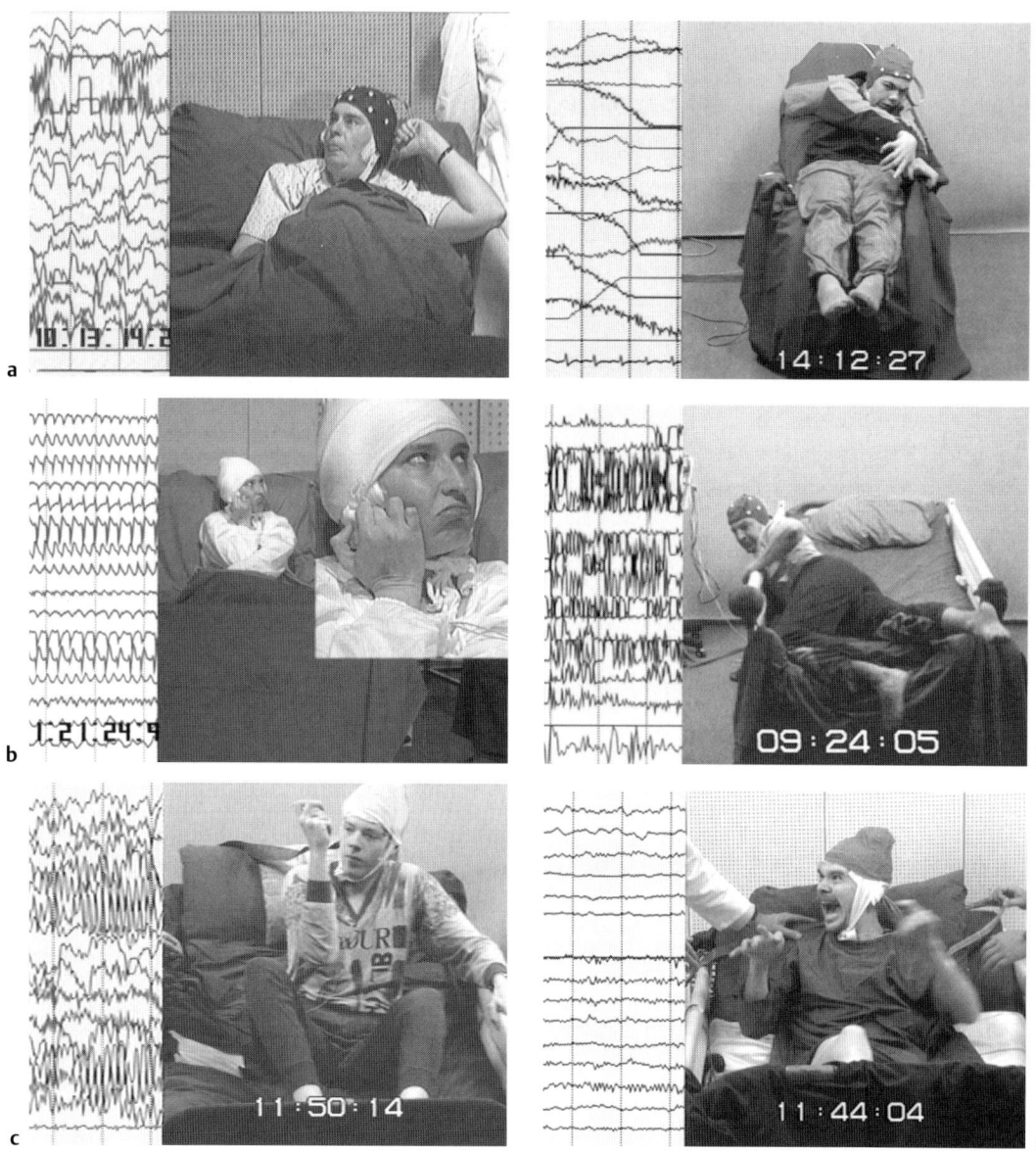

Abb. 2.6 a–c Symptome temporaler Anfälle. **a** Orale Automatismen, **b** starrer Blick nach links, dystone Haltung des rechten Arms, **c** dystone Haltung des rechten Arms.

Abb. 2.7 a–c Symptome frontaler Anfälle. **a** Haltungsschablone, Verziehen des Gesichts, **b** hypermotorische Phänomene, **c** Grimassieren, Schrei.

Dysarthrie, Phonation oder Vokalisation. In etwa der Hälfte der Fälle wird zu Beginn eine Aura beschrieben.

Komplexe fokale Anfälle, die von anderen Hirnregionen ausgehen, weisen zwar andere Anfallssymptome auf, werden aber medikamentös ebenso behandelt wie Temporallappenanfälle. Die Anfälle dauern in der Regel eine bis mehrere Minuten, je nach Anfallsursprung (Abb. 2.**7** und 2.**8**).

Bei idiopathischen/kryptogenen Epilepsien ist der neurologische Befund in der Regel unauffällig. Patienten mit dem häufigen medialen Temporallappensyndrom zeigen möglicherweise eine Störung des Gedächtnisses. Bei symptomatischen Epilepsien wird je nach der Ätiologie ein pathologischer Befund vorliegen. Das interiktale EEG weist einseitige oder häufiger beidseitige diffuse oder fokale epileptiforme Entladungen nach.

Die Differenzialdiagnose und die Behandlung werden in Kapitel 4 bzw. Kapitel 10 besprochen.

Sekundär generalisierte Anfälle

Synonyme: fokal eingeleiteter generalisierter Anfall, fokal eingeleiteter Grand-Mal-Anfall, fokaler Grand-Mal-Anfall, fokaler großer Anfall, sekundär eingeleiteter tonisch-klonischer Anfall.

Sekundär generalisierte Anfälle kommen bei allen fokalen Epilepsien und als akuter symptomatischer Anfall vor, als Gelegenheitsanfälle jedoch nur bei neurologischer Vorschädigung. Der Beginn kann in jedem Lebensalter erfolgen.

Die Dauer eines Grand-Mal-Anfalls beträgt etwa 1 Minute, nie länger als 2 Minuten (Theodore u. Mitarb. 1994). Der Anfallsbeginn wird geformt vom vorangehenden fokalen Anfall. Dieser kann einfach oder komplex-fokal sein oder von einfach auf komplex-fokal übergehen. Danach erfolgt ein Übergang zu einem generalisierten tonisch-klonischen Anfall oder seltener zu einem tonischen oder klonischen Anfall (Abb. 2.**9**).

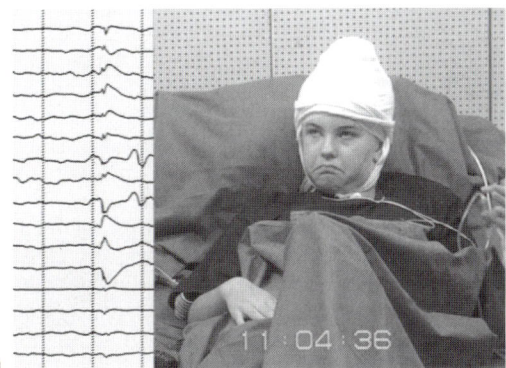
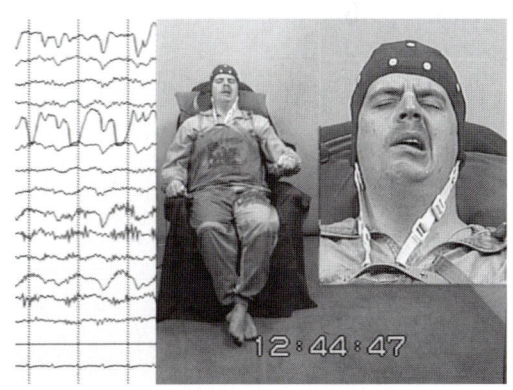

a   b

Abb. 2.**8** a u. **b**   Symptome parietaler und zentralmotorischer frontaler Anfälle. **a** Parietal: herabgezogener Mundwinkel, **b** zentralmotorisch frontal: Kloni des linken Mundwinkels.

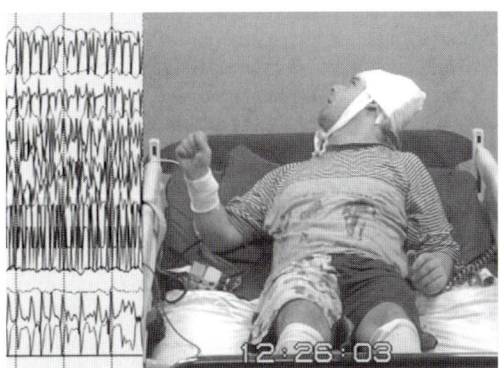
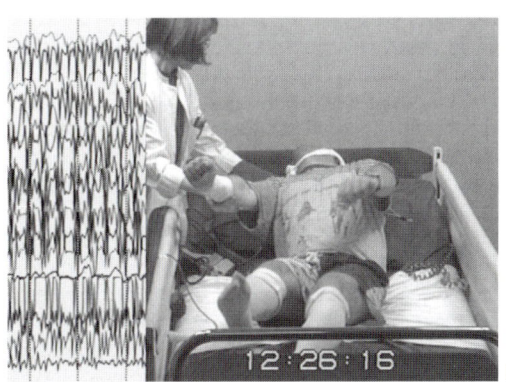

a   b

Abb. 2.**9** a u. **b**   Fokaler, sekundär generalisierter Anfall. **a** Forcierte Kopf- und Rumpfdrehung nach rechts, **b** Tonisierung beider Arme und Beine.

Häufig bleibt allerdings der fokale Beginn dem Beobachter verborgen, und der Patient kann für die Aura eine Erinnerungslücke haben. Die klinische Phänomenologie kann sich übrigens von Anfall zu Anfall desselben Typs ändern.

> **Leitlinien**
> ● Entscheidend für die Diagnose eines fokalen Anfalls ist die Asymmetrie oder die Asynchronie während der späten klonischen Phase.

Häufig wird ein primär generalisierter Anfall fälschlich als fokal gedeutet, weil es zu Beginn zu einer kurzen fokalen Einleitung gekommen ist, z. B. mit einer raschen und kurzen Kopfdrehung; diese Symptome kommen aber bei einem Drittel primär generalisierter tonisch-klonischer Anfälle vor (Luciano u. Mitarb. 1997).

Die Differenzialdiagnose und die Behandlung werden in Kapitel 4 bzw. Kapitel 10 besprochen.

Generalisierte Anfälle

Generalisierte Anfälle sind eine Gruppe klinisch-phänomenologisch unterschiedlicher epileptischer Anfälle, deren klinischer Beginn auf eine gleichzeitige Beteiligung beider Hemisphären hinweist und die im EEG bilateral synchrone Spike-Waves zeigen. Hierzu gehört als häufigster Anfallstyp der primär generalisierte tonisch-klonische Anfall. Es folgen die Absence und der myoklonische Anfall. Der tonische, der atonische und der klonische Anfall werden zwar in der internationalen Klassifikation als generalisiert geführt, können aber, wenn auch seltener, als ein fokaler Anfall vorkommen.

Absencen

Synonyme: Absence-Anfall. Absencen werden nicht ganz präzise auch als Petit Mal bezeichnet. Petit Mal ist jedoch der Oberbegriff für alle kleinen generalisierten Anfälle und daher kein Synonym für Absencen.

Absencen kommen bei einer Reihe von generalisierten Epilepsien vor. Hierzu gehören die frühkindliche Absence-Epilepsie, die Absence-Epilepsie des Schulalters (früher: Pyknolepsie), die juvenile Absence-Epilepsie, die myoklonisch-astatische Epilepsie, die juvenile myoklonische Epilepsie, die Epilepsie mit myoklonischen Absencen, das Lennox-Gastaut-Syndrom, das Landau-Kleffner-Syndrom und die Epilepsie mit kontinuierlichen Spike-Waves im Schlaf.

> **Leitlinien**
> ● Anfallsbeginn mit plötzlichem Bewusstseinsverlust ohne vorangehende Aura sind die Kernsymptome von Absencen; starrer Blick und Blinzeln sind häufig (Abb. 2.**10**).

Bei länger dauernden Absencen treten Automatismen auf mit Kauen, Lecken, aber auch Nesteln, Reiben, Vokalisationen, Drehung der Augen und des Kopfes nach hinten, zur Seite oder nach unten und einem Zusammensinken des Oberkörpers. Vegetative Symptome wie Blässe oder Erröten sind nicht unüblich, Einnässen ist selten. Tonische, atonische und klonische Bewegungen kommen vor und stiften Verwirrung bei der Diagnose. Absencen dauern meist 1–30 Sekunden. Das Ende ist abrupt. Sofort danach erfolgen eine uneingeschränkte Umgebungswahrnehmung und eine Reaktion auf externe Reize. Absencen sind in der Regel kürzer als komplexe fokale Anfälle des medialen Temporallappens. Die Patienten sind bei idiopathischen Epilepsien neurologisch unauffällig. Bei symptomatischen Epilepsien wird häufig eine Lernbehinderung beobachtet (s. in Kapitel 21 „Epilepsie mit Lernschwierigkeiten").

Das EEG zeigt im Anfall und im Intervall: reguläre, bilateral synchrone Spike-Wave-Komplexe, meist 3–4 pro Sekunde. Bei pathologischem Grundrhythmus im Intervall-EEG sowie ausgeprägteren tonischen Symptomen, bei einem allmählichen Beginn und einem allmählichen Ende der Bewusstseinsstörung wird auch von atypischen Absencen gesprochen, deren Eigenständigkeit als Anfallstyp aber umstritten ist. Häufig wird der Begriff im weiteren Sinn – vor allem bei symptomatischen generalisierten Epilepsien – gebraucht für Absencen, die nicht mit streng bilateral synchronen regulären Spike-Wave-Komplexen von 3–4 pro Sekunde einhergehen, sondern mit einer langsameren und irregulären Spike-Wave-Aktivität.

Die Differenzialdiagnose und die Behandlung werden in Kapitel 4 bzw. Kapitel 10 besprochen.

Myoklonische Anfälle

Myoklonische Anfälle kommen mit klinisch-phänomenologischen Unterschieden bei folgenden Epilepsien vor: früher myoklonischer Enzephalopathie, West-Syndrom mit epileptischen Spas-

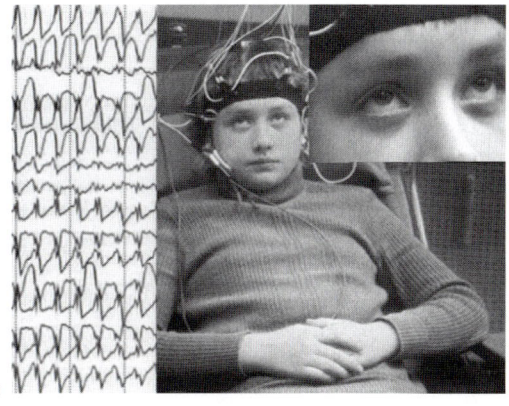
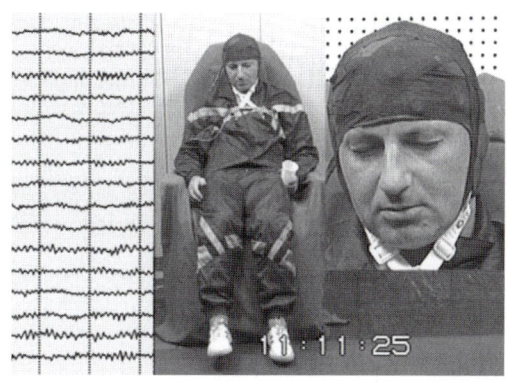

b

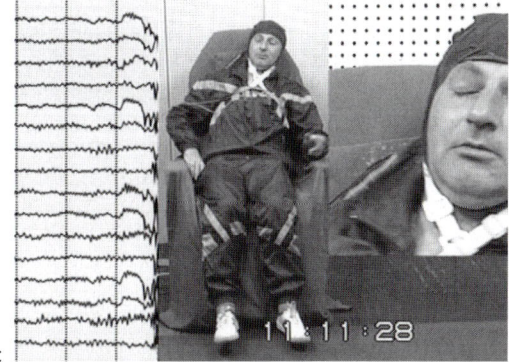

c

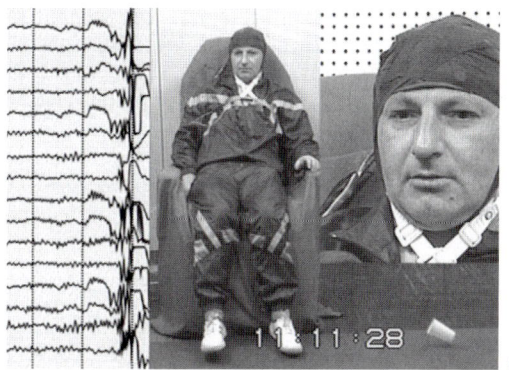

d

Abb. 2.**10 a – d**   Generalisierte Anfälle. **a** Absencen, **b – d** generalisierte myoklonische Anfälle bei juveniler myoklonischer Epilepsie (Impulsiv-Petit-Mal, Janz-Syndrom).

men, benigner myoklonischer Epilepsie, maligner myoklonischer Epilepsie, myoklonisch-astatischer Epilepsie, Lennox-Gastaut-Syndrom, juveniler myoklonischer Epilepsie (auch Impulsiv-Petit-Mal-Epilepsie genannt), primärer Leseepilepsie, Epilepsia partialis continua und progredienten Myoklonusepilepsien. In der Regel erkranken Kinder ab dem Säuglingsalter und Jugendliche (s. Kapitel 20 „Spezielle Syndrome").

> **Leitlinien**
> * Kurze, oft heftige Zuckungen in Armen und Beinen, nicht selten in Serien, sind das Zeichen myoklonischer Anfälle. Die Anfälle dauern Sekunden, das Ende ist abrupt (Abb. 2.**10**).

Im EEG sieht man Polyspike-Waves, Spike-Waves oder Sharp und Slow Waves. Ein pathologischer neurologischer Befund spricht gegen eine idiopathische Epilepsie.

Die Differenzialdiagnose und die Behandlung werden in Kapitel 4 bzw. Kap. 10 besprochen.

Klonische Anfälle

Klonische Anfälle kommen bei fokalen wie generalisierten Epilepsien vor und können in jedem Alter beginnen. Sie sind Ausdruck mehr oder weniger regelmäßig repetitiver, kurzer Kontraktionen verschiedener Muskelgruppen. Fokale klonische Anfälle betreffen in der Regel einseitig die Extremitäten, oft distal, das Gesicht und die Zunge, seltener den Rumpf, entsprechend der epileptogenen Zone in der primär motorischen oder der prämotorischen Kortexregion. Bei beidseitigen (generalisierten) klonischen Anfällen sind im EEG generalisierte epileptiforme Entladungen zu sehen. Die Anfälle dauern meist Minuten. Während fokaler Anfälle sind im EEG meist hochfrequente oder langsame repetitive Entladungen erkennbar, bei generalisierten Anfällen bilateral synchrone (meist im Verhältnis 1 : 1) generalisierte Entladungen.

Die Differenzialdiagnose und die Behandlung werden in Kapitel 4 bzw. Kapitel 10 besprochen.

Primär generalisierte tonisch-klonische Anfälle

Synonyme: Aufwach-Grand-Mal, zum Teil: Grand Mal, große Anfälle.

Primär generalisierte tonisch-klonische Anfälle kommen bei idiopathischen generalisierten Epilepsien vor mit Beginn im Kindes-, Jugendlichen- und frühen Erwachsenenalter bis zum 35. Lebensjahr; selten bei älteren Menschen. Oft nach mehreren Absencen oder myoklonischen Anfällen, aber auch ohne Vorwarnung beginnt eine tonische Phase mit Haltungsänderung. Diese wird von Dritten nicht selten noch gar nicht als Anfall erkannt. Das Bewusstsein ist aber bereits in der tonischen Phase gestört.

Die Starre, oft mit weit aufgerissenen Augen und offenem Mund, sowie die Blässe und die mundbetonte Zyanose des Gesichts infolge des Atemstillstands machen verständlich, dass Beobachter zunächst an einen plötzlichen Tod denken, zumal, wenn ein Initialschrei ausblieb. Erst bei Beginn repetitiver Zuckungen und der klonischen Komponente schlägt das Entsetzen des Augenzeugen in die Gewissheit um, dass es sich um einen tonisch-klonischen Anfall handelt. Die klonische Phase kann als Vibration beginnen, erst allmählich nimmt die Amplitude der Zuckungen zu (Abb. 2.**11**).

Fakultativ sind ein- oder doppelseitiger Zungenbiss, der immer lateral liegt (und nicht in der Zungenspitze wie bei psychogenen Anfällen). Einnässen und Speichelfluss kommen vor, Stuhlabgang ist sehr selten. Die Dauer beträgt 2 – 5 Minuten. Der Anfall endet allmählich, die Zuckungen lassen an Amplitude und Frequenz nach. Verwirrtheit bis zu einer halben Stunde, Nachschlaf, Kopfschmerzen, Erschöpfung und ein Muskelkater beeinträchtigen viele Patienten. Bei starken Rückenschmerzen ist an eine thorakolumbale Wirbelfraktur zu denken (Abb. 2.**12**).

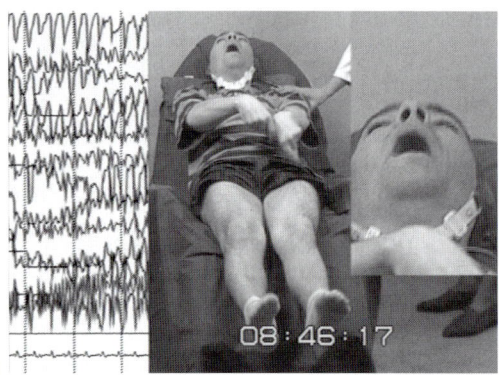
a

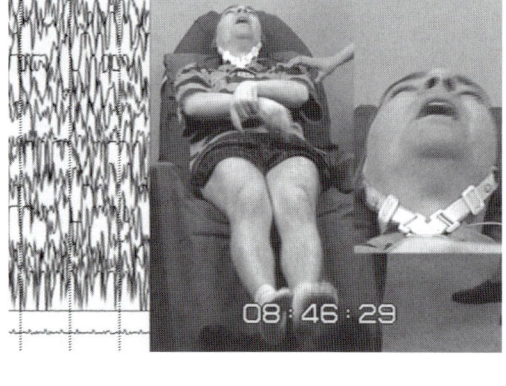
b

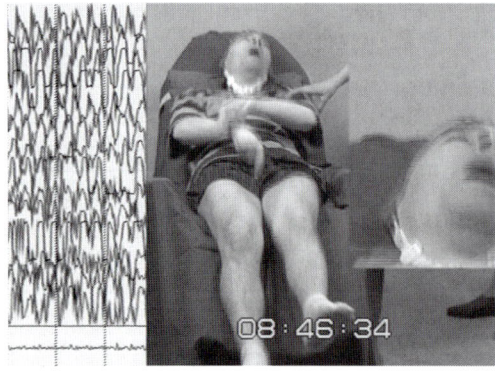
c

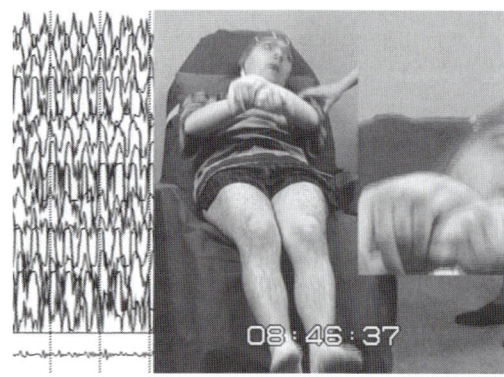
d

Abb. 2.**11 a – d**   Tonisch-klonischer (Grand-Mal-)Anfall.

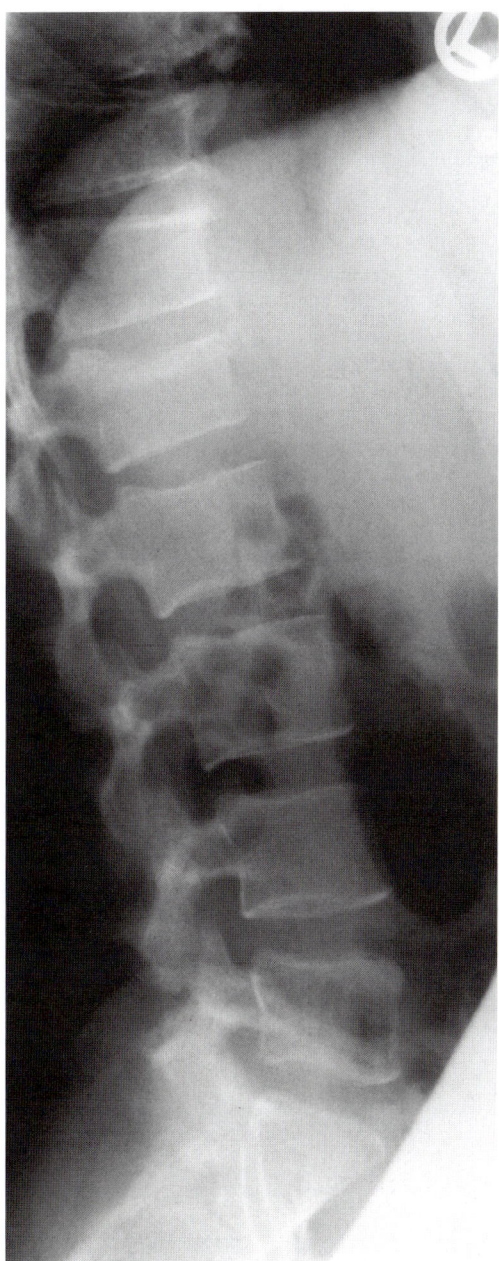

Abb. 2.**12** Wirbelkompressionsfraktur LWK 1 nach Grand-Mal-Anfall.

Im EEG sieht man während der tonischen Phase eine schnelle, niedriggespannte Aktivität, die bei Beginn der ersten klonischen Zuckungen in repetitive Spikes mit Phasen der Suppression über-

geht. Zwischen den Anfällen finden sich im EEG bilateral synchrone Spike-Waves.

Häufig wird fälschlich ein generalisierter Anfall als fokal gedeutet, weil es zu Beginn zu einer kurzen fokalen Einleitung gekommen ist, z. B. mit einer raschen und kurzen Kopfdrehung. Diese Symptome kommen aber bei einem Drittel primär generalisierter tonisch-klonischer Anfälle vor (Luciano u. Mitarb. 1997).

Die Differenzialdiagnose und die Behandlung werden in Kapitel 4 bzw. Kapitel 10 besprochen.

Leitlinien
- Starre und Blässe, weit aufgerissene Augen und offener Mund sowie die mundbetonte Zyanose des Gesichts infolge des Atemstillstands sind der Beginn des tonisch-klonischen Anfalls. Dann erst setzt die klonische Phase ein. Sie kann als Vibration beginnen, erst allmählich nimmt die Amplitude der Zuckungen zu (Abb. 2.**11**).

Atonische/astatische und tonische Anfälle

Synonyme: astatische Anfälle; ein atonischer Anfall wird auch (kontrovers) als negativer Myoklonus bezeichnet, oft als myoklonisch-astatischer Anfall.

Diese Anfälle kommen bei Lennox-Gastaut-Syndrom und myoklonisch-astatischer Epilepsie vor. Negativer Myoklonus und tonische Anfälle sind auch bei fokalen Epilepsien beschrieben worden. Die Ersterkrankung erfolgt vor allem im Säuglings- und Kindesalter, selten bei Erwachsenen, fokale atonische Anfälle (fokaler Myoklonus) können in jedem Lebensalter beginnen.

Leitlinien
- Atonische Anfälle gehen mit plötzlichem Verlust des Muskel- und Haltetonus einher, es kommt bei starker Ausprägung zum Sturzanfall mit Verletzungen des Kopfes, vor allem von Kinn, Zähnen, Augenbrauen und Hinterkopf.

Nicht selten geht unmittelbar eine oder mehrere Myoklonien voraus (myoklonisch-astatischer Anfall). Bei geringerer Intensität sinkt der Arm oder es kommt zu einer Nickbewegung.

Atonische Anfälle sind außerordentlich schwer von tonischen Anfällen zu unterscheiden, die ebenfalls zu Sturzanfällen führen können.

Leitlinien
- Tonische Anfälle mit einer Zunahme des Muskel- und Haltetonus können auch als Fragment tonisch-klonischer Anfälle auftreten oder als tonisch-axiale Anfälle der Rumpfmuskeln. Die Mitbeteiligung des Kehlkopfes führt zu Juchzern oder stakkatoartigen Vokalisationen.

Die Anfälle treten häufig im Morgenschlaf und in Serien auf und sind das Kernsymptom bei Patienten mit Lennox-Gastaut-Syndrom. Tonische Anfälle können selten auch fokaler Genese sein. Die Anfälle dauern Sekunden. Sie enden meist allmählich mit Benommenheit.

Während des Anfalls sind im EEG Polyspike-Waves, Abflachung und eine niedriggespannte schnelle Aktivität zu sehen.

Die Differenzialdiagnose und die Behandlung werden in Kapitel 4 bzw. Kapitel 10 besprochen.

3 Verlauf von Epilepsien

Prognose

Nach einem einzelnen generalisierten tonisch-klonischen Anfall kommt es bei etwa 35 % der Patienten innerhalb der nächsten 5 Jahre zu weiteren Anfällen (Hauser u. Mitarb. 1998) (s. auch in Kapitel 20 „Erster Anfall"). Nach zwei unprovozierten Anfällen treten bei 73 % der Personen in den nächsten 4 Jahren weitere Anfälle auf (Hauser u. Mitarb. 1998). Insgesamt ist die Anfallsprognose von Patienten mit Epilepsie gut. Die meisten Patienten (90 %) werden mindestens ein Jahr anfallsfrei. Nach neun Jahren sind 86 % mindestens 3 Jahre anfallsfrei und 68 % mindestens 5 Jahre unterbrochen anfallsfrei. Als Folge von Anfallsrezidiven sind nach 9 Jahren 54 % (95 % Konfidenzintervall: 48, 60) seit mindestens 5 Jahren anfallsfrei (Cockerell u. Mitarb. 1997).

In dieser Untersuchung wiesen Kinder geringgradig bessere Verläufe auf als Erwachsene. Patienten mit generalisierten Anfällen schnitten etwas besser ab als Patienten mit fokalen Anfällen. Diese Unterschiede waren aber nicht statistisch signifikant. In einer norditalienischen Bevölkerungsstudie hatten 15 Jahre nach Beginn der Epilepsie im Kindes- und Jugendalter noch 20 % aller Patienten Anfälle, weitere 25 % waren mindestens 5 Jahre anfallsfrei, nahmen aber weiter Medikamente ein, während fast 56 % nach Absetzen der Medikamente anfallsfrei waren (Casetta u. Mitarb. 1997).

Es bestehen aber erhebliche Unterschiede im Verlauf einzelner Epilepsiesyndrome (s. „Behandlungsstrategien", Kapitel 15 ff.) (Abb. 3.**1**). In einer prospektiven Langzeitstudie an 245 Kindern mit Epilepsie, die zwischen 1961 und 1964 diagnostiziert und 1992 nachuntersucht wurden, bestätigte sich die gute Anfallsprognose. Unter den überlebenden Kindern waren 64 % anfallsfrei und 47 % ohne Medikament 5 Jahre anfallsfrei. Allerdings zeigte sich auch, dass die sozialen und Erziehungsprobleme trotz Anfallsfreiheit häufig waren (Sillanpää u. Mitarb. 1998). Patienten mit idiopathischen Anfällen waren ohne Medikamente in 86 % der Fälle 5 Jahre anfallsfrei, während dies bei kryptogenen und symptomatischen Anfällen lediglich etwa bei 60 % bzw. bei 30 % lag. Bei Patienten mit symptomatischen oder kryptogenen fokalen Epilepsien mit ausschließlich tonisch-klonischen Anfällen war etwa die Hälfte und bei vorwiegend einfachen oder komplexen Anfällen waren etwa 40 % anfallsfrei.

Es ist allerdings zu bedenken, dass eine gute Anfallsprognose nicht immer mit einem guten psychosozialen Verlauf gleichzusetzen ist. Ein Beispiel dafür ist die gemischte psychosoziale Langzeitprognose einiger Jugendlicher mit einer typischen Absence-Epilepsie (Wirrell u. Mitarb. 1997). Auch in der finnischen Langzeitstudie hatten neurologisch unauffällige Erwachsene, die als Kinder eine Epilepsie durchgemacht hatten, doppelt so häufig nur 6 Jahre Schulausbildung, waren 3,4-mal häufiger ohne Arbeit, 3,5-mal seltener verheiratet und hatten 3-mal seltener Kinder als die Kontrollgruppe (Sillanpää u. Mitarb. 1998). Schließlich ist noch zu beachten, dass selbst bei Anfallsfreiheit etwa 40 % aller Patienten nach dem Absetzen Anfallsrezidive aufweisen (s. Kapitel 12 „Beendigung der Behandlung").

Summa summarum gilt immer noch, dass bei 25 % der Patienten die Medikamente zwar die Zahl der Anfälle reduzieren, aber nicht zu einer Anfallsfreiheit führen. Bei etwa 5 % der Epilepsien zeigen die derzeit verfügbaren Medikamente überhaupt keine Wirkung. Hierzu gehören vor allem die Patienten mit sog. katastrophalen Epilepsien des Kindesalters, die überwiegende Mehrzahl der Patienten mit Lennox-Gastaut-Syndrom oder symptomatischen Myoklonusepilepsien und bis zu einem Drittel der Patienten mit symptomatischen/kryptogenen fokalen Epilepsien. Prädiktoren für Schwerbehandelbarkeit sind im Kindesalter epileptische Spasmen beim West-Syndrom, eine symptomatische Epilepsie, Beginn der Epilepsie mit einem Status epilepticus, Neugeborenenkrämpfe und Mikrozephalie (Berg u. Mitarb. 1996). Bei Erwachsenen lassen im Allgemeinen ein pathologischer neurologischer oder psychiatrischer Befund, ein Status epilepticus in der Anamnese sowie zumindest bei einem Teil der

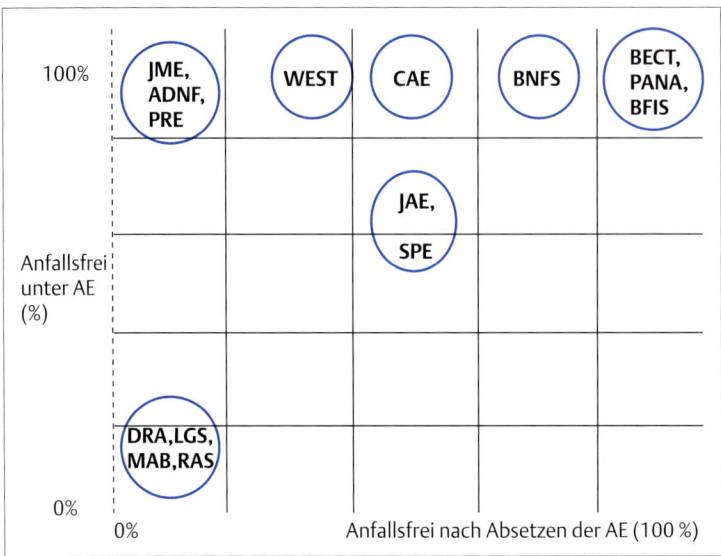

Abb. 3.1 Anfallsprognose einzelner Epilepsiesyndrome. Dargestellt ist Anfallsfreiheit unter Antiepileptika und Anfallsfreiheit nach Absetzen der Antiepileptika (nach Camfield u. Mitarb. 2003). Man kann hiernach Syndrome in vier Gruppen einteilen: I Sehr gutes Ansprechen und gute Absetzprognose (rechts oben), II sehr gutes Ansprechen und schlechte Absetzprognose (links oben), III mäßiges Ansprechen und mäßige Absetzprognose (Mitte), und IV schlechtes Ansprechen und schlechte Absetzprognose (links unten). Abkürzungen: ADNF-autosomal dominante nächtliche Frontallappenepilepsie, BECT-benigne Rolando-Epilepsie, BFIS benigne familiäre Anfälle im Kleinkindesalter, BNFS benigne familiäre Neugeborenenkrämpfe, CAE-Absence-Epilepsie des Kindesalters, DRA-Dravet Syndrom, JAE juvenile Absence-Epilepsie, JME juvenile myoklonische Epilepsie, LGS Lennox-Gastaut-Syndrom, MAB myoklonische Absence-Epilepsie, PANA Panayiotopoulos-Syndrom, PRE primäre Lese-Epilepsie, RAS Rasmussen-Syndrom, SPE symptomatische fokale Epilepsien, WEST West Syndrom.

Patienten ein schlechtes therapeutisches Ansprechen vermuten. Findet man im MRT eine kortikale Dysplasie, eine Hippokampusatrophie oder beides, verringert sich die Zahl der anfallsfrei werdenden Patienten von 25 % auf 14 % bzw. auf 3 %. Somit gewinnt der MRT-Befund eine große Bedeutung für die voraussichtliche Anfallsprognose (Semah u. Mitarb. 1997).

Die wissenschaftliche Debatte über die Bedeutung der Zahl der vorangegangenen Anfälle für den Therapieerfolg hält noch an. Einige meinen – allen voran Reynolds (1995) – dass Anfälle, speziell viele Anfälle, das Ansprechen verschlechtern. Andere hingegen sind sich nicht so sicher, sie verweisen u. a. auf Befunde aus Weltregionen, in denen eine medikamentöse Behandlung unbeabsichtigt erst nach vielen Jahren und nach einer stattlichen Zahl von Anfällen einsetzt und dennoch ähnlich erfolgreich ist wie die Behandlung kürzlich entdeckter Epilepsien (Placencia u. Mitarb. 1993). Von 139 Patienten wurden dort 116 (83 %) anfallsfrei und weitere 19 hatten nur noch halb so viele Anfälle. Bei Kindern mit weniger als

10 Anfällen spielt die Zahl der vorangegangenen Anfälle ebenfalls keine Rolle für die Anfallsprognose (Camfield u. Mitarb. 1997). Der Haken an dieser Debatte liegt allerdings darin, dass unterschiedlich ausgewählte Patienten zur jeweiligen Unterstützung der konträren Auffassungen herangezogen wurden.

Mehr als 10 Anfälle in den ersten 6 Monaten der Erkrankung lassen auf eine schlechtere Therapieprognose schließen (MacDonald u. Mitarb. 2000 b). Unstrittig verursachen selbst einzelne experimentelle Anfälle bereits die Genexpression und verändern die zelluläre Morphologie, die Morphologie und Funktion neuronaler Netzwerke, das Gedächtnis und das Verhalten. Die klinische Auswertung dieser Erkenntnisse ist allerdings noch nicht klar (Lynch u. Mitarb. 1997). Für die klinische Praxis bedeuten die Befunde, dass eine frühzeitige Behandlung mit wenigen Ausnahmen ratsam ist. Zu diesen Ausnahmen gehören einzelne Kinder mit Rolando-Epilepsie oder vielleicht auch Kinder mit wenigen tonisch-klonischen Anfällen (van Donselaar u. Mitarb. 1997), wenn die Eltern das Rezidivrisiko kennen und bereit sind, es für ihr Kind einzugehen.

Da der Verlauf unbehandelter Epilepsien nur unzureichend bekannt ist, weiß man auch nicht, wie viele Patienten ohne jedes Medikament anfallsfrei werden. In einer Untersuchung aus Holland an Kindern zwischen einem Monat und 16 Jahren mit tonisch-klonischen Anfällen, die im Laufe der folgenden 2 Jahre kein Medikament erhielten, wurde eine Abnahme der Anfallsfrequenz ohne Medikamente bei 86 der ursprünglich untersuchten 200 Kinder (43%) beobachtet (van Donselaar u. Mitarb. 1997). Hätte man die Kinder medikamentös behandelt, wäre das Ausbleiben weiterer Anfälle bei fast der Hälfte der Kinder fälschlich als Behandlungserfolg interpretiert worden.

Zur individuellen Behandlungsindikation der einzelnen Epilepsiesyndrome s. u. „Behandlungsstrategien" (Kapitel 15 ff.).

Leitlinien
- Die Anfallsprognose von Patienten mit Epilepsie ist generell gut. Die meisten Patienten werden mindestens ein Jahr anfallsfrei, und nach 9 Jahren ist über die Hälfte seit mindestens 5 Jahren anfallsfrei.

Verletzungsrisiko und Prävention

Patienten mit Epilepsien erkranken nicht häufiger als andere Personen und erleiden auch nicht öfter Unfälle, sieht man von anfallsbedingten Verletzungen ab (Beghi u. Mitarb. 1997).

Leitlinien
- Die ausführliche Beratung des Epilepsiepatienten zur Verhütung möglicher Verletzungen ist überaus wichtig. Der beste Schutz ist allerdings die Anfallsfreiheit, sie ist unbedingt und dringlich anzustreben.

Eine besondere Rolle spielen Sturz, Unfälle im Straßenverkehr, Verbrennungen sowie Ertrinken. Die Verhütung von Sturzverletzungen kann durch einen Radfahrer- oder Eishockeyhelm erfolgen. Bei Aufwachanfällen kann der Patient eine Stunde länger im Bett bleiben und sich sitzend duschen, waschen, rasieren und die Zähne putzen. Bei Schlafanfällen wird entweder der Boden vor dem Bett gepolstert oder gleich auf einer Matratze auf dem Boden geschlafen. In der Nähe des Bettes haben verletzungsträchtige Gegenstände wie Kakteen oder Möbel mit Kanten und Ecken nichts zu suchen. Bei Schlafanfällen ist ein Babymonitor hilfreich, um ein Ersticken im Bett zu verhindern. Treten viele Anfälle über den Tag hinweg auf, ist beim Treppengehen Hilfe notwendig. Einige Unfälle als Radfahrer sind durch seitliche Stützräder oder, besser, durch ein Tandemrad zu verhindern. Aspiration ist bei einer geschickten Auswahl des Zeitpunkts der Mahlzeit zu einer relativ anfallsarmen Tageszeit zu vermeiden. Seitenlage nach einem tonisch-klonischen Anfall ist selbstverständlich. Vorsicht: Seitenlage während eines Anfalls nicht erzwingen, sonst kann es zu Schulterluxationen kommen.

Eine weitere wichtige Verletzungsmöglichkeit sind Verbrennungen, vorwiegend von nicht anfallsfreien Patientinnen mit vielen Anfällen und zusätzlichen neurologischen Störungen, während des Kochens oder des Abwaschens mit kochendem Wasser. Zur Prävention dienen isolierte Kochtöpfe mit Deckel, eine Hauspflege, die Benutzung der Mikrowelle oder der hinteren Herdplatten oder ein Kinderherdschutz. Raucher verbrennen sich eher als Nichtraucher. Auch bei nichtepileptischen Anfällen kann es zu Verbrennungen und Verletzungen kommen.

Für die Beratung ist weiterhin von Bedeutung, dass Todesfälle nicht selten auf Ertrinken beruhen, wobei der Ausdruck „Ersticken im Wasser" vermutlich treffender wäre, denn während eines Anfalls mit Bewusstseinsstörung erlöschen die Atemschutzreflexe, und das Wasser läuft ungestört in das Atemsystem. Der Patient macht nicht durch Abwehrbewegungen auf sich aufmerksam, sondern sinkt leblos zu Boden und bleibt regungslos liegen. Andere denken zunächst vielleicht an eine Mutprobe beim Tauchen, und wertvolle Zeit verstreicht. Aufsichtspersonen müssen vor dem Baden informiert werden, dass eine Epilepsie vorliegt, und speziell darauf aufmerksam gemacht werden, dass typische Abwehrbewegungen wie bei anderen Ertrinkenden fehlen können. Vom Schwimmen muss generell und dringend abgeraten werden! Bereits flache Wasser in Badewannen, Planschbecken, Nichtschwimmerarealen in Schwimmbädern, Goldfischteichen, Pfützen oder Rinnsalen sind gefährlich. Die nicht anfallsfreien Patienten sollten daher nicht Badewannen, sondern speziell gesicherte Duschen benutzen, deren Abfluss durch den hinstürzenden Körper nicht blockiert werden kann. In der Dusche wird zudem durch einen Thermostaten die Wassertemperatur begrenzt.

Mortalität

Die Mortalität von nicht anfallsfreien Patienten mit symptomatischen Epilepsien ist in den ersten neun Jahren der Erkrankung um das 3fache (Konfidenzintervall: 2,5 – 3,7) erhöht. In den meisten Fällen ist eine schwere Grunderkrankung die Todesursache (Cockerell u. Mitarb. 1994, 1997). Patienten mit idiopathischen Epilepsien zeigen dementsprechend lediglich eine um das 1,6fache (Konfidenzintervall: 1,0 – 2,4) leicht erhöhte Mortalität.

> **Leitlinien**
> ● Epilepsiebezogene Todesursachen sind mit abnehmender Häufigkeit der refraktäre Status epilepticus, der Tod im Anfall, der plötzliche ungeklärte Tod, Verletzungen, Suizid und Arzneimittelnebenwirkungen wie aplastische Anämie, akutes Leberversagen oder Lyell-Syndrom (Tab. 3.1).

Der plötzliche ungeklärte Tod tritt meist nachts auf, häufig bei jungen männlichen Patienten mit unzureichend behandelten tonisch-klonischen Anfällen und schweren Temporallappenepilepsien, oft im Schlaf, möglicherweise aufgrund einer kardialen Rhythmusstörung, eines zentral verursachten Lungenödems oder eines zentralen Atemstillstands nach einem nicht beobachteten Anfall (Nashef u. Brown 1997). Das absolute Risiko liegt bei 1/2857 Personen und ist etwas geringer als früher angenommen, bleibt aber 23-mal höher als in der Bevölkerung (Ficker u. Mitarb. 1998). Immerhin ist bei 15 von 34 komplexen fokalen Anfällen und bei allen 3 beobachteten tonisch-klonischen Anfällen eine Apnoe von mehr als 10 Sekunden dokumentiert worden. Bei 4 Patienten trat während der Apnoe noch zusätzlich eine Bradykardie auf (Nashef u. Mitarb. 1995). In zwei Fällen wurde ein refraktäres Kammerflimmern nach einem tonisch-klonischen Anfall dokumentiert, beide Patienten verstarben (Dashief u. Dickinson 1986). Bei zusätzlicher Lernbehinderung steigt das Risiko des plötzlichen ungeklärten Todes an (s. in Kapitel 21 „Epilepsie mit Lernschwierigkeiten").

Es wurde gefordert, speziell bei institutionalisierten Patienten eine notfallmäßige Reanimierung nach Anfällen bereitzustellen (Cockerell u. Mitarb. 1997). Eine verbesserte medikamentöse oder chirurgische Anfallskontrolle kann die Mortalität von Epilepsiepatienten senken (Nilsson u. Mitarb. 1999, Sperling u. Mitarb. 1999).

Tabelle 3.1   **Todesursachen bei Epilepsie** (nach Cockerell 1996)

Zusammenhang mit Epilepsie	Zusammenhang mit Grunderkrankung	ohne Zusammenhang mit Epilepsie
Selbsttötung	Hirntumor	Tumoren außerhalb des ZNS
Unfall durch Anfall	Schlaganfall	ischämische Herzerkrankung
Iatrogener Tod (z. B. idiosynkratische Nebenwirkung)	Infektion (z. B. Abszess, Enzephalitis)	Pneumonie
Tod im Status epilepticus (z. B. Asphyxie, Aspiration)	angeborene Erkrankungen	andere Erkrankungen
Aspirationspneumonie nach Anfall		
Plötzlicher ungeklärter Tod bei Epilepsie (SUDEP)		

4 Diagnostisches Vorgehen

Klinische Untersuchung

Die Diagnose eines epileptischen Anfalls oder einer Epilepsie erfolgt klinisch und beruht auf einer detaillierten Anfallsanamnese der Ereignisse vor, während und nach dem Anfall durch den Patienten und den Anfallsbeobachter (s. Checkliste A „Anfallsanamnese"). Bestehen Zweifel, wird auf die Ergebnisse apparativer Untersuchungen oder auf die Beschreibung weiterer Anfälle gewartet. Eine verzögerte Diagnose ist in der Regel unproblematisch, während eine voreilige und sich später als falsch herausstellende Festlegung gravierende Nachteile für den Patienten mit sich bringt.

Die sorgfältige Frage nach subjektiven und objektiven Anfallssymptomen in einer ruhigen Atmosphäre, die dem Patienten und dem Augenzeugen erlaubt, die oftmals minutiösen Details darzustellen, entscheidet oft über das Gelingen der Diagnose. Man sollte nicht vergessen, nach der Aura zu fragen (s. Abb. 2.**5**). Es wird nun ein Anfallskalender zusammen mit dem Patienten erstellt, der dann von diesem weitergeführt wird und in dem das Datum und die Uhrzeit der einzelnen Arten epileptischer Anfälle wie in einem Tagebuch erfasst werden. Der Patient wird geduldig nach Bedingungen und Situationen gefragt, die seiner Meinung nach Anfälle auslösen. Besonderer Wert ist auf die Frage nach Anfallsserien oder einem Status epilepticus zu legen. Das Lebensalter zu Beginn der einzelnen Anfallsarten wird ebenfalls festgehalten. Zur Anamnese gehört die Frage nach pränatalen und perinatalen Risikofaktoren, nach einfachen oder komplizierten Fieberkrämpfen, nach Impfungen und insbesondere nach der Familienanamnese, gegliedert nach Fehlgeburten, Neugeborenenkrämpfen, Fieberkrämpfen, unprovozierten Anfällen und Epilepsien.

Bei der neurologisch-psychiatrischen und internistischen Untersuchung wird man nach Hinweisen suchen für eine symptomatische Ätiologie der Epilepsien wie einem pathologischen neurologischen oder psychischen Befund. Man wird auf eine Gesichtsasymmetrie und auf Nebenwirkungen der Antiepileptika wie Knöchelödeme, Gesichtsschwellungen und Gingivahyperplasie achten und prüfen, ob eine Ataxie oder ein Blickrichtungsnystagmus vorliegt. Nach Folgen von Verletzungen, etwa Narben am Kinn, am Hinterkopf oder an den Knien, wird gezielt gesucht. Frakturen der unteren Brustwirbel nach epileptischen Anfällen, speziell bei Osteoporose oder Alkoholismus, sind eine oft übersehene Ursache von Rückenschmerzen. Auf Hinweise für eine tuberöse Sklerose oder andere Phakomatosen ist ebenfalls zu achten. Hyperpigmentationen am seitlichen Rumpf weisen auf die seltene Incontinentia pigmenti (Bloch-Sulzberger-Syndrom) hin, die mit kortikalen Dysplasien und fokaler Epilepsie einhergehen kann. Nach Ausschluss von Gelegenheits- und einzelnen Anfällen ist aufgrund des Manifestationsalters und der Art der einzelnen Anfälle sowie des EEG-Befunds die Diagnose des Epilepsiesyndroms zu stellen (s. Abb. 2.**1**).

Meist lassen aber klinische Angaben schon das Epilepsiesyndrom vermuten. Eine symptomatische Ätiologie wird immer dann anzunehmen sein, wenn der Patient bereits vor dem ersten Anfall an einer neurologischen Erkrankung litt oder aber neben dem Anfall andere Zeichen einer neurologischen Erkrankung erkennbar werden. Daher sind zusätzlich zu der klinisch-neurologischen Untersuchung apparative Zusatzverfahren von Bedeutung.

> **Leitlinien**
> - Die Diagnose eines epileptischen Anfalls oder einer Epilepsie erfolgt klinisch und beruht auf einer detaillierten Anfallsanamnese der Ereignisse vor, während und nach dem Anfall durch den Patienten und den Anfallsbeobachter sowie auf den klinischen, elektroenzephalographischen und bildgebenden Befunden.

Im Verlauf der Behandlung sind selbst beschwerdefreie Patienten alle 3 – 6 Monate klinisch zu untersuchen. Da Überempfindlichkeitsreaktionen meist in den ersten Monaten auftreten, sind monatliche Termine bei Verordnung von Valproat und Felbamat wegen der Gefahr des akuten Leberversagens und im Falle von Felbamat wegen der aplastischen Anämie angebracht. In beiden Fällen sind nach dem derzeitigen Wissensstand häufige klinische Untersuchungen routinemäßigen Laborkontrollen überlegen, um diese seltenen Komplikationen frühzeitig zu entdecken (s. Kapitel 9 „Nebenwirkungen der Antiepileptika"). Schließlich ist vorteilhaft, wenn der Patient den Arzt regelmäßig von Angesicht zu Angesicht sieht – und umgekehrt – und der Kontakt nicht ausschließlich vor dem Sprechzimmer über die Rezeptverlängerung läuft.

> **Leitlinien**
> ● Jeder Epilepsiepatient sollte mindestens alle 6 Monate vom Arzt gesehen werden und in den ersten 6 Monaten der Behandlung am besten alle 2 – 4 Wochen zur Früherkennung von Komplikationen und zur individuellen Justierung der Medikamente einbestellt werden.

Apparative Untersuchung

Eine Übersicht über die unterschiedlichen Indikationen und Kontraindikationen der apparativen Untersuchungen geben Tab. 4.**1** und 4.**2**.

Elektroenzephalogramm (EEG)

EEG als diagnostisches Instrument

Die Routine-EEG-Untersuchung wird häufig durchgeführt, ist aber selten wirklich notwendig. Das wiederholte Routine-EEG, das nicht zur Beantwortung einer spezifischen Frage herangezogen wird, ist die häufigste unnötige Untersuchung von Epilepsiepatienten. Der diagnostische Wert eines Intervall-EEG zwischen den Anfällen wird häufig überschätzt. EEG werden nicht selten angefordert mit der Absicht, eine Epilepsie zu belegen oder auszuschließen. Beides ist in der Regel nicht möglich (Tab. 4.**1**).

Ein Routine-EEG gestattet aber weder bei auffälligem Befund die Diagnose einer Epilepsie, noch widerlegt es sie bei unauffälligem Befund. Epileptiforme Entladungen wie Spike-Waves, Sharp Waves oder Spikes sind ohne den Nachweis klinischer Anfälle je nach Auswahl der untersuchten Personen bei 0,5 – 4 % zu finden, die niemals eine Epilepsie entwickeln. Bei einer Häufigkeit von bis zu 4 % falsch positiver Befunde liegt somit die Spezifität des EEG bei mindestens 96 %. Ein einzelnes EEG zeigt – wiederum abhängig von den jeweiligen Auswahlkriterien – bei etwa 40 – 50 % der Patienten mit Epilepsie epileptiforme Aktivität. Bei wiederholten Untersuchungen und Schlaf-EEG-Ableitung steigt die Zahl auf

Tabelle 4.1 Indikationen und Kontraindikationen von EEG-Untersuchungen. Jeder Patient wird nach dem ersten Anfall mit einem EEG untersucht, zeigen sich keine epileptiformen Befunde, wird ein Schlaf-EEG empfohlen.

Methode	Indikationen	Kontraindikationen
EEG	1. Epileptische oder nichtepileptische Anfälle?	● Das EEG ist nicht geeignet zu Untersuchungen der folgenden Fragen:
	2. Generalisierte Absencen oder komplexe fokale Anfälle?	1. Strukturelle Läsion des Gehirns? Das EEG besitzt keine ausreichende Spezifität und Sensitivität, stattdessen bildgebende Verfahren einsetzen
	3. Generalisierte Myoklonien	
	4. Anfallsauslösung durch Photosensibilität?	
	5. Therapiesteuerung bei generalisierten Absencen und Myoklonien	2. Liegt eine Epilepsie vor?
	6. Nichtkonvulsiver Status epilepticus?	3. Liegt eine Intoxikation mit Antiepileptika vor? (mit Ausnahme der seltenen VPA-Enzephalopathie)
	7. Epilepsiechirurgie?	
	8. Therapiesteuerung des Status epilepticus; Ansprechen auf Medikamente, Narkosetiefe, Pseudostatus epilepticus	4. Soll bei fokalen Anfällen oder tonisch-klonischen Anfällen die Dosis des Medikaments erhöht oder reduziert werden?
	9. Soll das Medikament bei Anfallsfreiheit abgesetzt werden oder nicht?	5. Das EEG ist nicht geeignet, wenn keine Frage formuliert werden kann, bei deren Beantwortung das EEG helfen kann

Tabelle 4.**2**   **Indikationen und Kontraindikationen für bildgebende Verfahren bei Patienten mit Epilepsie.**
Nach einem ersten Anfall sollte jeder Patient im MRT untersucht werden, zum Ausschluss einer ungewöhnlichen, aber beschriebenen, dualen Pathologie vorsichtshalber selbst Patienten mit idiopathischen fokalen oder generalisierten Epilepsien spätestens aber, wenn mit dem ersten Medikament keine Anfallsfreiheit erzielt wird.

Methode	Indikationen	Kontraindikationen oder nicht zu empfehlen
MRT	1. **elektiv bei allen Patienten mit Epilepsie (siehe Legende)**	1. akute Notfalluntersuchung
	2. bei allen Patienten, selbst wenn zuvor ein CT unauffällig war, mit • anamnestischem oder elektroenzephalographischem Hinweis auf fokalen Beginn der Anfälle, unabhängig vom Lebensalter • Beginn generalisierter oder unklassifizierbarer Anfälle im 1. Lebensjahr oder im Erwachsenenalter • fokalem neurologischem oder neuropsychologischem Befund • keiner Anfallsfreiheit bei Erstbehandlung • progredientem neurologischem Befund • Zunahme der Anfälle oder Änderung des Anfallsmusters als möglichem Hinweis auf eine progrediente neurologische Läsion	2. bei nicht beherrschbaren Ängsten in engen MRT-Geräten
CT	Notfalluntersuchung, weil schnell	als elektive alleinige Untersuchung ungeeignet, da operable Läsionen nicht zuverlässig erfasst werden, z. B. Ammonshornsklerose, niedriggradige Tumoren, Kavernome, kortikale Dysgenesien und Hamartome, speziell des Temporallappens
Röntgenaufnahme des Schädels	keine, obsolet	
SPECT	prächirurgische Zusatzuntersuchung	
PET	prächirurgische Zusatzuntersuchung	
fMRT	prächirurgische Zusatzuntersuchung	

fMRT = funktionelles MRT

70–80% an. Allerdings nimmt die Chance, nach fünf erfolglosen EEG noch einen positiven Befund zu erhalten, drastisch ab (Ajmone-Marsan u. Zivin 1970, Salinsky u. Mitarb. 1987, Doppelbauer u. Mitarb. 1993). Die Sensitivität liegt somit bei mindestens 40% und steigt bei Wiederholung und Schlafableitung auf 70% an (Zivin u. Marsan 1968, Goodin u. Aminoff 1984, Kubicki u. Mitarb. 1991).

Leitlinien
• Eine Epilepsie wird in der Regel klinisch durch wiederholtes Auftreten unprovozierter epileptischer Anfälle, deren klinische Phänomenologie, das Erkrankungsalter und den neurologischen Befund diagnostiziert und kann durch einen EEG-Befund weder widerlegt noch bewiesen werden.

Die speziellen EEG-Befunde bei einzelnen Anfallsformen und den verschiedenen Epilepsiesyndromen sind in den Kapiteln 15–19 dargestellt. Etwa 10% aller 7- bis 18-jährigen Patienten mit Epilepsie sind photosensibel (Quirk u. Mitarb. 1995 a).

EEG zur Klassifikation der Epilepsie

In der Regel kann eine Epilepsie auch ohne einen EEG-Befund klassifiziert werden. In Einzelfällen hilft der Nachweis paroxysmaler EEG-Befunde aber bei der Klassifikation epileptischer Anfälle. Ein sehr kurzer Anfall mit Bewusstseinsstörung kann durch den Nachweis bilateral synchroner Spike-Waves als Absence von einem kurzen komplex-fokalen Anfall einer Frontallappenepilepsie mit fokalen oder fehlenden epileptiformen, sog. paroxysmalen Veränderungen unterschieden werden. Allerdings ist eine sekundär bilaterale Synchronie bei Frontallappenepilepsien nicht immer einfach von generalisierten Spike-Waves zu unterscheiden.

Bei generalisierten tonisch-klonischen Anfällen helfen bilateral synchrone Spike-Waves bei der Zuordnung zu einer idiopathischen generalisierten Epilepsie, obgleich dies meist schon klinisch durch Bindung der Anfälle an das Aufwachen und die ersten Stunden danach möglich ist. Das EEG hat mit der Einführung bildgebender Verfahren seine frühere Bedeutung zum Nachweis struktureller Hirnläsionen verloren und ist auch in der Therapiekontrolle unnötig (generalisierte tonisch-klonische Anfälle) oder unzuverlässig (fokale Anfälle). In der Therapiekontrolle von generalisierten nichtkonvulsiven Anfällen wie Absencen oder Myoklonien, die sich der Beobachtung entziehen können, ist es hingegen gelegentlich wertvoll (Tab. 4.**2**).

> **Leitlinien**
> - Jeder Patient wird nach dem ersten Anfall mit einem EEG untersucht; zeigen sich keine epileptiformen Befunde, wird ein Schlaf-EEG empfohlen (King u. Mitarb. 1998).
> - Ein Informationsgewinn ist bis zum vierten EEG zu erwarten. Ein 24-Stunden EEG sollte nur bei Patienten eingesetzt werden, wenn innerhalb von 24 Stunden ein Anfall zu erwarten ist.

EEG-Intensiv-Monitoring

Die Erkennung und die therapierelevante Klassifikation des Status epilepticus sowie dessen Therapiekontrolle ist eine Domäne der Elektroenzephalographie geblieben. Die operative Epilepsietherapie ist ohne Intensiv-Monitoring undenkbar (s. in Kapitel 14 „Prächirurgische Untersuchung").

> **Leitlinien**
> - Das intensive EEG-Monitoring ist von großem klinischem Wert für die Diagnose und die Therapiekontrolle des Status epilepticus und für die operative Epilepsietherapie unentbehrlich.

Bildgebende Verfahren

Bei Patienten mit Epilepsie haben bildgebende Verfahren das Ziel, zugrunde liegende pathologische Strukturen zu identifizieren, die einer spezifischen Behandlung bedürfen. Hierzu gehören Tumoren, kortikale und subkortikale Dysgenesien, entzündliche und infektiöse Erkrankungen, vaskuläre Malformationen, posttraumatische Läsionen und Schlaganfälle. Weiterhin dienen die Befunde bei kompetenter Interpretation zur Erfassung der Prognose und gestatten eine adäquate Beratung des Patienten und der Angehörigen (Duncan 1997).

> **Leitlinien**
> - Alle bildgebenden Befunde sind im klinischen Kontext zu interpretieren. Insbesondere ist darauf zu achten, dass die Interpretation des Befundes durch den behandelnden Arzt erfolgt.

Magnetresonanztomographie (MRT)

Die MRT ist das derzeit beste Verfahren zur Erfassung selbst sehr kleiner Veränderungen der Hirnrinde, welche fokale Epilepsien verursachen (Tab. 4.**2**).

Wenn auch in der Computertomographie (CT) Makrobefunde bei Hirntumoren, Blutungen, Hirninfarkten und traumatischen Schäden erfasst werden, so ist unzweifelhaft das MRT die Methode der Wahl mit höherer Spezifität und Sensitivität, weil zum einen kleine Missbildungstumoren, kortikale Dysgenesien, kavernöse Hämangiome und die Atrophie des medialen Temporallappens dargestellt werden, die speziell bei den erfolgreich zu operierenden pharmakoresistenten Epilepsien vorkommen. Zum andern lassen sich Hirnvenen- und Sinusthrombosen sowie Nekrosen bei Herpes-simplex-Enzephalitis nachweisen, die häufig zu akuten symptomatischen Anfällen und nach Monaten auch zu Epilepsien führen.

Die Untersuchung sollte T1- und T2-gewichtete Sequenzen enthalten, die das ganze Gehirn in mindestens zwei orthogonalen Ebenen erfassen, wobei die geringste Schichtdicke gewählt wird, die das Gerät zulässt (Duncan 1997, Commission on Neuroimaging 1998). Idealerweise sollten volumetrische Untersuchungen mit einer Auflösung von 1,5 mm oder weniger durchgeführt werden, um eine Reformatierung in jede Ebene zu ermöglichen (Commission on Neuroimaging 1998). Darüber hinaus erwiesen sich protonengewichtete oder Flair-Sequenzen als sehr sinnvoll. Die speziellen Indikationen des MRT sind in Tab. 4.**2** aufgeführt.

Das MRT hat aber auch Grenzen. Kleine Gliome und die Ammonshornsklerose werden noch nicht zuverlässig erfasst, und für die akute Diagnose eines verwirrten und unruhigen Patienten benötigt der Einsatz des MRT noch zu viel Zeit. Nicht selten ist eine Narkose (mit einem amagnetischen Gerät) nötig, speziell auch bei kleinen Kindern. Verkalkte Läsionen werden nicht dargestellt. Hier sollte bei unauffälligem Befund im MRT ein CT zum Ausschluss einer Verkalkung durchgeführt werden.

> **Leitlinien**
> • Das MRT ist die bildgebende Methode der Wahl zur Erkennung symptomatischer Epilepsien und sollte bei jedem Patienten durchgeführt werden, vorsichtshalber auch bei unzweifelhaft diagnostizierten idiopathischen Epilepsiesyndromen.

Andere bildgebende Verfahren

In Notfällen ist das CT heranzuziehen. Routine-Röntgenaufnahmen des Schädels sind obsolet. Weitere bildgebende Verfahren wie die Positronen-Emissions-Tomographie (PET) oder die Single-Photon-Emissions-Computertomographie (SPECT) und die funktionelle MRT sind funktionelle Untersuchungen und beliebigen wissenschaftlichen Fragen vorbehalten oder dienen als präoperative Zusatzuntersuchungen (Tab. 4.**2**).

Laboruntersuchungen

Blut- und Urinstatus

Bei sonst gesunden Patienten sind Verlaufskontrollen von Blut und Urin nur selten gerechtfertigt und sind im Übrigen der sorgfältigen klinischen Überwachung zur Früherkennung unerwünschter Nebenwirkungen unterlegen (Schmidt u. Siemes 1998). Anders sieht es bei der Erstuntersuchung aus oder bei Patienten mit akuten symptomatischen Anfällen oder Gelegenheitsanfällen oder im Status epilepticus. In all diesen Fällen sind im Rahmen einer internistischen Diagnostik Laboruntersuchungen selbstverständlich notwendig. In der Regel wird das Blutbild inklusive Thrombozyten, SGOT, SGPT, Bilirubin und Amylase sowie bei Valproat Quick und PTT als Gerin-

nungsparameter empfohlen. Vitamin B6 sollte, auch im Erwachsenenalter, bei Serien oder Status epilepticus bestimmt werden. Bei einzelnen Antiepileptika, z. B. Valproat oder Felbamat, wird eine Kontrolle 4 Wochen nach Beginn der Behandlung empfohlen (s. in Kapitel 7).

Bestimmung der Serumkonzentration der Antiepileptika

Die Bestimmung der Serumkonzentration der Antiepileptika kann eine nicht verordnungsgemäße Mindereinnahme der Medikamente sowie eine Änderung der Pharmakokinetik aufzeigen. Bei gezieltem Einsatz kann die Bestimmung in Einzelfällen bei der Optimierung der Dosierung nützlich sein. Dosisänderungen werden aber grundsätzlich aufgrund klinischer Kriterien wie einer Zunahme von Anfällen oder dem Auftreten unerwünschter Wirkungen vorgenommen und nicht aufgrund klinisch asymptomatischer Laborwerte. Serumkonzentrationen sollten niemals das alleinige Kriterium für Therapieentscheidungen sein, weil einige Patienten schon bei Werten unterhalb des üblichen sog. therapeutischen Werts anfallsfrei werden, während andere höhere Dosen tolerieren und benötigen, um anfallsfrei zu werden (s. in Kapitel 7 und Anhang). Als Regel mag gelten, dass vor der Blutentnahme die therapeutische Relevanz der zu bestimmenden Serumkonzentration für den Einzelfall unzweifelhaft sein und eine therapeutische Konsequenz haben muss (Tab. 4.**3**), denn es fehlen schlüssige Belege für den klinischen Nutzen der systematischen Bestimmung der Serumkonzentration der Antiepileptika (Fröscher u. Mitarb. 1999). Dies ist zu bedenken angesichts des Umfangs und der Kosten der Untersuchungen, die damit verbunden sind.

In epileptologischen Schwerpunktpraxen oder Spezialkliniken können zusätzliche Indikationen hinzukommen, dort ist eine Eingangsuntersuchung zur weiteren Therapieplanung sinnvoll. Bei Patienten mit seltenen Anfällen mag eine Einstellung auf einen mittleren üblichen Bereich sinnvoll sein, da die seltenen Anfälle eine klinisch orientierte Titration erschweren. Obwohl eine Schwangerschaft keine Indikation zur routinemäßigen Bestimmung darstellt, kann sie in Einzelfällen bei Zunahme der Anfälle, Intoxikationen oder Verdacht auf unregelmäßige Einnahme notwendig werden. Schließlich soll aber nicht verhehlt werden, dass es unzweifelhaft auch Situationen gibt, in denen eine Bestimmung obsolet ist. Hierzu gehören Routinebestimmungen ohne klinische Frage und ohne erkennbare Konsequenz, Bestim-

Tabelle 4.**3**   **Regeln für die Kontrolle der Serumkonzentration der Antiepileptika**

1. Die Bestimmung sollte nur veranlasst werden zur Beantwortung einer gezielten Frage, die für die Behandlung im Einzelfall Konsequenzen zeitigt. Stellen Sie sich einen Moment vor, Sie hätten den Laborwert vor sich liegen. Was würden Sie anders machen? Wenn Sie keine überzeugende Antwort geben können, verzichten Sie lieber auf die Bestimmung und ersparen dem Patienten eine Blutentnahme.

2. Mit Ausnahme von Phenytoin und in Einzelfällen noch Carbamazepin, Phenobarbital, Valproat oder Ethosuximid ist für die übrigen Antiepileptika die Bestimmung in der Regel nicht indiziert.

3. Eine routinemäßige Bestimmung ist nicht notwendig und meist überflüssig und kann sogar bei ungeübter Interpretation die Behandlung verschlechtern.

4. Die Bestimmung der freien Konzentration ist nicht notwendig.

5. Eingedenk dieser Einschränkungen sind, wenn überhaupt, allenfalls folgende Indikationen zu erwägen:
   - Bestätigung, Erkennung von unregelmäßiger Einnahme bei persistierenden Anfällen.
   - Verdacht auf dosisabhängige Nebenwirkungen der Antiepileptika z.B. im Tagesablauf oder bei Auftreten kognitiver Störungen bei älteren Patienten, die relativ höhere Serumkonzentrationen aufweisen.
   - Individuelle Anpassung der Phenytoindosis. Begründung: Phenytoin durchläuft einen sättigbaren Metabolismus in der Leber. Daher können kleine Dosisänderungen zu dramatischen Veränderungen der Steady-State-Konzentration führen mit nachfolgender Intoxikation oder Wirkungsabfall (s. Kap. 7).
   - Verdacht auf unerwartete pharmakokinetische Interaktionen bei Zugabe oder Absetzen von Medikamenten mit hohem Interaktionspotenzial (s. Interaktionen und einzelne Antiepileptika).

mung eines Ausgangswertes bei anfallsfreien Patienten, bei Dosisreduktion, bei Anfallsfreiheit und bei Wechsel von Handelspräparaten mit gleichem Wirkstoff (Fröscher u. Mitarb. 1997). Zum Schluss ist noch wichtig: Um Talwerte der Plasmakonzentration zu erhalten, sollte die Blutabnahme morgens nüchtern bzw. bei einmal täglicher Gabe von Retardpräparaten vor der nächsten Einnahme erfolgen.

Leitlinien
- Vor der Blutentnahme muss die therapeutische Relevanz der zu bestimmenden Serumkonzentration für den Einzelfall unzweifelhaft sein: Was würde man anders machen, wenn man den Wert in Händen hielte?

Differenzialdiagnose

Bei etwa 10% der erwachsenen Patienten werden epileptische mit nichtepileptischen Anfällen verwechselt (Tab. 4.**4**). Nichtepileptische Anfälle sind eine wichtige Differenzialdiagnose speziell bei erstmals aufgetretenen Anfällen. Der Häufigkeit nach stehen bei Erwachsenen Synkopen an erster Stelle (Tab. 4.**5**). Wenngleich eine Darstellung der Symptome nichtepileptischer Anfälle hier nicht möglich ist (Schmidt 1992a), soll doch die Differenzialdiagnose zu epileptischen Anfällen kurz besprochen werden.

Für die Praxis ist es das Allerwichtigste, überhaupt auf die Idee zu kommen, dass es sich um nichtepileptische Anfälle handeln könnte. Hinterher fasst man sich evtl. an die Stirn, daran nicht gedacht zu haben.

Einfach zu erhebende differenzialdiagnostische Kriterien erlauben in der Regel die Unterscheidung von generalisierten tonisch-klonischen Anfällen und Synkopen (Tab. 4.**6**). Immer wieder werden konvulsive Synkopen mit generalisierten tonisch-klonischen Anfällen verwechselt. Im Unterschied zu epileptischen Anfällen sind jedoch synkopale Konvulsionen meist milder, dauern kaum länger als 10 Sekunden und setzen immer erst nach dem Sturz ein. Sie gehen nicht mit kortikalen Entladungen im EEG einher, sondern sind als motorische Enthemmung des Hirnstamms aufzufassen. Erhaltene Atmung, Gesichtsblässe und eine schnelle Erholung sprechen gegen ein Grand Mal. Zungenbiss, anhaltende tonische und rhythmische klonische Bewegungen, postparoxysmale Kopfschmerzen und Verwirrtheit kommen bei unkomplizierten Synkopen im Gegensatz zu generalisierten tonisch-klonischen Anfällen nicht vor. Allerdings können nach einer längeren zerebralen Ischämie generalisierte tonisch-klonische Anfälle auftreten. Synkopen müssen weiterhin von anderen kurzdauernden Attacken mit Sturz und Bewusstseinsverlust abgegrenzt werden. Zur weiteren Untersuchung von Patienten mit vasovagalen Synkopen kann eine

Tabelle 4.**4** Differenzialdiagnose zu epileptischen Anfällen im Erwachsenenalter

Absencen
- Tagträumen
- Narkolepsie
- fokale Kataplexie
- psychogene Anfälle
- Tics

Einfache fokale Anfälle
- klassische Migräne
- transiente ischämische Attacken
- psychogene Anfälle
- paroxysmale Funktionsstörungen bei multipler Sklerose
- fokaler Myoklonus
- Hyperventilation
- unilateraler Tic
- Spasmus hemifacialis
- Kataplexie

Komplexe fokale Anfälle
- psychogene Anfälle
- Narkolepsie
- Schlafwandeln
- paroxysmale internistische Beschwerden (Schrittmacherdislokation)
- Migräne
- Panikattacken
- REM-Schlaf-Verhaltensstörung

Tonisch-klonische Anfälle
- Synkope
- psychogene Anfälle
- Tetanie
- generalisierter Myoklonus
- Kataplexie
- Streckkrämpfe

Epileptische Sturzanfälle
- vertebrobasiläre Insuffizienz
- periphere Vestibularisläsion
- Hydrozephalus
- Parkinson-Syndrom
- orthopädische Ursachen
- kryptogene Sturzanfälle
- psychogene Sturzanfälle
- Kataplexie

Tabelle 4.**5** Ursachen von nichtepileptischen Anfällen bei Erwachsenen in Nordschweden (nach Forsgren u. Mitarb. 1996)

Ursache	n
Nichtepileptische Anfälle	**298**
Synkope	63
Konvulsive Synkope	36
Psychogen inklusive Panik-/Angstattacke	10
Vertigo	6
Transiente globale Amnesie	5
Transiente ischämische Attacke	4
Migräne mit Aura	4
Andere, bei weniger als 4 Fällen	29
Unklare Anfallsdiagnose	141

atonische Stürze, die bei vertebrobasilären Ischämien, bei strukturellen Läsionen in der hinteren Schädelgrube, beim Morbus Ménière und als „klimakterische Blitzsynkopen" bei gesunden Frauen mittleren Alters vorkommen. Sie sind nicht mit Bewusstseinsstörungen verbunden. Die Differenzialdiagnose von einfachen sensomotorischen Anfällen und der Migraine accompagnée sowie transitorischen ischämischen Attacken (TIA) ist meist aufgrund der kurzen Dauer von bis zu 5 Minuten möglich im Vergleich zu 10 Minuten bis 3 Stunden und 2–3 Stunden für Migräne oder TIA. Kataplexien dürfen nicht mit Synkopen, epileptischen Sturzanfällen, Drop Attacks, einer Myasthenie oder einer periodischen dyskaliämischen Lähmung verwechselt werden. Hypnagoge Halluzinationen können als Auren verkannt und eine Vigilanzminderung mit autonomem Verhalten fälschlich für komplexe fokale Anfälle gehalten werden. Epileptische Anfälle laufen jedoch stereotyp ab und sind gewöhnlich elektroenzephalographisch abzugrenzen. Zudem können die Patienten während komplex-fokaler Anfälle nicht antworten, wenn sie angesprochen werden.

Die Differenzialdiagnose komplex-fokaler Anfälle des Temporallappens kann schwierig sein, vor allem in der Unterscheidung zu psychogenen Anfällen, Dämmerzuständen, speziell toxischer Genese, und Narkolepsie. Absencen können schließlich durch ein normales EEG vom harmlosen Dösen unterschieden werden. Die Kinder reagieren zudem beim Dösen auf Berührung und unterbrechen Aktivitäten nicht.

Kipptischuntersuchung herangezogen werden (Tab. 4.**6**) (Glover u. Bundschuh 1998).

Kataplektische Attacken im Rahmen der Narkolepsie führen zwar nicht zum Verlust, gelegentlich aber zu einer Einengung des Bewusstseins mit begleitenden visuellen Halluzinationen. In aller Regel lassen sich Schlafattacken und andere Manifestationen des Narkolepsie-Kataplexie-Syndroms erfragen. Drop Attacks sind blitzartige

Tabelle 4.**6**   **Differenzialdiagnostische Kriterien zwischen epileptischen Anfällen und Synkopen** (Schmidt 1996 b)

	Synkope (komplett)	Synkope (inkomplett)	generalisierter tonischer klonischer Anfall	epileptische Sturzanfälle (Drop-Attack)	Temporallappensynkope
Auslöser	häufig	häufig	selten	keine	keine
Vorboten	häufig	häufig	ungewöhnlich	keine	ungewöhnlich
Allmählicher Beginn	häufig	häufig	häufig	ungewöhnlich	häufig
Dauer	1–22 s	1–5 s	1–2 min	1–60 s	1–2 min
Konvulsive Zuckungen	häufig	ungewöhnlich	häufig	häufig	ungewöhnlich
Tonische Extension	sehr kurz	sehr kurz	häufig	häufig	?
Bewusstlosigkeit	ja	nein	ja	ja	ja
Inkontinenz	ungewöhnlich	nein	ja	ja	nein
Zungenbiss	ungewöhnlich	nein	ja	nein	nein
Gesichtsfarbe	meist blass	blass	rot, blau	?	?
Postiktale Verwirrtheit	ungewöhnlich	nein	häufig	häufig	häufig
Postiktale Besserung	schnell	schnell	meist langsam	unterschiedlich	langsam
Prolactinerhöhung	nein	nein	ja	?	?
Paroxysmales EEG	nein	nein	häufig	häufig	häufig

? = unbekannt

Bewegungsstörungen im Schlaf sind klinisch bisweilen schwer von epileptischen Anfällen zu differenzieren. So wurden beispielsweise nächtliche paroxysmale Dystonien, die vielfach Ausdruck einer Frontallappenepilepsie sind, lange Zeit als nicht epileptische, Schlaf-assoziierte Anfälle verkannt. Auch nächtliche Attacken im Rahmen einer REM-Schlaf-Verhaltensstörung können bisweilen schwer von Anfällen infolge einer Frontallappenepilepsie unterschieden werden. Die REM-Schlaf-Verhaltensstörung tritt meist bei Männern im letzten Lebensdrittel auf und zeichnet sich durch heftige, komplexe Verhaltensweisen im Schlaf aus, die zum Teil ein hohes Eigen- und Fremdverletzungspotenzial haben. Der zugrunde liegende Mechanismus liegt in einem Fehlen der physiologischen Muskeltonusunterdrückung während des REM-Schlafes. Dies führt zum Ausagieren nächtlicher Träume. In der Regel hat der Patient während seiner nächtlichen Aktionen die Augen geschlossen. Seine komplexen Verhal-

tensweisen mit Sprechen, Schreien, Extremitätenbewegungen, die von Boxen bis Treten eines nur fiktiv vorhandenen Gaspedals reichen, lassen für den Beobachter Rückschlüsse auf den etwaigen Trauminhalt zu. Im Gegensatz zu nächtlichen epileptischen Anfällen ist der REM-Verhaltensgestörte zwar bisweilen nur mit erheblichen physikalischen Stimuli, aber trotzdem immer erweckbar. Wie auch der Epilepsiepatient mit Anfällen aus dem Schlaf heraus erinnert sich der REM-Verhaltensgestörte nicht an die vorgefallenen Attacken, wohl aber an Träume, deren Inhalt zu den ausgeführten nächtlichen Aktionen passen. Der REM-Schlaf-Verhaltensgestörte zeigt meist weniger stereotype Verhaltensweisen während seiner Attacken als der Epilepsiepatient. Häufig geht eine REM-Schlaf-Verhaltensstörung mit Parkinson-Symptomen in der klinisch-neurologischen Untersuchung einher. In der Schlafpolygraphie zeigt sich eine erhöhte Muskelaktivität während des REM-Schlafs. Die Analyse des REM-Schlafs bietet für den Unerfahrenen bisweilen Schwierigkeiten, da dieser nur durch Sägezackenwellen im EEG und sakkadische, meist horizontale Augenbewegungen ohne Augenblinks zu erkennen ist. REM-Schlaf beim REM-Schlaf-Verhaltensgestörten wird daher häufig mit dem Wachzustand verwechselt. Letzteres passiert vor allem dann, wenn die Videoaufzeichnung als zusätzliche Informationsquelle, die im Falle einer REM-Schlaf-Verhaltensstörung regelhaft einen Patienten mit geschlossenen Augen zeigt, nicht ausreichend beachtet wird (Eisensehr u. Schmidt 2005).

Leitlinien
- Wenn irgend etwas an der Schilderung des Ereignisses stutzig macht, weil es nicht zum gewohnten Bild epileptischer Anfälle passt, darf nicht darüber hinweggegangen werden, sondern es sollen der Zweifel wachgehalten und eine kleine Notiz in der Krankenakte gemacht werden.
- Wenn Zweifel bestehen, dass es sich um epileptische Anfälle handelt, im Krankenblatt und Arztbrief besser von „unklaren Episoden" sprechen, als zu früh und irrtümlich den Patienten mit der Diagnose Epilepsie zu belasten und den Blick für Differenzialdiagnosen zu verstellen.

Prinzipien der Behandlung

5 Beginn der Behandlung

Behandlungsziele

Die Ziele sind erreicht, wenn der Patient – soweit wie möglich – das Leben eines Gesunden führen kann. Zur Verwirklichung dieser Ziele stehen neben der Pharmakotherapie ergänzende Therapieverfahren wie operative Behandlung und psychosoziale Therapie zur Verfügung.

Im Normalfall gehen wir davon aus, dass Patient und Arzt konsequent Anfallsfreiheit anstreben. Diese Annahme trifft aber keinesfalls immer zu. Es gibt eine Reihe von Möglichkeiten, weshalb ein Patient sich nicht voll dafür einsetzt, ohne Anfälle zu sein. Patienten mit wenigen Anfällen unterschätzen die Gefährlichkeit der einzelnen Anfälle und sehen häufig die medizinischen, sozialen und psychischen Folgen einer chronischen Epilepsie nicht. Sie erleben die Anfälle, die häufig für sie in der Amnesie verborgen bleiben, als ungefährlich. Das Unvorhersehbare und Bedrohliche des Anfalls verliert an Eindrücklichkeit, der Patient gewöhnt sich daran. Er beginnt die Anfälle in seine Lebenssituation einzubeziehen, bis schließlich ein Leben ohne Anfälle bedrohlich erscheinen mag, weil es eine Änderung des bisherigen Lebens bedeutet und Anforderungen entstehen könnten, denen man sich nicht gewachsen fühlt.

Einer dissimulierenden Sorglosigkeit des Patienten ist ebenso wie einer tiefgreifenden Resignation entgegenzutreten, da beide einer konsequenten Therapie im Wege stehen. Der Wille des Patienten, an der Behandlung aktiv mitzuarbeiten und diese nicht nur passiv an sich herantragen zu lassen, wird die Therapieprognose entscheidend beeinflussen. Angehörige und Partner müssen für das Ziel der Anfallsfreiheit gewonnen werden, weil auch sie bei Anfallsfreiheit vor neue Anforderungen gestellt werden. Gelegentlich wird aber selbst vom Arzt dem Therapieziel Anfallsfreiheit nicht genügend Nachdruck verliehen. Die scheinbare Ungefährlichkeit einer kurzdauernden Absence, das relativ ungestörte Leben eines Patienten mit Anfällen aus dem Schlaf oder das Warten auf die ominöse Selbstheilung in der Pubertät können dazu verleiten, das Ziel aus den Augen zu verlieren. Erst durch eine gemeinsame konsequente Hartnäckigkeit von Patient und Arzt gelingt es, das Therapieziel zu verwirklichen.

Dass durch Prävention von weiteren Anfällen eine Verschlimmerung der Epilepsie zu verhindern ist und nach einer mehrjährigen Anfallsfreiheit die Medikamente abgesetzt werden sowie Fahrtauglichkeit erlangt werden kann, sind überzeugende Argumente für eine konsequente Pharmakotherapie. Eine unengagierte Einstellung, sich mit einer halbwegs reduzierten Anfallsfrequenz zufriedenzugeben, trägt zu einer Chronifizierung und zu einer Verschlimmerung der Epilepsie bei. Arzt und Patient resignieren schließlich, und alles bleibt beim alten. Eine schwer behandelbare Epilepsie ist aber – was zuwenig bekannt ist – eine lebensbedrohliche Erkrankung mit einer auf über das Doppelte erhöhten Sterblichkeit (s. in Kapitel 3 „Mortalität"). Daher ist es zur Prävention schwer behandelbarer Epilepsien unbedingt notwendig, gleich zu Beginn der Behandlung zielstrebig und gemeinsam mit dem Patienten auf die vollständige Anfallsfreiheit hinzuarbeiten. Aus Populationsstudien hat sich unzweifelhaft ergeben, dass auch nach mehr als 5jähriger Behandlung noch zunehmend Patienten anfallsfrei werden können (Cockerell u. Mitarb. 1997).

Indikationen

In der Regel ist bei einer beginnenden Epilepsie mit mehreren Anfällen – egal welcher Art – eine medikamentöse Behandlung indiziert. Ob nach einem einzelnen großen Anfall behandelt werden soll, ist kontrovers und wissenschaftlich nicht ausreichend untersucht. Bedenkt man, dass es nach einem unprovozierten Anfall innerhalb der nächsten 4 Jahre lediglich bei etwa einem Drittel zu weiteren Anfällen kommt, ist in der Regel eine medikamentöse Behandlung nicht unbedingt notwendig (Abb. 5.1).

Nach 2 unprovozierten Anfällen hingegen steigt das Risiko eines 3. oder eines 4. Anfalls innerhalb der nächsten Jahre auf 73% bzw. 76% an (Hauser u. Mitarb. 1998), wobei die meisten Anfälle bereits im ersten Jahr auftreten. Dementsprechend wird in der Regel nach 2 Anfällen innerhalb eines Jahres eine medikamentöse Behandlung empfohlen. Das Wiederholungsrisiko nach einem einzelnen großen Anfall ist gering bei Gelegenheitsanfällen, denen jeweils ein eindeutiger externer Auslöser voranging, und steigt bei allen übrigen generalisierten tonisch-klonischen Anfällen von etwa 25% auf 80% an bei familiärer Belastung mit epileptischen Anfällen, symptomatischer Ätiologie und paroxysmaler EEG-Aktivität. Antiepileptika wie Carbamazepin halbieren das Wiederholungsrisiko des ersten Anfalls (s. in Kapitel 20 „Erster Anfall"). Die Entscheidung zur Behandlung wird weiterhin häufig bestimmt von individuellen Gegebenheiten wie psychosozialen Konsequenzen eines weiteren Anfalls wie Verlust des Führerscheins oder Stigmatisierung am Arbeitsplatz.

> **Leitlinien**
> - Eine medikamentöse Behandlung wird in der Regel empfohlen bei klinischem Nachweis einer pathologisch gesteigerten Anfallsprädisposition (Epileptogenität, s. Definition der Epilepsie) mit einem gegenüber der Normalbevölkerung erhöhten Rezidivrisiko belastender Anfälle, deren Nutzen größer ist als das Behandlungsrisiko. Ein erhöhtes Rezidivrisiko besteht in der Regel bei zwei Anfällen innerhalb weniger Monate oder nach einem Anfall und weiteren Hinweisen auf Epileptogenität (s. Text).

Prophylaxe

Eine prophylaktische Behandlung ohne vorherige Anfälle ist prinzipiell wirksam (Schmidt 1992a). Das Erstmanifestationsrisiko von Anfällen nach Hirntraumen oder nach Hirnabszess wird gesenkt und das Risiko von Fieberkrampfrezidiven verringert. Generell wird eine Prophylaxe aber dennoch nicht empfohlen wegen der ungünstigen Nutzen-Risiko-Relation. Lediglich bei hoher Eigenmotivation und Therapietreue des Patienten sowie sorgfältiger ambulanter Weiterbetreuung kann in Einzelfällen eine Langzeitprophylaxe empfohlen werden. Unmittelbar nach mittleren und schweren Hirntraumen, die zu einer stationären Be-

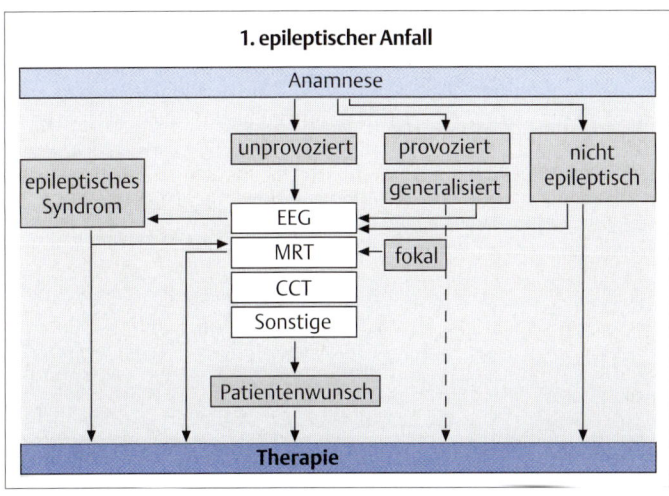

Abb. 5.**1** Indikation zur medikamentösen Behandlung nach dem ersten epileptischen Anfall.

handlung führten, ist eine 1-wöchige i.v. Phenytoin-Aufsättigung wirksam. Eine weitere orale Phenytoingabe ist aber bereits unwirksam. Carbamazepin und Phenobarbital, nicht aber Valproat, senken ebenfalls die Manifestation von Epilepsien nach Hirntraumen. Eine geringe Therapietreue, möglicherweise, weil die Patienten niemals einen epileptischen Anfall durchgemacht haben, eine häufig begleitende Alkoholkrankheit sowie unerwünschte Wirkungen wie Überempfindlichkeitsreaktionen der Haut sprechen trotz der in Studien nachgewiesenen Wirkung aus praktischen Erwägungen weiterhin gegen eine orale Langzeitprophylaxe. Bei Patienten mit neu diagnostizierten Hirntumoren wird keine routinemäßige Prophylaxe zur Vermeidung des ersten Anfalls empfohlen. Postoperativ wird bei Patienten, die keinen Anfall gehabt haben, ein Ausschleichen der Antiepileptika nach der ersten postoperativen Woche empfohlen, speziell bei Patienten mit Nebenwirkungen der Antiepileptika (Glantz u. Mitarb. 2000).

Leitlinien
- Eine prophylaktische Behandlung ohne vorherige Anfälle ist zwar wirksam, aber oft erschwert durch mangelnde Therapietreue und daher generell nur bei hoher Eigenmotivation des Patienten in Erwägung zu ziehen.

6 Leitlinien zur Behandlung

Epilepsien sind bei bis zu 70 % der Fälle erfolgreich zu behandeln, wenn allgemeine Grundregeln beachtet werden (Tab. 6.1). Spezielle Behandlungsvorschläge für einzelne Epilepsiesyndrome s. „Behandlungsstrategien" (Kapitel 15 ff.).

Tabelle 6.1   Leitlinien zur Behandlung von Epilepsien

- Sichere Diagnose der Epilepsie
- Kenntnis der Ätiologie
- Einigkeit zwischen Patient und Arzt über die Therapieziele
- Unzweifelhafte Indikation zur Behandlung
- Differenzierte und individuell dosierte Pharmakotherapie mit einem optimal geeigneten Medikament der ersten Wahl z. B. Carbamazepin oder Valproat. Bei Versagen stehen weitere bewährte und auch neue Medikamente zur Verfügung
- Erkennung und Vermeidung einer anfallsauslösenden Lebensweise
- Treten trotz adäquater Pharmakotherapie Anfälle und/oder nicht tolerable Nebenwirkungen auf, ist bei jedem Patienten rasch zu klären, ob eine Operation helfen kann
- Falls nötig, frühzeitig psychiatrische und psychologische Therapie einleiten und soziale Unterstützung geben
- Sogenannte alternative Verfahren sind in ihrer spezifischen Wirksamkeit in der Regel nicht gut belegt (s. Kapitel 23 „Alternative Medizin")
- Rasch speziell erfahrene Kollegen bei Problemen in der Verwirklichung der Therapieziele hinzuziehen

Unbehandelte Epilepsie

Diagnose

Die Diagnose des Anfalls und der Epilepsie muss sicher sein. Es gilt zunächst, epileptische von nichtepileptischen Anfällen zu unterscheiden. Gelegenheitsanfälle, die ausschließlich exogen ausgelöst werden, sind zu differenzieren von Epilepsien im Sinne einer chronischen Neigung zu wiederholten unprovozierten epileptischen Anfällen. Die Ätiologie der Epilepsie muss gründlich untersucht werden. Jeder Patient sollte sich nach dem ersten Anfall einem EEG und falls nötig einem Schlaf-EEG unterziehen. Zur ätiologischen Diagnose auch von Gelegenheitsanfällen und nichtepileptischen Anfällen steht neben der neurologischen Untersuchung die MRT zur Verfügung. Selbst bei unzweifelhaft idiopathischen Epilepsien kann eine MRT sinnvoll sein (s. Tab. 4.2.

Leitlinien
- Der voraussichtliche Nutzen und das Risiko der therapeutischen Möglichkeiten bei Epilepsie sind ausführlich vor Beginn einer Behandlung zu erörtern.
- Durch Vermeidung anfallsauslösender Umstände wie Schlafentzug, Stress und Alkohol sind nicht selten Anfälle zu vermeiden.
- Reicht dies nicht aus und sind die Anfälle so häufig oder so schwerwiegend, dass auch nach informierter Ansicht des Patienten im Vergleich zu den Risiken der medikamentösen Behandlung (s. Kap. 9) eine individuell günstige Nutzen-Risiko Balance zugunsten der Behandlung besteht, ist eine Antiepileptikatherapie notwendig.
- Unter einer adäquat ausgewählten und ausreichend dosierten Antiepileptikatherapie werden global etwa 2 von 3 Patienten anfallsfrei, ein Drittel nicht (s. Abb. 6.1).
- Da bei planmäßigem Absetzen der Antiepileptika mindestens einer von 2 anfallsfreien Patienten wieder Anfälle bekommt (s. Kap. 12), ist bei insgesamt 2 von 3 Patienten die Antiepileptikatherapie über viele Jahre, oft sogar ein Leben lang notwendig. Daher spielt die Langzeitverträglichkeit ohne störende Interaktionen mit anderen Medikamenten bereits bei der Auswahl des ersten Medikaments eine wichtige Rolle (s. Kap. 10).

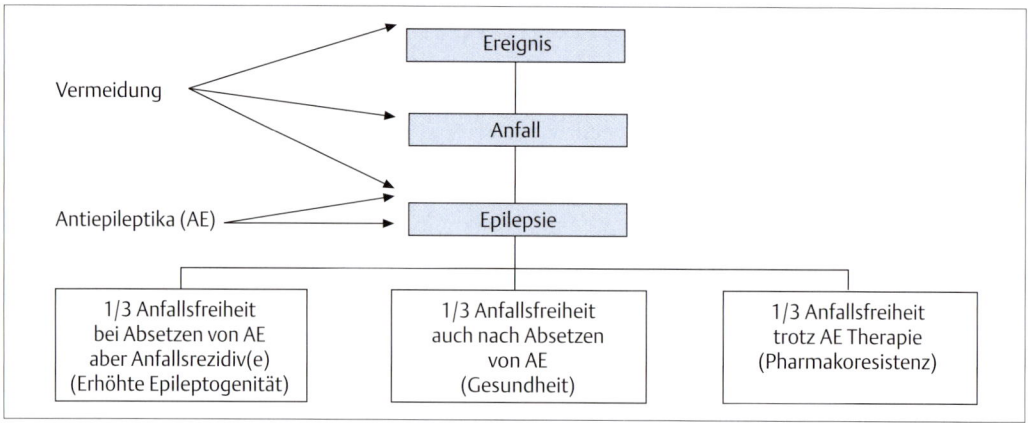

Abb. 6.**1** Therapeutische Möglichkeiten bei Epilepsie. Die primäre Prävention von symptomatischen Epilepsien kann theoretisch durch Verringerung von häufigen erworbenen Ursachen wie Hirntraumen, Schlaganfällen erfolgen. Durch Vermeidung anfallsauslösender Faktoren können einzelne Anfälle verhindert werden. In der Regel sind aber Antiepileptika notwendig. Diese blockieren erfolgreich Anfälle, beeinflussen aber weder die Entwicklung einer Epilepsie (Epileptogenese), noch verhindern sie selbst bei Behandlung nach dem ersten Anfall die Entwicklung einer Pharmakoresistenz. Unter Antiepileptika werden 2 von 3 Patienten anfallsfrei. Da ein Drittel – wegen weiter erhöhter Anfallsneigung (Epileptogenität) – aber nach Absetzen wieder Anfälle bekommt und ein weiteres Drittel niemals anfallsfrei wird, ist bei 2 von 3 Patienten eine langjährige medikamentöse Behandlung vonnöten.

Information des Patienten

Jede Therapieentscheidung wird in enger Zusammenarbeit und unter Berücksichtigung der Auffassungen des Patienten getroffen. Über die Ziele der Behandlung muss zwischen Patient und Arzt Einigkeit bestehen, da sonst ein geringer Erfolg der Therapie vorprogrammiert ist. Der Arzt muss einerseits vermeiden, seine Zielvorstellungen dem Patienten aufzudrängen, andererseits aber auch die inneren und äußeren Widerstände des Patienten gegen eine Behandlung im Gespräch thematisieren. Die Möglichkeiten einer ergänzenden psychologischen oder sozialen Therapie werden einigen Patienten häufig erst vom Arzt aufgezeigt. Andere Patienten hingegen sind bereits so überzeugt vom Wert psychologischer Therapien, dass die bewährte und in der Wirkung belegte medikamentöse Behandlung vom Arzt ins rechte Licht gestellt werden muss. Zögert der Patient oder seine Angehörigen, wenn es um eine medikamentöse Therapie geht, steckt vielleicht der Wunsch nach einer alternativen Behandlung dahinter (s. Kapitel 23 „Alternative Medizin"). Die Grenzen und die Gefahren der alternativen Medizin und ihre unbewiesene Heilwirkung bei Epilepsien sollte ruhig und anschaulich dargelegt werden, ohne die Patienten zu ängstigen oder zu verprellen.

> **Leitlinien**
> - Über die Ziele der Behandlung muss zwischen Patient und Arzt Einigkeit bestehen.

Niemals wird man einen Patienten zu einer Dosisänderung drängen. Sollte ein Wechsel des Handelspräparats notwendig werden, sind die Gründe mit dem Patienten ausführlich zu besprechen. Obwohl die Bioverfügbarkeit von Generika generell äquivalent ist mit Präparaten mit Handelsnamen (Richens 1997), kann bereits ein Wechsel in Namen und Aussehen der Packung und der Tabletten zur Verunsicherung führen. Bei anfallsfreien oder zumindest befriedigend eingestellten Patienten sollte außerdem ein Präparatewechsel schon deshalb möglichst vermieden werden, da im Rahmen der Bioäquivalenz immerhin noch Schwankungen der Serumkonzentration bis zu 20% vorkommen können, die im Einzelfall unter ungünstigen Bedingungen zu einer Zunahme der Anfälle führen können. Ebenso kann eine Zunahme der Serumkonzentration bis zu 20% prinzipiell vermehrt Nebenwirkungen auslösen.

Die Information des Patienten und seiner Angehörigen über die Antiepileptika, den Zeitpunkt und die Modalitäten der Einnahme muss unmissverständlich sein. Über die häufigen Nebenwirkungen sollte der Patient außerdem unterrichtet

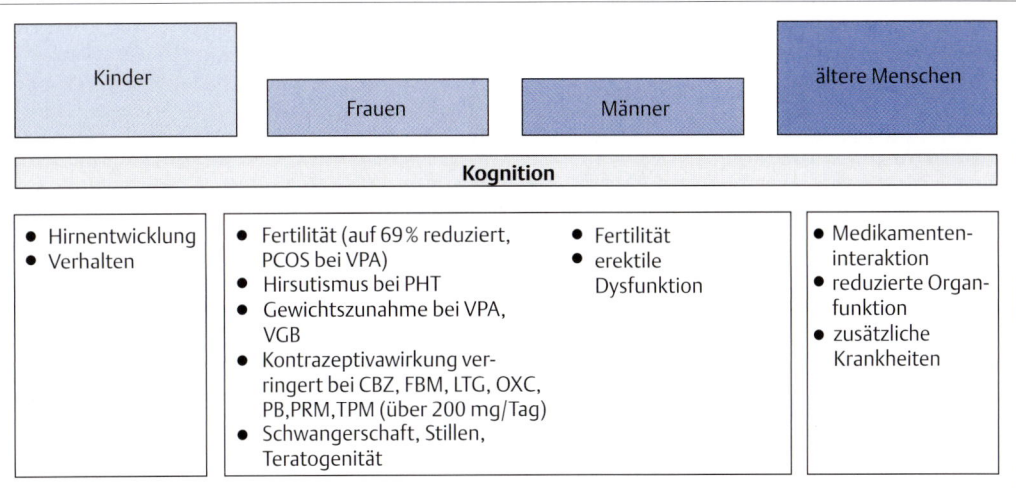

Abb. 6.**2** Individuelle Pharmakotherapie: Besonderheiten einzelner Patientengruppen. PCOS = polyzystisches Ovarien-Syndrom (Abkürzungen s. Tab. 9.**2**).

werden. Weiterhin sollte er wissen, welche Alarmsymptome vorkommen können, z. B. Hautausschlag mit Blasen (Lyell-Syndrom!), unklares Fieber (aplastische Anämie!) oder starke Abgeschlagenheit (Leberversagen!). Interaktionen mit anderen Medikamenten (z. B. orale Kontrazeptiva) müssen erwähnt werden. Müssen andere Ärzte aufgesucht werden, ist die Behandlung mit Nennung der Medikamente anzugeben, wichtig ist die Erwähnung einer etwaigen Allergie auf Antiepileptika. Es wird ein Notfallausweis empfohlen. Ein Anfallskalender sollte ebenfalls geführt werden. Es stehen neuerdings auch elektronische Anfallskalender zur Verfügung (siehe www.epivista.de).

Ein Vorschlag für eine Checkliste, was in einem Arztbrief stehen sollte, wird im Anhang B gegeben.

Individuelle Pharmakotherapie

Die medikamentöse Behandlung muss indiziert sein. Obwohl wir zurzeit nur krankheitsspezifische Medikamente und chirurgische Verfahren haben, die lediglich bei einem Teil der Patienten wirken, bei einem anderen aber eben nicht, ist die patientenspezifische, individuelle Behandlung das Ziel, denn zwei Patienten haben niemals die exakt gleiche Epilepsie. Es gilt, das individuelle Risiko einer Pharmakotherapie abzuwägen im Vergleich zum Nutzen einer Vermeidung weiterer Anfälle (Abb. 6.**2**).

Bei sehr seltenen Anfällen benigner Epilepsien ist nicht in jedem Fall eine medikamentöse Therapie notwendig (s. Kapitel 3 „Verlauf von Epilepsien"). Die Möglichkeiten einer optimalen Pharmakotherapie sind auszuschöpfen durch eine differenzierte und individuell dosierte Behandlung mit einem optimal geeigneten Medikament der ersten Wahl, z. B. Carbamazepin oder Valproat. Die Medikamente der ersten Wahl müssen optimal dosiert und ausreichend lange regelmäßig eingenommen werden.

Die Behandlung beginnt immer mit einem Antiepileptikum pro Indikationsgruppe. Erhöht wird die Dosis des Medikaments, bis der Patient anfallsfrei wird oder beginnende Nebenwirkungen wie Doppelbilder, Müdigkeit oder Nystagmus eine Dosiserhöhung verbieten. Geht man so vor, wird Anfallsfreiheit bei 70–80 % aller Patienten erzielt. Es gibt keinen Grund, eine Behandlung mit mehr als einem Medikament zu beginnen und ein zweites hinzuzugeben, bevor das erste Medikament bis an die Grenze der Verträglichkeit dosiert wurde (Abb. 6.**3**).

> **Leitlinien**
> • Unnötig kombinierte, zu niedrig dosierte, unnötig häufige Einzeldosen und vom Patienten nicht eingenommene Medikamente sind oft vorkommende und meist vermeidbare Ursachen für das Misslingen der Behandlung (s. Behandlungsfehler).

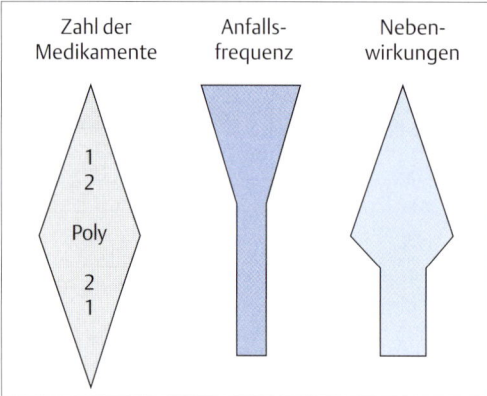

Zahl der Medikamente	Anfalls-frequenz	Neben-wirkungen

Abb. 6.**3** Prinzipien der medikamentösen Epilepsie-therapie. Nach erfolgloser Monotherapie wird ein zweites Medikament hinzugegeben (oder gegen das erste ausgetauscht), nur selten ist eine Polytherapie mit drei Medikamenten notwendig. Gelingt keine für den Patienten gewinnbringende Anfallsreduktion, wird die Mehrfachtherapie wieder abgebaut, was erwartungsgemäß die Nebenwirkungen verringert und sogar bei etwa 15 % zu einer Abnahme der Anfälle führt.

Einnahme der Medikamente

Etwa ein Drittel aller Patienten nimmt die Antiepileptika nicht gemäß der Verordnung ein, meist wird weniger, selten mehr als die verordnete Tagesdosis eingenommen, was zu unzureichender Wirksamkeit oder zu unerwünschten Nebenwirkungen führen kann. Die Nichteinnahme wird im Englischen als „Non-Compliance" bezeichnet (Eisler u. Mattson 1975, Stanaway u. Mitarb. 1985). Ursachen hierfür sind Angst vor Nebenwirkungen sowie mangelndes Vertrauen des Kranken in die Wirksamkeit des Medikaments und in die Auswahl des Präparates durch den Arzt. Durch die Einnahme des Medikaments ständig an die Krankheit erinnert zu werden, belastet außerdem viele Patienten. Sie machen sich allerdings nicht klar, dass durch Weglassen der Medikamente deshalb die Krankheit noch nicht verschwunden ist. Nimmt der Kranke die verordneten Medikamente nicht regelmäßig ein, ist die Behandlung in vielen Fällen zum Scheitern verurteilt. In einer Befragung gab nahezu die Hälfte (45 %) der Patienten an, einen Anfall nach vergessener Medikation erlitten zu haben (Cramer u. Mitarb. 2002). Gelegentlich scheitert die regelmäßige Einnahme der verordneten Tabletten aber an Kommunikationsproblemen zwischen Arzt und Patient, alters- oder krankheitsbedingten Störungen der Merkfähigkeit oder purer Vergesslichkeit.

Intermittierende Therapie

Die vorübergehende Therapie mit Benzodiazepinen, z. B. mit Clobazam, wird eingesetzt, um Anfallshäufungen, sog. Cluster, zu verhindern oder um an Tagen mit besonderen Anforderungen wie Reisen, Prüfungen oder Festen Anfälle zu verhindern, aber auch, um nach einem Anfall eine Serie weiterer Anfälle zu vermeiden. Clobazam und Acetazolamid werden ebenso bei katamenialen Anfällen eingesetzt. Bei intermittierendem Einsatz von Clobazam mit mehrtägigen Pausen wird zudem das Risiko der Toleranzentwicklung verringert.

Kontinuierliche Betreuung

Bei einer chronischen Erkrankung wie einer Epilepsie ist die Kontinuität der Betreuung wesentlich. Ständig wechselnde Ärzte in Epilepsieambulanzen sind für den Patienten ein Gräuel, jedes Mal beginnt ein langwieriges Suchen nach den Krankheitsdaten von neuem, vor allem wenn die Struktur von Arztbriefen und Krankenberichten nicht einheitlich ist (s. Checklisten B und C im Anhang). Es überrascht nicht, dass Patienten, die kontinuierlich betreut werden, generell zufriedener sind, worauf es ja schließlich ankommt. Last, not least ist die kontinuierliche Betreuung durch Krankenschwestern und Krankenpfleger von großer Bedeutung (Ridsdale u. Mitarb. 1997).

Jährliche Bilanzierung

Zum Jahrestag des Behandlungsbeginns legen Patient und Arzt Rechenschaft ab, ob die Ziele der Behandlung erreicht worden sind. Ein Gespräch über die Gründe des Erfolgs ist in der Regel kurz und angenehm. Ist der beabsichtigte Erfolg jedoch nicht oder nicht ganz erreicht, ist eine Verständigung über die Ursachen des Misserfolgs nützlich. Auf Seiten des Patienten können eine mangelnde Einnahme der Medikamente, anfallsauslösende Lebensgewohnheiten sowie psychische oder soziale Not eine Rolle spielen. Auf Seiten des Arztes können eine Unterdosierung der Medikamente, eine ungeeignete Kombination von Medikamenten sowie diagnostische Irrtümer über die Art der Anfälle und über die Ätiologie der Epilepsie für den Misserfolg verantwortlich sein. Fortschritte wie neue Antiepileptika und die frühzeitige Prüfung einer operativen Therapiemöglichkeit verbessern die Therapiechancen (s. Kap. 13).

Anfallsverhütung in Selbstverantwortung

Eine erfolgreiche Behandlung ist mehr als eine Pharmakotherapie. Sie wird selbst bei optimaler medikamentöser Therapie abhängig sein von dem Maß, in dem der Patient anfallsauslösende Lebensweisen wie Schlafentzug, Alkoholmissbrauch, aber auch psychische Konflikte zu vermeiden lernt. Am häufigsten werden vermutlich bei Epilepsiekranken Anfälle ausgelöst durch Weglassen der verordneten Tabletten, durch Schlafmangel sowie durch das Zusammentreffen von Schlafmangel, Nichteinnahme der Tabletten und Alkohol. Ein um 2–3 Stunden verspätetes Einschlafen kann schon einen Anfall auslösen. Am nächsten Morgen länger zu schlafen, um den Schlaf nachzuholen, hilft nicht und schadet sogar eher, da der gestörte Schlaf-Wach-Rhythmus epileptogen wirkt. Häufig kommt es nach Schlafentzug während des verspäteten Aufwachens oder durch ein brüskes Aufgewecktwerden zum Anfall.

Aufregungen angenehmer und unangenehmer Art führen insgesamt selten zu Anfällen. Es lohnt sich aber, auf einen möglichen Zusammenhang zwischen Aufregung und Anfall zu achten. Wird die Ursache der Aufregung erkannt oder die eigene Einstellung zu dem Problem verändert, kann die Zahl der Anfälle abnehmen. Die Kenntnis der Anfallsauslöser kann, falls nötig, ein Ansatz für eine Psychotherapie werden.

Epileptische Anfälle treten aber weit häufiger unmittelbar nach bestimmten spezifischen Umgebungsreizen auf, man spricht auch von Reflexepilepsien (s. in Kapitel 19). Die geregelte Lebensführung als Therapieform ist häufig Gegenstand des Widerstandes von Seiten des Patienten, weil sie zu Recht als Einschränkung empfunden wird. Erst die Einbeziehung dieser nichtmedikamentösen Behandlungsmaßnahmen schafft aber die Voraussetzung für eine erfolgreiche Pharmakotherapie.

Leitlinien
- Eine gesundheitsfördernde Lebensweise ist anzustreben, dazu gehören:
  - regelmäßiger Schlaf-Wach-Rhythmus mit einer Variation der Einschlaf- und Aufwachzeiten von Tag zu Tag von maximal 1 Stunde;
  - keine Über- oder Unterforderung in geistiger, seelischer oder körperlicher Hinsicht (mit anderen Worten, man soll so leben wie ein Gesunder);
  - Alkoholabstinenz oder nicht mehr als ein Glas Bier oder ein Glas Wein pro Tag, absolutes Verbot hochprozentiger Alkoholika;
  - bei Fieber keinesfalls weniger Antiepileptika einnehmen; fiebersenkende Maßnahmen wie Wadenwickel einleiten und den behandelnden Arzt benachrichtigen;
  - selbst beobachtete anfallsauslösende Situationen meiden und mit dem Arzt besprechen;
  - bei anderen Erkrankungen sich sofort mit dem behandelnden Arzt in Verbindung setzen;
  - sorgfältige Selbstkontrolle der vollständigen Einnahme der verordneten Dosis der Antiepileptika; treten trotz Behandlung mit einem der Medikamente der ersten Wahl weiterhin Anfälle oder inakzeptable Nebenwirkungen auf, sollten die bisherige Diagnose und die abgelaufene Behandlung überprüft werden.

Erfolglos vorbehandelte Epilepsie

Überprüfung der Diagnose

Der häufigste Fehler besteht darin, nichtepileptische Anfälle wie Synkopen oder psychogene Anfälle irrtümlich mit Antiepileptika zu behandeln, weiterhin generalisierte Myoklonien oder Absencen für einfache oder komplexe Anfälle zu halten. Daher besteht der erste Schritt in der gründlichen Überprüfung der Anfallsdiagnose und deren Differenzialdiagnose. Eine Unterscheidung wird zusätzlich erschwert, da nichtepileptische Anfälle mit epileptischen Anfällen kombiniert auftreten können. Bei etwa 20 % aller Zuweisungen an spezielle Epilepsieeinrichtungen stellt sich die Überweisungsdiagnose Epilepsie als falsch heraus

(Wallace u. Mitarb. 1997). Handelt es sich tatsächlich um epileptische Anfälle, wird die Ätiologie kontrolliert (s. in Kapitel 4 „Bildgebende Verfahren").

Überprüfung und Neuausrichtung der Pharmakotherapie

Zunächst sollte man sich vergewissern, dass der Patient ein Mittel der ersten Wahl für die jeweilige Anfallsart und das Epilepsiesyndrom in ausreichender Dosierung erhalten hat. Sind trotz Verordnung eines Mittels der ersten Wahl noch Anfälle aufgetreten, empfiehlt es sich, die verordnungsgemäße Einnahme (Compliance) zu überprüfen und sich zu vergewissern, dass die höchste, gerade noch verträgliche Dosis verabreicht worden ist (Schmidt 1983 a). Ist das Medikament trotz Verordnung einer maximalen Dosis nicht ausreichend wirksam, wird ein alternatives Medikament (s. Kapitel 10 „Auswahl der Medikamente") langsam hinzugegeben. Vor der Zugabe sollte versucht werden, die Dosis des ersten Medikaments so weit zu reduzieren, dass der Patient möglichst wenig Nebenwirkungen hat (s. in Kapitel 11 „Kombinationstherapie").

Spricht der Patient auf die Kombination gut an, kann man überlegen, ob das erste Medikament weiter abgebaut werden kann bis hin zu einer alternativen Monotherapie mit dem zweiten Medikament (Schmidt u. Richter 1986). Ist die Zweierkombination hingegen nicht ausreichend wirksam, wird das zweite Medikament langsam wieder abgebaut und ein alternatives Medikament statt dessen hinzugegeben. Dies kann mehrfach wiederholt werden, falls nötig. Eine Empfehlung zur Auswahl der weiteren Medikamente wird in Kapitel 10 gegeben.

Stellt sich heraus, dass eine Monotherapie nicht möglich ist, wird langfristig eine Zweiertherapie eingeleitet. Es gibt allerdings, vermutlich selten, auch Patienten, die möglicherweise von einem dritten Medikament profitieren. Bei bis zu 80 % ist jedoch bei nicht anfallsfreien Patienten bei einer sehr langsamen Reduzierung der Zahl der Medikamente von drei oder mehr auf eine Zweier- oder eine Monotherapie eine Abnahme der Nebenwirkungen ohne Zunahme der Anfälle zu sehen (Abb. 6.**3**).

> **Leitlinien**
> ● Unbedingt muss bei jedem Patienten, der nicht anfallsfrei wird, die Möglichkeit einer operativen Behandlung der Epilepsie geprüft werden. Dies gilt schon für Säuglinge bis hin zu Erwachsenen jenseits des 50. Lebensjahres, die ebenfalls noch erfolgreich behandelt werden können (Abb. 6.**4**) (s. in Kapitel 14 „Operative Therapie").

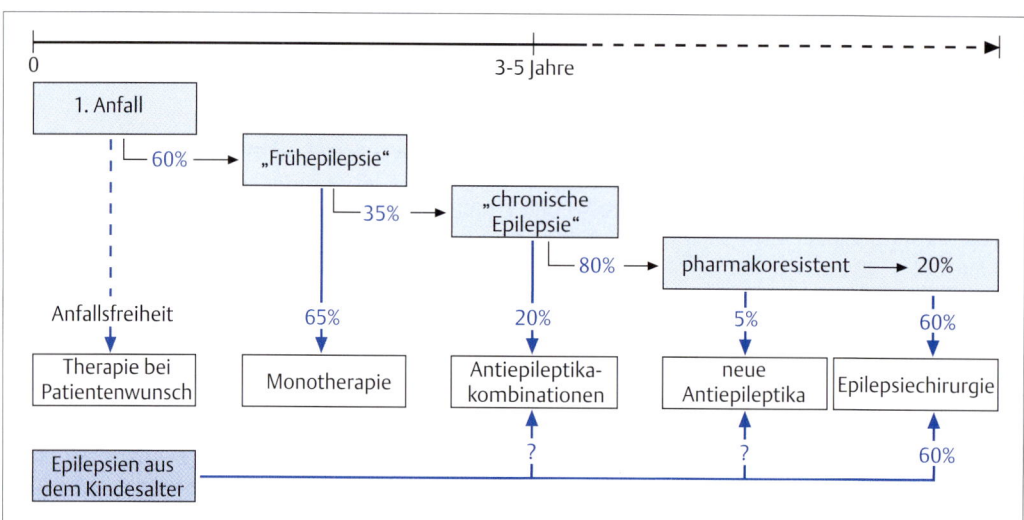

Abb. 6.**4**   Behandlung der Epilepsien des Jugendlichen und des Erwachsenen: die ersten 5 Jahre im Überblick.

7 Antiepileptika auf einen Blick

Eine Übersicht über die klinische Pharmakokinetik der Antiepileptika inklusive der üblichen Serumkonzentrationen ist im Anhang zu finden (Brodie u. Dichter 1996, Perucca u. Bialer 1996, Perucca 1996, Fröscher u. Mitarb. 1997, Schmidt u. Elger 1999, Shorvon 2000).

In Deutschland zugelassene Antiepileptika

Benzodiazepine

Handelsname: Clobazam (Frisium®), Diazepam (Diazepam Desitin® rectal tube, Valium®), Clonazepam (Rivotril®), Midazolam (Dormicum®), Lorazepam (Tavor® pro injectione, Tavor 2,5 Expidet).

Wirkungsmechanismus: verstärkte synaptische GABAerge Inhibition am Benzodiazepin-GABA-A-Rezeptorkomplex.

Empfohlene Anwendung: Clobazam und Clonazepam-Tabletten zur Kombinationstherapie von refraktären fokalen Anfällen, Absencen, generalisierten myoklonischen, atonischen und tonisch-klonischen Anfällen, die mit Standardtherapie nicht ausreichend behandelbar sind.

Statustherapie: Diazepam i.v., rektal, Clonazepam i.v., Midazolam i.m., Lorazepam i.v.

Dosis:
Erwachsene: Diazepam i.v. 10–20 mg; rektal 20–40 mg, Clonazepam 0,2 mg/kg, Clobazam 10–40 mg/Tag, Lorazepam 4–8 mg/24 h, Midazolam i.m. 0,15 mg/kg.
Kinder: Diazepam i.v.: Gesamtdosis von 2–5 mg für Säuglinge, 5–10 mg für Kleinkinder und 10 mg für Schulkinder; rektal: 0,2–0,5 mg/kg aufgerundet. 2–5 J.: 0,5 mg/kg i.v., 6–11 J.: 0,3 mg/kg i.v., 12 J. und älter: 0,2 mg/kg i.v. (nicht schneller als 1 mg/min). Wenn nach 15 min noch keine Wirkung eingetreten ist, wird nochmals Diazepam

verabreicht: 0,25–0,4 mg/kg, maximal 15 mg (es gibt Kinder, die wesentlich höhere Dosen benötigen [0,5–1,0 mg/kg], die Ursache hierfür ist nicht bekannt). Clonazepam 0,03–0,1 mg/kg, Clobazam 10–20 mg/Tag, Lorazepam 0,05 mg/kg.

Empfohlene Blutkontrollen: keine.

Nebenwirkungen: *dosisabhängig* Sedation, Hypersalivation, Atemdepression (i.v.), Entzugssyndrome.

Relevante Interaktionen: addierend sedativ. Cimetidin, Disulfiram, Isoniazid können zu einem Anstieg der Serumkonzentration von Diazepam führen, während Antazida und enzyminduzierende Antiepileptika wie Barbiturate, Phenytoin und Carbamazepin zu einer niedrigeren Konzentration führen können. Thrombophlebitisgefahr bei unverdünnter Injektion.

Kontraindikationen: Benzodiazepinabhängigkeit, Myasthenia gravis.

Kommentar: Clobazam ist nach Evidenzklasse I-Studien ein wirksames Medikament zur Mono- und Kombinationstherapie fokaler und generalisierter Anfälle und wird von einigen Untersuchern gegenüber Clonazepam bevorzugt wegen geringerer unerwünschter Wirkungen, wenngleich Evidenzklasse I Vergleichsstudien beider Substanzen fehlen. Langsam absetzen, sonst Statusgefahr. Lorazepam wird wegen seiner längeren Wirkdauer von einigen zur Statustherapie bevorzugt gegenüber Diazepam. Lorazepam ist nach Evidenzklasse I-Studien wirksamer als Phenytoin, und wenngleich nicht wirksamer als Phenobarbital oder Diazepam, aber einfacher einzusetzen (Treiman u. Mitarb 1998). Lorazepam Expidet 2,5 mg kann in vielen Fällen die umständlichere Applikation von Diazepam Rektiolen ersetzen. Statt der Diazepam Rektiolen können auch Diazepam Tropfen eingesetzt werden. Clonazepam i.v. ruft möglicherweise häufiger Hypersalivation hervor als Diazepam. Zusätzlich wurde über die erfolgreiche intranasale und bukkale Gabe von Midazolam zur Anfallsunterbrechung von langanhaltenden oder wiederholten Anfällen bei Kindern berichtet (Lahat u. Mitarb 1998, Scott u. Mitarb 1999).

Carbamazepin

Handelsname: Sirtal®, Tegretal®, Timonil®.

Wirkungsmechanismus: Verringerung repetitiver Entladungen neuronaler Membranen (Natriumkanäle).

Empfohlene Anwendung: Mittel der ersten Wahl für fokale und unklassifizierbare generalisierte tonisch-klonische Anfälle.

Dosis:
Erwachsene: 800–1200 mg/Tag; 15–20 mg/kg; mit 200 mg eines Retardpräparats beginnen, alle 3–5 Tage um 200 mg erhöhen bis zur individuell wirksamen Dosis; 1–2 Einzeldosen/Tag.
Kinder: 10 mg/kg, nach einer Woche auf 20–40 mg/kg erhöhen, falls nötig.

Empfohlene Blutkontrollen: Blutbildkontrollen sind zur Früherkennug der sehr seltenen aplastischen Anämie nicht geeignet, klinische Kontrollen sind notwendig. Bei Diuretikagabe auf Hyponatriämie achten. Falls zur Anfallskontrolle nötig, Dosiserhöhung bis zu Serumkonzentrationen von 12 µg/ml, ohne klinische Notwendigkeit nicht höher gehen.

Nebenwirkungen: *dosisabhängig* Schwindel, Übelkeit, Doppeltsehen, Ataxie, Erbrechen.
Erkrankungen: Exanthem, Leukopenie, aplastische Anämie, Agranulozytose, Kollagenosen, Hepatitis.

Klinisch relevante Interaktionen: Enzyminhibitoren wie Erythromycin können die Serumkonzentration von Carbamazepin ansteigen lassen (s. Kapitel 9 „Nebenwirkungen"). Felbamat verringert die Serumkonzentration von Carbamazepin dosisabhängig innerhalb von Tagen um 20–30%. Trotzdem wird die Carbamazepin-Dosis bei Zugabe von Felbamat um 20–30% verringert, da die Epoxidkonzentration unter Felbamat ansteigt. Enzyminduktoren lassen die Serumkonzentration von Carbamazepin absinken (s. Kapitel 9 „Nebenwirkungen"). Carbamazepin selbst ist ebenfalls ein Enzyminduktor und kann somit die Se-

rumkonzentration und die Wirkung anderer Medikamente wie Phenytoin, Valproat, Phenobarbital, oraler Kontrazeptiva, anderer Steroide, Theophyllin und einiger Antibiotika beschleunigen. Bei Kombination von Carbamazepin mit Oxcarbazepin oder bei gleichzeitiger Gabe von Diuretika kann es zur Hyponatriämie kommen.

Kontraindikationen: Carbamazepin-Überempfindlichkeit, bradykarde Rhythmusstörungen, symptomatische Hyponatriämie.

Kommentar: Zur Erstbehandlung eingeschränkt empfohlen, da es langsam aufdosiert werden muss, enzyminduzierend wirkt, keine parenterale Applikation zur Verfügung steht und wegen seiner im Vergleich zu einigen modernen Antiepileptika ungünstigeren Verträglichkeit, speziell bei Kindern und Älteren. Da Carbamazepin vor der Ära kontrollierter Studien zugelassen wurde und auch ethische Bedenken zur Methodik bestehen, liegen keine Evidenzklasse I-Studien zur Wirksamkeit bei vorher unbehandelten Patienten vor. Zur Zusatztherapie stehen Evidenzklasse I-Studien zur unübertroffenen Wirksamkeit bei fokalen Anfällen zur Verfügung, auch im Vergleich zu modernen Antiepileptika.

Ethosuximid

Handelsname: Petnidan®, Suxinutin®.

Wirkungsmechanismus: Blockade repetitiver Entladung neuronaler Membranen (T-Calciumkanäle).

Empfohlene Anwendung: Absencen.

Dosis:
Erwachsene: 1000 mg, 15–20 mg/kg; zu Beginn alle 1–2 Wochen um 250 mg erhöhen, 1–2 Einzeldosen/Tag.
Kinder: 20 mg/kg.

Empfohlene Blutkontrollen: falls zur Anfallskontrolle nötig, Serumkonzentrationen bis zu 100 µg/ml; ohne dringende klinische Notwendigkeit nicht über 120 µg/ml gehen.

Nebenwirkungen: *dosisabhängig* Übelkeit, Erbrechen, Schwindel, Kopfschmerzen, Singultus, psychotische Episoden.

Klinisch relevante Interaktionen: kaum, mit Ausnahme von Isoniazid und Valproat, welche die Plasmakonzentration von Ethosuximid ansteigen lassen. Ethosuximid wirkt nicht enzyminduzierend, kann aber offenbar zu einer Abnahme der Valproat-Serumkonzentration führen.

Kontraindikationen: Psychose in der Anamnese, Überempfindlichkeit gegenüber Succinimiden.

Kommentar: Zur Erstbehandlung von Absencen eingeschränkt empfohlen, da es nicht gegen häufig assoziierte tonisch-klonische Anfälle wirksam ist, langsam aufdosiert werden muss, keine parenterale Applikation zur Verfügung steht. Wird selten und vorwiegend dann eingesetzt, wenn Bedenken oder Kontraindikationen bezüglich der Behandlung mit Valproat bestehen. Da Ethosuximid vor der Ära kontrollierter Studien zugelassen wurde, und auch ethische Bedenken zur Methodik bestehen, liegen keine Evidenzklasse I-Studien zur Wirksamkeit bei vorher unbehandelten Patienten vor.

Felbamat

Handelsname: Taloxa®.

Wirkungsmechanismus: verstärkt die GABAerge Inhibition und verringert die glutamaterge Exzitation.

Empfohlene Anwendung: Zusatztherapie bei Kindern ab 4 Jahren und Erwachsenen mit Lennox-Gastaut-Syndrom, das mit allen relevanten Antiepileptika nicht ausreichend zu behandeln ist.

Dosis:
Erwachsene: bis zu 3600 mg/Tag in 2–3 Einzeldosen. Zu Beginn alle zwei Wochen die Tagesdosis um 600 mg steigern und am Ende der Behandlung ebenso langsam absetzen.
Kinder: bis zu 45 mg/kg. Zu Beginn alle zwei Wochen um 7,5 mg/kg steigern und am Ende der Behandlung ebenso langsam absetzen.

Empfohlene Blutkontrollen: Zur Früherkennung der aplastischen Anämie sind monatliche klinische Kontrollen in den ersten 6 Monaten besser geeignet als Blutkontrollen. Vor Behandlungsbeginn sollte aber unbedingt ein Blutbild gemacht werden, danach nur bei klinischem Verdacht.

Nebenwirkungen: *dosisabhängig* Schlaflosigkeit, Kopfschmerzen, Übelkeit, Erbrechen, Gewichtsabnahme, Geschmacksstörungen.
Erkrankungen: aplastische Anämie, bei ca. 30% tödlich; akutes Leberversagen, bei ca. 30% tödlich (Lebertransplantation); Überempfindlichkeitsreaktionen, z.B. Stevens-Johnson-Syndrom, anaphylaktischer Schock, Exanthem.

Klinisch relevante Interaktionen: Felbamat erhöht die Serumkonzentrationen von Phenytoin, Valproat, Phenobarbital und Carbamazepinepoxid, während die von Carbamazepin selbst etwas absinkt. Daher wird die Dosis der Begleitantiepileptika bei Zugabe von Felbamat um 20–30% gesenkt. Die Dosis von Benzodiazepinen langsamer reduzieren wegen etwaiger Entzugsprobleme. Weitere Dosisänderungen der Begleitantiepileptika erfolgen nach klinischen Gesichtspunkten. Felbamat verringert die Wirkung oraler Kontrazeptiva. Enzyminduzierende Medikamente – nicht aber Valproat – senken die Serumkonzentration von Felbamat in der Regel geringgradig.

Kontraindikationen: Leber- oder Bluterkrankungen, Überempfindlichkeit auf Carbamate, z.B. Meprobamat.

Kommentar:

> **Leitlinien zur Felbamattherapie**
> - Felbamat (FBM) sollte nur bei Kindern und Erwachsenen mit schweren Epilepsien eingesetzt werden, die mit anderen relevanten Antiepileptika nicht zufriedenstellend behandelt werden können, speziell bei Lennox-Gastaut-Syndrom.
> - Angesichts des bekannten Risikos zur Entwicklung aplastischer Anämien und eines akuten Leberversagens ist vor der Verordnung von Felbamat eine sorgfältige Anamnese in Bezug auf hämatologische Erkrankungen inklusive Leuko- und Thrombopenie, hepatologische Vorerkrankungen, Autoimmunerkrankungen und Arzneimittelexantheme zu erheben.
> - Vor der Verordnung sind Blutbild und Leberfunktionstests (SGOT, SGPT, Bilirubin) vorzunehmen. Bei pathologischen Werten, die z.B. im Falle der Transaminasen das 2,5-fache des oberen Normwertes überschreiten, oder o.g. Vorerkrankungen sollte Felbamat nur nach besonders sorgfältiger

Nutzen-Risiko-Abwägung verordnet werden.

- Patienten und Angehörige sind über das Risiko einer aplastischen Anämie und eines akuten Leberversagens zu informieren. Sie sollten auch über die klinischen Frühsymptome unterrichtet werden, da Blutbildkontrollen und Leberfunktionstests nicht zuverlässig zur Früherkennung der aplastischen Anämie und des akuten Leberversagens beitragen.
- Felbamat sollte langsam titriert werden. Die Dosis anderer Antiepileptika – mit Ausnahme von Benzodiazepinen – sollte in der Regel abhängig von Klinik und Plasmakonzentration reduziert werden.
- Häufige Vorstellung des Patienten (z. B. alle 4–6 Wochen) mit Überprüfung der Verträglichkeit während der Behandlung wird empfohlen.
- Der Stellenwert häufiger Kontrollen der Leberfunktionswerte ist ungewiss, sie sind nach den derzeitigen Daten nicht geeignet zur zuverlässigen Früherkennung des akuten Leberversagens. Da aber bei einem Drittel der Erkrankten mit aplastischer Anämie ein pathologisches Blutbild ein Erstsymptom darstellt, erscheinen vorsichtshalber Blutbildkontrollen vor allem im ersten Jahr der Behandlung sinnvoll. Über die Häufigkeit der Blutbildkontrollen kann allerdings aufgrund der derzeitigen Datenlage keine generelle Empfehlung gegeben werden, daher sind sie nach individuellen Gesichtspunkten vorzunehmen.
- Felbamat sollte sofort abgesetzt werden, wenn sich Hinweise auf eine aplastische Anämie oder ein akutes Leberversagen ergeben. Das Risiko der Auslösung eines Status epilepticus bei abruptem Absetzen ist zu berücksichtigen. Bleibt eine ausreichende Besserung aus, sollte Felbamat allmählich abgesetzt werden.

Gabapentin

Handelsname: Neurontin®.

Wirkungsmechanismus: bindet an $\alpha 2\delta$ Untereinheit des präsynaptischen Ca^{2+}-Kanals.

Empfohlene Anwendung: fokale Anfälle und unbestimmt beginnende generalisierte tonisch-klonische Anfälle.

Dosis:
Erwachsene: 1800–2400 mg/Tag; falls nötig, bis zu 3600–4800 mg/Tag geben. Pro Tag um 300 mg steigern, 2–3 Einzeldosen.
Kinder: 30 mg/kg/Tag falls nötig 40–50 mg/kg/Tag; um 10 mg/kg/Tag steigern.

Empfohlene Blutkontrollen: keine sättigungslimitierte Absorption bei Dosen über 1800 mg/Tag. Vor Behandlung Kreatinin bestimmen, da bei verringerter glomerulärer Filtrationsrate die Serumkonzentration rasch ansteigen kann; speziell bei Älteren daran denken!

Nebenwirkungen: *dosisabhängig* Schläfrigkeit, Schwindel, Ataxie, Mattigkeit, Nystagmus, Kopfschmerzen, Tremor; bei sehr hohen Dosen: Myoklonien, Reizbarkeit.

Relevante Interaktionen: kaum, soweit bekannt. Antazida verringern die Resorption.

Kommentar: Gabapentin ist nach Evidenzklasse I-Studien ein wirksames und sehr gut verträgliches Medikament zur Erstbehandlung von Patienten mit fokalen Anfällen. Die Gabapentin-Monotherapie ist weiterhin zu empfehlen bei Unzufriedenheit mit der Erstbehandlung etwa mit Carbamazepin wegen unerwünschter Nebenwirkungen oder unzureichender Anfallskontrolle (Schmidt u. Mitarb. 2001). Gabapentin ist nicht wirksam gegen Absencen und generalisierte Myoklonien.

Lamotrigin

Handelsname: Lamictal®, Lamotrigin Desitin®.

Wirkungsmechanismus: Verringerung repetitiver Entladungen neuronaler Membranen (Natriumkanäle), die pathologische Freisetzung der exzitatorischen Aminosäure Glutamat wird verringert.

Empfohlene Anwendung: Monotherapie der Epilepsien bei Erwachsenen und Kindern ab 12 Jahren. Zusatzbehandlung bei therapierefraktären Epilepsien bei Erwachsenen und Kindern ab 12 Jahren. Zusatztherapie bei therapierefraktären Epilepsien sowie des therapierefraktären Lennox-Gastaut-Syndroms bei Kindern von 2–11 Jahren.

Dosis:
Erwachsene: 100 – 400 mg/Tag, bei zusätzlicher Valproat-Einnahme Gesamtdosis von 100 – 200 mg/Tag; zu Beginn mit 25 mg jeden Tag und bei Valproat-Komedikation mit 25 mg jeden zweiten Tag, nach zwei Wochen auf 50 mg/Tag bzw. 25 mg/Tag bei Valproat-Komedikation und erst nach weiteren 2 – 4 Wochen auf volle Dosis, 3 Einzeldosen/Tag.
Kinder: mittlere Tagesdosis bei 5 – 15 mg/kg bei zusätzlicher Einnahme von Enzyminduktoren; 1 – 5 mg/kg ohne Einnahme von Enzyminduktoren.

Empfohlene Blutkontrollen: im Verlauf keine.

Nebenwirkungen: *dosisabhängig* Müdigkeit, Schwindel, Tremor, Ataxie, Doppelbilder, selten Down-beat-Nystagmus.
Erkrankungen: Exanthem, Stevens-Johnson-Syndrom, bullöse Dermatitis (Lyell-Syndrom). Zu Beginn der Behandlung einschleichende niedrige Tagesdosis verringert das Risiko von Exanthemen (s. Dosisvorschlag), insbesondere bei Valproat-Komedikation zu beachten. Bei Kindern ist das Risiko von Exanthemen, die eine stationäre Behandlung erforderten, etwa 3-mal höher als bei Erwachsenen und liegt bei 1 % und bei 0,5 % für Stevens-Johnson-Syndrom (Messenheimer u. Mitarb. 1998).

Relevante Interaktionen: Valproat erhöht dosisunabhängig die Serumkonzentrationen von Lamotrigin z.T. erheblich, die Serumhalbwertszeit von Lamotrigin steigt auf etwa 60 Stunden an, daher Dosisreduktion von Lamotrigin bei Valproat-Komedikation. Wird Valproat abgesetzt, fällt dementsprechend die Plasmakonzentration von Lamotrigin ab. Das Antidepressivum Sertralin erhöht die Serumkonzentration von Lamotrigin auf das Doppelte. Vorsicht bei der Behandlung von Depressionen. Enzyminduzierende Antiepileptika wie Carbamazepin, Methsuximid, Phenytoin, Phenobarbital und Paracetamol vermindern die Serumkonzentrationen von Lamotrigin, die Halbwertszeit verringert sich auf etwa 15 Stunden. Lamotrigin kann die Plasmakonzentration oraler Kontrazeptiva verringern. Orale Kontrazeptiva haben in Einzelfällen die Lamotrigin-Plasmakonzentrationen z.T. deutlich verringert (Sabers u. Mitarb. 2001). Wird Valproat mit enzyminduzierenden Antiepileptika kombiniert, kompensieren sich die Einflüsse auf die Elimination von Lamotrigin, und die Halbwertszeit liegt bei 30 Stunden. Die Bestimmung der Serumkonzentration kann in Einzelfällen angesichts der Interaktionen erforderlich werden. Lamotrigin hat keinen Effekt auf Felbamat, Vigabatrin oder Carbamazepin.

Kontraindikationen: Lamotrigin-Überempfindlichkeit.

Kommentar: Lamotrigin ist nach Evidenzklasse I-Studien ein wirksames und gut verträgliches Medikament zur Behandlung fokaler Anfälle. Sein besonderer zusätzlicher Nutzen besteht in der Stimmungsstabilisierung. Es muss zur besseren Verträglichkeit langsam aufdosiert werden, es ist – nach Evidenzklasse III-Studien – auch bei Absencen und tonisch-klonischen Anfällen bei idiopathischen generalisierten Epilepsien wirksam und in der Kombination mit Valproat bei schwer behandelbaren typischen Absencen von klinischem Nutzen. Die Wirksamkeit bei Myoklonien (Impulsiv-Petit Mal, juvenile myoklonische Epilepsie) ist – auch im Vergleich zu Valproat – nicht gut belegt.

Levetiracetam

Handelsname: Keppra®.

Wirkungsmechanismus: unbekannt, weder Natriumstrom-Blockade noch GABAerg.

Empfohlene Anwendung: Behandlung fokaler Anfälle mit und ohne sekundärer Generalisierung in Kombinationstherapie bei Erwachsenen.

Dosis:
Erwachsene: Als Kombinationstherapie 1000 – 3000 mg/Tag, beginnend mit 500 mg/Tag, 3 Einzeldosen/Tag. Steigerung um 500 mg alle 7 Tage.

Empfohlene Blutkontrollen: im Verlauf keine.

Nebenwirkungen: *dosisabhängig* Schläfrigkeit, allgemeine Schwäche, Schwindel, Kopfschmerzen, Rhinitis, grippeähnliche Symptome, Nervosität, Konzentrationsstörungen, Schlaflosigkeit, selten aggressives Verhalten (Dinkelacker u. Mitarb. 2003).
Erkrankungen: keine.

Relevante Interaktionen: keine. Die Ausscheidung erfolgt renal durch glomeruläre Filtration und nachfolgende partielle tubuläre Reabsorption. Daher ist bei verringerter Kreatininclearance (z.B. im Alter oder bei Nierenerkrankungen) die Tagesdosis zu reduzieren. Bei einer Kreatininclearance unter 30 ml/min wird eine Tagesdosis von 500 – 1000 mg empfohlen.

Kontraindikationen: Überempfindlichkeit gegenüber Pyrrolidonderivaten.

Kommentar: Levetiracetam ist nach Evidenzklasse I-Studien wegen seiner guten Wirksamkeit und sehr guten Verträglichkeit ein sehr gutes Medikament zur Kombinationstherapie fokaler Anfälle im Erwachsenenalter (Chaisewikul u. Mitarb. 2001, Boon u. Mitarb. 2001). Evidenzklasse-I-Studien zur Monotherapie und zur Behandlung generalisierter Anfälle liegen nicht vor.

Oxcarbazepin

Handelsname: Timox®, Trileptal®.

Wirkungsmechanismus: Natriumstrom-Blockade.

Empfohlene Anwendung: Behandlung fokaler Anfälle mit und ohne sekundäre Generalisierung in Mono- und Kombinationstherapie bei Erwachsenen und Kindern ab 6 Jahren.

Dosis:
Erwachsene: Als Mono- und Kombinationstherapie 600 – 2400 mg/Tag in 2 – 3 Einzeldosen, beginnend mit 150 – 300 mg/Tag; alle 2 – 7 Tage nach klinischen Erfordernissen um 150 – 300 mg/Tag, maximal um 600 mg/Tag steigern. Die Erhaltungsdosis richtet sich nach den klinischen Erfordernissen.
Kinder: Als Mono- und Kombinationstherapie 30 – 46 mg/kg/Tag, beginnend mit 5 – 10 mg/kg/Tag; alle 7 Tage um maximal 10 mg/kg steigern. Im Alter von 2 – 5 Jahren sind höhere Tagesdosen notwendig als bei Erwachsenen, da sie stärker als diese metabolisieren; 3 Einzeldosen/Tag, unabhängig von den Mahlzeiten.

Empfohlene Blutkontrollen: Im Verlauf routinemäßig keine, Serumnatrium bei klinischen Beschwerden, bei bekannter Hyponatriämie, bei Einnahme natriumsenkender Medikamente wie Diuretika oder bei klinischen Beschwerden vor und in den ersten Monaten während der Einnahme in mehrwöchigen Abständen bestimmen.

Nebenwirkungen: *dosisabhängig* Schläfrigkeit, Schwindel, Kopfschmerzen, Doppeltsehen, Hyponatriämie bei 2,7 %.
Erkrankungen: Exanthem.

Relevante Interaktionen: Wirkungsabnahme anderer Medikamente, z. B. oraler Kontrazeptiva, weniger enzyminduzierend als Carbamazepin. Oxcarbazepin (OXC) geht eine additive Interaktion mit Carbamazepin ein, die bei Kombination beider Medikamente eine langsame Titration erforderlich macht. Wird Carbamazepin gegen Oxcarbazepin ausgetauscht, sollte dies im Verhältnis 1 : 1 bis 1 : 1,5 erfolgen. Die Umstellung von Carbamazepin auf Oxcarbazepin kann langsam über mehrere Tage verteilt oder rasch „von heute auf morgen" erfolgen. Es können die Plasmakonzentrationen der anderen Antiepileptika ansteigen, weil Oxcarbazepin weniger enzyminduzierend wirkt als Carbamazepin.
Da OXC und seine Metaboliten fast vollständig im Urin ausgeschieden werden, ist bei Patienten mit einer eingeschränkten glomerulären Filtrationsrate von unter 30 ml/min in Abhängigkeit von der renalen Clearance eine Halbierung der Tagesdosis auf 4 – 5 mg/kg, eine langsame Dosissteigerung und eine Verlängerung der Dosisintervalle zu empfehlen. Bei nierengesunden älteren Menschen oder bei Patienten mit leichten bis mittelschweren Lebererkrankungen sind keine Anpassungen erforderlich.

Nicht zu empfehlen bei: Hyponatriämie.

Kommentar: Oxcarbazepin ist nach Evidenzklasse-I-Studien ein wirksames und gut verträgliches Medikament zu Mono- und Kombinationstherapie fokaler Anfälle. Es ist gegenüber Carbamazepin, dem bisherigen Mittel der ersten Wahl, zu bevorzugen, weil es bei gleich guter Wirksamkeit besser verträglich ist und weniger medikamentöse Interaktionen eingeht (Schmidt u. Elger 2000). Es ist nicht wirksam gegen Absencen und generalisierte Myoklonien und bei Hyponatriämie oder bei erhöhtem Risiko einer Hyponatriämie (wie bei Älteren oder bei Diuretikaeinnahme) nur unter sorgfältiger Nutzen-Risiko-Abwägung einzusetzen, da es – meist asymptomatische – Hyponatriämien verursachen oder verstärken kann.

Phenobarbital

Handelsname: Luminal®, Luminaletten®.

Wirkungsmechanismus: verstärkt die synaptische GABAerge Inhibition am Benzodiazepin-GABA-A-Rezeptor-Komplex (Chloridkanal).

Empfohlene Anwendung: fokale Anfälle, generalisierte tonisch-klonische Anfälle, tonische und myoklonische Anfälle.

Dosis:
Erwachsene: 100 – 200 mg/Tag, 2 – 3 mg/kg, alle 1 – 2 Wochen um 50 mg steigern, 1 Einzeldose.
Kinder: 4 – 5 mg/kg.

Empfohlene Blutkontrollen: Falls zur Anfallskontrolle nötig, Serumkonzentrationen von 15 – 25 µg/ml. Ohne klinische Notwendigkeit sollten höhere Konzentrationen nicht erreicht werden, Toleranzentwicklung.

Nebenwirkungen: *dosisabhängig* Schläfrigkeit, Verlangsamung, Gangunsicherheit, Verhaltensauffälligkeiten bei Kindern.
Erkrankungen: sehr selten Exantheme, Schulter-Arm-Syndrom, Dupuytren-Kontraktur, Entzugssyndrom, kognitive Dysfunktion.

Relevante Interaktionen: Enzyminhibitoren, Felbamat, Valproat und Furosemid erhöhen die Serumkonzentration von Phenobarbital. Felbamat erhöht die Serumkonzentrationen von Phenobarbital innerhalb von Tagen dosisabhängig um ca. 20 – 30 %. Daher wird die Phenobarbital-Dosis bei Zugabe von Felbamat um 20 – 30% reduziert. Enzyminduktoren und Antazida und geringfügig auch Folsäure verringern dessen Serumkonzentrationen. Phenobarbital wirkt ebenso enzyminduzierend wie Carbamazepin; wegen seiner beträchtlichen Sedierung additive psychomotorische Verlangsamung bei Gabe weiterer Medikamente, speziell bei höheren Dosen.

Kontraindikationen: Phenobarbital- oder Primidon-Überempfindlichkeit, Schulter-Arm-Syndrom.

Kommentar: Phenobarbital ist nach Evidenzklasse I-Studien ein gutes und nicht teures Medikament für fokale Anfälle und nach Evidenzklasse III-Studien für generalisierte Anfälle (außer Absencen), speziell für Regionen, in denen andere Antiepileptika nicht zur Verfügung stehen. Es wird geschätzt, dass 70 – 90% der Menschen in den Entwicklungsländern überhaupt nicht behandelt werden, englisch auch als treatment gap bezeichnet.

Phenytoin

Handelsname: Epanutin®, Phenhydan®, Zentropil®.

Wirkungsmechanismus: Verringerung repetitiver Entladungen neuronaler Membranen (Natriumkanäle).

Empfohlene Anwendung: fokale Anfälle sowie unklassifizierbare generalisierte tonisch-klonische Anfälle.

Dosis:
Erwachsene: 300 mg/Tag, 5 – 6 mg/kg; zu Beginn alle 3 Tage um 100 mg erhöhen; ab 300 mg Tagesdosis nur noch in 25-mg-Schritten; 1 Tagesdosis.
Kinder: 5 – 8 mg/kg.

Empfohlene Blutkontrollen: Falls zur Anfallskontrolle notwendig, bis 20 µg/ml; ohne klinische Notwendigkeit nicht höher als 25 µg/ml. Wegen des exponentiellen Anstiegs der Serumkonzentration bei höheren Dosen über etwa 300 mg bzw. 15 µg/ml, Kontrolle der Serumkonzentrationen nach klinischen Gesichtspunkten sinnvoll.

Nebenwirkungen: *dosisabhängig* Schwindel, Gangunsicherheit, Blickrichtungsnystagmus, Dysarthrie, selten extrapyramidale Störungen.
Erkrankungen: Exanthem, selten Lymphadenopathie, selten Hepatitis, Gingivahyperplasie, Akne, Vergröberung der Gesichtszüge, Hirsutismus, selten Kleinhirnatrophie.

Relevante Interaktionen: Enzyminhibitoren erhöhen die Serumkonzentration von Phenytoin (s. Kapitel 9 „Nebenwirkungen"). Felbamat erhöht die Serumkonzentration von Phenytoin dosisabhängig innerhalb von Tagen um 20 – 30%. Daher wird die Phenytoin-Dosis bei Zugabe von Felbamat um 20 – 30% verringert. Antazida und enzyminduzierende Medikamente verringern dessen Serumkonzentration. Phenytoin wirkt ebenso enzyminduzierend wie Carbamazepin; Phenytoin wird von Valproat aus der Plasmaeiweißbindung verdrängt, daher höhere freie Serumkonzentrationen von Phenytoin.

Kontraindikationen: Phenytoin-Überempfindlichkeit, progrediente (im Englischen: progressive) Myoklonusepilepsien.

Kommentar: In Europa zur Erstbehandlung fokaler Anfälle unüblich, vor allem wohl wegen der kosmetischen Nebenwirkungen und des nichtlinearen Anstiegs der Serumkonzentration ab mittleren Tagesdosen. Allerdings ist Phenytoin nach Evidenzklasse I-Studien bei fokalen Anfällen wirksam, rasch aufdosierbar und kann bei parenteraler Erstgabe oral weitergeführt werden.

Pregabalin

Handelsname: Lyrica®

Wirkungsmechanismus: Bindet an $\alpha2\delta$ Untereinheit des präsynaptischen Ca^{2+}-Kanals.

Empfohlene Anwendung: Behandlung fokaler Anfälle mit und ohne sekundäre Generalisierung in Kombinationstherapie bei Erwachsenen.

Dosis:
Erwachsene: als Kombinationstherapie 150–600 mg/Tag, beginnend mit 75–150 mg/Tag, 2–3 Einzeldosen/Tag; Steigerung um 150 mg alle 7 Tage auf 300 mg/Tag, falls nötig auf 450 oder die Maximaldosis von 600 mg/Tag.

Empfohlene Blutkontrollen: Im Verlauf keine.

Nebenwirkungen: dosisabhängig Schwindel, Schläfrigkeit, allgemeine Schwäche, Ataxie, und Gewichtszunahme (bei 10 % der Patienten).

Erkrankungen: keine

Relevante Interaktionen: keine. Die Ausscheidung erfolgt renal durch glomeruläre Filtration und nachfolgende partielle tubuläre Reabsorption. Daher ist bei verringerter Kreatininclearance (z. B im Alter oder bei Nierenerkrankungen) die Tagesdosis zu reduzieren. Bei einer Kreatininclearance unter 30 ml/min wird eine Tagesdosis von beispielsweise 2–3 × 25 mg empfohlen (s. Fachinformation).

Kontraindikationen: Überempfindlichkeit gegen arzneilich wirksame oder sonstige Bestandteile.

Kommentar: Pregabalin ist aufgrund der Evidenzklasse I mit guter Wirksamkeit und guter Verträglichkeit ein sehr gutes Medikament zur Kombinationstherapie fokaler Anfälle im Erwachsenenalter (French u. Mitarb. 2003, Schmidt u. Mitarb. 2004). Daten zur Monotherapie und zur Behandlung von Kindern liegen nicht vor.

Primidon

Handelsname: Liskantin®, Mylepsinum®.

Wirkungsmechanismus: unbekannt, Phenobarbital ist aktiver Hauptmetabolit.

Empfohlene Anwendung: refraktäre fokale Anfälle, generalisierte tonisch-klonische Anfälle, myoklonische Anfälle nach Versagen von Antiepileptika der ersten Wahl und von neueren, weniger sedativen Antiepileptika.

Dosis:
Erwachsene: 750–1000 mg/Tag; 10–20 mg/kg; zu Beginn langsam alle 7 Tage um 62,5 mg erhöhen; 2–3 Einzeldosen/Tag.
Kinder: 10–30 mg/kg/Tag. Empfohlene Blutkontrollen: keine, Serumkonzentration von 15 µg/ml Phenobarbital sollte erreicht werden, falls zur Anfallskontrolle nötig, 25 µg/ml Phenobarbital sollten ohne klinische Notwendigkeit nicht überschritten werden.

Nebenwirkungen: wie Phenobarbital; bei Überdosierung erscheinen im Urin Primidon-Kristalle, daher sind im Unterschied zu Phenobarbital mit Primidon allein keine tödlichen Intoxikationen bekannt geworden.

Relevante Interaktionen: wie Phenobarbital.

Kontraindikationen: Phenobarbital- oder Primidon-Überempfindlichkeit.

Kommentar: Zur Erstbehandlung nicht empfohlen, u.a. da es zur besseren Verträglichkeit langsam aufdosiert werden muss. Nach Evidenzklasse I-Studien ist es schlechter verträglich als Carbamazepin. Wirkt nach Evidenzklasse III-Studien auch bei Myoklonien. Es ist ein Pro-drug von Phenobarbital und hat fast alle seiner Nachteile.

Sultiam

Handelsname: Ospolot®.

Wirkungsmechanismus: Carboanhydrasehemmung, Natriumkanalblockade (Madeja u. Mitarb. 2001).

Anwendung: Rolando-Epilepsie und andere benigne fokale Epilepsien des Kindesalters (Rating u. Mitarb. 2000), West-Syndrom (Debus u. Kurlemann 2003).

Dosis: 5–10 mg/kg/Tag, allmähliche Steigerung.

Empfohlene Blutkontrollen: Phenytoin-Serumkonzentrationen wegen Interaktion kontrollieren.

Nebenwirkungen: *dosisabhängig* Übelkeit, Erbrechen, Gewichtsabnahme, Tachykardie.
Erkrankungen: Hyperventilation, Parästhesien, Überempfindlichkeitsreaktionen, in einem Fall Nephritis.

Relevante Interaktionen: Da Sultiam ein starker CYP-450-Enzyminhibitor ist, kommt es zu drastischem Anstieg der Serumkonzentrationen von Phenytoin und des Primidonmetaboliten Phenobarbital mit Intoxikationsgefahr.

Nicht zu empfehlen bei: Phenytoin- oder Primidontherapie.

Kontraindikation: Überempfindlichkeit gegen Sulfonamide, Porphyrie, Hyperthyreose, arterielle Hypertonie.

Kommentar: Wird seit langem von Pädiatern nach Evidenzklasse I-Studien zur Therapie der Rolando-Epilepsie eingesetzt; neuerdings nach Evidenzklasse I-Studien auch zur Behandlung des West-Syndroms. Die Studien zeigen eine dem Vigabatrin vergleichbare Wirksamkeit von Sultiam beim West Syndrom (BNS Anfällen).

Tiagabin

Handelsname: Gabitril®.

Wirkungsmechanismus: selektive Verstärkung der GABAergen Inhibition.

Empfohlene Anwendung: Zusatztherapie von pharmakoresistenten fokalen Anfällen bei Erwachsenen und Kindern ab 12 Jahren.

Dosis:
Erwachsene: 15–50 mg/Tag, mit 5 mg beginnen, jede Woche um 5 mg/Tag steigernd erhöhen, falls nötig; 3 Einzeldosen. Enzyminduzierte Patienten benötigen 30–50 mg/Tag, ohne Enzyminduktion 15–30 mg/Tag.

Empfohlene Blutkontrollen: keine.

Nebenwirkungen: *dosisabhängig* Mattigkeit, Schwindel, Tremor, Konzentrationsstörungen, Nervosität, Schlaflosigkeit, Schläfrigkeit.
Erkrankungen: Depression, psychotische Reaktion.

Relevante Interaktionen: bei 8 mg/Tag kein Wirkungsverlust oraler Kontrazeptiva, keine Angabe für höhere übliche Tagesdosen (Adkins u. Noble 1998).

Nicht verordnen bei: Absencen, generalisierten Myoklonien.

Kommentar: Tiagabin ist aufgrund der Evidenzklasse I mit guter Wirksamkeit und guter Verträglichkeit ein Medikament zur Kombinationstherapie fokaler Anfälle im Erwachsenenalter (French u. Mitarb. 2003, Schmidt u. Mitarb. 2004). Bei zusätzlicher Depression nicht zu empfehlen, muss zur besseren Verträglichkeit langsam aufdosiert werden (Schmidt u. Mitarb. 2000). Nicht einzusetzen bei Absencen oder Myoklonien. Es liegen keine Daten zur Monotherapie fokaler Anfälle vor.

Topiramat

Handelsname: Topamax®.

Wirkungsmechanismus: Natriumblockade, Verstärkung der GABAergen Inhibition, Verringerung der glutamatergen Exzitation, geringe Carboanhydrasehemmung.

Empfohlene Anwendung: Monotherapie bei Erwachsenen und Kindern ab 2 Jahren mit neu diagnostizierter Epilepsie und zur Umstellung auf eine Monotherapie. Zusatztherapie bei Erwachsenen und Kindern ab 2 Jahren mit fokalen Anfällen mit und ohne sekundäre Generalisierung, primär generalisierten tonisch-klonischen Anfällen, epileptischen Anfällen bei Lennox-Gastaut-Syndrom, falls eine Standardbehandlung mit einem oder mehreren Antiepiletika nicht zur Anfallsfreiheit führte.

Dosis:
Erwachsene: 25 mg/Tag alle 1–2 Wochen, ab 100 mg, 25–50 mg pro Woche steigern, Zieldosis 100-200 mg, Maximaldosis 400 mg/Tag, verteilt auf zwei Einzeldosen.

Kinder: Initial 0,5 – 1 mg/kg, steigern um 0,5 – 1 mg/kg, verteilt auf zwei Einzeldosen alle 1 – 2 Wochen. Erhaltungsdosis in der Regel 3 – 6 mg/kg bei Monotherapie und 5 – 9 mg/kg bei Kombinationstherapie, verteilt auf zwei Einzeldosen.

Empfohlene Blutkontrollen: keine.

Nebenwirkungen: *dosisabhängig* Schwindel, Müdigkeit; spezifisch: Parästhesien, Gewichtsabnahme. Vor allem bei höheren Dosierungen und in Kombinationstherapie kognitive Nebenwirkungen, Sprach- und Sprechstörungen.
Erkrankungen: selten Nierensteine, akute psychotische Reaktion. In Einzelfällen zu Beginn der Behandlung akute Myopie und ein sekundäres Engwinkelglaukom, das sofortiges Absetzen und augenärztliche Notfalltherapie erfordert.

Relevante Interaktionen: Enzyminduktoren senken die Plasmakonzentration von Topiramat, bei Zugabe von Topiramat kann die Plasmakonzentration von Phenytoin um 20% ansteigen. Die Wirksamkeit östrogenhaltiger oraler Kontrazeptiva kann herabgesetzt werden, da Topiramat schwach enzyminduzierend ist. Kombination mit Lamotrigin wurde empfohlen.

Nicht verordnen bei: Überempfindlichkeit, mangels Erfahrung bei Kindern unter 2 Jahren. Sorgfältige Nutzen-Risiko-Abwägung bei Patienten mit erhöhtem Risiko für Nierensteine.

Kommentar: Unter langsamer Eindosierung und ggf. Reduzierung der Begleit-Antiepileptika lässt sich das Nebenwirkungsrisiko verringern. Zur Prophylaxe von Nierensteinen auf ausreichende Flüssigkeitszufuhr achten und nicht mit Acetazolamid oder Zonisamid kombinieren. Klasse I-Evidenz für Wirksamkeit der Behandlung fokaler und tonisch-klonischer Anfälle als Mono- oder Kombinationstherapie. In niedriger Tagesdosis im Allgemeinen gut verträglich. In einigen Fällen kann es allerdings zu spezifischen kognitiven Nebenwirkungen kommen, die zum Absetzen zwingen können. Klasse I-Evidenz für die Behandlung von Absencen oder myoklonischen Anfällen liegt nicht vor.

Valproat

Handelsname: Convulex®, Ergenyl® chrono, Ergenyl® intravenös, Leptikan®, Orfiril® long Re-

tard-Minitabletten, Orfiril® Injektionslösung (spritzfertig), Ergenyl® vial (zum Mischen).

Wirkungsmechanismus: verstärkt die synaptische GABAerge Inhibition, vermindert die Wirkung exzitatorischer Neurotransmitter wie Glutamat und verringert repetitive Entladungen neuronaler Membranen (T-Calciumkanäle, Natriumkanäle).

Empfohlene Anwendung: Mittel der ersten Wahl zur Behandlung generalisierter Anfälle wie Absencen, Myoklonien, Aufwach-Grand-Mal und fokal eingeleiteter generalisierter tonisch-klonischer Anfälle sowie auch einfacher und komplexer fokaler Anfälle und unklassifizierbarer Anfälle. Retardpräparate (z. B. Ergenyl® Chrono-Retardtabletten, Orfiril® long, Mini-Retardtabletten) einsetzen, weil sie eine bequeme Einmaldosis erlauben. Orfiril® long kann zudem auch unabhängig von Mahlzeiten eingenommen werden.

Dosis:
Erwachsene: 1200 – 2100 mg/Tag; 20 mg/kg KG. Zu Beginn alle 3 Tage um 300 mg eines Retardpräparates erhöhen, 1 – 2 Einzeldosen pro Tag.
Jugendliche: 600 – 1500 mg/Tag; 25 mg/kg KG.
Kinder: 600 – 1200 mg; 30 mg/kg KG. VPA i. v. wird in einigen Kliniken zur Behandlung des refraktären Grand-Mal-Status eingesetzt, obwohl keine Klasse I/II-Evidenz oder eine Zulassung vorliegt: initialer Bolus (Kinder und Erwachsene): 20 – 30 mg/kg mit Injektionsgeschwindigkeiten von bis zu 10 mg/kg/min bei Kindern und bis zu 6 mg/kg/min bei Erwachsenen (publizierte Erfahrungsberichte); bei Erfolglosigkeit kann nach 10 min u. U. eine einmalige Wiederholung der Bolusgabe erwogen werden. Bei Erfolg (Durchbrechen des SE) kann die VPA-Medikation zur Rezidivprophylaxe entweder als Infusion mit bis zu 6 mg/kg/h oder oral weitergeführt werden (Krämer u. Mitarb. 2005).

Empfohlene Blutkontrollen: Zur Früherkennung des akuten Leberversagens sind monatliche klinische Kontrollen während der ersten acht Monate besser geeignet als routinemäßige Blutkontrollen. Daher wird empfohlen, vor und 4 Wochen nach Beginn der Behandlung eine Blutkontrolle durchzuführen. Es muss eine ausführliche Aufklärung von Patienten und Angehörigen über die Frühsymptome erfolgen (König u. Mitarb. 1998). Falls bei Zugabe zu enzyminduzierenden Antiepileptika trotz empfohlener Dosis keine Besserung eintritt, Serumkonzentration überprüfen, die mindestens 50–100 mg/l betragen sollte. Ohne klinische Notwendigkeit nicht höher als auf 120 mg/ml gehen. Vor der Behandlung akute Leber- und Pankreaserkrankung ausschließen.

Nebenwirkungen: *dosisabhängig* Übelkeit, Erbrechen, Magenschmerzen, Schwindel, Tremor, Unruhe, Irritabilität, Thrombopenie und Hypothermie.
Erkrankungen: akutes Leberversagen, besonders bei Kleinkindern, mehrfach behinderten Kindern und bei Kombinationstherapie. Frühsymptome sind Apathie, Somnolenz, Abneigung gegen gewohnte Speisen und Valproat, Übelkeit, Erbrechen, Bauchschmerzen, Blutungsneigung, gelegentlich Ikterus und vermehrt Anfälle. Nicht selten Beginn der Symptome bei fieberhaftem Infekt. Bei Verdacht sofortiges Absetzen von Valproat, Carnitin-Gabe und, falls nötig, Lebertransplantation; Teratogenität mit Neuralrohrdefekt (2–5%); Gewichtszunahme, Syndrom der Insulinresistenz mit polyzystischem Ovar, Infertilität, erhöhtem Testosteron bei Frauen und erhöhtem Cholesterin und Triglyceriden, Alopezie, Pankreatitis, selten Parkinson-Syndrom, Hyperammonämie, Enzephalopathie auch ohne Leberwerterhöhung.

Relevante Interaktionen: Enzyminhibitoren erhöhen die Serumkonzentrationen von Valproat, Felbamat erhöht die Serumkonzentration von Valproat innerhalb von Stunden um ca. 20–30%. Daher wird die Valproat-Dosis bei Zugabe von Felbamat um 20–30% gesenkt. Enzyminduktoren wie Carbamazepin, aber auch Mefloquin oder Zytostatika senken die Serumkonzentration. Valproat verdrängt andere, ebenfalls stark an Plasmaeiweiße gebundene Medikamente wie Phenytoin; Valproat wirkt kaum enzyminduzierend, daher z. B. keine Wirkungsabnahme oraler Kontrazeptiva; Valproat hemmt das Isozym CYP 2 C9 und erhöht so die Serumkonzentration von Phenobarbital; als Inhibitor erhöht es weiterhin die Serumkonzentration von Lamotrigin (Schmidt 1999).

Nicht verordnen bei: akuten Lebererkrankungen und bei akutem Leberversagen in der eigenen oder der familiären Anamnese.

Kommentar: Valproat ist nach Evidenzklasse I-Studien ein wirksames Medikament zur Mono- und Kombinationstherapie fokaler und generalisierter Anfälle im Kindes- und Erwachsenenalter. Wegen der besseren Verträglichkeit und der einfacheren Handhabung sollte vorzugsweise retardiertes Valproat eingesetzt werden (Bergmann u.

Mitarb. 1999). Trotz seiner unbestreitbaren Nachteile (Gewichtszunahme, Teratogenität, Hyperandrogenämie) ist es wegen seiner unübertroffenen Wirksamkeit nach wie vor ein sehr gutes Medikament der ersten Wahl im Kindes-, Jugendlichen- und Erwachsenenalter. Bei sexuell aktiven Frauen wird Folsäuregabe (5 mg/Tag) empfohlen (siehe Kapitel Teratogenität). Es gibt zudem unbestätigte Hinweise, dass eine Valproatmonotherapie unter 1000 mg/d verteilt auf 3–4 Dosen eines Retardpräparates das Teratogenitätsrisiko möglicherweise verringert. Valproat Injektionslösung zur intravenösen Gabe wird zur raschen Aufdosierung und im off-label Einsatz in einzelnen Kliniken zur Therapie des benzodiazepin-refraktären Status epilepticus als Alternative zu Phenytoin eingesetzt (Pohlmann-Eden u. Peters 2001, siehe Kap. Status epilepticus).

Vigabatrin

Handelsname: Sabril®.

Wirkungsmechanismus: verstärkt die synaptische GABAerge Inhibition durch irreversible Blockade des GABA-abbauenden Enzyms GABA-Transaminase.

Empfohlene Anwendung: Monotherapie zur Behandlung infantiler Spasmen (West-Syndrom). In Kombination mit anderen Antiepileptika zur Behandlung von Patienten mit pharmakoresistenten fokalen Anfällen mit oder ohne sekundäre Generalisierung, bei denen alle anderen adäquaten Antiepileptika nicht ausreichend wirksam waren oder nicht vertragen wurden.

Dosis:
Erwachsene: 1–3 g/Tag, Beginn mit 0,5 g/Tag; 1–2 Tagesdosen.
Kinder: 10–15 kg: 0,5–1,0 g/Tag; 15–30 kg: 1,0–1,5 g/Tag; 30–50 kg: 1,5–3,0 g/Tag; über 50 kg: Erwachsenendosis; West-Syndrom: Beginn mit 50 mg/kg/Tag, Steigerung bis 150 mg/kg/Tag möglich.

Empfohlene Blutkontrollen: keine.

Nebenwirkungen: *dosisabhängig* Müdigkeit, Kopfschmerzen, Gewichtszunahme, Depression, in Einzelfällen psychotische Episoden, Irritabilität, hyperkinetisches Syndrom bei Kindern.
Erkrankungen: Gravierende Gesichtsfelddefekte sind bei 31% von 29 Patienten mit schwer behandelbaren fokalen Epilepsien beobachtet worden,

die vor der Behandlung mit Vigabatrin keine Gesichtsfelddefekte aufwiesen (Schmitz u. Mitarb. 1998). Bei 13 von 32 erstmals behandelten Patienten wurden asymptomatische, konzentrische Gesichtsfeldeinengungen unter der Behandlung mit Vigabatrin gefunden, die unter Carbamazepin nicht auftraten (Kälviäinen u. Mitarb. 1999). Die Gesichtsfeldverluste waren auch nach Absetzen nicht reversibel (Johnson u. Mitarb. 2000).

Relevante Interaktionen: Absinken der Phenytoin- und Phenobarbital-Serumkonzentrationen nach mehrwöchiger Behandlung um etwa 20%, Mechanismus unbekannt. In der Regel keine klinische Bedeutung. Vigabatrin wirkt nicht enzyminduzierend. Felbamat und Vigabatrin gehen keine Interaktionen ein.

Kommentar: Aufgrund des Auftretens der Gesichtsfelddefekte unter Vigabatrin-Therapie hat eine deutschsprachige Expertengruppe folgendes Vorgehen für den Einsatz und die Überwachung der Vigabatrin-Behandlung empfohlen (Schmidt u. Mitarb. 2000a):

Leitlinien zum Einsatz der Vigabatrin-Therapie
- **Empfehlungen zum Einsatz:**
  - Die Patienten und ihre Angehörigen müssen vollständig über die Epilepsie und das Nutzen-Risiko-Profil von Vigabatrin inklusive der meist irreversiblen, z.T. konzentrischen und meist ohne Beschwerden einhergehenden Gesichtsfelddefekte informiert werden.
  - Das Nutzen-Risiko-Profil einer Vigabatrin-Therapie kann trotz des Risikos von Gesichtsfelddefekten positiv sein bei erfolglos vorbehandelten fokalen Anfällen mit oder ohne sekundäre Generalisierung, wenn sich alle anderen geeigneten Antiepileptika als nicht ausreichend wirksam oder nicht verträglich herausgestellt haben.
  - Die Vigabatrin-Monotherapie hat bei der Behandlung des West-Syndroms im Vergleich zu anderen Therapien nach wie vor ein positives Nutzen-Risiko-Verhältnis.
  - Die Behandlung mit Vigabatrin beim West-Syndrom sollte bei Unwirksamkeit nicht über 3 Wochen ausgedehnt werden. Dadurch werden etwaige Risiken auf die Behandlungen mit eindeutigem Nutzen beschränkt.
- **Empfehlungen zur Überwachung:**
  - Alle Patienten sollten vor der Behandlung mit Vigabatrin und nach 1–2 Monaten auf Gesichtsfelddefekte untersucht werden. Bei pathologischem Befund muss die Therapie überprüft werden, bei unauffälligem Befund sollte eine weitere Kontrolle nach 3–6 Monaten erfolgen, dann zunächst in halbjährlichem Abstand.
  - Jeder Patient sollte darüber informiert werden, dass er sich bei Auftreten von neuen Sehstörungen sofort melden soll.
  - Wir empfehlen die Teilnahme am Patienten-Informations-Programm des Herstellers.
  - Patienten, die nicht imstande sind, an einer Gesichtsfeldprüfung teilzunehmen oder Kinder unter einem Entwicklungsalter von 9 Jahren können derzeit nicht zuverlässig untersucht werden.
- **Empfehlungen zur Weiterbehandlung:**
  - Insbesondere bei Patienten mit erstmalig auffälligen Gesichtsfeldbefunden muss sorgfältig geprüft werden, ob eine Weiterbehandlung sinnvoll ist. Bei negativer Nutzen-Risiko-Abwägung, sei es wegen mangelnder Wirksamkeit oder unerwünschten Wirkungen, wird die Tagesdosis von Vigabatrin vorzugsweise langsam, z.B. alle 2 Wochen, um 500 mg reduziert. Nach dem Absetzen ist das Gesichtsfeld erneut zu bestimmen.
  - Zusammenfassend ist Vigabatrin derzeit trotz des Risikos von Gesichtsfelddefekten bei sonst guter Verträglichkeit, guter Wirksamkeit und günstiger Pharmakokinetik indiziert zur Zusatzbehandlung von Patienten mit schwer behandelbarer fokaler Epilepsie, falls Pharmakoresistenz gegenüber den zur Verfügung stehenden medikamentösen Alternativen besteht und ein epilepsiechirurgischer Eingriff nicht in Betracht kommt oder erfolglos war.

> – Die Vigabatrin-Monotherapie ist weiterhin ein Medikament der ersten Wahl bei der Behandlung des West-Syndroms und hat im Vergleich zu anderen Therapieformen ein positives Nutzen-Risiko-Verhältnis.

Zonisamid

Handelsname: Zonegran®.

Wirkungsmechanismus: Natriumstrom-Blockade, T-Calciumstrom-Blockade und u.a. eine schwache Carboanhydrasehemmung.

Empfohlene Anwendung: Kombinationstherapie refraktärer fokaler Anfälle mit und ohne sekundäre Generalisierung im Erwachsenenalter.

Dosis:
Erwachsene: 400–600 mg/Tag, beginnend mit 100 mg/Tag, meist reichen schon 100–200 mg/Tag aus, nur selten sind 400–600 mg/Tag nötig; 2 Einzeldosen/Tag. Langsame Aufdosierung über 4–6 Wochen erhöht die Verträglichkeit. Bei verringerter Kreatininclearance (z.B. im Alter oder bei Nierenerkrankungen) die Tagesdosis reduzieren.
Kinder: 2–4 mg/kg/Tag. Kinder benötigen höhere Tagesdosen wegen der stärkeren Clearance.

Empfohlene Blutkontrollen: im Verlauf keine.

Nebenwirkungen: *dosisabhängig* Schwindel, Schläfrigkeit, Ataxie, verlangsamtes Denken und Sprechen, Nervosität, Gewichtsabnahme, Parästhesien, Kopfschmerzen; Nierensteine (in den USA, kaum in Japan), Stevens-Johnson-Syndrom, psychotische Episoden, Hypohydrosis.
Erkrankungen: teratogen.

Relevante Interaktionen: additive Sedation, keine Interaktion mit Carbamazepin, Phenytoin oder Valproat.

Nicht zu empfehlen bei: Nierensteinleiden.

Kommentar: Zonisamid ist aufgrund der Evidenzklasse I mit guter Wirksamkeit und Verträglichkeit ein Medikament zur Kombinationstherapie fokaler Anfälle im Erwachsenenalter (Schmidt 2000).

Anderenorts zugelassene Antiepileptika

Diese neuen Antiepileptika sind in Deutschland zurzeit noch nicht zugelassene Medikamente, die jedoch in anderen Ländern bereits zugelassen sind. Potenzielle Antiepileptika sind zu erwägen, falls Standardtherapien versagen, eine operative Therapie nicht indiziert ist und andere, auch die neuen, bereits auf dem Markt befindlichen Antiepileptika nicht optimal waren.

Fosphenytoin

Handelsname: Cerebyx® (z.B. USA), Pro-Epanutin®.

Wirkungsmechanismus: wie Phenytoin, da wasserlösliches Pro-Drug von Phenytoin.

Empfohlene Anwendung: Status epilepticus (tonisch-klonisch und fokal) und parenterale Substitution, auch i.m.

Dosis: i.v. Initialdosis: 15 mg/kg Phenytoin-Äquivalente (PE), Infusionsgeschwindigkeit von 50–100 mg PE/min, darf selbst in Notfällen nicht 150 mg PE/min überschreiten. Zur Statustherapie sollte zunächst Diazepam oder Lorazepam i.v. gegeben werden, bevor die Therapie mit Fosphenytoin begonnen wird. Die i.m. Injektion von Fosphenytoin ist bei Behandlung des Status epilepticus kontraindiziert. Die anfängliche Erhaltungsdosis beträgt 4–5 mg PE/kg/Tag, die empfohlene Erhaltungstherapie 50–100 mg PE/min.

Empfohlene Blutkontrollen: Bei refraktärem Status Phenytoin-Konzentrationen kontrollieren, kann 15–20 min nach Infusion erstmals bestimmt werden, da die Konversion zu Phenytoin eine Halbwertszeit von etwa 15 min hat.

Nebenwirkungen: wie Phenytoin, aber bessere lokale Verträglichkeit, jedoch mehr Juckreiz bei etwa der Hälfte der Patienten. Bei akzidenteller Überdosierung ist es zu einzelnen Todesfällen gekommen.

Relevante Interaktionen: wie Phenytoin.

Nicht zu empfehlen bei: Phenytoin-Überempfindlichkeit.

Ungebräuchliche Antiepileptika

Eine Reihe weiterer Antiepileptika wird zur Kombinationsbehandlung von epileptischen Anfällen in streng ausgewählten Einzelfällen herangezogen, die mit Standardtherapie nicht ausreichend behandelt werden können. In der Regel liegen (mit Ausnahme von Rufinamid) keine wissenschaftlichen Belege für die Wirksamkeit dieser Medikamente vor, die zudem z.T. erhebliche Nebenwirkungen aufweisen. Diese Medikamente sollten daher nur nach sorgfältiger Beurteilung der individuellen Nutzen-Risiko-Beziehung von epileptologisch erfahrenen Fachärzten eingesetzt werden.

Acetazolamid

Handelsname: Diamox®.

Wirkungsmechanismus: Carboanhydrasehemmung.

Anwendung: refraktäre Absencen und refraktäre fokale Anfälle, progrediente Myoklonusepilepsien.

Dosis:
Erwachsene: 10 mg/kg, 3 Einzeldosen/Tag.
Kinder: < 1 J.: 1- bis 2-mal 125 mg/Tag; 4 – 6 J.: 1- bis 2-mal 125 – 250 mg/Tag.

Empfohlene Blutkontrollen: im Verlauf keine.

Nebenwirkungen: *dosisabhängig* Apathie, Benommenheit, Parästhesien, Hyperventilation.
Erkrankungen: Überempfindlichkeitsreaktionen, Verwirrtheit, Herzrhythmusstörungen.

Relevante Interaktionen: Serumkonzentrationen von Phenobarbital, Phenytoin und Carbamazepin können ansteigen nach Zugabe von Acetazolamid.

Kommentar: In hoffnungslosen Einzelfällen vorübergehend nützlich, Toleranz entwickelt sich meist innerhalb von wenigen Monaten.

Bromid

Handelsname: Dibro-Be®.

Wirkungsmechanismus: verstärkt die GABA-induzierte Inhibition.

Anwendung lt. Fachinformation: zur Behandlung von primär und sekundär generalisierten Grand-Mal-Anfällen; besonders geeignet für idiopathische generalisierte frühkindliche Grand-Mal-Epilepsien (in Kombination mit Valproat); in ausgewählten Fällen bei komplexen fokalen Anfällen.

Dosis:
Erwachsene: 30 – 50 mg/kg.
Kleinkinder: 50 – 70 mg/kg.
Kinder: 40 – 60 mg/Tag, alle 2 Wochen um 600 mg erhöhen, 2 – 3 Einzeldosen/Tag zur besseren Magenverträglichkeit.

Empfohlene Blutkontrollen: keine.

Nebenwirkungen: *dosisabhängig* Verlangsamung, Schläfrigkeit, Entzugsanfälle bei raschem Absetzen.
Erkrankungen: Bromakne, Bromoderm.

Relevante Interaktionen: additiv sedierend, Halbwertszeit abhängig von Kochsalzzufuhr (s. u.).

Nicht zu empfehlen lt. Fachinformation: nicht wirksam gegen Absencen, tonische oder myoklonische Anfälle (Anfallsprovokation möglich).

Kommentar: Kontrollierte Therapiestudien fehlen (noch). Aufgrund der langsamen Elimination von ca. 5% pro Tag besteht Akkumulationsgefahr. Da die Niere das Konzentrationsprodukt von Bromid und Chlorid konstant hält, nimmt die Konzentration von Bromid bei Kochsalzzufuhr ab. Die Halbwertszeit von Bromid schwankt zwischen 6 und 18 Tagen. Wird bei sekundär generalisierten tonisch-klonischen Anfällen bei frühkindlicher Grand-Mal-Epilepsie und bei refraktären myoklonischen Epilepsien eingesetzt (Stephani u. Mitarb. 1999). Angesichts der Sedation als Ultima Ratio anzusehen.

8 Klinische Wirksamkeit von Antiepileptika

Die klinische Wirksamkeit eines Medikaments wird belegt durch randomisierte Vergleichsstudien mit einem statistisch signifikanten Unterschied zugunsten des Medikaments (French u. Mitarb. 2001). Behauptungen hingegen, die lediglich auf klinischen Beobachtungen ohne prospektiven randomisierten Vergleich beruhen, sind nicht wissenschaftlich fundiert, weil sie zwischen dem spezifischen Wirkstoffeffekt des Medikaments und wirkstoffunabhängigen Ursachen für den Heilerfolg nicht unterscheiden können. Hierzu gehören eine natürliche Besserung der Erkrankung, der Placeboeffekt mit Hoffnung des Patienten und seiner Angehörigen auf Heilung, vermehrte Zuwendung und Enthusiasmus der Ärzte sowie Änderungen der übrigen medikamentösen Therapie. Daher überrascht es nicht, dass klinische Beobachtungen zu übertriebenen Angaben der Wirksamkeit eines neuen Medikaments führen.

Ein Beispiel dafür ist das potenzielle Antiepileptikum Cinromid. Es führte in einer klinischen Beobachtung bei Patienten mit Lennox-Gastaut-Syndrom zu einer Anfallsabnahme von mindestens 50%. Die daraufhin durchgeführte kontrollierte Kombinationstherapiestudie zeigte jedoch, dass die Zugabe von Cinromid nicht wirksamer war als die von Placebo. Als Beispiel, dass eine Reihe medikamentenunabhängiger Faktoren die Anfallsfrequenz verringern können, dient die deutliche Abnahme der Anfallsfrequenz, wenn Patienten mit Epilepsie lediglich stationär aufgenommen werden, ohne dass sich die Plasmakonzentration der Medikamente ändert. Weiterhin spielen Placeboeffekte bei Patienten mit chronischer Epilepsie eine bedeutende Rolle. Bei schwer behandelbaren fokalen Epilepsien kam es zu einer mindestens 50%igen Anfallsabnahme unter Placebo bei bis zu 23% der Patienten. Daher sind prospektive kontrollierte Studien mittlerweile wissenschaftlicher Standard zur Erprobung der klinischen Wirksamkeit.

Leitlinien
- Die klinische Wirksamkeit eines Medikaments wird belegt durch randomisierte Vergleichsstudien mit einem statistisch signifikanten Unterschied zugunsten des Medikaments. Klinische Beobachtungen ohne prospektiven randomisierten Vergleich können zwischen Placeboeffekt und Wirkung des Medikaments nicht unterscheiden.

Methoden zum Nachweis der klinischen Wirksamkeit von Antiepileptika

Die beiden Behandlungsphasen A und B – mit und ohne Anwendung des Arzneimittels – werden nach dem Zufallsverfahren je einem Patienten zugeordnet (Randomisierung). Auf diese Weise wird die Gleichheit aller wirkstoffunabhängigen Bedingungen in beiden Behandlungsgruppen hergestellt. Der Vergleich der Anwendung und Nichtanwendung kann entweder bei verschiedenen Patienten erfolgen, d. h. ein Patient wird nur mit A oder B behandelt (Paralleldesign) oder jeder Patient erhält nacheinander wiederum in randomisierter Reihenfolge A und B (Cross-over-Design). Schließlich wird unterschieden, ob der Patient während der Untersuchung weiß, welches Medikament verabreicht wird (offenes oder nicht blindes Design) oder ob der Patient es nicht weiß (einfachblindes oder doppelblindes Design). Beim doppelblinden Design weiß auch der verabreichende Arzt nicht, ob er gerade Medikament A oder B verordnet. Schließlich kann das zu prüfende Medikament A mit einem Placebo oder mit einem bereits wissenschaftlich erprobten und klinisch bewährten Standardmedikament B verglichen werden (Abb. 8.**1**).

Die klassische Kombinationstherapiestudie, bei der erfolglos vorbehandelte Patienten zusätzlich zu ihrer bisherigen Behandlung nach Zufalls-

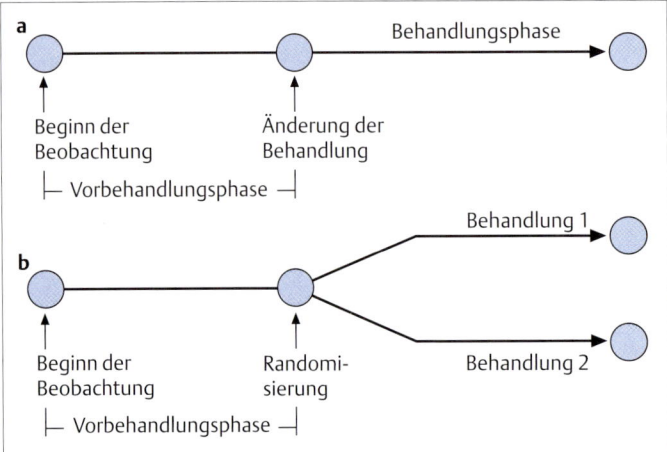

Abb. 8.**1 a** u. **b** Prüfung der Wirksamkeit und Verträglichkeit von Antiepileptika. Während klinische Beobachtungen lediglich rückwirkende Vergleiche erlauben (**a**), sind kontrollierte Studien (**b**) durch eine Randomisierung auf mindestens zwei prospektive Behandlungen in der Lage, die klinischen Auswirkungen der beiden Behandlungen direkt zu vergleichen und statistisch auszuwerten. Unter Randomisierung versteht man die Zuteilung der Behandlung nach Zufallszahlen. In einer offenen Studie erfahren Patient und Arzt die Zuteilung des jeweiligen Medikaments. In einer einfachblinden Studie erfährt der Arzt die Zuteilung, der Patient jedoch nicht, während in einer doppelblinden Studie weder Arzt noch Patient die Zuteilung während der Studie erfahren. Häufig bildet man einen Quotienten aus der Zahl der Anfälle während der jeweiligen Behandlung 1 oder 2 und der Vorbehandlungsphase, die vom Zeitpunkt des Einschlusses in die Studie bis zur Randomisierung reicht. Nicht selten fällt die Anfallsfrequenz bereits während der Vorbehandlungsphase ab im Vergleich zurzeit vor dem Einschluss in die Studie.

verteilung das zu prüfende Medikament oder Placebo erhalten, ist immer noch der Goldstandard der klinischen Prüfung neuer Antiepileptika. Alle alten wie neuen Antiepileptika zeigten in diesem Design klinische Wirksamkeit (s. in Kapitel 7 einzelne Antiepileptika). Ein Nachteil jeglichen Kombinationstherapiedesigns ist allerdings, dass die Mehrzahl der Epilepsiepatienten mit Monotherapie behandelt werden möchte und auch behandelt werden kann. Daher verdienen Designs zur Prüfung der Monotherapie besonderes Interesse.

Täglich werden routinemäßig in Epilepsiezentren zum Zwecke der prächirurgischen Untersuchung mit Anfallsprovokation Antiepileptika abgesetzt. Diese Tatsache macht sich das prächirurgische Prüfdesign zunutze. In den letzten Jahren wurde eine ganze Reihe randomisierter, nichtverblindeter Vergleichsstudien von Standardmedikamenten durchgeführt, z. B. wurden Valproinsäure und Carbamazepin zur Monotherapie vorher unbehandelter Patienten mit fokalen Anfällen verglichen, oder es wurden in Doppelblindstudien Valproinsäure und Ethosuximid zur Behandlung von Absencen verglichen. Der Vorteil

dieser Studien liegt darin, dass sie unmittelbar klinisch einleuchtende Resultate – z. B. die Prozentzahl der Patienten mit Anfallsfreiheit – erbringen. Der Hauptnachteil besteht darin, dass in den meisten Studien kein Unterschied zwischen den Standardmedikamenten zu dokumentieren war.

Die zunächst aus praktischer Sicht intuitiv einleuchtende Interpretation, dass ein fehlender Unterschied eine ähnliche Wirksamkeit beider Substanzen darlegt, hält bei stringenter Betrachtung nicht stand, vor allem da nicht während der Studie nachgewiesen wurde, dass das Standardmedikament tatsächlich bei dieser bestimmten Prüfpopulation wirksam war. Daher ist eine alternative Interpretation, nämlich dass beide Medikamente gleich wenig oder nicht wirksam sind, ebenfalls zulässig. Diese Einwände haben dazu geführt, dass ein fehlender Unterschied zwischen Prüf- und Kontrollsubstanz – ein sog. Äquivalenzergebnis – von einigen Zulassungsbehörden z. B. in den USA nicht akzeptiert wurde.

Ein Äquivalenzergebnis wird vermieden, wenn das Prüfmedikament sehr viel wirksamer ist als das Kontrollmedikament und wenn man die Wirkung des Kontrollmedikaments selektiv durch Begrenzung auf eine niedrigere Dosis abschwächt und mit einer voll wirksamen Dosis des Prüfmedikaments vergleicht. Weiterhin kann man eine mittlere und eine hohe Plasmakonzentration des Prüfmedikaments vergleichen.

> **Leitlinien**
> • Die klassische Kombinationstherapie-Studie, bei der erfolglos vorbehandelte Patienten zusätzlich zu ihrer weitergeführten bisherigen Behandlung nach Zufallsverteilung das zu prüfende Medikament oder Placebo erhalten, ist immer noch der Goldstandard der initialen klinischen Prüfung neuer Antiepileptika, gefolgt von Monotherapiestudien unterschiedlichen Designs.

Evidenzklassen

Zur Beurteilung der Evidenzklassen I-IV werden die publizierten Therapieergebnisse beurteilt (Tab. 8.**1**). Daraus ergeben sich Empfehlungen der Klassen A-U (nach French u. Mitarb. 2004). Im Allgemeinen wird man zunächst Interventionen der Evidenzklasse I bevorzugt in Betracht ziehen und erst nach deren im Krankenblatt sorgfältig dokumentiertem Versagen oder anderen Problemen Interventionen niedrigerer Evidenzklassen in die engere Auswahl nehmen.

Therapieresultate

Bei optimaler medikamentöser Erstbehandlung werden innerhalb von Monaten bis zu 90 % und mehrjährig etwa 70 % aller Patienten mit Epilepsie anfallsfrei (s. Kapitel 3 „Verlauf", s. Kapitel 10 „Auswahl der Medikamente"). Treten trotz aus-

Tabelle 8.**1** **Klassifikation von Evidenzen** (nach French u. Mitarb. 2004)

Kriterien für die Evidenzklassen	Kriterien für Empfehlungen
Klasse I: prospektive, randomisierte kontrollierte klinische Studie (RKS) mit maskierter Ergebnis-Erfassung in einer repräsentativen Patientengruppe. Erforderlich sind: a) klare Definition des oder der primären Ergebnisparameter, b) klare Definition der Ein- und Ausschlusskriterien, c) angemessene Buchhaltung der Studienabbrecher und minimaler Bias durch Cross-over-Effekte d) Darstellung relevanter Charakteristika in Vorbehandlungscharakteristika und annähernd gleiche Verteilung in den Behandlungsgruppen oder Anwendung angemessener statistischer Verfahren, falls Unterschiede bestehen.	A. etabliert als effektiv, ineffektiv oder gefährlich für die definierte Erkrankung in der spezifizierten Patientengruppe. Eine Empfehlung der Klasse A erfordert zumindest eine überzeugende Klasse I-Studie oder mindestens zwei überzeugende Klasse II-Studien.
Klasse II: Prospektive Kohorten-Studie in einer repräsentativen Patientengruppe mit maskierter Ergebnis-Erfassung (siehe a – d, oben) oder eine prospektive, randomisierte kontrollierte klinische Studie (RKS) mit maskierter Ergebnis-Erfassung in einer repräsentativen Patientengruppe, die eines der unter a – d oben genannten Kriterien nicht erfüllt.	B. wahrscheinlich effektiv, ineffektiv oder gefährlich für die definierte Erkrankung in der spezifizierten Patientengruppe. Eine Empfehlung der Klasse B erfordert zumindest eine überzeugende Klasse II-Studie oder mindestens drei überzeugende Klasse III-Studien.
Klasse III: Alle anderen kontrollierten Studien (inklusive gut definierter natürlicher Verläufe oder Patienten, die als ihre eigenen Kontrollen dienen) in einer repräsentativen Patientengruppe, in der das Ergebnis unabhängig von der Behandlung des Patienten ist.	C. möglicherweise effektiv, ineffektiv oder gefährlich für die definierte Erkrankung in der spezifizierten Patientengruppe. Eine Empfehlung der Klasse C erfordert zumindest zwei überzeugende und übereinstimmende Klasse III-Studien.
Klasse IV: Evidenz von unkontrollierten Studien, Fallstudien oder Expertenmeinung.	U. unzureichende oder nicht übereinstimmende Daten. Nach derzeitigem Wissensstand ist die Behandlung nicht bewiesen.

reichend dosierter Erstbehandlung weiterhin Anfälle auf, so ist durch Austausch oder durch Zugabe eines weiteren Medikamentes bei fokalen Anfällen nochmals bei bis zu 10% Anfallsfreiheit und bei bis zu 30% eine Halbierung der Anfallshäufigkeit zu erzielen (Schmidt u. Gram 1995).

Bei Versagen von Mono- und Kombinationstherapie mit Standardmedikamenten stehen neue Antiepileptika zur Verfügung (s. Kapitel 10 „Auswahl der Medikamente"). Die Zugabe der neuen Antiepileptika Gabapentin, Felbamat, Lamotrigin, Levetiracetam, Oxcarbazepin, Tiagabin, Topiramat, Vigabatrin und Zonisamid führt beispielsweise bei bis zu 8% der Patienten mit refraktären fokalen Anfällen zu Anfallsfreiheit. Weitere 20% (Gabapentin, Lamotrigin, Tiagabin) bis 40% (Levetiracetam, Oxcarbazepin, Vigabatrin, Topiramat, Zonisamid) haben – je nach Medikament – nur noch halb so viele Anfälle (Tab. 8.2).

Betrachtet man die Zahl der Patienten, die man behandeln muss, um eine Halbierung der Anfallshäufigkeit zu erzielen, ist zwar die Heterogenität der Daten stärker, aber man erkennt nunmehr Unterschiede zwischen den einzelnen Medikamenten (Abb. 8.2).

Selbst die wirksamsten der neuen Medikamente führen lediglich bei etwa 10% der Patienten mit vormals refraktären Anfällen zur Anfallsfreiheit; dies ist ein zwingendes Argument, die Entwicklung wirksamerer Antiepileptika energisch voranzutreiben.

Tabelle 8.2 Wirksamkeit und Verträglichkeit der neuen Antiepileptika bei Zusatztherapie von refraktären fokalen Anfällen in doppelblinden Kombinationstherapie-Studien (nach der Metaanalyse von Marson u. Mitarb. 1997, Castillo u. Mitarb. 2000, Chaisewikul u. Mitarb. 2001)

neues Medikament	Wirksamkeit OR*	Verträglichkeit OR*
Gabapentin	2,29	1,38
Lamotrigin	2,32	1,19
Levetiracetam	3,81	1,25
Oxcarbazepin	2,96	2,27
Tiagabin	3,03	1,81
Topiramat	4,07	2,56
Vigabatrin	3,68	2,58
Zonisamid	2,47	4,23

* OR = Odds Ratio ist A × D / B × C
Erklärung: A und B sind jeweils der Anteil der Patienten mit und ohne Wirkung unter dem Medikament und B und D der Anteil mit und ohne Wirkung unter Placebo. Maßstab für die therapeutische Wirkung ist die Prozentangabe der Patienten, die im Vergleich zur Vorbehandlungsphase eine mindestens 50%ige Anfallsabnahme zeigten. Maßstab für die Verträglichkeit ist die prozentuale Angabe der Therapieabbrüche wegen Nebenwirkungen. Als Beispiel: eine OR von 2 bedeutet, dass doppelt so viele Patienten eine Anfallshalbierung hatten oder doppelt so viel abbrachen wie unter Placebo. Wegen der weiten Konfidenzintervalle (hier nicht gezeigt) sind statistisch keine Unterschiede der Medikamente untereinander festzuhalten, alle sind wirksamer als Placebo. Gabapentin, Lamotrigin und Levetiracetam sind von Placebo nicht verschieden, was die Abbruchhäufigkeit angeht. Die übrigen Medikamente führen häufiger zum Abbruch als Placebo.

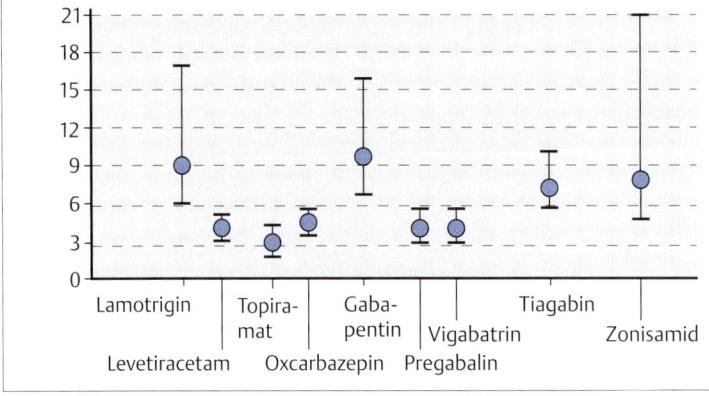

Abb. 8.2 Wirksamkeit der neuen Antiepileptika. Angegeben ist die Zahl der Patienten, die behandelt werden muss, bis es bei einem Patienten zu einer Halbierung der Anfälle kommt (nach Elferink u. Zwieten-Boot 1997, Rijckevorsel u. Boon 2001, Pfizer 2004).

Leitlinien
- Für die Praxis der Behandlung heißt dies:
  - Etwa 70% aller Patienten werden bei optimaler medikamentöser Behandlung mehrjährig anfallsfrei.
  - Treten trotz Standardtherapie mit gerade noch verträglichen Plasmakonzentrationen weiterhin Anfälle auf, so ist durch Austausch oder durch Zugabe eines weiteren Medikamentes bei fokalen Anfällen nochmals bei bis zu 10% Anfallsfreiheit und bei bis zu 40% eine Halbierung der Anfallshäufigkeit zu erzielen. Führt die Zugabe nach 2–3 Monaten nicht zu einer deutlichen Besserung, wird das Medikament wieder abgesetzt. Auf Interaktionen ist bei Lamotrigin und Felbamat zu achten. Lebensbedrohliche Nebenwirkungen sind sehr selten, kommen aber u.a. bei Lamotrigin (Steven-Johnson-Syndrom) und Felbamat (aplastische Anämie, Leberversagen) vor.
  - Bei jedem Patienten, der prinzipiell mit einer Operation einverstanden wäre, ist bei Misserfolg der Pharmakotherapie rasch die Indikation zu einer kurativen oder palliativen operativen Therapie inklusive der N.-vagus-Stimulation zu prüfen.
  - Zeigen klassische und neue Antiepileptika keine ausreichende Wirkung und ist auch eine operative Therapie nicht Erfolg versprechend, so ist das in der Vergangenheit individuell am besten verträgliche und das relativ wirksamste Medikament in Monotherapie möglichst in einer nebenwirkungsfreien niedrigen Dosis als optimale Behandlungsmethode anzusehen. Stehen in Zukunft neue Antiepileptika oder neue operative Verfahren zur Verfügung, wird die Behandlungsstrategie neu überdacht.

9 Nebenwirkungen der Antiepileptika

Unterschiede in den Nebenwirkungen der verschiedenen Antiepileptika sind bei ähnlicher Wirksamkeit oft ein entscheidendes Argument für die Auswahl (Perucca u. Mitarb. 2000). In mehreren randomisierten Untersuchungen ergaben sich deutliche Unterschiede in der Abbruchquote wegen Nebenwirkungen zwischen Primidon (33%), Phenobarbital (19%), Phenytoin (16%) und Carbamazepin (12%) (Mattson u. Mitarb. 1985). In einer weiteren Untersuchung aus England brach die Hälfte aller Patienten, die auf Phenobarbital randomisiert wurden, die Behandlung ab (Heller u. Mitarb. 1995). Die Abbruchrate unter Carbamazepin war höher als die unter Phenytoin oder Valproat. Beim Vergleich mit Gabapentin, Lamotrigin, Oxcarbazepin und Vigabatrin waren unter Carbamazepin und Phenytoin Therapieabbrüche häufiger, vor allem wegen Müdigkeit (Brodie u. Mitarb. 1995, Kälviäinen u. Mitarb. 1996, Bill u. Mitarb. 1997, Murray u. Mitarb. 1997, Steiner u. Mitarb. 1999). Tiagabin ist ähnlich verträglich wie Carbamazepin und Oxcarbazepin ist ähnlich wie Valproat, was Abbruchraten angeht (Christe u. Mitarb. 1997). In diesen Untersuchungen werden häufig und meist schon in den ersten Wochen und Monaten auftretende, meist dosis- und titrationsabhängige Nebenwirkungen erfasst, die zwar in schweren Fällen zum Therapieabbruch führen, in der Regel aber nach Absetzen verschwinden und keine bleibenden Schäden hinterlassen.

Die Titrationsrate und die Dosierung spielen eine wichtige Rolle. Bei zu rascher Titration treten häufiger Nebenwirkungen von Primidon oder Carbamazepin auf, während Phenytoin oder Valproat sehr viel besser verträglich sind bei rascher Titration. Auch unter den neuen Antiepileptika finden sich deutliche Unterschiede in der notwendigen Eindosierungsdauer (s. Kap. 10).

Retardpräparate verursachen in der Regel weniger dosisabhängige Nebenwirkungen als nichtretardierte Präparate, dies gilt sowohl für Carbamazepin als auch für Valproat (Brouwer u. Mitarb. 1992). Zwischen Carbamazepin und Valproat bestehen nur geringe Unterschiede. Unter Valproat sind Exantheme und Nystagmus seltener, während unter Carbamazepin Tremor, eine deutliche Gewichtszunahme und Haarprobleme seltener sind (Collins u. Mitarb. 1997). Allerdings ist die individuelle Empfindlichkeit für Nebenwirkungen sehr variabel, selbst bei ähnlichen Plasmakonzentrationen. Als Regel gilt, dass dosisabhängige Nebenwirkungen häufiger und früher auftreten bei rascher Titration, bei Kombinationstherapie und bei Patienten mit präexistenten neurologischen Befunden. Bei längerer Therapie treten eher kognitive Schwierigkeiten und Impotenz auf (s. u.).

Ganz anders sieht es mit seltenen und sehr seltenen, aber schwerwiegenden Erkrankungen durch Antiepileptika aus. Diese sind nicht immer dosisabhängig und werden oft erst nach Jahren der Anwendung bei vielen Tausenden von Patienten entdeckt. Ein Beispiel ist die Teratogenität von Valproat, die rund 15 Jahre nach der Erstanwendung ans Licht kam (Lindhout u. Schmidt 1986). Aus letzter Zeit sind die aplastische Anämie unter Felbamat und die konzentrischen, irreversiblen Gesichtsfelddefekte unter Vigabatrin zu nennen, die im Fall von Vigabatrin erst fast 10 Jahre nach der Zulassung entdeckt wurden (Johnson u. Mitarb. 2000). Daher ist bei allen neuen Medikamenten auf ungewöhnliche Beschwerden zu achten, wir werden uns vermutlich erst im Laufe der Zeit ein vollständiges Bild vom Nebenwirkungsrisiko der neuen Medikamente machen können.

Die wahre Inzidenz von Nebenwirkungen ist nicht einfach zu ermitteln. Setzt man Fragebögen ein, steigt die Angabe von Nebenwirkungen drastisch an. Ein Beispiel dafür: Unter Valproat wurden bei klinischer Befragung 42% Nebenwirkungen angegeben, als ein Fragebogen eingesetzt wurde, stieg die Zahl auf 81% an (Herranz u. Mitarb. 1982). Zudem können in der Praxis medikamentenunabhängige Beschwerden nicht sicher von Nebenwirkungen abgegrenzt werden. In doppelblinden, placebokontrollierten Studien erkennt man, wie viele Beschwerden unter Placebo geäußert werden. Hierzu ein Beispiel: Unter der Zugabe von Gabapentin klagten 88% der Patienten über Nebenwirkungen, unter Placebo gaben

72 % der Untersuchten Nebenwirkungen an (US Gabapentin Study Group 1993). Dieses Beispiel verdeutlicht, dass ohne eine prospektive Vergleichsgruppe unter Placebo oder einem anderen Medikament gegen Epilepsie keine verlässliche Aussage zur Häufigkeit von Nebenwirkungen möglich ist. Außerdem fehlt in vielen Studien die Angabe über den zeitlichen Verlauf der jeweiligen Nebenwirkung, sodass deren Inzidenz und Prävalenz nicht voneinander unterschieden werden können. Einige Nebenwirkungen verschwinden infolge Toleranzentwicklung trotz fortgeführter Therapie, andere persistieren. In der Regel werden aber alle Nebenwirkungen in einer Tabelle aufgeführt, egal wann sie aufgetreten sind und wie lange sie anhielten.

Schließlich ist die Einteilung von Nebenwirkungen in rasch auftretende, harmlose, häufige, dosis- und titrationsabhängige auf der einen Seite (sog. Typ-A-Reaktionen) und seltene, unvorhersehbare, idiosynkratische, meist dosisunabhängige, erst nach Jahren auftretende Typ-B-Reaktionen auf der anderen Seite stark vereinfachend. Schwere und seltene Erkrankungen können sehr wohl rasch auftreten und titrationsabhängig sein. So können z. B. die Überempfindlichkeitsreaktionen unter Lamotrigin mit Stevens-Johnson-Syndrom oder aplastische Anämien unter Felbamat bereits nach 4-wöchiger Behandlung beobachtet werden (Arroyo u. Morena 2001). Dennoch wird hier diese Einteilung gewählt, weil es derzeit keine bessere gibt. Bis zu 50 % aller Patienten geben

Tabelle 9.**1** **Nebenwirkungen der Antiepileptika.** Untersucht wurden mit einem Fragebogen ca. 1300 Patienten (Pfäfflin u. Mitarb. 1997); angegeben sind die häufigsten Klagen

Keine Nebenwirkungen	46 %
Müdigkeit	29 %
Unkonzentriertheit	14 %
Tremor	13 %
Schwindel	11 %
Unruhe, Nervosität	11 %
Kopfschmerzen	10 %
Gewichtszunahme	9 %
Übelkeit	7 %

reversible Müdigkeit, Konzentrations- und Aufmerksamkeitsstörungen sowie Doppelbilder, Schwindel, Gangunsicherheit besonders ab mittleren Tagesdosen und Mehrfachtherapie an (Tab. 9.**1**).

Überempfindlichkeitsreaktionen mit Exanthem und Fieber treten bei etwa 5–8 % aller Patienten auf und sind häufiger bei rascher Aufsättigung. Teratogene Nebenwirkungen kommen bei etwa 1–10 % aller Nachkommen vor. Chronische antiepileptikabedingte Erkrankungen mit unterschiedlichen Organmanifestationen werden bei weniger als 1 % beobachtet (Tab. 9.**2**).

Tabelle 9.**2** **Nebenwirkungen der Antiepileptika** (nach Loiseau 1996). Trotz der Einschränkungen, die sich vor allem aus der noch deutlich kleineren Exposition der neuen Medikamente ergeben, sind einige der neuen Antiepileptika insgesamt besser verträglich

	CBZ	CLB	ESM	FBM	GBP	LEV	LTG	OXC	PB	PHT	PGN	PRM	TGB	TPM	VPA	VGB	ZNS
Frühe Nebenwirkungen																	
Müdigkeit		++			++	+			++	++	++	++	++			+	++
Schwindel		++	+				++	+	++	++	+++		+++			+	+++
Benommenheit														+			
Anfallsinduzierend	+	+			+				+			+				++	
Gastrointestinale Beschwerden	+		++	+	+		+				++				+		+
Leberversagen				+											++		
Überempfindlichkeitsreaktion	+			+			+	+	+	+		+		(+)			+

Fortsetzung ▶

Tabelle 9.**2**   (Fortsetzung)

	CBZ	CLB	ESM	FBM	GBP	LEV	LTG	OXC	PB	PHT	PGN	PRM	TGB	TPM	VPA	VGB	ZNS
Späte Nebenwirkungen																	
Sedation		++	+						++			+++		++			+
Enzephalopathie										+					+		
Visuelle Störungen	+									+				+		++	
Bewegungsstörung	+				+				+	++		+			+++		
Verhaltensauffälligkeit*						+			+++	+		+++		(+)	(+)	++	+
Depression			+						+	+		+			+		
Psychosen	(+)		++	(+)	(+)	+	+		(+)	(+)		(+)	(+)	(+)	(+)	++	(+)
Kleinhirn										+							
Neuropathie	+								+	+		+					
Leukopenie	++		+	+					+	+		+					
Aplastische Anämie	+		+	+++					+	+		+					
Thrombozytopenie				+											++		
Megaloblastäre Anämie	(+)								+	+		+					
Pankreatitis				(+)											+	+	
Niere												+					
Herz	(+)									(+)							
Bindegewebe									++	++				(+)			
Haut															+		
Osteomalazie									+	+					+		
Hyponatriämie	+							+									
Gewichtsprobleme					++						+++			+++	+++	+++	+
Kognitive Störungen	+	++							+++	+		+++		+++			+
Teratogenität	+		+			+			+	+		+		?	++		?
Immunologische Störungen	+		++							++		+			+		
Stören andere AE (Interaktionen)	+++			+++			++		+++	++		+++			++		
Von anderen Antiepileptika gestört (Interaktionen)	+++	++	+	++			+++	++	++	++		+++			+++		

Angegeben ist, ob ein Medikament mit dieser Nebenwirkung in Zusammenhang gebracht wurde, eine quantitative, vergleichende Risikobewertung ist nur eingeschränkt möglich.
Liegt das Risiko höher als bei anderen Antiepileptika, liegt es moderat höher oder ist es nur gering erhöht, werden jeweils +++, ++ und + angegeben. Bei (+) ist das Risiko unklar, weil im Tierversuch Teratogenität nachgewiesen wurde, aber noch keine ausreichenden Erfahrungen bei Menschen vorliegen.
* Vornehmlich bei mehrfach beeinträchtigten Kindern.
Abkürzungen: CBZ = Carbamazepin, CLB = Clobazam oder Clonazepam, ESM = Ethosuximid, FBM = Felbamat, GBP = Gabapentin, LEV = Levetiracetam, LTG = Lamotrigin, OXC = Oxcarbazepin, PB = Phenobarbital, PHT = Phenytoin, PGN = Pregabalin, PRM = Primidon, TGB = Tiagabin, TPM = Topiramat, VPA = Valproat, VGB = Vigabatrin, ZNS = Zonisamid.

Akute Nebenwirkungen

Störungen des zentralen Nervensystems

Unter allen akuten, in den ersten Wochen und Monaten einer Behandlung auftretenden Nebenwirkungen der Antiepileptika sind diejenigen des Zentralnervensystems am häufigsten, vor allem okulovestibulozerebelläre Symptome wie Schwindel, Gangataxie, Blickrichtungsnystagmus, Doppelbilder, Verschwommensehen und Dysarthrie. Hinzu kommen Müdigkeit, Schläfrigkeit sowie Konzentrations- und Gedächtnisstörungen. Diese Symptome treten meist gleich zu Beginn der Behandlung mit Carbamazepin auf, bei Phenytoin eher später im Laufe der Dosissteigerung. Zu Beginn der Behandlung mit Primidon stehen Ataxie, Übelkeit und Sedation häufig, bei Phenobarbital eine im Laufe der Wochen nachlassende Sedation im Vordergrund. Viele Beschwerden, vor allem Müdigkeit, Schwindel und Gangunsicherheit, lassen allmählich nach, es entwickelt sich eine Toleranz.

Generell ist eine rasche Titration bei Primidon, Carbamazepin und Valproat zu vermeiden, während Phenytoin rasch titriert werden kann. Unter den neuen Antiepileptika wie Gabapentin, Levetiracetam, Lamotrigin, Oxcarbazepin, Tiagabin und Vigabatrin treten zwar auch Schläfrigkeit, Schwindel und Gangunsicherheit auf, allerdings sind diese meist mild und zwingen selten zum Therapieabbruch. Bei anderen neuen Medikamenten wie Zonisamid oder Topiramat sind Therapieabbrüche wegen dieser Beschwerden etwas häufiger (Tab. 9.**2**). Unter rascher Titration von Valproat ist selten ein nach Absetzen reversibler Stupor beschrieben worden (Davis u. Mitarb. 1994). Die Plasmakonzentrationen sind nicht sonderlich hoch, das Ammoniak ist zwar hoch, aber nicht höher als bei asymptomatischen Patienten. Der Stupor kann auch bei Monotherapie auftreten, ebenso wie eine reversible Enzephalopathie, die auch unter der Kombination von Valproat und Topiramat beobachtet wurde. Unter Phenytoin und Vigabatrin sind ebenfalls seltene Enzephalopathien beschrieben worden (Sharief u. Mitarb. 1993).

Leitlinien

Zur Verringerung zentralnervöser Nebenwirkungen zu Beginn der Behandlung wird als Leitlinie empfohlen:
- Erstbehandlung mit den neuen Medikamenten wie Gabapentin, Lamotrigin und Oxcarbazepin, oder mit dem klassischen Carbamazepin retard, Valproat retard. Barbiturate oder andere Medikamente der zweiten und dritten Wahl meiden.
- Rasche Aufdosierung generell vermeiden.
- Anstelle von Carbamazepin stehen das ähnlich wirksame Gabapentin, Oxcarbazepin oder Lamotrigin zur Verfügung, die weniger sedierend wirken.

Eine Anfallsexazerbation durch Antiepileptika ist von einer natürlichen Zunahme von Anfällen im Krankheitsverlauf nicht leicht zu unterscheiden. Immerhin wurde die Zunahme fokaler Anfälle nach Behandlungsbeginn unter Topiramat und Vigabatrin häufiger als etwa unter Carbamazepin beobachtet (Elger u. Mitarb. 1998). Tritt sehr selten eine deutliche Zunahme trotz Dosiserhöhung von Phenytoin, Carbamazepin und möglicherweise auch von Vigabatrin auf, hat man hierbei, wenn andere Zeichen einer Intoxikation fehlten, etwas dramatisierend von einer paradoxen Intoxikation gesprochen, weil sich nach Dosisreduktion die Anfallsfrequenz wieder normalisierte. Für die Praxis allerdings viel wichtiger ist, wenngleich selten, ein Neuauftreten oder eine Exazerbation von generalisierten Myoklonien und Absencen bei Verordnung von Vigabatrin (Lortie u. Mitarb.1993), Tiagabin, Gabapentin und Pregabalin, aber auch unter Phenytoin und Carbamazepin (Lerman 1986). Nun sind diese Medikamente ja auch nicht zur Behandlung von Myoklonien oder Absencen indiziert. Tiagabin und Vigabatrin scheinen in Einzelfällen sogar einen Status myoklonischer Anfälle provozieren zu können. Die Frage ist, wie die Exazerbation verhindert oder eine unwirksame Erhöhung der Dosis verhindert werden kann.

Leitlinien
- Nimmt die Anfallsfrequenz nach Dosiserhöhung nicht ab oder sogar zu, wird die Dosiserhöhung rückgängig gemacht. Nach jeder Dosisanpassung ist daher eine Nachuntersuchung im Abstand von 1 – 3 Monaten notwendig.
- Treten nach Verordnung eines Antiepileptikums andere als die gewohnten Anfälle auf, ist an eine Exazerbation zu denken und das Medikament abzusetzen.

Leukopenie

Eine Leukopenie kann in den ersten Monaten der Behandlung mit verschiedenen Antiepileptika auftreten, wesentliche Unterschiede scheinen dabei zwischen den einzelnen Medikamenten aber nicht zu bestehen (Pellock u. Willmore 1991). In einer großen amerikanischen Studie hatten 275 Patienten eine Leukozytenzahl von weniger als 5000, und keiner gab klinische Beschwerden an (Mattson u. Mitarb. 1985).

> **Leitlinien**
> • Eine asymptomatische Leukopenie ist ohne zusätzliche Thrombozytopenie kein Grund zu Dosisreduktion oder gar Therapieabbruch.

Gastrointestinale Beschwerden

Magendruck, Völlegefühl, Übelkeit und Erbrechen treten bei einer Reihe von Antiepileptika zu Beginn der Behandlung auf, sind aber unter den nur noch selten neu eingesetzten Ethosuximid und Primidon häufiger. Bei Einnahme der nicht mehr oft verwendeten unretardierten Präparate von Valproat oder Carbamazepin kam es zunächst bei einem Drittel der Patienten zu Beschwerden, die sich aber in der Regel rasch zurückbildeten. Nach einem Jahr klagten nur noch 6 % bzw. 2 % über Beschwerden (Mattson u. Mitarb. 1992). Unter Valproat retard sind gastrointestinale Symptome wie Anorexie, Übelkeit oder Erbrechen seltener als bei unretardierten Präparaten, wobei Valproinsäure möglicherweise weniger gut vertragen wird als das Natrium- oder das Calciumsalz. Unter den neuen Medikamenten scheint insbesondere Zonisamid bei bis zu 10 % der Fälle zu Appetitlosigkeit und Magenbeschwerden zu führen (Schmidt u. Mitarb. 1993). Pankreatitis wird sehr selten nach Einnahme von Valproat beobachtet, meist in den ersten 6 Monaten der Behandlung (Asconape u. Mitarb. 1993).

Lebererkrankungen

Zunächst ist im Einzelfall rasch eine Unterscheidung zu treffen, ob es sich um meist harmlose, asymptomatische Laborwertveränderungen (Tab. 9.**3**) oder um ein sehr seltenes akutes Leberversagen unter Valproat handelt (Tab. 9.**4**).

Tabelle 9.**3**   **Leberlaborwerte unter der Behandlung mit Antiepileptika.** Erhöhte Plasmakonzentrationen von Enzymen zur Erfassung von Leberfunktionen bei 1223 Patienten, die mit Standardantiepileptika behandelt wurden (Schmidt u. Siemes 1998)

Enzym	Prozent der Patienten mit erhöhten Werten
γ-Glutamyl-Transpeptidase (γGT)	93 %
Alkalische Phosphatase	28 %
Serum-Glutamat-Pyruvat-Transaminase oder Alanin-Aminotransferase (SGPT o. ALT)	13 %
Leucinaminopeptidase	13 %
Lactatdehydrogenase (LDH)	12 %
Amylase	5 %
Serum-Glutamat-Oxalacetat-Transaminase o. Aspartat-Aminotransferase (SGOT o. AST)	4 %

Leberenzymerhöhungen

Unbehandelte, sonst gesunde Patienten mit Epilepsie zeigen normale Leberenzymbefunde. Nach einem tonisch-klonischen Anfall können vorübergehend für einige Tage die LDH, SGOT und SGPT zusammen mit der Serumkreatinphosphokinase erhöht sein, letztere wohl als Folge der Ausschwemmung aus der Skelettmuskulatur. Behandelte Patienten mit Epilepsie zeigen nach einigen Wochen Leberenzymerhöhungen (Tab. 9.**3**).

Der Nachweis einer isoliert erhöhten γ-GT führt gelegentlich zur Befürchtung, dass eine toxische Leberschädigung vorliege. Diese Sorge ist jedoch unbegründet, wenn SGOT und Bilirubin normal sind und klinische Hinweise auf eine Leberschädigung fehlen. Die Erhöhung der γ-GT bis zum Dreifachen der Norm wird als Folge einer Enzyminduktion, einer mikrosomalen Veränderung, eines Überlaufens aus normalen Hepatozyten oder eines vermehrten Abbaus von γ-GT-hemmenden Substanzen in der Leber angesehen und ist somit keine Indikation zu einer Änderung der Antiepileptikatherapie. Insbesondere darf die Dosis nicht reduziert oder gar das Medikament abgesetzt werden, sonst droht eine Exazerbation der Epilepsie. Alle enzyminduzierenden Antiepileptika, allen voran Phenytoin und Phenobarbital, gefolgt von Carbamazepin, aber auch Valproat, erhöhen die γ-GT. Vigabatrin senkt übrigens die Transaminasen im Plasma (Remy u. Mitarb. 1989).

Tabelle 9.4 Akute und chronische Lebertoxizität der Antiepileptika

Antiepileptikum	Seltene, aber schwere Leber-erkrankung
Carbamazepin	früh: Überempfindlichkeitsreaktion; spät: granulomatöse und toxische Hepatitis
Barbiturate	früh: Überempfindlichkeitsreaktion; spät: cholestatische Hepatitis, Lebernekrose
Benzodiazepine	keine bekannt
Ethosuximid	spät: Lupus erythematodes
Felbamat	früh: Überempfindlichkeitsreaktion
Gabapentin	keine bekannt
Lamotrigin	früh: Überempfindlichkeitsreaktion
Levetiracetam	keine bekannt
Oxcarbazepin	keine bekannt
Phenytoin	früh: Überempfindlichkeitsreaktion; spät: toxische Hepatitis
Pregabalin	keine bekannt
Tiagabin	keine bekannt
Topiramat	früh: 1 Fall von akutem Leberversagen in möglichem Zusammenhang
Valproat	früh: akutes Leberkoma
Vigabatrin	keine bekannt
Zonisamid	keine bekannt

Sind neben der γ-GT die Transaminasen oder Bilirubin erhöht, wird die Entscheidung schwieriger, ob es sich noch um eine klinisch nicht bedeutsame Adaption der Leber oder um eine beginnende Leberschädigung handelt. Eine um mehr als das 2- oder 3fach erhöhte SGPT oder SGOT sollte Anlass zu einer gründlichen internistischen Untersuchung zum Ausschluss einer Lebererkrankung sein, wenn auch Lebererkrankungen bei weniger als 3% der Patienten mit Epilepsie auftreten (Schmidt 1992 b).

Aus ungeklärten Gründen weisen männliche Epilepsiepatienten mit einer Dupuytren-Kontraktur häufig eine erhöhte SGPT auf. Eine Erhöhung der Amylase ist, sieht man von sehr seltenen Pankreatitiden nach Einnahme von Valproinsäu

re, Gabapentin oder Kaliumbromid ab, ungewöhnlich bei Einnahme von Antiepileptika und weist in der Regel auf eine zusätzliche internistische Erkrankung hin. Die Leucinaminopeptidase kann – insgesamt allerdings selten – bei erwachsenen Patienten unter Antiepileptika erhöht sein.

Leitlinien
- Bei asymptomatischen, geringgradigen Leberenzymerhöhungen die Dosis nicht reduzieren oder gar das Medikament absetzen, sonst droht eine Exazerbation der Epilepsie! Besser den Rat eines Spezialisten einholen!
- Bei Erhöhung von SGOT und Bilirubin ist rasch eine Lebererkrankung auszuschließen.

Akutes Leberversagen

In den ersten Wochen und Monaten der Einnahme von Standardmedikamenten wie Phenytoin, Carbamazepin, aber auch von Felbamat und Lamotrigin, kann es selten zu einem akuten Leberversagen kommen, und zwar im Rahmen einer Überempfindlichkeitsreaktion (s. u.). Seit 1979 ist über ein Leberkoma in den ersten Wochen bis Monaten der Einnahme von Valproat berichtet worden, vor allem bei Kleinkindern mit zusätzlichen Behinderungen. Die Inzidenz liegt bei 1/500 bei Kleinkindern unter 2 Jahren bis 1/49.000 bei jungen Erwachsenen (Dreifuss u. Mitarb. 1987). Als Ursache gilt derzeit ein genetisch determinierter abnormer Metabolismus (Siemes u. Mitarb. 1993). Außerdem scheint Valproat bei Kindern mit hepatozerebraler Degeneration (Morbus Alpers) als Auslöser für ein krankheitsbedingtes akutes Leberversagen zu fungieren (Dodson 1997).

Leitlinien
- Zur Prävention eines akuten Leberversagens wird empfohlen (Schmidt u. Siemes 1998, König u. Mitarb. 1998):
  - Vor jeder Behandlung mit Antiepileptika sind eine sorgfältige Anamnese und eine klinische Untersuchung inklusive von Laborwerten (s. Kapitel 4 „Diagnostisches Vorgehen") notwendig, um vorbestehende akute Lebererkrankungen zu erfassen.
  - Im Allgemeinen sollten Antiepileptika wie Valproat oder Felbamat, die zu schweren Lebererkrankungen führen

können, bei gravierender Leberfunktionsstörung oder aktiver Lebererkrankung nicht verordnet werden. Patienten mit einem erhöhten Risiko für akutes Leberversagen sollten das Medikament nur nach sorgfältiger Abwägung aller relevanten Umstände erhalten.

– Valproinsäure, falls möglich, als Monotherapie verordnen und nicht mit Salicylaten kombinieren.

– Geringgradige Erhöhungen von γ-GT, GOT, GPT oder alkalischer Phosphatase treten, wie oben beschrieben, häufig unter der Behandlung mit Standardantiepileptika auf und rechtfertigen keine Änderung der Behandlung. Ein geringgradiger Anstieg von Transaminasen ist kein verlässlicher Frühindikator für das akute Leberversagen, da bei fulminantem Beginn die Transaminasenerhöhung hinterherhinken kann.

– Nach dem derzeitigen Wissensstand sind Laborkontrollen während der Behandlung weniger zuverlässig als eine sorgfältige Anamnese und wiederholte klinische Untersuchungen auf Anfangssymptome des akuten Leberversagens. Letztere werden insbesondere während der ersten sechs Monate der Behandlung empfohlen. Warnsymptome können unspezifisch sein wie Apathie, Somnolenz, Erbrechen, Abneigung gegen gewohnte Speisen und auch Valproat, Übelkeit, Bauchschmerzen, Ataxie und vermehrt Anfälle, häufig bei fieberhaftem Infekt, Ödeme, Blutungsneigung und gelegentlich Ikterus.

– Wird ein akutes Leberversagen vermutet, ist das verdächtige Medikament sofort abzusetzen, und umgehend muss eine Notfalleinweisung in eine Klinik vorgenommen werden. Dort können eine Differenzialdiagnose sowie eine Behandlung des Leberversagens – falls nötig mit Lebertransplantation – und eine Therapie der Anfälle erfolgen (s. Kapitel 21 „Spezielle Behandlungsprobleme"). Die Gabe von L-Carnitin verbessert die Überlebensrate bei VPA-induziertem Leberversagen (Bohan u. Mitarb. 2000).

Überempfindlichkeitsreaktionen

Überempfindlichkeitsreaktionen, meist vom Typ IV (Richens 1994), treten insgesamt bei etwa 5–10% aller Patienten innerhalb der ersten vier Wochen der Behandlung mit verschiedenen Antiepileptika auf (Tab. 9.1). Die Häufigkeit von Überempfindlichkeitsreaktionen liegt bei 9% für Phenobarbital (Mattson u. Mitarb. 1985), bei 10% für Phenytoin (Levy u. Mitarb. 1995), bei 2–17% für Carbamazepin (Holmes 1995) und – je nach Titration und Komedikation – bei 10–30% für Lamotrigin (Richens 1994). Andere Antiepileptika wie Gabapentin, Levetiracetam, Tiagabin und Vigabatrin verursachen ebenso wie Valproat praktisch keine Überempfindlichkeitsreaktionen. Bei Einzelfällen unter diesen Medikamenten ist an die Häufigkeit von Exanthemen unter Placebo zu erinnern, die bei etwa 5% liegt (Richens 1994). Die Abbruchrate wegen Überempfindlichkeitsreaktionen liegt in den europäischen Monotherapiestudien für Carbamazepin und Lamotrigin mit 9–13% ähnlich hoch (Brodie u. Mitarb. 1995). Schwere Überempfindlichkeitsreaktionen sind sehr selten und das Risiko ist auf die ersten 8 Wochen der Behandlung begrenzt (Rzany u. Mitarb. 1999). Das Risiko von schweren Überempfindlichkeitsreaktionen durch Lamotrigin ist im Kindesalter dreimal größer als bei Erwachsenen und liegt bei 0,4%, davon bei 0,3% mit Verdacht auf ein Stevens-Johnson-Syndrom (Messenheimer u. Mitarb. 1998). Zum Vergleich: Unter Carbamazepin trat bei 0,3% der Kinder ein Stevens-Johnson-Syndrom auf (Konishi u. Mitarb. 1993).

Gelegentlich können Begleitsymptome vorkommen wie Lymphknotenschwellung, Übelkeit, Abgeschlagenheit, Fieber, Eosinophilie und sehr selten Leber- und Nierenversagen. Lebensbedrohlich und ebenfalls sehr selten sind eine exfoliative Dermatitis, das Erythema multiforme, das Stevens-Johnson-Syndrom mit Schleimhautbefall (nach Schmerzen beim Wasserlassen fragen und den Mund inspizieren!) und das Lyell-Syndrom mit Blasenbildung der Haut. In der Regel sind jedoch die Exantheme im Verlauf gutartig. Obwohl Absetzen empfohlen wird (Pelekanos u. Mitarb. 1991), ist bei mildem Verlauf ohne Fieber eine Dosisreduktion, die innerhalb eines Tages zu Linderung führt, häufig schon ausreichend. In diesen Fällen ist allerdings eine tägliche Untersuchung des Patienten erforderlich, um sicher zu sein, dass die Reaktion tatsächlich abklingt.

Generell gilt, dass eine rasche Titration und Interaktionen mit inhibitorischen Medikamenten, welche die Plasmakonzentration rasch ansteigen lassen, die Inzidenz von Überempfindlichkeitsreaktionen erhöhen. Dies ist bei Phenytoin und Carbamazepin (Schmidt 1992 a) und auch bei Lamotrigin beschrieben, wobei die Präsenz von Valproat als Enzyminhibitor die Plasmakonzentration von Lamotrigin ansteigen lässt (Schmidt u. Krämer 1994).

Leitlinien
- Generell gilt, dass rasch ansteigende Serumkonzentrationen die Inzidenz von Überempfindlichkeitsreaktionen erhöhen.

Chronische Nebenwirkungen

Die häufigsten chronischen Nebenwirkungen sind in Tab. 9.**2** zusammengefasst.

Sedation und kognitive Störungen

Sedation, Somnolenz, Schwindel und Abgeschlagenheit treten bei etwa einem Drittel aller Patienten auf (Pfäfflin u. Mitarb. 1997) und gehören somit zu den häufigsten Nebenwirkungen speziell bei höheren Dosierungen der Barbiturate Phenobarbital und Primidon. Die Beschwerden werden häufig weder von Ärzten noch Patienten mit der Behandlung in Zusammenhang gebracht. Nicht selten wird das Ausmaß der vorherigen Verlang-

samung erst Monate nach dem Absetzen offenkundig. Der Patient wird wacher, lebendiger, entwickelt mehr Initiative und geht mehr auf Leute zu. Phenytoin verringert in Dosierungen, die zu Nystagmus führen, die motorische Geschwindigkeit, die Konzentration und das Erinnerungsvermögen. Carbamazepin und Valproat verursachen meist nur eine geringe Sedation. Lamotrigin, Oxcarbazepin, Gabapentin und Vigabatrin führen im Vergleich zu Carbamazepin nur zu geringer, rasch nachlassender Sedation. Unter den neuen Medikamenten führt allerdings die Zugabe von Zonisamid und Topiramat zumindest bei einem Teil der Patienten auch bei geringen Dosen und langsamer Titration zu einer zum Teil deutlichen Sedation.

Patienten mit Epilepsie klagen sehr häufig über kognitive Störungen (Tab. 9.**1**). Diese können eine Reihe medikamentenunabhängiger Ursachen haben. Hierzu gehören die Grunderkrankung – die Epilepsie und deren Anfälle – sowie soziale und psychologische Faktoren (Abb. 9.**1**). Daher ist es außerordentlich schwierig, den Anteil der Antiepileptika an kognitiven Störungen bei Patienten mit Epilepsie zuverlässig zu erfassen. Dies wäre möglich in randomisierten und ausreichend großen Monotherapiestudien, die einen Unterschied zwischen einzelnen Behandlungen zeigen könnten, wenn er denn existieren sollte. Leider gibt es erst sehr wenige solcher Studien (Vermeulen u. Aldenkamp 1995). Derzeit lässt sich deshalb mit Vorbehalt lediglich sagen, dass zwischen den Standardmedikamenten kein großer Unterschied

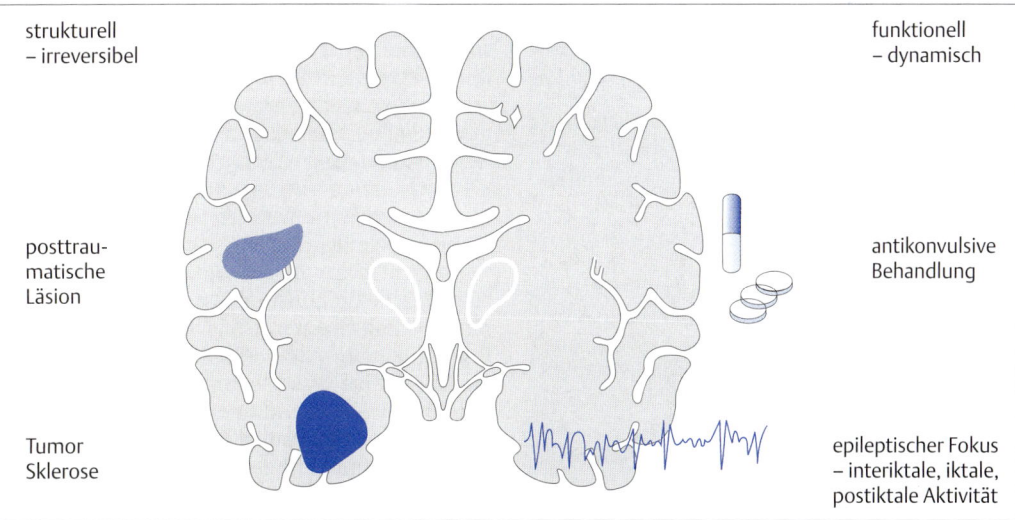

Abb. 9.1 Mögliche Ursachen kognitiver Defizite bei Patienten mit Epilepsie.

zu bestehen scheint und dass der Anteil der Antiepileptika an der Entstehung kognitiver Störungen relativ klein zu sein scheint. Allerdings läuft derzeit eine Reihe von randomisierten Vergleichen neuer Antiepileptika mit Standardsubstanzen, und möglicherweise weisen einige der neuen Antiepileptika wie Gabapentin, Levetiracetam, Lamotrigin und Tiagabin weniger kognitive Nebenwirkungen auf als Phenytoin oder Carbamazepin.

Andere neue Medikamente wie Topiramat und Zonisamid haben kognitive Nebenwirkungen (Tab. 9.**2**). Unter Phenytoin, Carbamazepin, Valproat und Vigabatrin kann es in Einzelfällen zu einer sog. Enzephalopathie mit reversibler Demenz und einer Zunahme der Anfälle kommen, ohne dass unbedingt neurologische Zeichen einer Intoxikation wie Nystagmus, Tremor oder Ataxie dabeisein müssen (s. o.).

> **Leitlinien**
> - Zur Risikominderung von Sedation und kognitiven Beeinträchtigungen durch Antiepileptika wird empfohlen:
>   - Bei Sedation mit Barbituraten sind diese möglichst durch weniger sedierende Medikamente wie Valproat oder die neuen Medikamente auszutauschen. Die chronische Überdosierung von Barbituraten ist zu vermeiden.
>   - Die geringere Sedation durch Gabapentin, Lamotrigin, Levetiracetam, Oxcarbazepin oder Tiagabin ist ein deutlicher Pluspunkt der neuen Medikamente.
>   - Eine langsame Titration speziell bei der Behandlung mit Primidon, Carbamazepin und Topiramat vornehmen.
>   - Möglichst wenige Medikamente, vorzugsweise eine Monotherapie einsetzen. Falls ein weiteres Medikament hinzugeben wurde, unbedingt alle 3 – 6 Monate prüfen, ob sich wirklich die Anfälle gebessert haben, sonst wieder absetzen.
>   - Eine hohe Dosierung nur aufrecht erhalten, wenn diese nachweislich die Anfallskontrolle deutlich verbessert hat, sonst die Dosis wieder reduzieren. Alle 6 Monate bei nicht anfallsfreien Patienten prüfen, ob die Dosis tatsächlich noch notwendig ist.
>   - Sich differenzialdiagnostisch vergewissern, ob eine Depression oder ein beginnendes Parkinson-Syndrom vorliegt, das spezifisch behandelt werden muss.

Verhaltensauffälligkeiten bei Kindern

Barbiturate können bei Schulkindern als paradoxe Reaktion zu Hyperaktivität, verstärkter Ablenkbarkeit und zu einem hyperkinetischen Syndrom führen. Valproat wird durchaus nicht von allen Kindern gut vertragen, Irritabilität, Hyperaktivität, Schläfrigkeit sind bei bis zu 63 % der Fälle aufgefallen (Herranz u. Mitarb. 1982). Derartige Veränderungen sind bei Behandlung mit Carbamazepin oder Lamotrigin nicht beschrieben worden. Unter Vigabatrin wurden bei Kindern selten hyperkinetische Syndrome und Agitiertheit beobachtet (Fisher u. Mitarb. 1995). Vigabatrin führte bei 18,5 % zu psychiatrischen Komplikationen wie Irritation und Aggression (Remy u. Beaumont 1989). Aggressivität ist bei Kindern während der Behandlung mit Gabapentin aufgefallen.

> **Leitlinien**
> - Bei Kindern mit Verhaltensauffälligkeiten unter Barbituraten, Valproat, Vigabatrin oder Gabapentin ist eine Umstellung auf Carbamazepin, Oxcarbazepin oder Lamotrigin in Betracht zu ziehen.

Akute psychotische Reaktion

Hier werden lediglich akute psychotische Reaktionen unter Antiepileptika besprochen, während chronische Psychosen ausgeklammert werden. Akute Psychosen sind bei Patienten mit schwer behandelbaren Epilepsien nichts Ungewöhnliches. In einer großen neurologischen Spezialsprechstunde für Epilepsie gaben 4 % aller Patienten eine psychotische Reaktion in ihrer Anamnese an (Schmitz 1988). Paranoide psychotische Reaktionen können postiktal auftreten, Symptom eines nichtkonvulsiven Status sein oder infolge einer Intoxikation mit Phenytoin oder Barbituraten vorkommen. Extrem selten ist, wenn überhaupt, Valproat beteiligt (Bellman u. Ross 1977).

Verschiedene Antiepileptika oder epilepsiechirurgische Eingriffe, die abrupt zu einer drastischen Anfallsabnahme oder zur Anfallsfreiheit führen, können paranoide Reaktionen auslösen, die alternative Psychosen genannt werden und vermutlich die häufigste Ursache psychotischer Reaktionen sind (Trimble 1991). Letztere sind seit langem bekannt, z. B. unter Ethosuximid. In letzter Zeit wird Vigabatrin häufiger als andere neue Medikamente impliziert (Sander u. Mitarb. 1991). Allerdings liegt die Inzidenz mit 4 – 7 % nicht unerwartet hoch.

Leitlinien
- Bei plötzlicher Anfallsminderung nach Verordnung sehr wirksamer Antiepileptika wie Vigabatrin oder nach einer erfolgreichen Operation kann es bei vorher schwer behandelbaren Patienten zu einer vorübergehenden psychotischen Reaktion mit paranoiden Symptomen kommen.
- Die Behandlung ist meist unkompliziert. Zunächst werden Neuroleptika verordnet (s. in Kapitel 21 „Psychiatrische Therapie"). In der Regel kann ein Absetzen der Antiepileptika, die zur Anfallsfreiheit geführt haben, vermieden werden.
- Die anfallsprovozierende Wirkung von Neuroleptika wird meist überschätzt.

Depression

Patienten mit Epilepsie haben ein erhöhtes Risiko, eine Depression zu entwickeln. Es wird diskutiert, dass Phenytoin und Phenobarbital das Risiko einer Depression erhöhen. Unter den neuen Medikamenten haben Tiagabin (Marson u. Mitarb. 1997) und Vigabatrin (4–6%, Ring u. Mitarb. 1993) vermehrt zu Depressionen geführt. Unter Lamotrigin ist eine Besserung der Depression bei Patienten mit Epilepsie beobachtet worden (Edwards u. Mitarb. 2001). Nach dem raschen Absetzen von Antiepileptika kann es vorübergehend zu einer Depression und zu Angststörungen kommen.

Leitlinien
- Bei einem antiepileptisch wirkenden Medikament ist abzuwägen, ob ein Antidepressivum gegeben oder das Antiepileptikum ausgetauscht werden soll, falls nötig.
- Falls der Patient keinen überzeugenden Nutzen hatte, sollte das Medikament abgesetzt werden.
- Die anfallsverstärkende Wirkung von Antidepressiva wird meist überschätzt.

Toleranzentwicklung

Trotz eindeutiger tierexperimenteller Belege, dass die Wirkung der meisten Antiepileptika im Laufe der Behandlung nachlässt, ist beim Menschen der Nachweis von Toleranz im Gruppenvergleich schwierig, weil bei einigen Patienten die Wirkung des Medikamentes abnimmt, bei ande-

ren jedoch im gleichen Zeitraum zunimmt. In der Einzelfallanalyse kommt es nach mehrmonatiger Behandlung mit Benzodiazepinen wie Clobazam oder Vigabatrin bei etwa 30% (Schmidt u. Mitarb. 1986) und nach neueren Daten bei den meisten anderen Antiepileptika bei etwa 10% der wirksam Behandelten zum klinisch relevanten Wirkungsabfall infolge Toleranzentwicklung.

Visuelle Störungen

Untersuchungen an Patienten mit meist fokaler Epilepsie, die dauernd mit Antiepileptika wie Carbamazepin, Valproat oder Phenytoin behandelt wurden, ergeben eine Reihe unterschiedlicher visueller Störungen. Hierzu gehören Gesichtsfelddefekte, visuelle Wahrnehmungsstörungen, u.a. retinale Farbsinnstörungen, vermehrte Blendungsgefühle und eine gestörte transiente Tritanopie. Die Häufigkeit derartiger Veränderungen ist nicht ausreichend untersucht, Schätzungen liegen bei weniger als 1%. Unbehandelte Patienten zeigen hingegen eine normale visuelle Wahrnehmung.

Eine Vigabatrin-assoziierte, periphere, meist asymptomatische, konzentrische Gesichtsfeldeinengung ist bei etwa einem Drittel der Patienten beobachtet worden (Kälviäinen u. Mitarb. 1999). Über Einzelfälle wurde schon früher berichtet. Die Ursache ist unklar, u.a. werden gangliotoxische Effekte von Vigabatrin erwogen. Die Gesichtsfeldeinengungen sind nach dem Absetzen nicht reversibel. Bei Patienten, die mit einer Gesichtsfeldperimetrie nicht untersucht werden können, wurde ein Elektroretinogramm empfohlen (Harding u. Mitarb. 2000). Empfehlungen zum Umgang mit Vigabatrin werden in Kapitel 7 „Antiepileptika auf einen Blick" gegeben. Unter Topiramat kann es zu einer akuten Myopie und einem sekundären Engwinkelglaukom kommen.

Leitlinien
- Bei unspezifischen Sehbeschwerden (den Patienten gezielt danach fragen!) auch an retinale Gesichtsfeldveränderungen und die sehr seltene Optikusatrophie oder retinale Atrophie denken. Sofort einen Ophthalmologen hinzuziehen und ein langsames Absetzen bei einem möglichen Zusammenhang mit der Behandlung in Betracht ziehen.

Periphere Neuropathie

Nach langjähriger Behandlung mit Antiepileptika können meist milde, vorwiegend sensible und distale periphere Neuropathien auftreten (Schmidt 1992 a).

Bewegungsstörungen

Sehr selten kommen Bewegungsstörungen unter der Behandlung mit Antiepileptika vor. Dystonie und Dyskinesien wurden unter Phenytoin, Carbamazepin oder noch seltener unter Phenobarbital gesehen (Schmidt 1992 a). Asterixis kam unter Valproat vor, Tremor ist eine häufige Nebenwirkung von Valproat, ist neuerdings aber auch unter der Behandlung mit Lamotrigin beobachtet worden (Richens 1994). Über Myoklonien und choreiforme Bewegungsstörungen unter Gabapentin ist berichtet worden. Ein Parkinson-Syndrom kommt in Einzelfällen offenbar unter Valproat vor (Sasso u. Mitarb. 1994).

Osteomalazie

Patienten mit Epilepsie zeigen extrem selten Zeichen einer floriden Rachitis bzw. Osteomalazie mit einem leicht erniedrigten Calciumspiegel, einem deutlich verminderten Serumphosphatgehalt und einer z.T. stark erhöhten alkalischen Phosphatase. Es handelt sich häufig um institutionalisierte, retardierte, neurologisch auffällige Kinder und Jugendliche mit schwer behandelbaren Epilepsien, die hochdosiert und meist mit einer Kombination behandelt wurden. Dennoch wird empfohlen, auch bei erwachsenen Patienten auf klinische Symptome einer Osteomalazie wie Skelettschmerzen, Muskelschwäche, Muskelatrophie oder Frakturen zu achten, wobei eine Immobilisation oder eine altersbedingte Osteoporose, entzündliche oder degenerative Veränderungen als Risikofaktoren gelten.

Etwa 20 % der behandelten epileptischen Kinder und Jugendlichen zeigen eine Hypokalzämie und eine erhöhte alkalische Phosphatase. Bei Erwachsenen sind bei einem Viertel der Patienten eine Hypokalzämie, erhöhte Parathormonwerte und erniedrigte 25-Hydroxy-Vitamin-D-(25-OHD-)Werte und etwa bei jedem fünften Patienten eine erhöhte alkalische Phosphatase bzw. eine Hypophosphatämie zu erwarten. Bei jedem 20. Patienten ist der Mineralgehalt des Knochens vermindert.

Impliziert worden sind Enzyminduktoren wie Phenytoin, Primidon, Phenobarbital bzw. Carbamazepin. Meist wird angenommen, es handle sich um einen Vitamin-D-Mangel als Folge der enzyminduktorischen Wirkung der Antiepileptika, wobei biologisch inaktivere Vitamin-D-Metaboliten vermehrt entstehen. Die Evidenz, dass Antiepileptika für die Osteomalazie bzw. die abnormen Laborbefunde allein verantwortlich sind, ist vorläufig noch nicht schlüssig. Der klinische Wert einer prophylaktischen Behandlung ist nicht belegt.

Störungen der Schilddrüsenfunktion

Bei behandelten Patienten mit Epilepsie können die Thyroxinwerte (T_4) sowie das freie Thyroxin (FT_4) erniedrigt sein, der Trijodthyronin- (T_3) und der Thyreotropinwert (TSH) bleiben hingegen auch nach der Einnahme von Phenytoin oder Carbamazepin unverändert. Die klinische Bedeutung dieser Laborbefunde ist ohne den klinischen Nachweis einer Schilddrüsenunterfunktion gering und rechtfertigt keine Substitutionstherapie euthyreoter Patienten. Die Labordiagnose einer Hyperthyreose durch Aufnahmestudien des radioaktiven Iods und Suppressionstests wird durch Antiepileptika nicht erschwert. Eine Hypothyreose sollte bei klinischem Verdacht erst angenommen werden, wenn auch eine Hypophyseninsuffizienz, ein erhöhter TRH-Test mit einem überschießenden Anstieg des TSH-Spiegels oder erhöhte TSH-RIA-Werte vorliegen. Selten wurden nach Absetzen reversible Hypothyreosen nach Carbamazepin- und Phenytointherapie beschrieben (Schmidt 1992 a).

Hämatologische Veränderungen

Tritt unter der Behandlung mit Antiepileptika eine Leukopenie auf, so sollte die Dosis reduziert oder das Medikament abgesetzt werden, falls die Leukozytenzahl unter 3500 fällt, der prozentuale Anteil der Granulozyten unter die 25%-Marke sinkt oder eine Thrombozytopenie von weniger als 80.000 vorliegt. Zu Beginn einer Behandlung mit Carbamazepin oder Ethosuximid kann die Leukozytenzahl vorübergehend abnehmen, die sich aber auch ohne Änderung der Dosis wieder normalisiert. Bei Behandlung mit Ethosuximid oder Carbamazepin reicht daher eine Dosisreduktion in der Regel aus, um eine Leukopenie zu korrigieren. Viel zuverlässiger als Blutkontrollen ist die klinische Überwachung.

Hämatologische Erkrankungen treten insgesamt sehr selten auf. Aplastische Anämien sind unter Behandlung mit Carbamazepin in einer Inzidenz von 1/200.000 beschrieben worden, die Mortalität beträgt immerhin ein Drittel bis zur Hälfte aller Fälle. Die meisten Patienten waren älter und erhielten das Medikament zur Behandlung ihrer Trigeminusneuralgie (O'Connor u. Mitarb. 1994). Wiederholte Blutkontrollen sind zur Früherkennung nicht geeignet, da die häufige leichte Leukopenie nicht prädiktiv ist und die aplastische Anämie schlagartig auftritt. Unklares Fieber, Abgeschlagenheit und Infektionen sind Warnsymptome. Unter den neuen Medikamenten hat Felbamat mit einer geschätzten Inzidenz von 1/4000 zur aplastischen Anämie geführt. Etwa ein Drittel der Erkrankten verstarb. Einige Patienten hatten Überempfindlichkeitsreaktionen oder immunologische Erkrankungen unterschiedlicher Art in ihrer Vorgeschichte. Das Erkrankungsalter lag bei 40 Jahren (13–75 Jahren), und die ersten Symptome wurden im Mittel nach 158 Tagen beobachtet, mit einer weiten Streuung von 13–75 Tagen. Im Gegensatz zur spontanen aplastischen Anämie sind Frauen und das mittlere Lebensalter häufiger vertreten (Schmidt 1997).

Die meisten Antiepileptika führen zu einem Abfall der Folsäure. Megaloblastäre Anämien treten selten (bei 0,1–0,7%) auf, meist unter Primidon, Phenobarbital und Phenytoin, gelegentlich unter Valproat und Carbamazepin. Präkonzeptionell sollte Folsäure substituiert werden, die Dosis ist umstritten, sollte nach Auffassung der meisten Autoren, jedoch über 400 µg/Tag liegen. Folsäuregabe reduziert die Inzidenz von Neuralrohrdefekten um etwa 70% bei Frauen, die bereits ein Kind mit Neuralrohrdefekten geboren hatten. Obwohl für Patientinnen mit Epilepsie Belege nicht vorliegen, wird eine Folsäuresubstitution empfohlen. Befürchtungen, die verringerte Inzidenz von Neuralrohrdefekten könnte auf einer erhöhten fetalen Mortalität beruhen, werden derzeit diskutiert.

Störungen im Gerinnungssystem. Zu Beginn einer Behandlung mit Valproinsäure, vor einer Operation oder einer invasiven Untersuchung und bei klinischen Zeichen einer Gerinnungsstörung wie Nasenbluten, Hautblutungen sowie Hämatomen sollte ein kleiner Gerinnungsstatus erhoben werden. Sehr selten sind – bei Kindern – klinische Hinweise auf eine gestörte Gerinnungsfunktion während der Behandlung mit Valproinsäure bekannt geworden (Schmidt 1992a). Thrombozytopenien sind unter Valproat beschrieben worden,

die Inzidenz ist nicht gut bekannt, sie scheinen jedoch selten zu sein. Vor einer Operation ist ein kleiner Gerinnungsstatus zu veranlassen (Reynolds 1983).

Leitlinien
- Tritt unter der Behandlung mit Antiepileptika eine Leukopenie auf, so sollte die Dosis reduziert oder das Medikament abgesetzt werden, falls die Leukozytenzahl unter 3500 fällt, der prozentuale Anteil der Granulozyten unter die 25%-Marke sinkt oder eine Thrombozytopenie von weniger als 80.000 vorliegt. Der Rat eines Spezialisten für Epilepsie sollte eingeholt werden.

Herz- und Nierenstörungen

Bei älteren Menschen und Patienten mit bradykarden Herzrhythmusstörungen sind vereinzelt unter Carbamazepin und Phenytoin bradykarde Störungen aufgetreten (Schmidt 1992a). Unter der ketogenen Diät kann es zu kardialen Komplikationen kommen (Best u. Mitarb. 2000).

Nierenerkrankungen kommen bis auf Nierensteinerkrankungen mit Calciumsteinen bei 1–2% der Patienten unter Topiramat und unter Zonisamid nicht vor. Daher ist auf eine ausreichende Flüssigkeitsaufnahme zu achten. Ist der Morgenurin dunkel, trinkt der Patient nicht genug. Unter der Behandlung von Oxcarbazepin, insbesondere wenn es mit Carbamazepin oder mit Diuretika verabreicht wird, kommt es bei bis zu 30% zu einer asymptomatischen Hyponatriämie von 125 mmol/l oder darunter (Huuskonen u. Isojärvi 1997).

Leitlinien
- Bei Diuretikatherapie Natriumkonzentration im Serum messen, wenn Carbamazepin oder Oxcarbazepin gegeben wird.

Teratogenität

Verlässliche Zahlen zur vergleichenden Teratogenität einzelner Antiepileptika liegen noch nicht vor (Tomson u. Mitarb. 2004). Erste vorläufige Ergebnisse aus dem englischen prospektiven Schwangerschaftsregister haben jedoch eine höhere Fehlbildungsrate unter Valproat-Monotherapie von 5,9% (4,3–8,2%, 95% Konfidenzintervall) als unter Carbamazepin 2,3% (1,4–3,7%, 95%

Konfidenzintervall) und Lamotrigin 2,1 % (1,0 – 4,0 %, 95 % Konfidenzintervall) ergeben. In den meisten Kohortenstudien ergab sich für Valproat ein nicht signifikanter Trend zu mehr Fehlbildungen. Die Ergebnisse sind als vorläufig anzusehen, da für die anderen, klassischen und modernen Antiepileptika (aufgrund der zu geringen Fallzahlen) noch keine vergleichenden Daten vorliegen und keine der Studien andere mögliche Ursachen wie Art der Epilepsie oder Familienanamnese mit in die Auswertung einbezogen haben (Tomson u. Mitarb. 2004). Eine Kombinationstherapie mit mehreren Antiepileptika und eine hohe Gesamtdosis gelten als Risikofaktoren für das vermehrte Auftreten von Fehlbildungen, wie z. B. – in abnehmender Häufigkeit – kardiovaskuläre Defekte, Lippen-Kiefer-Gaumen-Spalten, Skelettanomalien und Gastrointestinalatresien (Kaneko 1995). Nimmt man noch so genannte fetale Antiepileptika-Syndrome (synonym: Minor-Anomalien) mit Dysmorphien wie eine Hypoplasie des Mittelgesichtes und der Finger sowie eine kleine Körpergröße hinzu, liegt das Risiko bei Einnahme eines Antiepileptikums bei 20,6 % vs. 8,5 %; Odds Ratio 2,8 (95 % Konfidenzintervall: 1,1 bis 9,7) im Vergleich zu Kindern unbehandelter, nichtepileptischer Mütter. Bei Einnahme von zwei Antiepileptika steigt das Risiko auf 28 % an mit einer Odds Ratio von 4,2 (95 % Konfidenzintervall: 1,1 bis 9,7). Bei unbehandelten Müttern mit Epilepsie war das Risiko hingegen nicht erhöht (Holmes u. Mitarb. 2001). Von den Minor-Anomalien war lediglich die distale digitale Hypoplasie mit der Einnahme eines bestimmten Antiepileptikums, nämlich Phenytoin, assoziiert (Gaily 1995). Aus einer methodisch angreifbaren, retrospektiven Untersuchung der Evidenzklasse III ergab sich ein Hinweis, dass viele tonisch-klonische Anfälle während der Schwangerschaft sowie eine fetale Valproatexposition von über 800 mg/Tag zu dysmorphen Minor-Anomalien und zu einem geringeren verbalen Intelligenzquotienten des Kindes führen könnten (Adab u. Mitarb. 2004). Auch in einer zweiten nicht-randomisierten Studie wiesen Kinder nach fetaler Valproatexposition verringerte verbale Intelligenzquotienten auf, während unter fetaler Carbamazepinexposition normale Intelligenzquotienten vorlagen. Allerdings hatten die Mütter mit pränataler Valproatexposition einen niedrigen Ausbildungsstand, und viele der Valproatpatienten nahmen noch andere Antiepileptika in der Schwangerschaft ein. Daher ist die monokausale Verursachung durch Valproat nicht eindeutig zu belegen (Gaily u. Mitarb. 2004). Der Einfluss von Valproat auf den IQ muss somit durch weitere, prospektive Studien untersucht werden.

Leitlinien

- Vor der Konzeption zur Risikominderung möglichst auf eine Monotherapie des für die Epilepsie oder die Anfälle am besten wirksamen Medikament in der niedrigsten wirksamen Tagesdosis umstellen. Vor der Schwangerschaft ebenfalls prüfen, ob überhaupt (noch) eine medikamentöse Behandlung notwendig ist. Bei langjährig anfallsfreien Patientinnen sollte vor der Schwangerschaft das Absetzen der Antiepileptika erwogen werden. Sorgfältig prüfen, ob es sich überhaupt um epileptische Anfälle handelt und bei nichtepileptischen Anfällen die Medikamente absetzen. Jede Änderung der Therapie zur Risikominderung der Teratogenität sollte vor Beginn der Schwangerschaft abgeschlossen sein.
- Die Balance zwischen dem Nutzen einer wirksamen Anfallskontrolle und dem möglichen Teratogenitätsrisiko ist zu beachten. Daher sollte beispielsweise der Einsatz von Valproat, wenn die Patientin es zur Anfallskontrolle benötigt, trotz des vermutlich erhöhten Fehlbildungsrisikos kein Grund sein, das Medikament zu wechseln oder von einer Schwangerschaft generell abzuraten. Statt unretardiertem Valproat sollte Valproat retard verordnet werden, da dieses Spitzenkonzentrationen verringert, deren Höhe tierexperimentell mit der Häufigkeit von Neuralrohrdefekten korreliert war, obwohl dafür keine Evidenzklasse-I-Belege für die Wirksamkeit bei Patientinnen mit Epilepsie vorliegen.
- Empfängnisfähige Frauen sollten zur Missbildungsprophylaxe bereits präkonzeptionell täglich 5 mg Folsäure sowie ein Vitamin-B-haltiges Kombinationspräparat einnehmen und Kaffee meiden, obwohl dafür keine Evidenzklasse-I-Belege für die Wirksamkeit bei Patientinnen mit Epilepsie vorliegen.
- Jede Änderung der Therapie zur Risikominderung der Teratogenität sollte vor Beginn der Schwangerschaft abgeschlossen sein. Während der Schwangerschaft sollte daher in der Regel keine Änderung der Medikation aus diesem Grund erfolgen, denn die Organogenese ist bereits in der 12. Woche

abgeschlossen. Während der ersten drei Monate der Schwangerschaft sollte, falls nicht zwingend zur Anfallskontrolle erforderlich, keine Therapie mit Valproat oder Topiramat, das tierexperimentell teratogen ist, begonnen werden.

- Valproat und Topiramat sollten generell nur nach ausführlicher Beratung und bei strenger Indikation und alle Medikamente sollten nur in der geringst wirksamen Dosis verordnet werden. Ein geringgradiger Abfall der Serumkonzentration während der Schwangerschaft rechtfertigt noch keine Dosiserhöhung.
- Falls Valproat oder Carbamazepin in der Frühschwangerschaft eingenommen wurde, sollte frühzeitig durch spezielle Untersuchungen nach einem Neuralrohrdefekt gesucht werden. Zu diesen Untersuchungen gehört die Bestimmung von Serum-Alphafetoprotein, die Ultraschalluntersuchung und, falls nötig, die Amniozentese.
- Nicht zu vergessen ist bei der Beratung, dass enzyminduzierende Antiepileptika wie Felbamat, Carbamazepin, Oxcarbazepin, Phenytoin, Phenobarbital, Primidon oder Topiramat ($>$ 200 mg/Tag) und auch das nicht enzyminduzierende Lamotrigin die Wirksamkeit oraler Kontrazeptiva verringern, während dies bei Gabapentin, Levetiracetam, Pregabalin, Tiagabin ($<$ 8 mg/Tag), Valproat und Vigabatrin nicht der Fall ist.

Veränderungen an Haut und Bindegewebe

Die meisten Standardantiepileptika, insbesondere Phenobarbital, Primidon und Phenytoin, und Bromide können eine Akne hervorrufen oder verstärken. Hirsutismus ist dosisabhängig durch Phenytoin bedingt. Valproat verursacht bei 0,5–12 % Haarausfall oder eine Veränderung des Haars, die in der Regel nach mehrmonatiger Behandlung auftritt und trotz Absetzens von Valproat nicht immer reversibel ist. Die häufigste Veränderung des Bindegewebes ist die Gingivahyperplasie unter Phenytoin, die bei bis zu 35 % meist bei schwer behandelbaren Epilepsien auftritt (Schmidt 1992 a). Dreimal täglich Zähneputzen hilft manchmal, eine operative Entfernung nur vorübergehend. Bei störender Gingivahyperplasie sollte Phenytoin abgesetzt werden. Es wird be-

hauptet, dass eine Gingivahyperplasie auch bei Behandlung mit Primidon oder Valproat auftritt (Behari 1991).

Unter Phenytoin- und Phenobarbitaltherapie kommt es bei Jugendlichen und jungen Erwachsenen mit myoklonisch-astatischen Anfällen und schwerer Lernbehinderung innerhalb von Jahren zu einer schleichenden Vergröberung der Gesichtszüge. Die Lippen schwellen ebenso an wie die Stirnwülste, und schließlich erfolgt eine generelle Verdickung des Unterhautgewebes. Die Patienten beginnen sich zu ähneln. Hinzu kommt nicht selten eine vermehrte Keloidbildung nach Narben durch Stürze auf das Kinn, die Augenwülste und die Stirn. Weniger bekannt sind eine Dupuytren-Kontraktur, Fibrombildung an der Fußsohle, das sog. Ledderhose-Syndrom, die Peyronie-Fibrose am Penisschaft und vor allem rheumatische Schulter-Hüft-Knie-Schmerzen, die alle Nebenwirkungen von Barbituraten sind. Die Schulterschmerzen können übrigens schon nach einigen Wochen auftreten. In einer prospektiven Untersuchung waren phenobarbitalbedingte Bindegewebsveränderungen bei immerhin 6 % zu sehen (Mattson u. Mitarb. 1989).

Schließlich sind kutane Symptome als Nebenwirkungen der Epilepsiebehandlung von Erkrankungen wie streifigen bräunlichen Hyperpigmentationen am Rumpf oder einer Alopecia areata bei der Incontinentia pigmenti (Bloch-Sulzberger-Syndrom) oder anderen unabhängigen Erkrankungen wie Nagelveränderungen unter Zytostatika oder Alopezie bei Thalliumvergiftung abzugrenzen.

> **Leitlinien**
> - Eine Dupuytren-Kontraktur, Fibrombildungen und vor allem rheumatische Schulter-Hüft-Knie-Schmerzen können Nebenwirkungen von Barbituraten sein.

Gewichtsveränderungen

Unter Valproat nehmen nach einigen Monaten etwa 10 % aller Patienten um bis zu 10 % des Gewichts zu, dies trifft auf Kinder, Jugendliche und Erwachsene zu. Geringere Gewichtszunahmen sind bei bis zu 59 % beobachtet worden (Dinessen u. Mitarb. 1984). Unter Vigabatrin und Gabapentin nahmen 6,7 % bzw. 5 % der Patienten an Gewicht zu (Remy u. Beaumont 1989, UK Gabapentin Study Group 1990). Unter Zonisamid, Topiramat und Felbamat kommt es zu Gewichtsabnahmen, die erheblich sein können und meist innerhalb der ersten sechs Monate auftreten (Schmidt u. Krämer 1994). Nach finnischen Untersuchungen kommt es zumindest bei einem Teil der weiblichen Patienten mit massiver Gewichtszunahme unter Valproat zu dem Syndrom der Insulinresistenz mit polyzystischen Ovarien, erhöhtem Testosteron, Infertilität und erhöhten Cholesterin- und Triglyceridwerten (Isojärvi u. Mitarb. 1997). Nach Wechsel zu Lamotrigin sind die Veränderungen, zumindest teilweise, reversibel (Isojärvi u. Mitarb. 1998). Unter Valproat kommt es häufiger zu Gewichtszunahmen als unter Lamotrigin. Unter der Zugabe von Pregabalin kommt es dosisabhängig innerhalb von drei Monaten bei insgesamt 10 % der Patienten zu einer Gewichtszunahme von mindestens 7 % des Körpergewichtes (Fachinformation Lyrica).

Leitlinien
- Kommt es bei Patientinnen zur Gewichtszunahme und Hyperandrogenämie, ist an eine Verursachung durch Antiepileptika – in erster Linie Valproat – zu denken.
- Bei Patienten mit kardiovaskulären Risikofaktoren sollten bevorzugt gewichtsneutrale Antiepileptika, wie z. B. Oxcarbazepin oder Lamotrigin eingesetzt werden (Schmidt u. Mitarb. 2004).

Immunologische Veränderungen, Onkogenität

Das Auftreten eines systemischen Lupus erythematodes ist unter der Behandlung mit Phenytoin, Ethosuximid, Primidon, Carbamazepin und Valproat beschrieben worden (Schmidt 1982 b, Asconape u. Mitarb. 1994). Ein Absetzen dieser Medikamente ist erforderlich; ein Austausch mit Antiepileptika, die keine Überempfindlichkeitsreaktionen zeigen, wie Clobazam oder Gabapentin, wird in Erwägung gezogen. Die Erfahrungen mit den neuen Medikamenten sind aber noch nicht ausreichend. Trotz tierexperimenteller Daten, dass das enzyminduzierende Phenobarbital karzinogen sei, gibt es dafür wie auch für die anderen Standardmedikamente keine Belege für eine erhöhte Tumorrate (Clemmensen u. Mitarb. 1974, Cockerell u. Mitarb. 1997). Eine Ausnahme sind maligne Lymphome unter langjähriger Therapie mit Phenytoin, die von benignen Lymphadenopathien unter Phenytoin abgegrenzt werden müssen (Schmidt 1982 b).

Medikamentöse Interaktionen

Medikamentöse Interaktionen können, insgesamt nicht häufig, zu einer klinisch bedeutsamen Abnahme der Wirkung oder zum Auftreten von Nebenwirkungen führen. Viele Standardantiepileptika sind, in abnehmender Stärke, enzyminduzierend wie Phenytoin, Phenobarbital, Carbamazepin, Primidon und unter den neuen Medikamenten Oxcarbazepin (Perucca 1982) oder Zonisamid. Sie führen daher zu einer Abnahme der Plasmakonzentration und der Wirkung anderer Medikamente. Von großer klinischer Bedeutung ist die Abnahme der Wirkung von Steroiden zur Asthmabehandlung oder zur oralen Kontraception unter der Einnahme von enzyminduzierenden Antiepileptika oder die verminderte Wirkung einer Chemotherapie (Relling u. Mitarb. 2000) (Tab. 9.**5**).

Bei Zugabe von Valproat zu einem dieser Antiepileptika kann es schwierig werden, trotz normaler Dosierung wirksame Valproat-Serumkonzentrationen zu erreichen. Valproat ist hingegen selbst enzyminhibitorisch und somit steigen bei dessen Zugabe die Plasmakonzentrationen von Lamotrigin an, was zu vermehrten Überempfindlichkeitsreaktionen führt. Felbamat lässt dosisabhängig die Konzentration anderer Antiepileptika wie Phenytoin, Carbamazepinepoxid und Phenobarbital ansteigen, daher ist die Dosis dieser Medikamente mit der Zugabe von Felbamat um etwa 25 % zu verringern, sonst kommt es zu Intoxikationen. Auch andere Medikamente wie Ketoconazol, Erythromycin, Cimetidin u. a. können ebenfalls durch Enzyminhibition zu einem Anstieg der Plasmakonzentration und zu Intoxikationen z. B. durch Carbamazepin führen. Schließlich sind einzelne Antiepileptika wie Phenytoin, Tiagabin und Valproat noch so stark proteingebunden im Plasma, dass es zu Interaktionen durch Verdrängung aus der Eiweißbindung und somit zu einer höheren Konzentration an freiem Medikament kommen kann. Dies kann in Einzelfällen zu einer Phenytoin-Intoxikation nach Zugabe von Valproat führen. Die Bestimmung von Isozymen der jeweiligen Medikamente erlaubt eine genaue Vorhersage, ob Interaktionen zu erwarten sind (Tab. 9.**5**).

Oxcarbazepin ist nur wenig enzyminduzierend ebenso wie Topiramat, während Felbamat, wie oben beschrieben, deutliche Interaktionen verursacht. Lamotrigin beeinflusst andere Medikamente nicht, kann aber von enzyminduzierenden Medikamenten in seiner Wirkung verringert werden, weiterhin kann es bei Zugabe zum en-

Tabelle 9.**5** **Interaktionen, hauptsächliche Isoformen des medikamentenabbauenden Enzyms P-450, deren Substrate, Inhibitoren und Induktoren** (Committee for Proprietary Medical Products 1997)[*]

P-450-Enzym	Substrat	Inhibitor	Induktor
CYP1 A2	Coffein, Phenacetin, Theophyllin	Fluvoxamin	Carbamazepin, Zigarettenrauchen
CYP2 C9	NSAR[*], Phenytoin, Tolbutamid, Sildenafil, Cumarin	Sulfaphenazol, Sulfipyrazon	Rifampicin, Barbiturate
CYP2 C19	Citalopram, Diazepam, Hexobarbital, Imipramin, Omeprazol, Proguanil, Propranolol	Fluvoxamin, Fluoxetin, Tranylcypromin	Rifampicin, Barbiturate
CYP2 D6[*]	mehrere Antidepressiva, Neuroleptika, Betablocker, Antiarrythmika, Codein, Dextromethorphan, Ethylmorphin, Nikotin	Aymalin, Chinidin, Fluoxetin, Paroxetin, Quinidin, Ritonavir	unbekannt
CYP2 E1	Acetaminophen, Alkohole, Coffein, Cholorxazon, Dapson, Enfluran, Theophyllin	Diethylthiocarbamat, Dimethylsulfoxid, Disulfiram	Ethanol, Isoniazid
CYP3 A4	Acetaminophen, Carbamazepin, Cyclosporin, Digitoxin, Diazepam, Erythromycin, Felodipin, Fluoxetin, Nifedipin, Quinidin, Saquinvir, Sildenafil, Steroide (z. B. Cortisol), Terfenadin, Tiagabin, Verapamil, Warfarin	Clotrimazol, Ketoconazol, Ritonavir, Troleandomycin	Dexamethason, Oxcarbazepin, Phenytoin, Rifampicin, Troleandomycin

[*] Das Isozym CYP2 D6 fehlt bei etwa 10% der Europäer, die deshalb u. a. bestimmte Antidepressiva und Neuroleptika nicht abbauen können, schon niedrige Dosen akkumulieren und Nebenwirkungen bekommen. Die Bestimmung der Isozyme möglichst vor Gabe derartiger Medikamente ist ein Gebiet der Pharmakogenetik. [*] NSAR nicht steroidale Antirheumatika

zyminhibitorischen Valproat zu Lamotrigin-Intoxikationen kommen. Erfreulich ist schließlich, dass einige der neuen Antiepileptika keine Interaktionen eingehen, also bei Zugabe weiterer Medikamente weder stören noch selbst gestört werden. Hierzu gehören Gabapentin, Pregabalin, Levetiracetam und Vigabatrin, das eine einzige unbedeutende Interaktion mit Senkung der Phenytoinkonzentration bewirkt, sowie Tiagabin (s. Tab. 9.**2**).

Verträglichkeit der neuen Antiepileptika

Einige der neuen Antiepileptika wie Gabapentin, Lamotrigin und Levetiracetam und Pregabalin sind ebenso gut verträglich wie die Zugabe von Placebo, während Tiagabin, Topiramat, Vigabatrin und Zonisamid etwas häufiger als Placebo zu Therapieabbrüchen führen (Marson u. Mitarb. 1997). Bei Monotherapie erwiesen sich Gabapentin (An-

hut u. Mitarb. 1997), Lamotrigin (Brodie u. Mitarb. 1995), Oxcarbazepin (Dam u. Ostergaard 1995) und Vigabatrin (Kälviäinen u. Mitarb. 1995) als besser verträglich im Vergleich zu Carbamazepin, wenn man Therapieabbrüche als Maßstab wählt. Oxcarbazepin und Lamotrigin verursachen seltener Abbrüche als Phenytoin (Steiner u. Mitarb. 1994, Bill u. Mitarb. 1997). Oxcarbazepin und Valproat führen ähnlich häufig zu Therapieabbrüchen (Christe u. Mitarb. 1996), ebenso Tiagabin und Carbamazepin.

Allerdings sind auch unter einzelnen neuen Antiepileptika in Einzelfällen schwerwiegende Erkrankungen aufgetreten. Hierzu gehören aplastische Anämien unter Felbamat, Nierensteine unter Topiramat, schwerwiegende Überempfindlichkeitsreaktionen unter Lamotrigin und Felbamat (Tab. 9.**2**). Trotz der oben gemachten Einschränkung wegen der relativ geringen Exposition im Vergleich zu den seit Jahrzehnten verordneten Standardmedikamenten geht aus der qualitativen Betrachtung der Nebenwirkungen in

Tab. 9.**2** und den vorteilhaften Vergleichen der Monotherapie eine bessere Verträglichkeit einiger neuer Antiepileptika wie Gabapentin, Lamotrigin, Levetiracetam, Oxcarbazapin und Tiagabin hervor.

Leitlinien

- Gabapentin, Lamotrigin, Oxcarbazepin eignen sich bei ähnlicher Wirksamkeit wie Carbamazepin oder Phenytoin und geringerer Sedation zur Monotherapiebehandlung von vorher unbehandelten Patienten mit fokalen Anfällen und von Patienten, die über Nebenwirkungen klagen. Die Tagestherapiekosten aller neuen Antiepileptika sind allerdings höher als die der alten.
- Gabapentin, Lamotrigin, Pregabalin und Levetiracetam sind weiterhin als Zusatzmedikamente für schwer behandelbare Epilepsien mit fokalen Anfällen wirksam und ähnlich verträglich wie Plazebo, während andere, z. B. Oxcarbazepin oder Topiramat etwas besser wirksam zu sein scheinen, dafür aber möglicherweise etwas weniger verträglich sind. Einschränkend ist aber zu sagen, dass eine verlässliche Bewertung der Unterschiede erst nach vergleichenden Untersuchungen der neuen Antiepileptika untereinander möglich sein wird, die derzeit noch nicht zur Verfügung stehen.

10 Auswahl und Dosierung der Medikamente

Eine wichtige Voraussetzung für eine erfolgreiche Pharmakotherapie ist die Auswahl des wirksamsten Medikaments. Die Kriterien dafür sind klinischer Natur: beste Wirksamkeit, keine Interaktionen, gute Verträglichkeit und bequeme Einnahme. Der Wirkungsmechanismus ist zweitrangig, solange der spezielle Mechanismus der Entstehung der einzelnen Anfallsformen und Epilepsieformen noch weitgehend im Dunkeln liegt. Da die Wirksamkeit auch der besten Medikamente nicht für alle Anfallsarten gleich ist, wird die Auswahl von der Diagnose bestimmt (Tab. 10.1). Weiterhin spielt, wie bereits erwähnt, das Risiko von Interaktionen eine wichtige Rolle bei der Auswahl.

Die Therapie der einzelnen Epilepsiesyndrome wird im Abschnitt „Behandlungsstrategien" (Kapitel 15 ff.) besprochen.

Fokale Anfälle (einfache, komplexe Anfälle mit und ohne sekundäre Generalisierung)

Die neuen, zur Monotherapie neu erkrankter jugendlicher und erwachsener Patienten mit fokalen Epilepsien in Deutschland zugelassenen Antiepileptika Gabapentin, Lamotrigin, Oxcarbazepin und Topiramat haben eine Reihe von Vorteilen gegenüber alten Antiepileptika wie z. B. Carbamazepin, Phenobarbital, Phenytoin, Primidon oder Valproat. Sie sind bei gleicher Wirksamkeit in Bezug auf Verträglichkeit in geeigneter Dosierung für neu erkrankte Patienten mit fokalen Epilepsien mindestens gleichwertig und z. T. vorteilhafter als alte Antiepileptika. Die zur Monotherapie zugelassenen neuen Antiepileptika sind weniger enzyminduzierend als Carbamazepin, Phenobar-

Tabelle 10.**1** **Indikationen von Antiepileptika**

Anfall und Anfallssyndrom	empfohlen	eventuell
Generalisiert		
• *Idiopathisch:*		
Absencen	VPA, LTG, CLB, TPM	ESM, LEV
Myoklonische Anfälle	VPA, LTG, CLB	PHB, PIR, LEV
Photosensible Anfälle	VPA, LTG, CLB, TPM	
Aufwach-Grand-Mal	VPA, LTG, TPM	PHB
• *Symptomatisch:*		
West-Syndrom	Vit B$_6$, STM, VGB, ACTH	CLB, VPA
Lennox-Gastaut-Syndrom	VPA, LTG, CLB, TPM	FBM
Fokal		
Einfache od. komplexe fokale Anfälle od. sekundär generalisierte Anfälle	CBZ, OXC, VPA, LTG PGN, GBP, LEV, TPM, CLB	PHB, VGB, FBM, ZNS, PHT, TGB
Nicht als fokal oder generalisiert klassifizierte Epilepsien	VPA, LTG, LEV, CLB, TPM	PHB

ACTH/DEX = ACTH, Dexamethason, CBZ = Carbamazepin, CLB = Clobazam, ESM = Ethosuximid, FBM = Felbamat, GBP = Gabapentin, LEV = Levetiracetam, LTG = Lamotrigin, OXC = Oxcarbazepin, PGN = Pregabalin, PHB = Phenobarbital/Primidon, PHT = Phenytoin, PIR = Piracetam, STM = Sultiam, TGB = Tiagabin, TPM = Topiramat, VGB = Vigabatrin, Vit B$_6$ = Vitamin B$_6$, VPA = Valproat, ZNS = Zonisamid

bital, Phenytoin, Primidon oder weniger enzymhemmend als Valproat, oder beeinflussen die hepatischen Enzymsysteme überhaupt nicht. Daher kommt es bei der Therapie mit diesen Medikamenten generell zu weniger Arzneimittelinteraktionen. Bei Langzeittherapie mit einigen neuen Antiepileptika sind mit Wahrscheinlichkeit auch weniger hormonell-metabolische Nebenwirkungen zu erwarten wie verstärkte Osteoporose oder klinisch relevante Veränderungen der Sexualhormone wie z. B. Hyperandrogenämie bei Frauen unter VPA oder Hypotestosteronämie bei Männern unter CBZ. Verlässliche Angaben zur Häufigkeit von Fehlbildungen bei Einnahme alter wie neuer Antiepileptika sind derzeit noch nicht möglich. Nach derzeitigem Kenntnisstand ist aber die Fehlbildungsrate unter LTG ähnlich wie bei CBZ Behandlung sowie bei unbehandelten Epilepsiepatientinnen und liegt deutlich niedriger als bei VPA. Daraus ergibt sich die medizinische Notwendigkeit, vor jeder Ersteinstellung sorgfältig zu prüfen, ob ein neues Antiepileptikum bevorzugt gegenüber einer alten Substanz einzusetzen ist. Die Auswahl zwischen den verschiedenen neuen Antiepileptika sollte unter Berücksichtigung aller relevanten individuellen Faktoren erfolgen. Vor allem bei Patienten, bei denen sich unerwünschte Nebenwirkungen der alten Antiepileptika besonders ungünstig auswirken könnten, sollten geeignete neue, weniger oder nicht enzyminduzierende Antiepileptika bevorzugt werden. Hierzu gehören bei Jugendlichen und Erwachsenen u.a. Frauen im gebärfähigen Alter, Patienten mit kognitiven oder affektiven Störungen, Hormon- oder Stoffwechselstörungen, erhöhtem Osteoporoserisiko, Übergewicht, Begleiterkrankungen sowie ältere Patienten (Schmidt u. Mitarb. 2004). Bei der Auswahl sind weiterhin die Stärken und Schwächen der einzelnen Antiepileptika von großer Bedeutung (Tab. 10.**2**). Der Auswahl muss eine sorgfältige Aufklärung über Nutzen und Risiko des Medikaments unter Berücksichtigung der individuellen Lebensverhältnisse des Patienten vorangehen. Unter den klassischen Medikamenten stehen Carbamazepin und Valproat als Mittel der ersten Wahl zur Behandlung fokaler Anfälle zur Verfügung (Tab. 10.**1**). Phenytoin und Phenobarbital sind zur Therapie generalisierter tonisch-klonischer Anfälle, die fokal oder unbestimmt beginnen, sowie fokaler Anfälle ebenso wirksam wie Carbamazepin. Nach Abwägung von Stärken und Schwächen fallen die Barbiturate heraus wegen der sedativen Nebenwirkungen und der etwas geringeren Wirksamkeit gegen fokale Anfälle (Matt-

son u. Mitarb. 1985). Bei gleicher Wirksamkeit fällt – zumindest in Europa – Phenytoin durch das Raster vor allem wegen der Gingivahyperplasie und des exponentiellen Anstiegs der Plasmakonzentration ab mittleren Dosierungen. Es bleiben Carbamazepin und Valproat übrig. In einer Studie zeigte sich, dass Carbamazepin etwas vorteilhafter war (Mattson u. Mitarb. 1992), in anderen großen Untersuchungen war das nicht der Fall (Heller u. Mitarb. 1995). Valproat wird bevorzugt verwendet bei Patienten, die wegen anderer Erkrankungen zusätzlich Medikamente einnehmen müssen, weil es – im Unterschied zu Carbamazepin – nicht zu Interaktionen führt, welche die Wirksamkeit anderer Medikamente wie orale Kontrazeptiva oder Asthmamittel herabsetzen. Beide Medikamente können bei schwangeren Frauen zum vermehrten Auftreten von Neuralrohrdefekten der Nachkommen führen, wobei das Risiko unter Valproat mit 2–3% vermutlich etwas höher liegt als unter Carbamazepin. Daher wird die präkonzeptionelle Gabe von Folsäure (5 mg/Tag) und Multivitaminen mit Vitamin-B-Komplex zur Herabsetzung des Risikos von Spaltbildungen und Neuralrohrdefekten dringend empfohlen.

Empfohlene Medikamente bei Versagen der Mittel der ersten Wahl

Treten unter den Medikamenten der ersten Wahl weiter Anfälle und/oder nicht akzeptable Nebenwirkungen auf, stehen in alphabetischer Reihenfolge folgende Medikamente zur Verfügung: Clobazam, Gabapentin, Lamotrigin, Levetiracetam, Oxcarbazepin, Phenytoin, Pregabalin, Tiagabin, Topiramat und Vigabatrin. Haben die Medikamente der ersten Wahl wegen Unwirksamkeit versagt, werden Clobazam, Levetiracetam, Pregabalin, Oxcarbazepin, und in besonders schweren Fällen Topiramat und Vigabatrin, gefolgt von Gabapentin, Lamotrigin oder Tiagabin, empfohlen, da letztere (zumindest im Vergleich zu Placebokontrollen) etwas weniger wirksam zu sein scheinen bei Patienten mit refraktären fokalen Anfällen. Sind hingegen ausschließlich Nebenwirkungen das Problem gewesen, werden Clobazam, Gabapentin, Lamotrigin oder Levetiracetam empfohlen, da diese Mittel geringer sedierende Nebenwirkungen und weniger Interaktionen aufweisen als andere Medikamente (Abb. 10.**1**). Außerdem stehen u. a. noch Phenytoin, Phenobarbital, Primidon und Acetazolamid zur Verfügung. Bromid oder Mesuximid (Vorsicht: Zugabe hal-

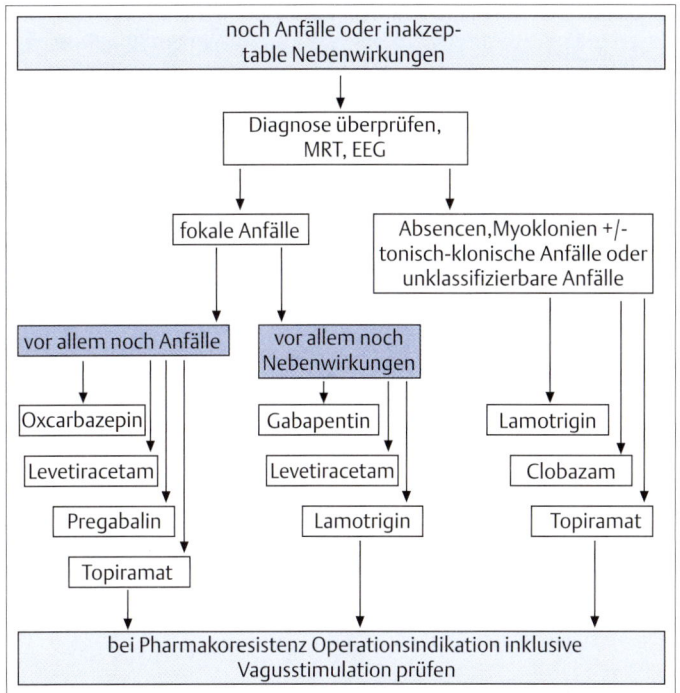

Abb. 10.**1** Antiepileptikatherapie refraktärer Epilepsien, die mit Antiepileptika der ersten Wahl nicht anfallsfrei werden oder inakzeptable Nebenwirkungen aufweisen.

biert Serumkonzentration von Lamotrigin) ist als Ultima Ratio anzusehen. Eine Umstellung auf Medikamente der weiteren Wahl sollte allerdings Ärzten mit spezieller Erfahrung vorbehalten bleiben wegen der Schwierigkeit, die individuelle Nutzen-Risiko-Relation abzuschätzen, und der höheren Rate an Komplikationen bei der Behandlung mit diesen Medikamenten. Zu betonen ist, dass die individuelle Entscheidung nach Abwägung von Schwächen und Stärken der einzelnen Substanzen unterschiedlich ausfallen kann. Zudem fehlen Vergleichsstudien der einzelnen Medikamente untereinander, da diese in der Regel nur jeweils gegen Placebo als Zusatztherapie geprüft wurden. Es gibt keine kontrollierten Studien, ob bestimmte Kombinationen von Medikamenten besser sind als andere. Bei einer Metaanalyse von placebokontrollierten Zusatzmedikamenten gegen refraktäre fokale Anfälle ergab sich ein Trend zu einer besseren Wirksamkeit für Topiramat und Vigabatrin, Lamotrigin und Gabapentin zeigten einen Trend zu besserer Verträglichkeit. Die Unterschiede waren aber nicht statistisch signifikant (Marson u. Mitarb. 1997).

Generalisierte Anfälle (Absencen, primär generalisierte tonisch-klonische und myoklonische Anfälle)

Valproat ist unstrittig das Mittel der ersten Wahl, weil es bei idiopathischen generalisierten Epilepsien in 80–90% der Fälle zu Anfallsfreiheit führt. Wegen des Risikos des akuten Leberversagens vor allem im Kleinkindesalter (Häufigkeit von 1 : 500) und im gesamten Kindes- und Jugendalter (Häufigkeit von 1 : 16.000) wird die Wahl von Valproat, wie bei jedem Medikament, erst nach Abwägung der individuellen Nutzen und Risiken erfolgen (Tab. 10.**2**).

Für generalisierte oder unklassifizierte Epilepsien liegen keine Klasse I-Evidenzen für die ähnliche Wirksamkeit von Lamotrigin oder Topiramat im Vergleich zum Standardmedikament Valproat vor (Faught 2003). Der Vergleich mit Valproat wird erschwert, weil außer für die Behandlung von Absence-Epilepsien des Kindesalters für VPA keine Klasse I-Evidenz für die Wirksamkeit bei anderen generalisierten Epilepsien vorliegt (Faught 2003). Klasse IV-Evidenzen sprechen für eine ähnliche Wirksamkeit von Lamotrigin und

Tabelle 10.**2**   **Stärken und Schwächen klassischer wie moderner Antiepileptika**

Antiepileptikum	Stärken	Schwächen
Carbamazepin	Wirksam gegen fokale und tonisch-klonische Anfälle	Exantheme, ZNS-Nebenwirkungen, Interaktion wegen Enzyminduktion, nicht wirksam gegen Absencen und Myoklonien, wird von Kindern und Älteren schlecht vertragen
Clobazam/ Clonazepam	Zusatzmedikament für refraktäre fokale und generalisierte Anfälle, keine Interaktionen, keine Überempfindlichkeitsreaktionen	Nachlassende Wirkung, Entzugssymptome, Depression, Sedation
Ethosuximid	Wirksam ausschließlich gegen Absencen	Magen-Darm-Beschwerden, psychotische Reaktionen, nicht wirksam gegen tonisch-klonische oder fokale Anfälle
Felbamat	Wirksam gegen Lennox-Gastaut-Syndrom	Aplastische Anämie, akutes Leberversagen, Exantheme, Schlaflosigkeit, Kopfschmerzen, Gewichtsabnahme, Interaktionen
Gabapentin	Wirksam gegen fokale Anfälle, keine Interaktionen, keine Überempfindlichkeitsreaktionen	nicht wirksam gegen Absencen und Myoklonien
Lamotrigin	Wirksam gegen fokale und generalisierte tonisch-klonische Anfälle und Absencen	Exantheme, Müdigkeit, Interaktion mit oralen Kontrazeptiva
Levetiracetam	Wirksam als Zusatzmedikament gegen fokale Anfälle, keine Interaktionen, keine Überempfindlichkeitsreaktionen	Nervosität, Irritabilität, Müdigkeit bei hohen Dosen
Oxcarbazepin	Wirksam bei fokalen Anfällen, besser verträglich als Carbamazepin	Sehr selten symptomatische Hyponatriämie, nicht wirksam gegen Absencen oder Myoklonien
Phenobarbital	Wirksam bei fokalen und generalisierten Anfällen außer Absencen	Somnolenz, Verlangsamung, Depression, Verhaltensstörung, Interaktion wegen Enzyminduktion
Pregabalin	Wirksam als Zusatzmedikament gegen fokale Anfälle, keine Interaktionen, keine Überempfindlichkeitsreaktionen	deutliche Gewichtszunahme bei hohen Dosen
Phenytoin	Wirksam gegen fokale und tonisch-klonische Anfälle	Exantheme, kosmetische Veränderungen, Depression, nichtlineare Pharmakokinetik, Interaktion wegen Enzyminduktion, nicht wirksam gegen Absencen und Myoklonien
Sultiam	Wirksam bei Rolando-Epilepsie und West Syndrom	Enzyminhibitor, daher Kombination mit Phenytoin oder Primidon meiden
Tiagabin	Wirksam als Zusatzmedikament gegen fokale Anfälle, keine Interaktionen, keine Überempfindlichkeitsreaktionen	Depression, nicht wirksam gegen Absencen und Myoklonien
Topiramat	Wirksam gegen fokale und generalisierte tonisch-klonische Anfälle inklusive Lennox-Gastaut-Syndrom, keine Überempfindlichkeitsreaktionen	Denkverlangsamung, Exantheme, Gewichtsverlust, Nierensteine
Valproat	Wirksam gegen generalisierte und fokale Anfälle, selten Überempfindlichkeitsreaktionen	Akutes Leberversagen im Kindesalter, Teratogenität, Gewichtszunahme, Interaktionen
Vigabatrin	Wirksam gegen fokale Anfälle und epileptische Spasmen, keine Interaktionen	Depression, psychotische Episoden, Gewichtszunahme, Gesichtsfeldeinengungen, nicht wirksam gegen Absencen oder Myoklonien
Zonisamid	Wirksam als Zusatzmedikament gegen fokale Anfälle	Gewichtsabnahme, Nierensteine

Topiramat im Vergleich zu Valproat bei generalisierten tonisch-klonischen Anfällen, während für vorher unbehandelte Patienten mit Absence-Epilepsien oder juveniler myoklonischer Epilepsie in manchen Fällen Valproat wirksamer zu sein scheint als Lamotrigin und Topiramat (Nicolson u. Mitarb. 2004).

Ethosuximid kommt als selten eingesetzte Alternative nur bei Absencen in Frage, da es gegen Myoklonien oder Grand Mal nicht wirkt. Weder Phenytoin, Carbamazepin, Oxcarbazepin, Gabapentin, Tiagabin noch Vigabatrin sind gegen Absencen oder Myoklonien wirksam.

Empfohlene Medikamente bei Versagen der Mittel der ersten Wahl

Kommt es zu inakzeptablen Nebenwirkungen oder ist die bisherige Behandlung unwirksam, stehen je nach Anfallsart und Epilepsiesyndrom zur Verfügung:

- **Absencen:** Clobazam, Clonazepam, Ethosuximid oder Lamotrigin; es fehlen Vergleichsstudien. Sind inakzeptable Nebenwirkungen von Valproat das Problem, wird man Lamotrigin oder Clobazam bevorzugen, da Ethosuximid und Clonazepam ein etwas ungünstigeres Nebenwirkungsprofil aufweisen. Ethosuximid ist zudem nur gegen Absencen, nicht aber gegen oft assoziierte Aufwach-Grand-Mal wirksam. Carbamazepin und Gabapentin können Absencen verschlimmern.
- **Myoklonische Anfälle:** Clobazam, Clonazepam, Lamotrigin, Piracetam, Phenobarbital, Primidon, Zonisamid; es fehlen Vergleichsstudien. Sind inakzeptable Nebenwirkungen von Valproat das Problem, wird man Clobazam, Lamotrigin und Piracetam bevorzugen, da Phenobarbital, Primidon, Zonisamid und Clonazepam ein ungünstigeres Nebenwirkungsprofil aufweisen. Piracetam ist gegen Absencen nicht wirksam. Carbamazepin, Gabapentin, Pregabalin, Tiagabin und Vigabatrin können Myoklonien verschlimmern.
- **Primär generalisierte tonisch-klonische Anfälle (Aufwach-Grand-Mal):** Clobazam, Lamotrigin; es fehlen nicht nur Vergleichsstudien, es gibt überhaupt keine Therapiestudien. Außerdem wird in den Untersuchungen von tonisch-klonischen Anfällen häufig nicht unterschieden zwischen primär generalisierten Anfällen mit Spike-Wave im EEG und tonisch-klonischen Anfällen, deren Beginn nicht fokal oder unbekannt ist. Ob Carbamazepin, Gaba-

pentin, Phenytoin, Vigabatrin tatsächlich wirksam sind, wurde nicht untersucht. Weitere Möglichkeiten sind Phenobarbital, Primidon, Clonazepam, Topiramat – die allerdings mehr Nebenwirkungen aufweisen – und Azetazolamid.

Unklassifizierbare Anfälle und Epilepsien

Bei nicht als generalisiert oder fokal klassifizierbaren Anfällen oder Epilepsien wird Valproat bevorzugt, weil es im Gegensatz zu Carbamazepin bei generalisierten und fokalen Anfällen wirksam ist. Für unklassifizierte Epilepsien liegen keine Klasse I-Evidenzen für die ähnliche Wirksamkeit von Lamotrigin oder Topiramat im Vergleich zum Standardmedikament Valproat vor (Faught 2003). Klasse IV-Evidenzen sprechen für eine ähnliche Wirksamkeit von Lamotrigin und Topiramat im Vergleich zu Valproat bei generalisierten tonisch-klonischen Anfällen (Nicholson u. Mitarb. 2004). Bei Versagen von Valproat oder Carbamazepin kommen Clobazam, Lamotrigin und Levetiracetam in die engere Auswahl.

Leitlinien

- Moderne Antiepileptika wie Gabapentin, Lamotrigin, Oxcarbazepin und die klassischen Antiepileptika Carbamazepin oder Valproat werden als Mittel der ersten Wahl zur Behandlung fokaler Anfälle empfohlen. Valproat ist das Mittel der ersten Wahl zur Behandlung generalisierter und unklassifizierbarer Anfälle.
- Haben die Medikamente der ersten Wahl wegen Unwirksamkeit bei fokalen Anfällen versagt, werden Clobazam, Levetiracetam, Pregabalin, Topiramat, gefolgt von Gabapentin, Lamotrigin oder Tiagabin, empfohlen, da letztere (zumindest gegen Placebokontrollen) etwas weniger wirksam zu sein scheinen bei Patienten mit refraktären fokalen Anfällen. Sind hingegen ausschließlich Nebenwirkungen das Problem gewesen, werden Clobazam, Gabapentin oder Lamotrigin und Levetiracetam empfohlen, da diese etwas weniger dosisabhängige Nebenwirkungen und weniger Interaktionen aufweisen als andere Medikamente. Außerdem stehen noch Phenytoin, Phenobarbital, Primidon, Azetazolamid als einige der weiteren Alternativen zur Verfügung.

- Sind bei Absencen inakzeptable Nebenwirkungen von Valproat das Problem, wird man Lamotrigin oder Clobazam bevorzugen, da Ethosuximid und Clonazepam ein etwas ungünstigeres Nebenwirkungsprofil aufweisen. Ethosuximid ist zudem nur gegen Absencen, nicht aber gegen oft assoziierte Aufwach-Grand-Mal wirksam.
- Sind inakzeptable Nebenwirkungen von Valproat das Problem, wird man Clobazam, Lamotrigin und Piracetam bevorzugen, da Phenobarbital, Primidon, Zonisamid und Clonazepam ein ungünstigeres Nebenwirkungsprofil aufweisen.
- Bei refraktären primär generalisierten tonisch-klonischen Anfällen: Clobazam, Lamotrigin. Weitere Möglichkeiten sind Phenobarbital, Primidon, Clonazepam, Topiramat, die allerdings mehr Nebenwirkungen aufweisen, und Azetazolamid.
- Bei Versagen von Valproat oder Carbamazepin bei unklassifizierbaren Anfällen und Epilepsien kommen Clobazam, Lamotrigin und Levetiracetam in die engere Auswahl.

Einsatz von Generika: Was ist zu beachten?

Die Zulassung von Generika für die ersten beiden der sogenannten neuen Antiepileptika ist für die Deutsche Gesellschaft für Epileptologie (DGfE) Anlass, in Ergänzung zu einem früheren Kommentar zur „aut idem"-Problematik (Krämer u. Mitarb. 2002) erneut zum Einsatz von Generika in der Therapie mit Antiepileptika aus neurologischer Sicht Stellung zu nehmen. Bei einer Neueinstellung oder ohnehin erforderlichen Umstellung einer antiepileptischen Therapie können sie meist problemlos eingesetzt werden. Bei Anfalls- und Nebenwirkungsfreiheit sollte hingegen ein unbedachter Wechsel des Fertigarzneimittels unterbleiben, weil im Einzelfall klinisch relevante Unterschiede in der Bioverfügbarkeit innerhalb der gesetzlichen Normen der Bioäquivalenz auftreten können. Ist die Bioverfügbarkeit nach dem Wechsel geringer, können Anfallsrezidive auftreten, ist die Bioverfügbarkeit höher, kann es zu unerwünschten Nebenwirkungen kommen.

Der verschreibende Arzt sollte daher dafür Sorge tragen, dass kein vom Arzt unbeabsichtigter Wechsel zwischen verschiedenen Fertigarzneimitteln desselben Wirkstoffs erfolgt. Die DGfE empfiehlt deswegen sowohl entsprechende Angaben auf dem Rezept (Ankreuzen von „aut idem" oder Stempel „kein Austausch") als auch eine Information der Betroffenen oder ihrer Angehörigen (Krämer u. Mitarb. 2005).

> **Leitlinien**
> Die mit dem Wechsel zwischen verschiedenen Fertigarzneimitteln eines Wirkstoffs verbundenen Risiken müssen sowohl aus Sicht des behandelnden Arztes als auch aus Sicht der Betroffenen vertretbar gering sein. Bei Anfalls- und Nebenwirkungsfreiheit müssen Betroffene bei einer geplanten Umstellung über das Risiko eines Anfallsrezidivs bzw. von Nebenwirkungen informiert werden und ihre Zustimmung geben. Ansonsten setzt sich der Arzt bei auftretenden Problemen Schadensersatzansprüchen aus (s. Kap. 22).

Dosierung

Das individuell optimal ausgewählte Medikament wird generell sehr langsam auf eine mittlere Tagesdosis eindosiert (Tab. 10.**3**). Die Startdosen, mittlere Tagesdosen und die Eindosierungszeit bis zur mittleren Tagesdosis sind vor allem aus zwei Gründen unbedingt zu beachten. Erstens, die Startdosis ist bereits wirksam und zweitens erhöht eine raschere Dosierung das Nebenwirkungsrisiko erheblich. Dies gilt auch für sonst gut verträgliche moderne Medikamente (White u. Mitarb. 2003) und trifft sowohl auf ZNS-Nebenwirkungen zu wie auch auf Überempfindlichkeitsreaktionen der Haut. Bei rascher Aufdosierung steigt das Risiko von Überempfindlichkeitsreaktionen bis auf das Zehnfache an, außerdem kommt es häufiger zu unangenehmen zentralnervösen Nebenwirkungen. Bei Überschreiten der mittleren Tagesdosis nimmt die Wirksamkeit der Behandlung aus bisher unbekannten Gründen überraschend deutlich ab. Zählt man alle anfallsfrei werdenden Patienten als 100 %, so beträgt die Chance für einen vorher unbehandelten Patienten, der mit einer mittleren Tagesdosis nicht anfallsfrei geworden ist, mit einer höheren Tagesdosis anfallsfrei zu werden, nur etwa 20 – 30 % (Kwan u. Brodie, 2001). Dies gilt für alle untersuchten Medikamente zur Erstbehandlung wie Carbamazepin, Gabapentin, Lamotrigin, Oxcarbazepin, Topiramat, und Valproat. Auch bei einer Kombinationstherapie profitiert bei Überschreiten der mittleren Tagesdosis nur noch etwa jeder zehnte Pa-

Tabelle 10.**3** **Eindosierungszeit der Antiepileptika.** Dosiert man schneller ein, was z. B. unter stationären Bedingungen möglich ist, steigt das Risiko von Nebenwirkungen an, dies gilt neben den zentralnervösen Symptomen auch für Überempfindlichkeitsreaktionen. Als Regel gilt daher, so langsam wie möglich aufzudosieren, zumal die Wirksamkeit der meisten Medikamente bald einsetzt.

Antiepileptikum	Startdosis (mg/Tag)	mittlere Dosis (mg/Tag) bis zu	Eindosierungszeit (Wochen) bis zur mittleren Tagesdosis
Bromid	300	2100	8 Wochen
Carbamazepin	200	800	2 Wochen
Clobazam	10	20	1 Woche
Ethosuximid	250	1000	8 Wochen
Gabapentin	300	2400	1 Woche
Lamotrigin	25	300	8 Wochen
Levetiracetam	500	2000	4 Wochen
Oxcarbazepin	150	1200	2 Wochen
Phenobarbital	50	200	8 Wochen
Phenytoin	100 – 200	300	2 Wochen
Pregabalin	75 – 150	450	2 Wochen
Primidon	125	250	8 Wochen
Tiagabin	5	35	7 Wochen
Topiramat	25 – 50	200	6 Wochen
Valproat	500	1200	2 Wochen
Vigabatrin	500	3000	2 Wochen
Zonisamid	25	300	3 Wochen

tient (von allen, die ansprechen) von einer Anfallsabnahme um mindestens 50%, wenn eine mittlere Tagesdosis nicht ausreichend wirksam war (Deckers u. Mitarb. 2003).

Leitlinien
- Generell sehr langsam aufdosieren und mit sehr niedrigen Tagesdosen beginnen. Nur in Notfällen wie Anfallsserien oder Status epilepticus wird rasch auf die maximal verträgliche Dosis gesteigert.
- Nur wenn eine mittlere Tagesdosis nach Erreichen der Steady-state-Plasmakonzentration unzureichend wirksam ist, wird auf die maximal verträgliche Dosis erhöht.
- Falls die erwünschte Wirkung ausbleibt, was leider für die meisten Patienten gilt, unbedingt auf die vorherige Tagesdosis zurückkehren, um eine unnötige Überbehandlung zu vermeiden.

11 Monotherapie und Kombinationstherapie

Die Monotherapie wird unstrittig zur Erstbehandlung bevorzugt. Mit ihr werden etwa 60 % aller Kinder und Jugendlichen anfallsfrei (Camfield u. Mitarb. 1997). Für Erwachsene gelten ähnliche Zahlen (s. Kapitel 8 „Klinische Wirksamkeit von Antiepileptika"). Demnach treten bei bis zu 40 % aller Patienten dennoch weiter Anfälle oder inakzeptable Nebenwirkungen oder – am häufigsten – beides auf.

Sobald die Monotherapie mit dem Medikament der ersten Wahl versagt hat, wird es der Arzt durch ein anderes für die Epilepsie geeignetes Medikament allmählich austauschen – auch alternative Monotherapie genannt – oder dieses als zweites Medikament in Kombination hinzugeben (Abb. 11.1). Schließlich kann vor der Zugabe des zweiten Medikaments die Dosis des ersten Medikaments allmählich, in vielen Fällen sogar bis zur Hälfte reduziert werden, ohne dass es zu einer deutlichen Zunahme der Anfälle kommt. Der Vorteil der Dosisreduktion ist aber ein Nachlassen der Nebenwirkungen. Es entsteht eine 1½-Therapie. Alle drei Möglichkeiten haben Vorteile und Nachteile, die individuell nach den Bedürfnissen

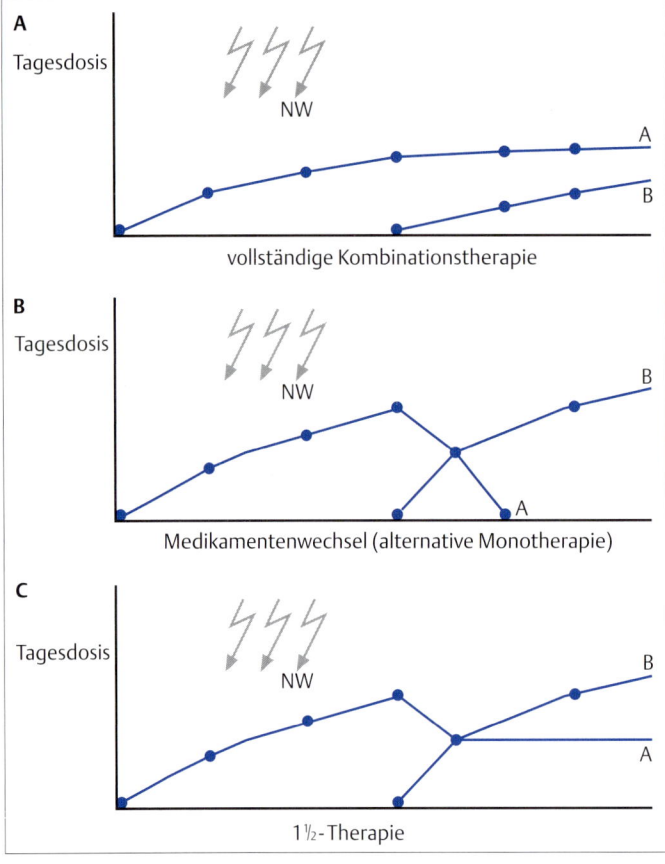

Abb. 11.**1** Prinzipien der Kombinationstherapie. Die Behandlung beginnt immer mit einer Monotherapie, die bis an die Grenze der Verträglichkeit titriert wird, falls zur Anfallskontrolle notwendig. Hören die Anfälle dennoch nicht auf, wird ein zweites Medikament hinzugegeben (A) oder gegen das vorherige ausgetauscht (alternative Monotherapie, B). Der Wechsel kann auf einen Schlag oder besser allmählich erfolgen. Um Nebenwirkungen zu verringern, wird empfohlen, die Dosis des vorherigen Medikaments zu reduzieren und, falls möglich, zu halbieren (1½-Therapie, C) entweder vor oder gleichzeitig mit der Zugabe des zweiten Medikaments.

A
Tagesdosis
NW
A
B
vollständige Kombinationstherapie

B
Tagesdosis
NW
B
A
Medikamentenwechsel (alternative Monotherapie)

C
Tagesdosis
NW
B
A
1½-Therapie

und den Wünschen des Patienten gegeneinander abgewogen werden können, ebenso wie der Zeitplan für die geplante Änderung. Betont werden muss, dass bislang keine kontrollierten Studien alternative Monotherapie und Kombinationstherapie verglichen haben.

Mit der Kombinationstherapie oder der alternativen Monotherapie werden jeweils etwa 17 % der Patienten mit refraktären fokalen Anfällen anfallsfrei (Schmidt u. Shorvon 1996, Camfield u. Mitarb. 1997) und etwa 40 % haben weniger Anfälle. Die Kombinationstherapie hat den Vorteil, dass sie auch nach Versagen der alternativen Monotherapie bei allerdings nur einigen Prozent noch hilfreich ist. Belegt ist dies jedoch nur für die Kombination von Valproat und Ethosuximid an wenigen Kindern und Jugendlichen mit schwer behandelbaren Absencen (Rowan u. Mitarb. 1983) und für die Kombination von Carbamazepin und Phenytoin bei der Behandlung schwer behandelbarer fokaler Anfälle im Erwachsenenalter (Schmidt u. Gram 1994). In der einzigen kontrollierten Vergleichsstudie zwischen Kombination und alternativer Monotherapie nach erfolgloser Vorbehandlung ergab sich kein wesentlicher Unterschied in Wirksamkeit und Verträglichkeit (Beghi u. Mitarb. 2003). Kritisch ist allerdings anzumerken, dass in dieser Studie leider meist alte Antiepileptika wie Phenobarbital eingesetzt wurden und die statistische Power zu gering war, etwaig vorhandene Unterschiede zu erkennen. Im klinischen Alltag sind dennoch einige Kombinationen vorteilhafter als andere (s. u.). Der Preis für die zusätzliche Wirksamkeit sind nicht selten stärkere Nebenwirkungen, unübersichtliche Interaktionen und die Schwierigkeit, die Wirkung oder die Nebenwirkung auf eines der beiden Medikamente beziehen zu können (Abb. 11.**2**).

Die Einstellung des Patienten oder seiner Angehörigen zur medikamentösen Behandlung überhaupt spielt eine große Rolle. Herrscht Skepsis vor, wird die Verringerung der Tabletteneinnahme als sinnvoll akzeptiert. Verleihen die Medikamente und ihre oft minutiös geregelte Einnahme hingegen Sicherheit und verstärken das Gefühl der Selbstkontrolle über die Erkrankung, wird ein Abbau möglicherweise als bedrohlich erlebt. Bei Kindern und Jugendlichen, die unter der sukzessiven Monotherapie mit dem Mittel der ersten Wahl und einem weiteren empfohlenen Medikament (s. Kapitel 10 „Auswahl der Medikamente") nicht anfallsfrei werden und eine gut operable Temporallappenepilepsie haben, kann auf eine weitere, unnötige Kombinationstherapie

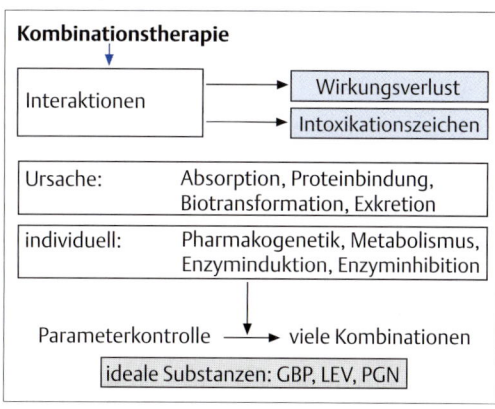

Abb. 11.**2** Pharmakokinetische Interaktionen bei Kombinationstherapie.

verzichtet werden (Dlugos u. Mitarb. 1997). Ist allerdings keine Operation möglich oder ist die postoperative Prognose nicht so gut, ist eine intensive Evaluation weiterer Medikamente sinnvoll.

$1^1/_2$-Therapie

Es wird empfohlen, die Dosis des ersten Medikaments bereits vor Zugabe des zweiten Medikaments vorsichtig auf die Hälfte zu reduzieren, soweit dies ohne Zunahme von Anfällen möglich ist, um Nebenwirkungen und unübersichtliche Interaktionen zu mindern ($1^1/_2$-Therapie). Dieses Vorgehen empfiehlt sich insbesondere, wenn der Patient klinische Nebenwirkungen aufweist oder das erste Medikament durch Enzyminduktion die angestrebte Plasmakonzentration des zweiten Medikaments nicht erreichen lässt (Typ: Valproat zu Carbamazepin oder Phenytoin) oder das zweite Medikament durch Enzyminhibition die Plasmakonzentration ansteigen lässt und das Intoxikationsrisiko erhöht (Typ: Felbamat zu Phenytoin oder Phenobarbital oder Valproat zu Lamotrigin oder Phenobarbital).

Alternative Monotherapie

Falls möglich, wird von der $1^1/_2$-Therapie auf die alternative Monotherapie übergeleitet. Bei der Mehrzahl der Fälle ist die alternative Monotherapie ohnehin wirksam und verträglich, belastet den Patienten weniger, weil er weniger Medikamente einnehmen muss. Die Nebenwirkungen können geringer und die Behandlung übersichtlicher sein, vielleicht werden auch die Einnahmetreue verbessert und die Kombination unnötig. Nehmen die Anfälle jedoch selbst bei vorsichtigem Übergang auf eine Monotherapie zu, kann immer noch die volle Kombination mit beiden Medikamenten in hoher Dosis eingeleitet werden.

Kombinationstherapie

Hat man sich für die Kombinationstherapie entschieden und versagt diese, wird auf eine Monotherapie mit dem individuell Erfolg versprechenden ersten oder dem zweiten Medikament zurückgegangen, um Platz für einen Austausch zu schaffen. Der Dosisabbau folgt den Empfehlungen

bei der Beendigung der Behandlung. Hat man sich nach ausführlicher Information und unter Berücksichtigung der Vorbehalte und der Wünsche des Patienten auf die individuell optimale Behandlungsstrategie verständigt, ist die Auswahl des zweiten Medikaments zu treffen (s. in Kapitel 10 „Behandlung fokaler Anfälle"). In Tab. 11.1 werden günstige Kombinationen vorgeschlagen.

Im Kapitel 7 „Antiepileptika auf einen Blick" werden jeweils für das einzelne Antiepileptikum günstige Kombinationen empfohlen.

Versagt jedoch auch die Kombination, wird auf eine Monotherapie mit dem individuell Erfolg versprechenden ersten oder dem zweiten Medikament zurückgegangen, um Platz für einen Austausch zu schaffen. Der Dosisabbau folgt den Empfehlungen bei der Beendigung der Behandlung, wobei allerdings auch der abrupte Wechsel von einem auf den anderen Tag praktiziert wird.

Tabelle 11.1 **Kombinationstherapie. Beispiele für gute, mäßige und ungünstige Kombinationen.** Erläuterungen: gut = keine störenden Interaktionen; mäßig = störende Interaktionen, in Monotherapie nicht belegt wirksam; ungünstig = Exazerbation der Anfälle oder fehlende Wirksamkeit des zugegebenen Medikaments. Zu betonen ist weiterhin, dass kontrollierte Studien fehlen und die jeweilige Kombination auf ihre Anwendbarkeit im Einzelfall individuell zu prüfen ist.

Bewertung	fokale Anfälle	Absencen	Myoklonien	primär gen. tonisch- klonische Anfälle	unklassifizier- bare Anfälle
gut	CBZ/CLB CBZ/GBP CBZ/LEV CBZ/PGN CBZ/TGB CBZ/TPM LTG/LEV LTG/PGN OXC/LTG OXC/VPA OXC/LEV OXC/PGN	VPA/ESM VPA/CLB VPA/TPM LTG/TPM	VPA/CLB VPA/PIR VPA/ZNS	VPA/CLB VPA/TPM	VPA/CLB
mäßig	CBZ/FBM CBZ/OXC CBZ/LTG CBZ/PB CBZ/VPA CBZ/MSM	VPA/LTG VPA/FBM VPA/MSM VPA/ESM	VPA/LTG VPA/PB VPA/FBM	VPA/LTG VPA/CBZ VPA/PB	VPA/LTG VPA/TPM LTG/TPM
ungünstig	CBZ/ESM VPA/GBP VPA/TGB VPA/VGB VPA/CBZ	VPA/PB VPA/OXC VPA/VGB VPA/TGB VPA/CBZ VPA/GBP	VPA/GBP		

Weniger Medikamente und weniger Anfälle

Bei Patienten, die trotz einer Kombinationstherapie nicht anfallsfrei geworden sind, kann bei etwa 80% zu einer Monotherapie vorzugsweise mit dem Medikament übergegangen werden, das in der Vergangenheit ein Optimum an Wirksamkeit und geringen Nebenwirkungen sowie an Bequemlichkeit der Einnahme gezeigt hat. Meist nimmt trotz weniger Medikamente die Zahl der Anfälle ab (Abb. 11.**2**). Ein Versuch zur Reduzierung der Zahl und auch der Dosis der Medikamente ist mit Abstand die erfolgreichste Behandlungsstrategie refraktärer Epilepsien. Hat trotz sukzessiver Dosiserhöhung die Anfallsfrequenz nicht abgenommen, wird die Dosis reduziert. Unnötig hohe, weil unwirksame Dosen beizubehalten, ist ein vermeidbarer Behandlungsfehler.

Leitlinien

- Wenn sich eine ausreichend dosierte Monotherapie als nicht genügend wirksam herausstellt, hat der Arzt im Einzelfall die Qual der Wahl zu wechseln oder zu kombinieren. Der Vorteil der Kombination ist, dass er nicht Gefahr läuft, ein teilweise wirksames Medikament durch ein individuell noch weniger wirksames zu ersetzen. Der Nachteil dieses Vorgehens besteht allerdings darin, dass die medikamentöse Gesamtbelastung vorübergehend ansteigt. Daher wird man im Einzelfall die Dosis des ersten Medikaments bei unzumutbaren Nebenwirkungen der Kombination allmählich reduzieren.
- Bei unzureichender Wirksamkeit wird daher pragmatisch empfohlen erst mit einer mittleren Dosis des zweiten Medikamentes zu kombinieren und dann bei Nebenwirkungen das erste Medikament allmählich zu reduzieren und, falls möglich, schließlich langfristig ganz abzubauen.
- Bei Überempfindlichkeitsreaktionen und anderen unzumutbaren Nebenwirkungen wird man wechseln und so die medikamentöse Gesamtbelastung möglichst gering halten.
- Nicht zuviel versprechen. Insgesamt ist beim Wechsel auf eine andere Monotherapie oder durch eine Kombination nur bei allenfalls jedem zehnten Patienten mit einer chronischen Epilepsie Anfallsfreiheit und bei bis zur Hälfte eine Halbierung der Anfälle zu erwarten.

12 Beendigung der Behandlung

Da die meisten Patienten mit Epilepsie unter der Behandlung mit Antiepileptika innerhalb weniger Jahre anfallsfrei werden, ergibt sich die Frage nach dem Absetzen der Antiepileptika. In der einzigen Evidenzklasse I-Studie, in der langsames Absetzen gegen Beibehaltung der Medikamente bei mehrjährig anfallsfreien Jugendlichen und Erwachsenen untersucht wurde, blieben zwei Jahre nach dem Absetzen insgesamt 59% anfallsfrei. Selbst bei Weiterführung der Medikamente blieben nur 78% anfallsfrei. Nach 5 Jahren war der Unterschied zwischen den Gruppen verschwunden (Medical Research Council Antiepileptic Drug Withdrawal Study 1991). Diese Studie zeigt erstens ein beträchtliches Risiko, nach dem Absetzen wieder Anfälle zu bekommen, und zweitens, dass selbst eine Fortführung der Behandlung Anfallsfreiheit nicht garantiert. Ein weiteres Risiko des Absetzens besteht darin, dass bei Wiederaufnahme der Behandlung nur die Hälfte der Patienten innerhalb von 6 Monaten wieder anfallsfrei wird. Bei den übrigen Patienten kann es in Einzelfällen bis zu 12 Jahren dauern, bis wieder Anfallsfreiheit erreicht wird. Etwa jeder 10. Patient wird gar nicht mehr anfallsfrei (Schmidt u. Löscher 2005). Der Arzt ist daher verpflichtet, den Patienten unter Berücksichtigung der individuellen Lebensverhältnisse über diese nicht unbeträchtlichen Risiken aufzuklären, bevor Antiepileptika abgesetzt werden. Im Einzelfall sind die Wahrscheinlichkeit des Anfallsrezidivs und vor allem die Konsequenzen eines Anfalls (speziell vorübergehende Fahruntauglichkeit) zu bedenken.

Allgemein gilt, dass ein Absetzen nach gemeinsamer Absprache zwischen Patient, Angehörigen und Arzt in Betracht gezogen werden sollte, wenn der Patient selbst den Wunsch nach Absetzen äußert und folgende Merkmale aufweist (Tab. 12.1).

Das Rezidivrisiko anfallsfreier Patienten nach der Beendigung der medikamentösen Behandlung hängt wesentlich von der Art der Epilepsie ab. Kinder mit idiopathischen fokalen Epilepsien, Absence-Epilepsien des Kindesalters, seltenen generalisierten tonisch-klonischen Anfällen so-

Tabelle 12.1   Richtlinien zum Absetzen von Antiepileptika nach mehrjähriger Anfallsfreiheit*

- Normaler neurologischer und IQ-Befund
- Normales EEG zum Zeitpunkt des Absetzens
- Anfallsfreiheit von mindestens 2 Jahren und
- Epilepsie mit nur einer Art epileptischer Anfälle
- Keine juvenile myoklonische Epilepsie
- Die Antiepileptikadosis kann bei anfallsfreien Patienten innerhalb von 6 Monaten allmählich abgesetzt werden, möglicherweise sogar schneller speziell bei Kindern
- Entspricht der Patient nicht dem optimalen Profil, so ist dies noch kein Grund, ein Absetzen nicht in Betracht zu ziehen, es sollte allerdings dann mit einem erhöhten Absetzrisiko von mehr als 40% gerechnet werden
- Generell gilt, dass das Absetzrisiko bei Kindern geringgradig niedriger ist als bei Epilepsien, die im Erwachsenenalter beginnen

* Erfüllt ein Patient alle Kriterien, liegt das Risiko eines Anfallsrezidivs unter 30%. Dennoch können bei Patienten, die das Profil nur in 2 oder 3 Punkten erfüllen, die Antiepileptika auch erfolgreich abgesetzt werden.

wie Kinder, die innerhalb von zwei Jahren anfallsfrei werden, haben nach Absetzen nach zweijähriger Anfallsfreiheit ein Rezidivrisiko um 20%. Bei Kindern mit fokalen Anfällen beträgt 5 Jahre nach dem Absetzen das Risiko 25–28% (Verrotti u. Mitarb. 2000). Wird allerdings erst nach längerer Behandlung Anfallsfreiheit erzielt, vor einer fünfjährigen Anfallsfreiheit abgesetzt und handelt es sich um andere als die oben aufgeführten Anfallsarten und Epilepsien, steigt das Risiko auf 50 und 80% an. Die juvenile myoklonische Epilepsie hat das höchste Absetzrisiko von über 90% (Nicolson u. Mitarb. 2004). Das Absetzrisiko nach erfolgreicher epilepsiechirurgischer Behandlung beträgt 36% innerhalb der nächsten 5 Jahre (Schiller u. Mitarb. 2000, Schmidt u. Mitarb. 2004a). Nach ausführlicher individueller Nutzen-Risiko-Abwägung und sorgfältiger, ausführlicher Aufklärung kann innerhalb von 8 Wochen das Medikament um jeweils 25% pro 2 Wochen abgesetzt werden. Bei Risiken über 50% innerhalb von 5 Jahren nach dem Absetzen ist allerdings in der Regel eine Dauertherapie zu empfehlen. Der häufigste Patientenfehler besteht darin, dass mit dem Absetzen eine anfallsfördernde Lebensweise mit Schlafentzug und Alkoholkonsum (wieder) aufgenommen wird.

Leitlinien

- Etwa jeder zweite Patient bleibt auch 5 Jahre nach dem Absetzen der Antiepileptika noch anfallsfrei. Da zwei von drei Patienten anfallsfrei werden, muss jeder dritte Patient die Medikamente wieder einnehmen. Da ein weiteres Drittel der Patienten nie anfallsfrei wird, müssen insgesamt zwei von drei Patienten viele Jahrzehnte, oft lebenslang Medikamente einnehmen.
- Der häufigste Patientenfehler besteht darin, dass mit dem Absetzen eine anfallsfördernde Lebensweise mit Schlafentzug und Alkoholkonsum (wieder) aufgenommen wird.
- Der häufigste Arztfehler besteht darin, Risiko-Patienten zum Absetzen zu drängen und über die beträchtlichen Risiken nicht sorgfältig aufzuklären. Außer bei idiopathischen fokalen Epilepsien und Absence-Epilepsien des Kindesalters sowie seltenen tonisch-klonischen Anfällen sollte der Arzt angesichts der beträchtlichen Absetzrisiken generell mit Empfehlungen zum Absetzen zurückhaltend sein.

13 Vermeidbare Behandlungsfehler und juristische Aspekte der Epilepsiebehandlung

Die Erkennung und Vermeidung von Behandlungsfehlern verbessert die Epilepsieversorgung. Ein erster Schritt ist die Identifikation der wichtigsten Behandlungsirrtümer (Tab. 13.1). Eine kleine Befragung von neun Experten besitzt natürlich keine epidemiologische Relevanz für das Vorkommen von Therapiefehlern in Deutschland.

Dennoch ist sie aufschlussreich, weil sie die wichtigsten Behandlungsfehler identifiziert, die Experten selbst begehen oder die sie bei anderen erkennen.

Die verzögerte Weiterbehandlung nicht anfallsfreier Personen mit Epilepsie wird als ein Hauptproblem der Epilepsieversorgung in

Tabelle 13.1 Die häufigsten Fehler bei der Diagnose, der Beratung und der Behandlung von Epilepsien, die Experten selbst begehen oder die sie bei anderen bemerken (Schmidt 1998 a)

Diagnose
1. Keine oder falsche Syndromdiagnose
2. Fehldiagnose frontaler als psychogener Anfälle
3. Überbewertung der EEG-Befunde;
   Nichtbeherrschung der Differenzialdiagnose von Anfällen

Behandlung
1. Mangelnde Ausdosierung bis zur Verträglichkeitsgrenze
2. Verschleppte Behandlung und zu späte Überweisung zum Spezialisten
3. Zu zögernde Indikationsstellung zur Epilepsiechirurgie;
   ungeprüft eine zu rasche Polytherapie
4. Zu rasches Absetzen der Antiepileptika bei Anfallsfreiheit;
   unbegründeter Einsatz neuer Antiepileptika
5. Zu hohe Dosierung
6. Unnötig viele Medikamente;
   komplexe Therapie bei Anfallsfreiheit;
   zu schnelle Ansteuerung einer Monotherapie;
   zu langsames Hinarbeiten auf Kontrolle des Status epilepticus;
   Vorschlag zur Operation in psychologisch oder sozial (Rente) unguter Situation;
   Therapiebeginn vor (zeitlich) gesicherter Diagnose
7. Therapiewechsel vor Ausdosieren;
   Unkenntnis der Antiepileptika-Interaktionen bei Polytherapie
8. Zu rasches Aufdosieren;
   vielleicht zu lange Behandlung anfallsfrei gewordener Patienten (< 10 J.);
   falsche Kombination der Medikamente;
   ein zu schneller Medikamentenwechsel

9. Keine zusätzliche Behandlung einer Depression;
   Missdeutung von Überdosierungssymptomen (bei „normalem" Serumspiegel als „nervös");
   Therapieänderung aus „psychologischen" Gründen (anstelle eines ausführlichen Gespräches);
   unangemessene Einführung eines Antiepileptikums, z. B. zu hohe Anfangsdosis von CBZ

Beratung
1. Nichternstnehmen der „Beschwerdeschilderung" und Vorerfahrungen der Patienten
2. Unterschätzung der „Noncompliance" der Patienten
3. Fälschlicherweise enge Orientierung an Laborbefunden z. B. im therapeutischen Bereich, bei toxischen Spiegeln
4. Resignation bei Nichtansprechen von Antiepileptika
5. Ungeduld bei menschlich unerfüllbaren Forderungen von Seiten des Patienten
6. Medikation bei Gelegenheitsanfällen statt Hinweis auf eine anfallsverringernde Lebensführung
7. Unterschätzung alternativ-medizinischer Maßnahmen
8. Inadäquater menschlicher Umgang mit Patienten; falsche Schwangerschaftsberatung;
   ängstliche Reaktion bei einmaligen Blutwerten wie Leukozyten, Thrombozyten, γGT;
   Nichteingehen auf berufliche Schwierigkeiten;
   falsche Beratung bei Sturzhelm

Deutschland angesehen. Weiterhin wird moniert, dass es bei Überweisungen zu Spezialisten, aber auch beim Wechsel von der ambulanten zu einer oft ortsfernen stationären und nachstationären Betreuung zu wenig Informationsaustausch gebe, was unnötige Doppeluntersuchungen zur Folge habe. Auch im Bereich der Prävention und Rehabilitation komme es durch fehlende Frühintervention durch erfahrene Spezialisten nicht selten zum Verlust des Arbeitsplatzes. Anzustreben ist die Überwindung der Resignation der Patienten, die sich mit weniger zufrieden geben, als derzeit erreichbar ist, und die Mobilisierung der Hausärzte für das Ziel der Anfallsfreiheit sowie die Information über moderne Behandlungsmöglichkeiten.

> **Leitlinien**
> • Die zu späte Einbeziehung von Spezialisten für Epilepsie bei nicht anfallsfreien Personen ist ein behebbares Hauptproblem der Epilepsieversorgung.

Juristische Aspekte der Epilepsiebehandlung: ärztliche Fehler

Der Patient hat Anspruch auf fachgerechte ärztliche Maßnahmen bei Diagnose, Aufklärung und Behandlung nach den Regeln der ärztlichen Kunst. Maßgeblich ist der Stand der Wissenschaft zum Zeitpunkt der ärztlichen Handlung. Keinen Anspruch hat der Patient auf einen Behandlungs- oder Heilerfolg. Der Arzt ist verpflichtet, die Behandlung sorgfältig und vollständig zu dokumentieren. Die Dokumentation sollte das Datum der Behandlung und die wesentlichen Ergebnisse der Diagnose und der Therapie und die erfolgte Aufklärung enthalten. Insbesondere sind Zwischenfälle, Komplikationen, und Misserfolge sorgfältig zu dokumentieren. Haftungsrechtlich relevant sind Behandlungs- und Aufklärungsfehler. Wird ein Behandlungsfehler vermutet, steht die Schlichtungsstelle für Arzthaftpflichtfragen für eine außergerichtliche Klärung zur Verfügung (siehe Kapitel 22).

Generell ist ein Behandlungsfehler ein Verstoß gegen anerkannte Regeln der Heilkunde aufgrund Außerachtlassung derjenigen Sorgfalt, die von einem ordentlichen, pflichtgetreuen Arzt der in Rede stehenden Fachrichtung in der konkreten Situation erwartet werden kann. Die erforderli-

che Sorgfalt in der Behandlung bestimmt sich aus dem medizinischen Standard des jeweiligen Fachgebietes. Der Arzt muss diejenigen Maßnahmen ergreifen, die von einem gewissenhaften und aufmerksamen Arzt aus berufsfachlicher Sicht seines Fachbereichs vorausgesetzt und erwartet werden, d. h. die Beachtung der in der Wissenschaft allgemein oder überwiegend anerkannten Grundsätze für Diagnose und Therapie, die Beachtung des in medizinischer Praxis und Erfahrung Bewährten, nach naturwissenschaftlicher Erkenntnis Gesicherten. Ein Behandlungsfehler kann rechtliche Folgen nach sich ziehen. Hat der Patient den Beweis für einen Behandlungsfehler erbracht, muss er den Kausalzusammenhang zwischen diesem Fehler und dem von ihm geltend gemachten Schaden nachweisen. Nur wenn er diesen Nachweis erbringt, hat der Arzt Schadenersatz zu leisten. Dieser ist erbracht, wenn die primäre Gesundheitsschädigung (die Körperverletzung) mit einem so hohen Grad an Wahrscheinlichkeit durch den Behandlungsfehler verursacht wurde, dass vernünftige Zweifel schweigen. Die Entscheidung, ob sekundäre Schäden fehlerbedingt sind, liegt dann im freien Ermessen des Richters (Schmidt u. Mitarb. 2005).

Behandlungsfehler bei der Epilepsietherapie

Auch im Bereich der Epilepsiebehandlung kann es zu Verstößen gegen die Regeln der ärztlichen Heilkunde kommen. Kommt es beispielsweise bei einem Kopfschmerzpatienten, der Spike-wave-Komplexe im Elektroenzephalogramm aufweist ohne je Anfälle gehabt zu haben, unter einer sehr raschen Aufsättigung eines Antiepileptikums, die um ein Mehrfaches schneller erfolgt als in der Fachinformation vorgesehen, zu einem Stevens-Johnson-Syndrom, so liegt ein Verstoß gegen die Regeln der ärztlichen Heilkunde vor. Die Gründe hierfür sind: Das Medikament ist nicht zur Kopfschmerzbehandlung zugelassen und in der Fachinformation wird eine langsame Aufdosierung empfohlen. Andererseits liegt beispielsweise kein Verstoß vor, wenn nach einem ersten tonisch-klonischen Anfall nicht sofort mit einer medikamentösen Dauertherapie begonnen wurde, auch wenn ein dann Stunden später folgender zweiter Anfall zu einer Fraktur führte. Die Begründung lautet: Die medikamentöse Dauertherapie nach dem ersten Anfall ist keine obligate, sondern eine fakultative Regel der ärztlichen Heilkunde. Wird hingegen ein Patient wegen einer erkennbar falschen Syndrom-Diagnose mit einem für die vorliegende Epilepsieform bekanntermaßen unwirksamen oder sogar anfallsverschlimmernden Antiepileptikum behandelt, liegt ein Behandlungsfehler vor. Dies ist beispielsweise der Fall, wenn ein Patient mit einer idiopathischen generalisierten Epilepsie mit Absencen oder Myoklonien fälschlich die Diagnose einer fokalen Epilepsie erhält und daher fortgesetzt Antiepileptika gegen fokale Epilepsie eingesetzt werden, die zur Behandlung idiopathischer generalisierter Epilepsien nicht zugelassen sind und nach dem allgemein anerkannten Stand der Wissenschaft nicht verordnet werden dürfen. Wird trotz Zunahme der Anfälle unter der falschen medikamentösen Behandlung die Diagnose nicht überprüft und die Therapie nicht korrigiert, setzt sich der Arzt dem Verdacht aus, nicht mit der nötigen Sorgfalt gehandelt zu haben (Schmidt u. Mitarb. 2005).

Was ist ein Aufklärungsfehler?

Der Patient ist bei einem indizierten Eingriff mündlich über typische, mit dem Eingriff verbundene Risiken aufzuklären, auch dann, wenn sie sehr selten sind. Dabei kommt es auf die Umstände im Einzelfall an. Die Intensität der Aufklärung hängt davon ab, wie dringlich der Eingriff ist und vor allem wie einschneidend sich die eingriffsspezifischen Risiken bei ihrer Verwirklichung auf das Leben des Patienten auswirken würden, wieviel Gewicht sie also für seine Entscheidung haben. Eingriffsspezifisch ist ein Risiko, das dem Eingriff typischerweise anhaftet und mit diesem unmittelbar zusammenhängt. Dabei kommt es nicht auf die statistische Häufigkeit an. Auch wenn es selten ist, muss über ein Risiko aufgeklärt werden, wenn seine Verwirklichung die Lebensführung des Patienten schwer belasten würde. Nach höchstrichterlicher Rechtsprechung erfüllt der gebotene, fachgerecht ausgeführte ärztliche Heileingriff diagnostischer wie therapeutischer Art den Tatbestand einer Körperverletzung. Um als rechtmäßig zu gelten, muss er von einer durch Aufklärung getragenen Einwilligung des Patienten gedeckt sein. Kann der Arzt diese nicht nachweisen – die Beweislast liegt hier bei ihm –, sind die Belastungen des Patienten durch den Eingriff selbst und seine Folgen vom Arzt zu tragen, wenn der Patient glaubhaft darlegt, dass die gebotene Information ihn ernsthaft vor die Frage gestellt hätte, ob er zustimmen solle oder nicht.

Aufklärungsfehler bei der Epilepsiebehandlung

Eine unzureichende Aufklärung (eine fehlende Dokumentation der Aufklärung kann dem Arzt möglicherweise den zu erbringenden Beweis eines tatsächlich durchgeführten Gesprächs vereiteln) kann unter Umständen zu einer Haftung des Arztes führen. Der Patient ist auf den voraussichtlichen Nutzen und das vorhersehbare Risiko einer medikamentösen oder operativen Behandlung hinzuweisen. Liegt infolge der Epilepsie oder deren Behandlung Fahruntauglichkeit vor, ist der Patient darüber ausführlich und eindeutig aufzuklären. Wenn ein ausgewähltes Medikament in einem nicht von dem Bundesinstitut für Arzneimittel und Medizinprodukte zugelassenen Anwendungsgebiet („off-label use") verabreicht werden soll, ist der Patient vor der Verordnung darauf hinzuweisen. Wegen der in der Regel fehlenden oder unzureichenden Belege für die Wirksamkeit und Verträglichkeit in dem nicht zugelassenen Anwendungsgebiet sind die für die Auswahl entscheidenden Gründe angemessen und sorgfältig darzulegen und zu dokumentieren, damit der Patient entscheiden kann, ob er der empfohlenen Behandlung zustimmt. Der Arzt muss auch über z.T. sehr selten auftretende Nebenwirkungen wie z.B. akutes Leberversagen, Pankreatitis, ein Stevens-Johnson- oder Lyell-Syndrom, aber auch über mögliche Teratogenität mit möglichen großen Fehlbildungen unter Berücksichtigung des individuellen Missbildungsrisikos aufklären.

Vor jeder Umstellung auf ein anderes Antiepileptikum ist auf das Risiko der Anfallszunahme hinzuweisen, wenn das neue Medikament sich als weniger wirksam erweisen sollte, was im Einzelfall nicht vorhersehbar ist. Dies gilt insbesondere für anfallsfreie Patienten bei Umstellung von einem Originalpräparat auf ein Generikum. Obwohl es in der Regel nicht zu Komplikationen kommt, sind in Einzelfällen Anfallsrezidive infolge der Umstellung berichtet worden, wenn das Generikum – noch im Rahmen der gesetzlichen Qualitätsvorschriften – eine etwas geringere Bioverfügbarkeit aufweist als das Originalpräparat (Borgherini 2003). Eine Umstellung kann dann trotz verordneter gleicher Tagesdosis zu niedrigeren und im Einzelfall nicht mehr ausreichend wirksamen Plasmakonzentrationen des Medikamentes führen. Andererseits kann es in Einzelfällen auch zu einer Zunahme von Nebenwirkungen kommen, wenn die Bioverfügbarkeit des Generikums –

wiederum im gesetzlichen Rahmen – etwas höher liegt und daher höhere Plasmakonzentrationen auftreten (Borgherini 2003). Hierüber ist der Patient vom Arzt vor einer Umstellung von Originalpräparaten auf Generika oder bei einem beabsichtigten Wechsel von einem zu einem anderen Generikum aufzuklären, da es zwischen Generika verschiedener Hersteller im Rahmen der gesetzlichen Bestimmungen im Einzelfall zu behandlungsrelevanten Unterschieden in der Bioverfügbarkeit kommen kann. Vor einer Verordnung von im Einzelfall laut Fachinformation potenziell anfallsfördernden Medikamenten, beispielsweise Aminophyllin i.v. oder Penicillin i.v., ist der Patient auf das zusätzliche individuelle Risiko hinzuweisen. Nimmt der Patient weitere Medikamente zur Therapie anderer Erkrankungen ein, ist er aufzuklären, falls es zu einer Wirkungsabnahme oder – sehr viel seltener – zu einer Zunahme von Nebenwirkungen infolge der Behandlung mit dem Epilepsiemedikament kommen kann. Dies ist insbesondere von Bedeutung, wenn bei Verordnung enzyminduzierender oder enzymhemmender Antiepileptika pharmakokinetische Wechselwirkungen auftreten können. Vor einer Verringerung der Dosis bei langjährig anfallsfreien Patienten ist eine Aufklärung über die zum Teil erheblichen individuellen Risiken eines Anfallsrezidivs unter Berücksichtigung des Epilepsiesyndroms notwendig. Zu jeder Aufklärung über das Risiko einer Anfallszunahme gehört die Erörterung der individuellen Konsequenzen eines Anfallsrezidivs, insbesondere die vorübergehende Fahruntauglichkeit und eine spezielle Aufklärung über das Ertrinkungsrisiko, falls es zu einem Anfall im Wasser kommt. Vor einer Abdosierung von Antiepileptika im Rahmen einer prächirurgischen Untersuchung, bei der es beabsichtigt zu Anfällen kommt, sind ebenfalls anfallsbedingte Komplikationen wie Frakturen oder andere Verletzungen zu erläutern. Vor epilepsiechirurgischen Eingriffen ist obligat auf das individuelle Risiko von z.B. kognitiven Störungen oder Gesichtsfelddefekten hinzuweisen (3, 7, 8). Handelt es sich um eine operativ in der Regel gut behandelbare Epilepsie, ist der Patient über diese Behandlungsmöglichkeit frühzeitig aufzuklären (Schmidt u. Mitarb. 2005).

Leitlinien

- Jeder Patient hat Anspruch auf fachgerechte ärztliche Maßnahmen mit Diagnose, Aufklärung und Behandlung nach den Regeln der ärztlichen Kunst.
- Zur Vermeidung von Fehlern, die eine zivilrechtliche Haftung begründen, ist eine an den Lebensumständen des Patienten orientierte Aufklärung, eine ausreichende Dokumentation des Behandlungsablaufes und eine lege artis und mit Sorgfalt durchgeführte Behandlung erforderlich.
- Wenn im Einzelfall von den anerkannten Regeln der ärztlichen Heilkunst abgewichen wird, ist eine ausführliche Begründung notwendig. Patienten sind darüber aufzuklären, wenn eine Verordnung von Medikamenten außerhalb des zugelassenen Anwendungsgebietes erfolgt.
- Liegt Fahruntauglichkeit aufgrund von Medikamenteneinnahme oder eines erhöhten Risikos des Auftretens weiterer Anfälle vor, ist der Patient darüber aufzuklären.
- Insbesondere anfallsfreie Patienten sind vor der Umstellung auf Generika oder vor dem Absetzen von Medikamenten auf die speziellen Risiken hinzuweisen.

14 Nutzen und Risiko epilepsiechirurgischer Verfahren

Epilepsiechirurgie ist definiert als die Entfernung einer anfallverursachenden Hirnstruktur mit oder ohne morphologische Läsion, der sog. epileptogenen Zone oder dem epileptogenen Areal, mit dem ausschließlichen Ziel der Anfallskontrolle. Das Ziel jedes Eingriffs ist Anfallsfreiheit ohne zusätzliche iatrogene Schädigung des Patienten. Nur ausnahmsweise werden palliative Eingriffe durchgeführt.

Die epilepsiechirurgische Behandlung bietet eine gute Chance für viele Patienten mit pharmakoresistenten Anfällen, anfallsfrei oder fast anfallsfrei zu werden. Daher ist bei allen pharmakoresistenten Epilepsien mit stark beeinträchtigenden Anfällen zu prüfen, ob einer der unterschiedlichen epilepsiechirurgischen Eingriffe infrage kommt, falls der Patient prinzipiell eine Operation in Betracht zieht. Der Patient sollte mit der Frage, ob ein Eingriff sinnvoll ist, zu einem Spezialisten überwiesen werden. Allerdings ist erfahrungsgemäß eine Operation nur bei etwa einem Drittel aller Patienten mit refraktärer Epilepsie sinnvoll. In der Regel sollten die Patienten vorher mindestens 3 Jahre einer erfolglosen medikamentösen Behandlung mit mindestens drei Medikamenten der ersten Wahl in Monotherapie und nachfolgender Kombination hinter sich gebracht haben. Dies gilt aber nur, wenn es sich um eine mediale Temporallappenepilepsie mit Ammonshornsklerose oder einem umschriebenen MRT-Befund handelt, die besonders gute postoperative Verläufe aufweist (s. u.). Bei anderen operativ angehbaren Epilepsiesyndromen, die etwas weniger gute Ergebnisse zeigen (Tab. 14.1, Abb. 14.1), wird man weitere Antiepileptika vor einer etwaigen Operation erproben.

Generell gilt, je weniger erfolgreich die operative Therapie voraussichtlich sein wird, umso länger und intensiver wird man die medikamentöse Behandlung durchführen. Man darf auch nicht vergessen, dass noch nach mehrjähriger medikamentöser Therapie Anfallsfreiheit erzielt werden kann. Betrachtet man z.B. die 5-jährige Anfallsfreiheit, so steigt die Zahl der Patienten von rund 35% bis auf über 50% im Laufe der darauffolgen-

den vier Jahre an (Cockerell u. Mitarb. 1997). Die Anfälle müssen weiterhin den Patienten stark behindern, so dass das Risiko einer Operation in einem angemessenen Verhältnis zu dem voraussichtlichen Nutzen steht. Natürlich spielt der Wunsch des Patienten die entscheidende Rolle. Allerdings wird man sich schwer tun, einen Patienten zu operieren, der nicht mindestens zwei Anfälle pro Monat hat (Wallace u. Mitarb. 1997). Selbstverständlich muss gesichert sein, dass es sich dabei um epileptische Anfälle handelt, nichtepileptische Anfälle oder Gelegenheitsanfälle bei

Tabelle 14.1   Operativ gut angehbare Epilepsiesyndrome

1. Mediale Temporallappenepilepsie (ca. $^2/_3$ aller operierten Patienten)

2. Extratemporale Epilepsien
   a) frontale Epilepsien, läsionell oder ohne MRT-Befund
   b) parietal
   c) okzipital

3. Katastrophale Epilepsien im Kleinkindes- und Kindesalter mit häufigen, stark behindernden Anfällen und Status epilepticus, generalisierten, beidseitigen motorischen Anfällen, tonischen Anfällen, atypischen Absencen, Sturzanfällen, im EEG meist langsame Spike-Wave-Komplexe, die Ätiologie bleibt auch heute noch bei bis zur Hälfte der Patienten unbekannt und umfasst die folgenden Ursachen:
   • diffuse hemisphärale Syndrome
   • Hemimegaloenzephalie
   • ausgedehnte kortikale Dysgenesien
   • tuberöse Sklerose
   • Sturge-Weber-Syndrom
   • Rasmussen-Enzephalitis
   • multifokales Lennox-Gastaut-Syndrom

4. Andere läsionelle Syndrome mit symptomatischen fokalen Epilepsien bei niedriggradigen Gliomen, kortikalen Dysplasien, Kavernomen, Traumata, fokalen Enzephalitiden und Parasitosen (s. Kapitel 15)

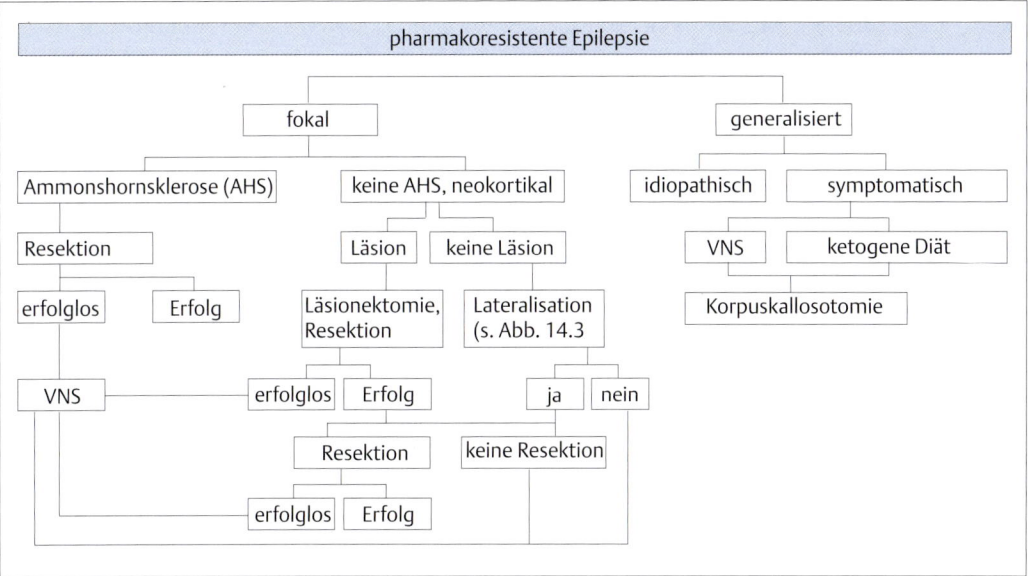

Abb. 14.**1** Operative Therapie pharmakoresistenter Epilepsien. Generell sollten operative Verfahren frühzeitig nach Versagen mehrerer Antiepileptika in Betracht gezogen werden. Bei medialen Temporallappenepilepsien und neokortikalen Epilepsien mit einer Läsion kommt eine Resektion infrage. Ist die Resek- tion erfolglos oder handelt es sich um nichtläsionale neokortikale oder symptomatische generalisierte Epilepsien, wird die N.-vagus-Stimulation (VNS) vorzugsweise in Betracht kommen (nach Benbadis u. Mitarb. 2000).

Alkohol- oder Drogenabusus sollten sicher ausgeschlossen sein. Generelle Kontraindikationen für chirurgische Eingriffe sind selbstverständlich zu beachten.

Aufklärung und Beratung des Patienten

Wie vor allen elektiven neurochirurgischen Operationen sind die Patienten ausführlich aufzuklären über die Risiken bezüglich neurologischer oder neuropsychologischer Folgen und der – wenn auch sehr seltenen – tödlichen Komplikationen. Das Prinzip des neurochirurgischen Eingriffs sollte dem Patienten erklärt werden (Abb. 14.**2**).

Missverständnisse sind abzubauen, etwa dass die Medikamente sofort nach der Operation überflüssig seien und abgesetzt werden könnten oder dass unmittelbar nach der Operation Fahrtauglichkeit bestehe. Das Absetzrisiko nach erfolgreicher epilepsiechirurgischer Behandlung beträgt immerhin 36% innerhalb der nächsten 5 Jahre

(Schiller u. Mitarb. 2000). Über die Risiken und die Strapazen einer evtl. notwendigen invasiven Untersuchung ist der Patient ebenfalls ausführlich zu unterrichten – ein weiterer heikler Punkt!

Wie immer in der Chirurgie spielt die Erfahrung des Operateurs und seines Teams eine entscheidende Rolle. Man sollte daher – so ein Konsens von Experten – Patienten nur an Zentren überweisen, die mindestens 25 derartige Operationen im letzten Jahr durchgeführt haben und die weitere Anforderungen erfüllen können (Tab. 14.**2**). Als Patient oder als einweisender Arzt sollte man sich nicht scheuen, eine zweite Meinung zur Operationsindikation und zur Notwendigkeit etwaiger invasiver präoperativer Untersuchungen einzuholen. Die prächirurgische Aufklärung und Beratung sollten möglichst schriftlich zusammengefasst werden. Der Arzt sollte sich vergewissern, dass der Patient sie verstanden hat, anderenfalls sollten sie so lange wiederholt werden, bis unmissverständlich Klarheit bei dem Patienten und seinen Angehörigen besteht.

Schließlich spielen auch die postoperative Beratung und Betreuung eine große Rolle (s. u.).

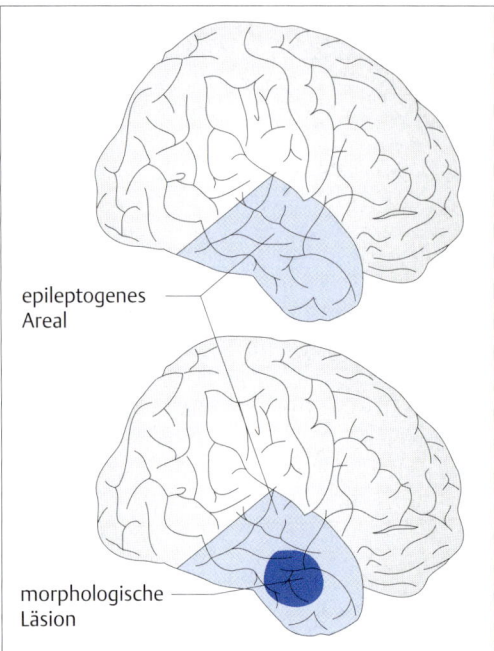

epileptogenes
Areal

morphologische
Läsion

Abb. 14.2 Epilepsiechirurgie. Man versteht unter einem epilepsiechirurgischen Eingriff die Entfernung einer Hirnstruktur mit dem ausschließlichen Ziel der Anfallskontrolle, wobei die anfallsverursachende Hirnstruktur, die sog. epileptogene Zone (Synonym: epileptogenes Areal) eine morphologische Läsion aufweisen kann.

Tabelle 14.2   Anforderungen an ein operatives Epilepsiezentrum (s. auch Empfehlungen der Arbeitsgemeinschaft für präoperative Epilepsiediagnostik und operative Epilepsietherapie, Epilepsieblätter, 8 [1995] 67–9)

1. Multidisziplinäres Team mit einem Epileptologen, einem Neurochirurgen, der Erfahrungen in der Epilepsiechirurgie hat, einem Neurophysiologen, einem Neuropsychologen, einem Psychiater

2. Mindestens 25 Operationen im Jahr, damit eine ausreichende Erfahrung und Routine gewährleistet sind

3. Folgende Untersuchungsverfahren sollten vorhanden sein und vom Personal des Zentrums ausgewertet werden können:
   - MRT mit koronarer Volumetrie der T1-gewichteten Daten mit einer Auflösung von mindestens 2 mm, Protonendichte oder Flairsequenzen sowie T2-gewichtete Aufnahmen
   - Routine- und Schlaf-EEG
   - Langzeitableitung mit Video-EEG
   - psychiatrische Betreuung vor Ort
   - intrakranielle-EEG-Ableitungen, falls nötig
   - umfassende neuropsychologische Untersuchung, u. a. der Sprache und des Gedächtnisses, Erfassung von Frontallappenfunktionen und der intrakarotidale Amytaltest (Wada) für ausgewählte Fälle
   - Erfahrung im Umgang mit perioperativen Komplikationen (Status epilepticus, Psychose, neurologische Ausfälle)
   - SPECT oder PET, das aber nur gelegentlich notwendig ist und ambulant anderenorts eingesetzt werden kann

Prächirurgische Untersuchung

Durch unterschiedliche prächirurgische Untersuchungen wird das für die Anfälle verantwortliche Gehirnareal (die sog. epileptogene Zone) bestimmt und der Nachweis geführt, dass dieses ohne inakzeptable neurologische oder kognitive Nebenwirkungen und Komplikationen mit einem geeigneten operativen Verfahren entfernt werden kann. Der Umfang der prächirurgischen Untersuchungen wird vor allem vom jeweiligen Epilepsiesyndrom und dem MRT-Befund bestimmt (Abb. 14.3).

Die entscheidende erste Untersuchung ist ein nach speziellen Kriterien durchgeführtes MRT. Sein Ergebnis bestimmt den weiteren Verlauf der Untersuchungen. Mit hochauflösenden MRT-Verfahren gelingt es, früher als kryptogen angesehene fokale Epilepsien u. a. durch den Nachweis von kortikalen Dysgenesien als symptomatisch zu identifizieren (s. in Kapitel 4 „Bildgebende Verfahren"). Danach wird zunächst durch stationäre Langzeit-Video-EEG-Untersuchungen bestätigt, dass die beobachteten Anfälle epileptisch sind, es wird der Anfall klassifiziert und, falls möglich, elektroenzephalographisch der Ort des Anfallsursprungs identifiziert (Abb. 14.4).

Da mehrere Anfälle erfasst werden müssen, dauert die stationäre Untersuchung in der Regel mehrere Tage. Bei Patienten mit weniger als 2–3 Anfällen pro Woche müssen die Antiepileptika reduziert oder abgesetzt werden, um die erforderlichen Untersuchungen zur Anfallslokalisation an mindestens drei Anfällen durchführen zu können. Zusätzlich können funktionelle bildgebende Verfahren wie interiktale und iktale SPECT sowie PET zur Herddiagnostik eingesetzt werden. Mit Hilfe dieser nichtinvasiven Verfahren gelingt es, bei der

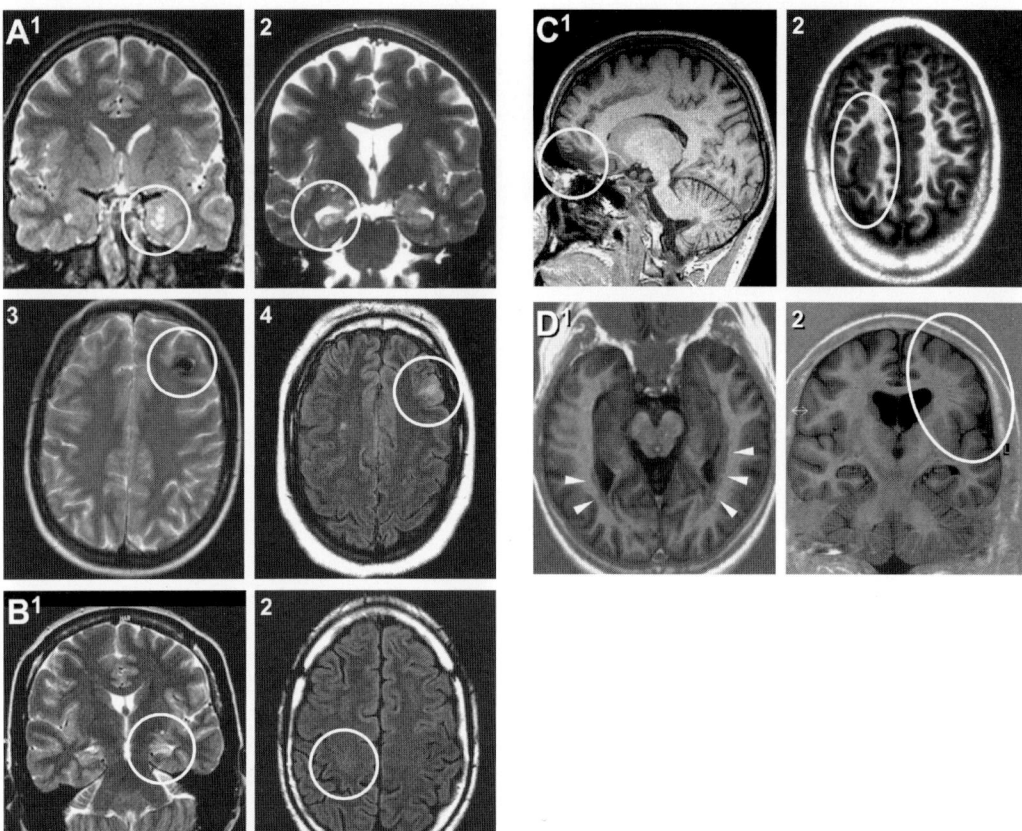

Abb. 14.**3** Die Bedeutung der kernspintomographischen Läsionen für die Nutzen-Risiko-Balance anhand einzelner epilepsiechirurgischer Kandidatenprofile:

A: Beispiele für „leichte" Kandidaten, bei denen keine aufwändige Pharmakoresistenzprüfung mit zahlreichen Antiepileptika notwendig ist. Ihre Chance auf postoperative Anfallsfreiheit ist groß. Das Risiko von Abklärung und Operationen für neue neurologische Defizite ist hingegen gering. 1 = DNT (dysembryoplastischer neuroendothelialer Tumor); 2 = Ammonshornsklerose rechts; Cavernom frontal links; TS (Tuberöse Sklerose)-Hamartom frontal links.

B: Beispiele für „mittelschwere" Kandidaten, bei denen das Risiko für postoperative Ausfälle (Gedächtnis, Motorik) größer ist als in A. Es sollten daher vor der Operation auch mehr Medikamente getestet werden: 1 = Ammonshornsklerose links; kortikale Dysplasie rechts präfrontal.

C: Beispiele für besonders „schwierige" Kandidaten, bei denen, wegen einer geringeren Chance auf Anfallsfreiheit (s. 1) und einem großen Risiko für neue postoperative Defizite (s. 2, Motorik) eine aufwändige Pharmakoresistenzprüfung mit zahlreichen Pharmaka durchgeführt werden sollte. 1 = fronto-basale Kontusion; 2 = ausgedehnte kortikale Dysplasie rechts frontal bis in den Gyrus präzentralis reichend.

D: Keine geeigneten Kandidaten für epilepsiechirurgische Eingriffe, weil keine akzeptable Chance auf Anfallsfreiheit besteht (s. 1) oder massive neurologische postoperative Defizite auftreten würden (s. 2): 1 = bilaterale noduläre Heterotypien; 2 = ausgedehnte linkshemisphärische Dysplasie ohne neurologische Ausfälle (Motorik, Sprache).

Mehrzahl der Patienten mit einseitigen Temporallappenepilepsien mit einem MRT-Befund, einem korrespondierenden EEG-Befund und übereinstimmender klinischer Anfallssemiologie eine invasive EEG-Untersuchung mit subduralen oder intrazerebralen Elektroden zu vermeiden (Blume u. Mitarb. 1997), die aber bei extratemporalen, bitemporalen oder multifokalen Epilepsien, bei

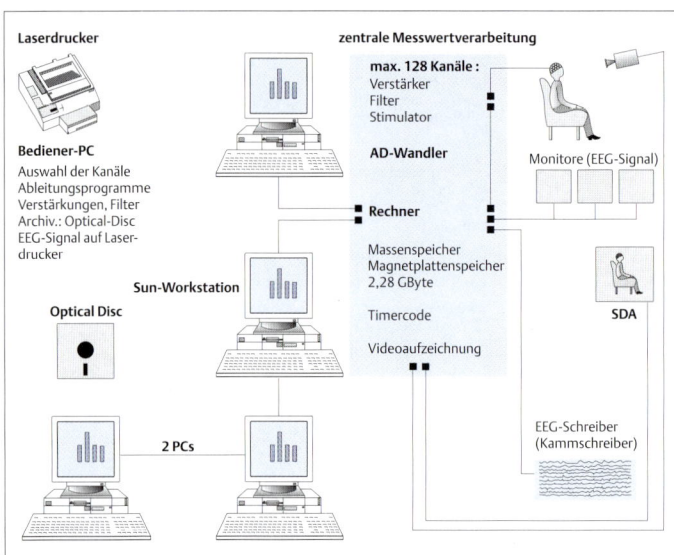

Abb. 14.4 Simultane Video-EEG-Untersuchung mit Doppelbildaufzeichnung (SDA). Das EEG-Signal wird zusammen mit dem Video des Anfalls aufgenommen und gespeichert. Das Hauptarbeitsgebiet ist die präoperative Diagnostik, die Klassifikation epileptischer Anfälle und die Differenzialdiagnose epileptischer/nichtepileptischer Anfälle.

dualer Pathologie, fehlendem MRT-Befund und bei fehlender Konvergenz zwischen den verschiedenen Befunden häufig eingesetzt werden müssen. In der Regel wird man subdurale Streifenelektroden und/oder Grid-(Gitter-)Elektroden einsetzen, und, falls nötig, intrahippokampale Tiefenelektroden (Wyllie u. Mitarb. 1988) (Abb. 14.**5**).

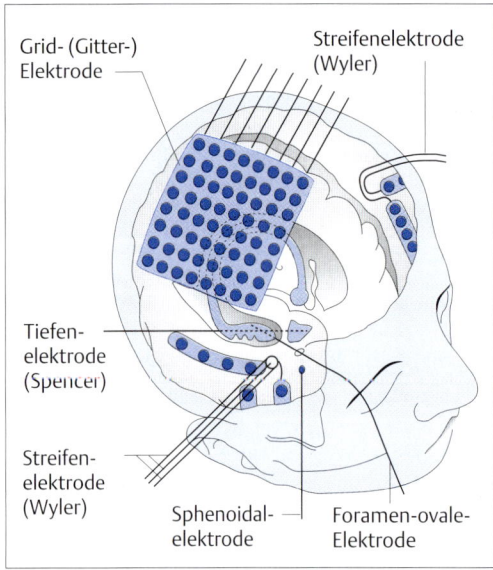

Abb. 14.5 Prächirurgische Untersuchung. Elektroden für die invasive EEG-Diagnostik.

Zusätzlich wird zur Risikominderung postoperativer motorischer und dysphasischer Schäden, je nach Fall, der WADA-Test oder die transkranielle zerebrale Magnetstimulation eingesetzt (s. u.). Selbst bei Säuglingen und Kleinkindern mit katastrophalen generalisierten Epilepsien gelingt es, umschriebene resezierbare Veränderungen nachzuweisen und diese erfolgreich zu operieren. Hierbei spielt die PET-Untersuchung eine wichtige Rolle (Adelson u. Mitarb. 1992).

Nutzen operativer Eingriffe

Das Ziel der operativen Resektion, sei es eine temporale oder extratemporale Resektion, eine Läsionektomie oder eine Hemisphärektomie, ist Anfallsfreiheit ohne iatrogene Schädigung durch die Operation (Abb. 14.**6**).

International wird die Klassifikation von Engel zur Beurteilung des postoperativen Verlaufs herangezogen (Tab. 14.**3**). Diese Klassifikation hat zwar erhebliche Mängel, wird aber allerorten eingesetzt. Es fehlen operative Definitionen einiger Begriffe wie „behindernde Anfälle" oder „einige Anfälle", es wird keine einheitliche Nachuntersuchungsperiode festgelegt, und es bleibt unklar, ob sich die Resultate auf Patienten beziehen, deren Antiepileptika abgesetzt wurden, gleich blieben oder postoperativ optimiert wurden. Eine Metaanalyse von 30 nicht randomisierten (und somit unkontrollierten) Untersuchungen aus den Jah-

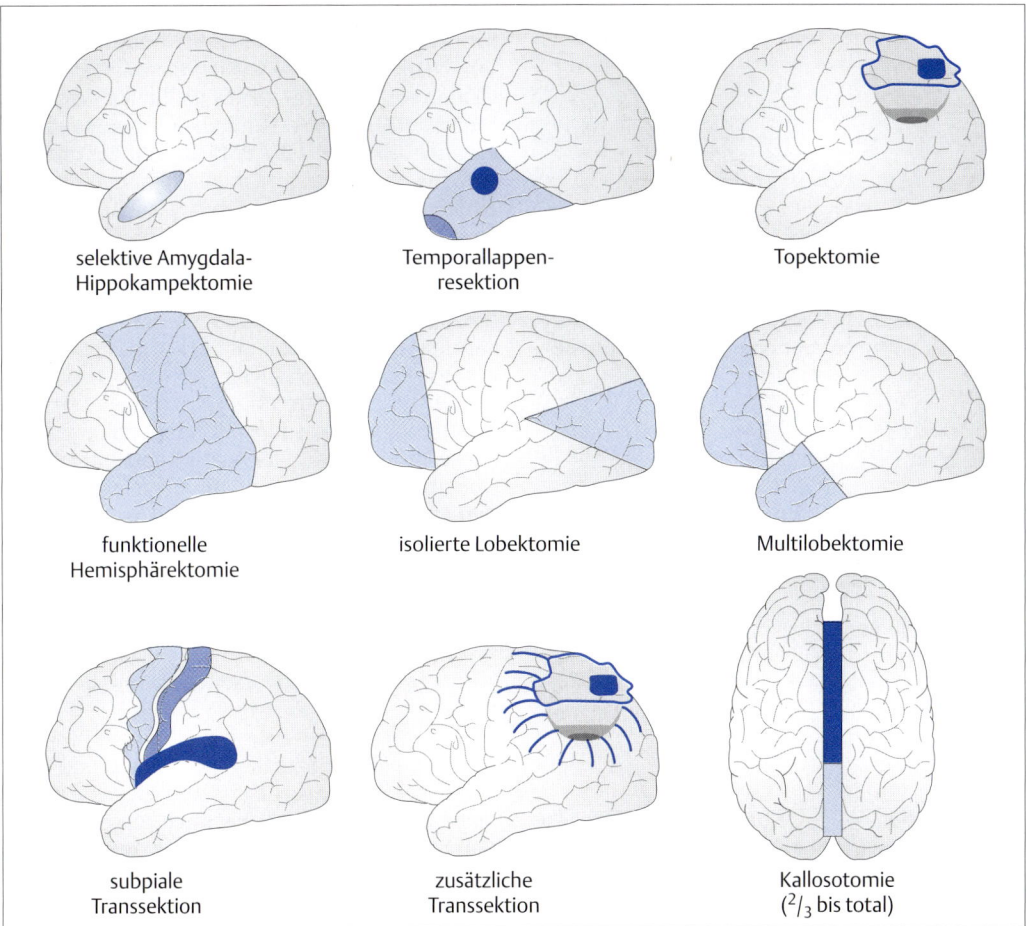

Abb. 14.6 Verfahren der Epilepsiechirurgie.
Temporallappen: Temporallappenresektionen, entweder lateral (Bailey u. Gibbs 1951) oder „En-bloc-Resektion" (Falconer 1971) oder basal (Shimizu u. Mitarb. 1990) oder selektive Amygdala-Hippokampektomie (Niemeyer 1958, Yasargil u. Mitarb. 1985).
Extratemporal: Kortikale Resektion, Topektomie, isolierte Lobektomie oder Multilobektomie (Rasmussen 1963, 1987) und multiple subpiale Transsektionen (Morrell u. Mitarb. 1989) allein oder als zusätzliches Verfahren.
Diffuse epileptogene Zone: anteriore $^2/_3$- oder totale Kallosotomie (Wilson u. Mitarb. 1982), funktionelle Hemisphärektomie (Rasmussen 1983).
Schließlich sind noch (nicht abgebildet) stereotaktische Läsionektomie (Kelly 1986) zu nennen.

ren 1987–1996 an insgesamt 1651 operierten Patienten mit verschiedenen fokalen Epilepsien ergab die nachfolgenden Resultate.

Bei 59% (Bereich: 29–88%) der Patienten lagen als Ergebnis die Klasse I, bei 14% (Bereich: 0–28%) die Klasse II und jeweils bei 15% (Bereich: 0–40%) und 12% (Bereich: 0–26%) die Klassen III und IV vor (Tonini u. Mitarb. 1997). Berücksichtigt man lediglich die acht Studien mit einer Nachuntersuchung von im Mittel fünf Jahren, wie es zur Feststellung von Anfallsfreiheit in der medikamentösen Epilepsietherapie üblich ist, so liegen die Resultate für die Klasse I bei 54% (Bereich: 29–73%). Für die einzige Untersuchung an frontalen Epilepsien lag die Zahl bei 40%. Dies sind beeindruckende Ergebnisse, wenn man bedenkt, dass nur Patienten operiert werden, die medikamentös nicht zufriedenstellend behandelt werden konnten.

Tabelle 14.**3**   **Klassifikation des Resultats nach epilepsiechirurgischen Eingriffen** (nach Engel 1987)

Klasse I
- keine behindernden Anfälle
- komplett anfallsfrei seit der Operation; nicht behindernde einfache fokale Anfälle; einige behindernde Anfälle nach der Operation, aber komplett anfallsfrei für zwei Jahre; konvulsive Anfälle nur nach Absetzen der Medikamente

Klasse II
- fast anfallsfrei
- zu Beginn anfallsfrei, aber jetzt selten behindernde Anfälle nach der Operation; sehr seltene Anfälle nach der Operation, aber jetzt seltene Anfälle seit mindestens zwei Jahren; ausschließlich nächtliche Anfälle

Klasse III
- klinisch bedeutsame Verbesserung
- klinisch bedeutsame Reduktion der Anfälle oder längere anfallsfreie Intervalle während der Hälfte der Nachbeobachtungsperiode, aber kürzer als zwei Jahre

Klasse IV
- keine bedeutsame Verbesserung
- keine signifikante Anfallsabnahme; keine erfassbare Änderung oder Anfallsverschlimmerung

Die Studien weisen aber leider z.T. erhebliche methodische Mängel auf, die Einschlusskriterien sind nicht einheitlich und komplett definiert. Nicht selten fehlen Angaben zur präoperativen Pharmakoresistenz, zur Art der Anfälle, zum präoperativen interiktalen EEG-Befund, zu bildgebenden und neuropsychologischen Befunden, und die prognostischen Faktoren sind nur unvollständig erfasst. Der postoperative Verlauf umfasst nicht immer eine angemessene Dauer der Nachuntersuchung von mindestens 60 Monaten, die Häufigkeit der operativen und der postoperativen Mortalität und Morbidität, die Nebenwirkungen der Resektion, eine Definition der Resultate aller Patienten, eine exakte Definition der Verlaufsparameter, z. B. 5-jährige Remission aller Anfälle, eine Aufführung prognostischer Faktoren und die Angaben über die postoperative medikamentöse Behandlung fehlen nicht selten (Kritik bei Tonini u. Mitarb. 1997).

In der ersten randomisierten Vergleichsstudie der medikamentösen Behandlung und der vorderen Temporallappenresektion bei chirurgisch angehbaren pharmakoresistenten Temporallappenepilepsien waren postoperativ 38 % der Patienten

ein Jahr nach der Operation komplett anfallsfrei, aber nur 8 % der medikamentös weiterbehandelten Patienten. Zudem wiesen die operierten Patienten eine bessere Lebensqualität auf (Wiebe u. Mitarb. 2001). Diese Studie belegt zweifelsfrei – erstmals übrigens – die Wirksamkeit der operativen Therapie bei pharmakoresistenter Temporallappenepilepsie und weiterhin, dass ein operabler Patient mit einer pharmakoresistenten Temporallappenepilepsie chirurgisch behandelt werden sollte und nicht unnötig jahrelangen unergiebigen medikamentösen Therapieversuchen ausgesetzt werden sollte. Das Resultat der kontrollierten Studie ähnelt den üblicherweise aus klinischen Beobachtungen genannten 60–70 % postoperativer Anfallsfreiheit bei Patienten mit Temporallappenepilepsie, wenn man berücksichtigt, dass 4 der 40 zur Operation vorgesehenen Patienten nicht operiert wurden, daher wurden tatsächlich 64 % aller operierten Patienten anfallsfrei. Zudem war die Beobachtungsdauer von maximal einem Jahr recht kurz und es handelte sich schließlich um eine kontrollierte Studie, die generell etwas weniger günstige Resultate erbringen als unkontrollierte klinische Beobachtungen (s. Kapitel 8 „Klinische Wirksamkeit von Antiepileptika").

Weiterhin wird als ein weiterer Nutzen der Operation angegeben, dass postoperativ die Zahl der Medikamente verringert werden kann. In seltenen Fällen wird ein epilepsiechirurgischer Eingriff bei medikamentös refraktärem Status epilepticus notwendig (Ma u. Mitarb. 2001). In der Untersuchung von Vickrey fiel die Zahl der verordneten Antiepileptika nach der Operation von 2 auf immerhin noch 1,4. Die Lebensqualität der Patienten besserte sich postoperativ nicht signifikant (Vickrey u. Mitarb. 1995). Die Beschäftigungssituation entwickelte sich aber positiv, wenn Anfallsfreiheit erzielt wurde (Lendt u. Mitarb. 1998).

Prognostische Faktoren

Sucht man angesichts der eben gemachten Einschränkungen nach Prädiktoren für das voraussichtliche Operationsergebnis, lassen sich die in Tab. 14.**4** aufgeführten Prognosefaktoren eruieren. Zunächst spielt das Epilepsiesyndrom eine große Rolle (s. u.). Mediale Temporallappenepilepsien mit pathologischem MRT-Befund und nicht sprachdominanter Lokalisation zeigen den besten Verlauf. Bei normalem MRT-Befund sinkt der Nutzen, und bei Lokalisation in der sprachdominanten Hemisphäre steigt das Risiko postope-

Tabelle 14.**4**   **Prognostische Faktoren für das Resultat eines epilepsiechirurgischen Eingriffs** (nach Tonini u. Mitarb. 1997)

Positive Faktoren	Negative Faktoren	Nichtsignifikante Faktoren	Widersprüchliche Faktoren
Fieberkrämpfe	generalisierte Anfälle	Alter bei erstem Anfall	einfache fokale Anfälle
Komplexe fokale Anfälle	normales Gewebe	Alter bei OP	fremdes Gewebe im Resektat
Ammonshornsklerose	frühe postoperative Anfälle	Dauer der Epilepsie	Anfallsfrequenz
Niedrige präoperative Anfallsfrequenz	nichtfokaler pathologischer MRT-Befund	Seite der Operation	interiktale temporale präoperative epileptiforme EEG-Aktivität
Keine interiktale postoperative EEG-Aktivität			postoperative epileptiforme EEG-Aktivität
Lateralisierte interiktale präoperative epileptiforme EEG-Aktivität			Ausmaß der Resektion
Einseitige Hippokampusatrophie (MRT)			
Frontaler MRT-Befund			

rativer Störungen (s. u.). Der Nutzen der Resektion sinkt weiter bei extratemporalen Epilepsien. Interessanterweise spielt offenbar die Dauer der Epilepsie auch eine Rolle. Je länger die Epilepsie andauert, desto schlechter ist der Ausgang, was möglicherweise auf die Bedeutung einer sekundären Epileptogenese fern vom Operationssitus hinweisen könnte (Eliashiv u. Mitarb. 1997).

Operative Therapie medialer Temporallappenepilepsien

Patienten mit medialen Temporallappenepilepsien, die trotz Behandlung mit adäquat dosierten Standardmedikamenten in Monotherapie wie in Kombination noch weiterhin mehrere Anfälle pro Monat aufweisen und die auch auf Zugabe neuer Medikamente nicht ansprachen, kann durch einen epilepsiechirurgischen Eingriff häufig geholfen werden (Abb. 14.**7**, Tab. 14.**5**).

Die prächirurgische Untersuchung prüft, ob die üblichen Anfälle innerhalb der Grenzen der beabsichtigten Resektion liegen, und weiterhin, ob die Gedächtnisleistung des kontralateralen medialen Temporallappens nicht beeinträchtigt ist. Die apparative Diagnostik erfolgt durch den Nachweis von temporal vorn gelegenen Spikes im EEG und einer Hippokampusatrophie im hochauflösenden MRT (Abb. 14.**8**).

Die Ergebnisse der chirurgischen Behandlung nach Temporallappenresektion sind sehr gut. 60–70 % der Patienten werden anfallsfrei oder fast anfallsfrei, wobei dies heißt, dass zwei Jahre lang keine „behindernden" Anfälle aufgetreten sein dürfen, Auren dürfen aber gelegentlich vorkommen, und die Patienten nehmen in der Regel auch postoperativ Antiepileptika ein. Weitere 20–25 % der Patienten weisen eine mehr als 90 %ige Verringerung der Anfallshäufigkeit auf; in dieser Gruppe sind auch Patienten mit einem oder zwei Anfällen nach der Operation. Etwa 20 % haben aus noch weitgehend ungeklärten Gründen weiterhin oder erneut Anfälle, meist ausgehend von der Hemisphäre, wo die Resektion erfolgte (Hennessy u. Mitarb. 2000). Die besten Operationserfolge wurden bei Patienten mit Ammonshornsklerose erzielt. Ähnliche Ergebnisse werden erreicht bei Patienten mit gut abgegrenzten epileptogenen Läsionen wie glialen Tumoren oder angeborenen Malformationen (Abb. 14.**9**).

Der Nachweis der Epileptogenität ist durch bildgebende Verfahren allein allerdings nicht möglich. Durch die klinische Untersuchung, unterstützt durch ein iktales EEG, muss der Nachweis geführt werden, dass diese Strukturen tat-

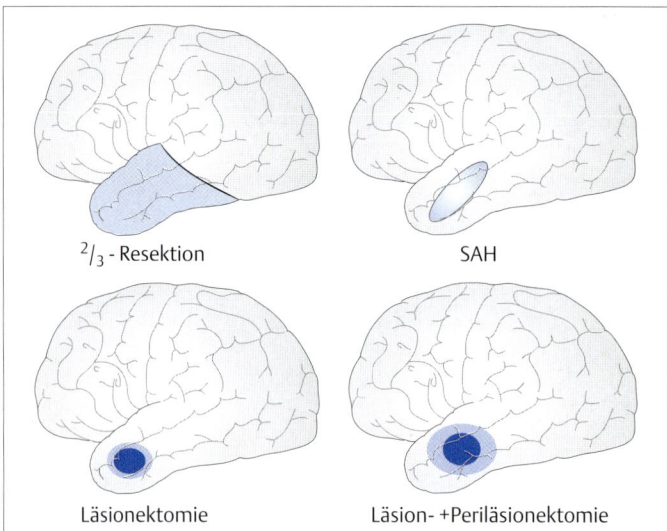

²/₃ - Resektion

SAH

Läsionektomie

Läsion- +Periläsionektomie

Abb. 14.**7**   Epilepsiechirurgische Eingriffe am Temporallappen. Es werden Standardverfahren wie die ²/₃-Resektion und die selektive Amygdala-Hippokampektomie (SAH) unterschieden von individuell zugeschnittenen Verfahren wie der Läsionektomie und der Periläsionektomie, bei der neben der morphologischen Läsion die zusätzlich umgebende epileptogene Zone mit entfernt wird. Indikationen für die ²/₃-Resektion – die häufigste Epilepsieoperation überhaupt – sind eine pharmakoresistente mediale Temporallappenepilepsie, temporale Läsionen und palliative Eingriffe sowie temporale wie auch extratemporale Läsionen, wobei letztere allerdings zahlreiche diagnostische Probleme bieten. Die prächirurgische Diagnostik umfasst neben der Semiologie das Oberflächen-EEG, MRT, PET und SPECT (iktal, falls möglich, neuropsychologische Verfahren) und bei diskordanten Befunden invasives EEG und kognitive Potenziale. Folgende Fragen sind präoperativ zu beantworten: Soll der Hippokampus entfernt werden oder nicht, wie ist das Ausmaß der Resektion, wie invasiv muss die Diagnostik sein und kommt eine palliative Operation infrage. Besondere Probleme entstehen bei Bilateralität, bei dualer Pathologie und infolge der postoperativen Gedächtnisstörungen (s. Text).

Tabelle 14.**5**   **Indikationen und relative Kontraindikationen zur Temporallappenresektion.** Prinzipiell beruht die Entscheidung zur Epilepsiechirurgie primär auf der klinischen Beurteilung, die durch Routine-MRT und EEG-Untersuchungen unterstützt wird (nach Wallace u. Mitarb. 1997)

Indikationen, die ein gutes Ergebnis erwarten lassen	Relative Kontraindikationen; wahrscheinlich weniger erfolgreiches Operationsergebnis
1. Anamnese von Fieberkrämpfen, speziell komplizierten, die oft mit einer Ammonshornsklerose einhergehen	1. Belege für ausgedehnte Läsionen z. B. nach Traumen oder Infektionen oder bei kortikalen Dysgenesien
2. Beginn der Temporallappenepilepsie im Kindesalter	2. Belege für schwere und ausgedehnte kognitive Defizite
3. Im MRT einseitige Ammonshornsklerose oder Hamartom, das auf den Temporallappen begrenzt ist	3. interiktale Psychose
4. Epileptiforme Entladungen im Routine- oder Schlaf-EEG, die auf den Temporallappen, speziell den vorderen Anteil begrenzt sind	4. häufige sekundär generalisierte Anfälle oder mehrere Anfallsarten
5. Keine sekundär generalisierten Anfälle	5. häufige extratemporale Spikes oder Entladungen im interiktalen EEG
6. Einschränkend ist zu vermerken, dass auch Patienten, die diesem Profil nicht entsprechen, nach weiteren Voruntersuchungen erfolgreich operiert werden können	6. beidseitige Hippokampusschäden oder duale Pathologie
	7. unauffälliges hochauflösendes und adäquates MRT

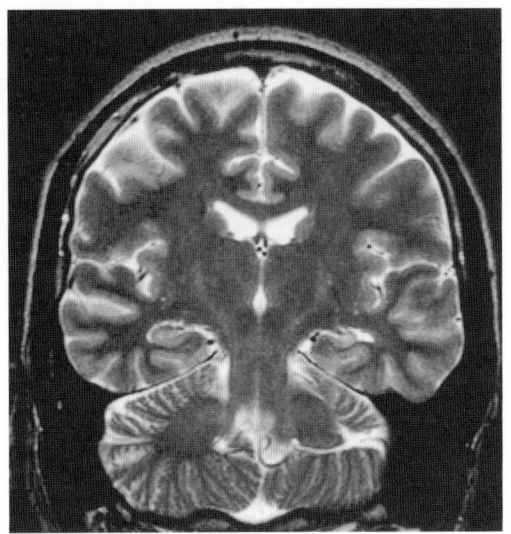

sächlich für die Entstehung der Anfälle verantwortlich sind. Bei Patienten, die weder im bildgebenden Verfahren noch bei der histopathologischen Untersuchung des exzidierten Operationspräparats einen pathologischen Befund aufweisen, sinken die Erfolgschancen insbesondere bei
letzteren z.T. drastisch. Diese Patienten werden
meist nicht anfallsfrei. Die Erfolgsaussichten sind
möglicherweise größer, wenn die Patienten mit
medialen Temporallappenepilepsien im Jugend-
oder frühen Erwachsenenalter (unter 30 Jahren)
operiert werden können. Dieser Faktor wird aber
nicht einhellig akzeptiert (Tab. 14.5). Die Resektion des medialen Temporallappens, sei es eine anteriore Temporallappenresektion oder eine
Amygdala-Hippokampektomie, ist wie jede Operation nicht frei von operativen Komplikationen.

Abb. 14.**8**   Ammonshornsklerose links.

a

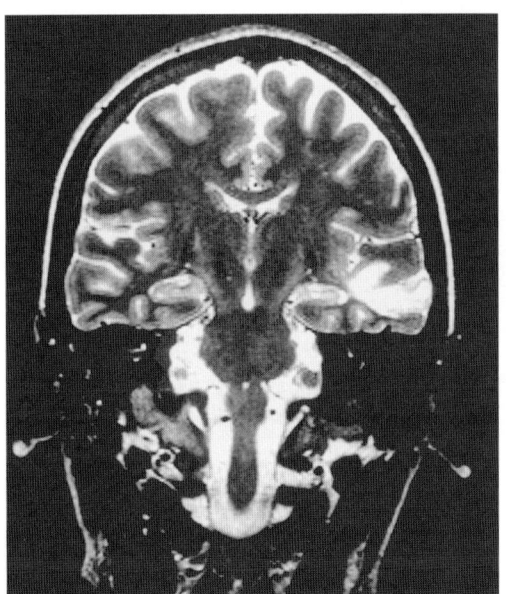

b

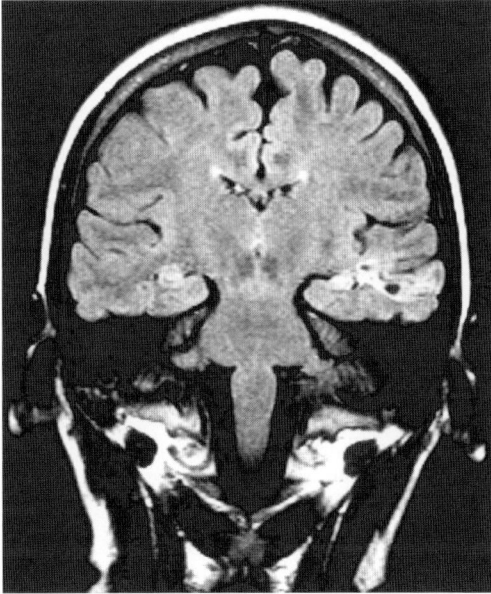

Abb. 14.**9**a u. **b**   Ammonshornsklerose und dysontogenetischer neuroepithelialer Tumor links temporal.

Operative Therapie extratemporaler und symptomatischer generalisierter Epilepsien

Zur operativen Behandlung pharmakoresistenter extratemporaler Epilepsien stehen neokortikale Resektionen zur Verfügung (Abb. 14.**10**, Tab. 14.**6**).

Bei pharmakoresistenten Anfällen, die vom primären Kortex ausgehen, sind Läsionektomien u.U. mit multiplen subpialen Transsektionen in Betracht zu ziehen. Bis zu 50 % der Patienten mit refraktären Frontallappenepilepsien werden anfallsfrei und weitere 20 % können mit einer Abnahme der Anfälle rechnen. Wiederum gilt die Regel, dass bei einem umschriebenen pathologischen MRT-Befund im Bereich der epileptogenen

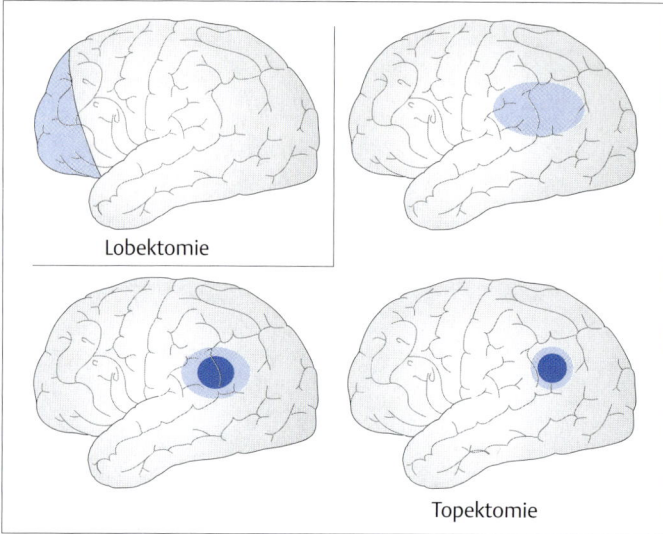

Lobektomie

Topektomie

Abb. 14.**10** Extratemporale epilepsiechirurgische Eingriffe. Standardverfahren ist die Lobektomie, während individuell zugeschnittene Topektomie – also kortikale Resektionen – eine aufwändige, oft invasive prächirurgische Diagnostik mit Semiologie, MRT, PET, iktalem SPECT, Oberflächen-EEG und invasivem Grid-EEG notwendig machen und zahlreiche, zum Teil knifflige Fragen aufwerfen. Besondere Probleme bereiten die Bestimmung der Ausdehnung der Resektion, das Ausmaß der invasiven Diagnostik, die Abgrenzung zur multiplen subpialen Transsektion und die Hypothesenbildung bei Patienten ohne morphologische Läsionen. Lokalisationsprobleme entstehen durch die sekundäre bilaterale Synchronie.

Operationskandidaten sind Patienten mit pharmakoresistenten extratemporalen Anfällen vorzugsweise mit Läsionen. Fehlt eine Läsion, ist ein konstanter Fokus Voraussetzung für eine Operation, wobei allerdings die postoperativen Ergebnisse dann schlechter sind.

Tabelle 14.**6**   **Operative Epilepsietherapie – Verfahren, Indikationen und Erfolge** (nach Engel 1996)*

Verfahren	Häufigkeit, Indikation	Klasse I	Klasse II und III	Klasse IV
Resektion des vorderen Temporallappens	59 % pharmakoresistente mediale Temporallappenepilepsie	68 %	24 %	8 %
Amygdala-Hippokampektomie	7 % pharmakoresistente mediale Temporallappenepilepsie	69 %	22 %	9 %
Neokortikale Resektionen	13 % pharmakoresistente fokale Anfälle infolge umschriebener neokortikaler Störungen	45 %	35 %	20 %
Läsionektomie	5 % pharmakoresistente fokale Anfälle infolge umschriebener Störungen im primären Kortex	67 %	21 %	12 %
Multiple subpiale Transsektionen	einzelne Fälle, pharmakoresistente fokale Anfälle infolge umschriebener Störungen im primären Kortex	k. A.	k. A.	k. A.

* Die Angaben beziehen sich auf erfahrene Zentren für chirurgische Epilepsietherapie

Zone die postoperativen Resultate besser sind als bei normalem MRT-Befund (Abb. 14.**11**).

Die individuell angepasste chirurgische Strategie reicht von Läsionektomien bei epileptogenen Zonen innerhalb primärer Kortexareale, bei denen der umgebende Kortex nicht zerstört wird, bis zu multiplen subpialen Transsektionen, die intrakortikale Verbindungen durchtrennen, damit die Ausbreitung der Epilepsien verhindern und dennoch die für die normale kortikale Funk-

tion notwendige Kollumnenstruktur aufrecht erhalten (Abb. 14.**12**).

Für lokalisierte kortikale Resektionen kann eine neuropsychologische (Sprache) und/oder neurologische (Motorik) Testung notwendig werden (Abb. 14.**13**). Dabei wird über Grid-Elektroden elektrisch gereizt und gleichzeitig getestet. Liegt bei einer okzipitalen Epilepsie bereits ein Gesichtsfeldausfall vor, fällt die Entscheidung zur Operation leichter. Bei Patienten ohne Gesichts-

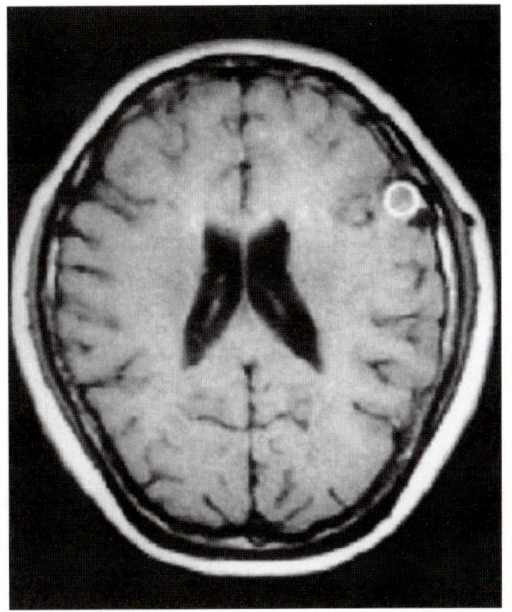
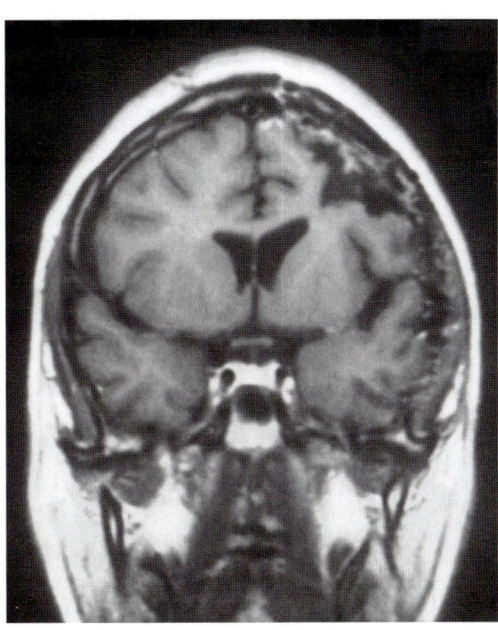

a

b

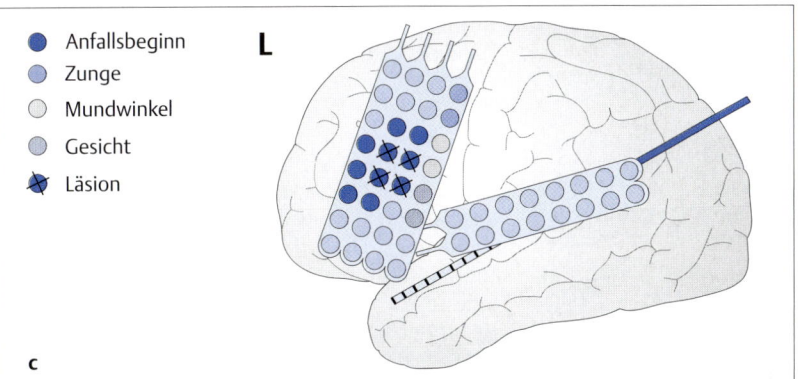

- ● Anfallsbeginn
- ● Zunge
- ○ Mundwinkel
- ● Gesicht
- ⊗ Läsion

L

c

Abb. 14.**11 a – c** Extratemporale Epilepsie. Man sieht im MRT die Läsion (**a**) und den postoperativen Defekt (**b**). Resultat der präoperativen Diagnostik durch Strei-

fen- und Gitterelektroden mit Lokalisation der epileptogenen Zone, der Zungenmotorik, des Mundwinkels und des Gesichtes (**c**).

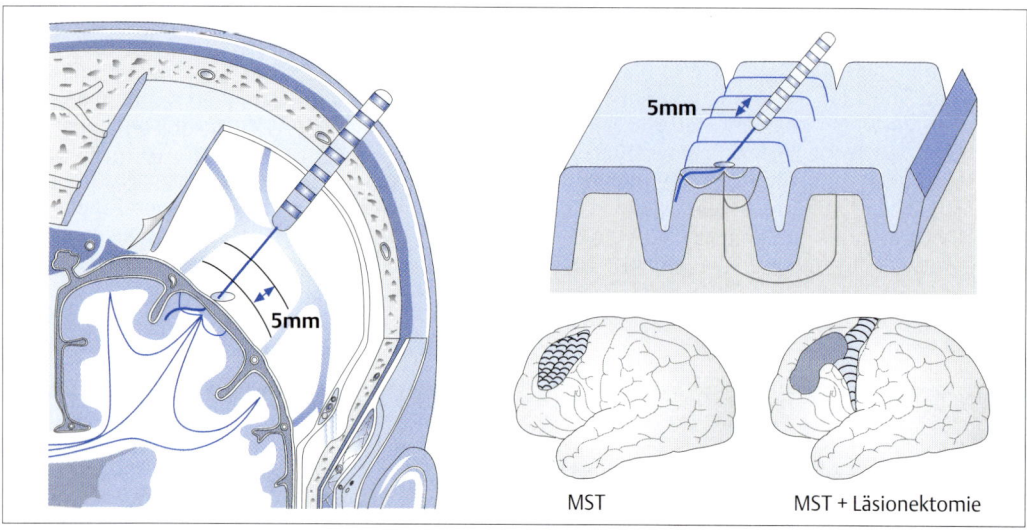

MST   MST + Läsionektomie

Abb. 14.**12**   Multiple subpiale Transsektionen (MST). Liegt die epileptogene Zone in primären Kortexarealen oder handelt es sich um ein Landau-Kleffner-Syndrom, besteht die Möglichkeit zu einer multiplen subpialen Transsektion, die zudem mit einer Läsionektomie verknüpft werden kann. Die prächirurgische Diagnostik umfasst ein invasives EEG, Stimulation, MRT, PET und iktales SPECT. Die Eingrenzung des epileptogenen Areals bereitet oft Schwierigkeiten. Die postoperative Anfallskontrolle ist nicht immer ganz zufriedenstellend. Die postoperative neuropsychologische Entwicklung ist noch nicht ausreichend untersucht.

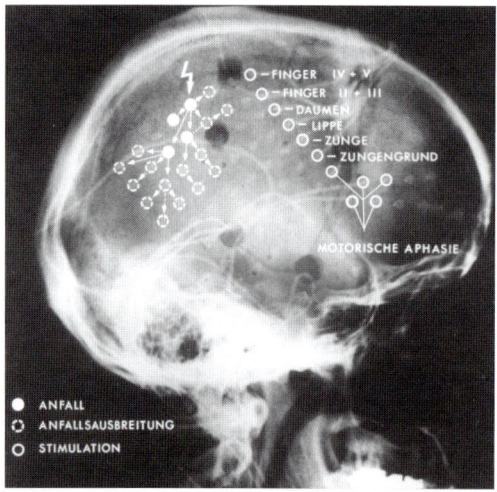

Abb. 14.**13**   Extratemporale Epilepsie. Es werden zur Definition des epileptogenen Areals durch invasive Elektroden der Anfall und die Anfallsausbreitung und zur Vermeidung postoperativer iatrogener Schäden der Sprache und der Motorik die Sprachregion und die individuelle motorische Region erfasst. Man sieht die Kraniotomie sowie die Grid-Elektroden.

feldausfall sind die oft gravierenden postoperativen Gesichtsfelddefekte abzuwägen gegen den möglichen Nutzen der Operation.

Kallosotomien werden zur palliativen operativen Behandlung von Sturzanfällen bei symptomatischen generalisierten Epilepsien eingesetzt (Abb. 14.**14**). In der Regel handelt es sich nicht um komplette Kallosotomien, sondern es bleibt die vordere Kommisur, der Fornix und die Massa intermedia erhalten (Zentner 1997). Der typische Kandidat für eine inkomplette Kallosotomie ist ein junger Patient mit pharmakoresistenten beidseitigen motorischen Anfällen, speziell Sturzanfällen und einem hohen Verletzungsrisiko, wenn die prächirurgische Untersuchung keinen resezierbaren epileptischen Fokus ergab und auch die Implantation eines N.-vagus-Stimulators ohne Erfolg blieb. Die Sturzanfälle sprechen besser als tonisch-klonische Anfälle an, während fokale Anfälle sogar bei einigen Patienten zunehmen können. Die Nebenwirkungen der Operation sind allerdings erheblich. Es kommt zu einem vorübergehenden Diskonnektionssyndrom mit Mutismus und linksseitiger Apraxie (Ross u. Reeves 1984), aber dauernde Defekte sind selten, zumindest nach der inkompletten Kallosotomie (Cendes

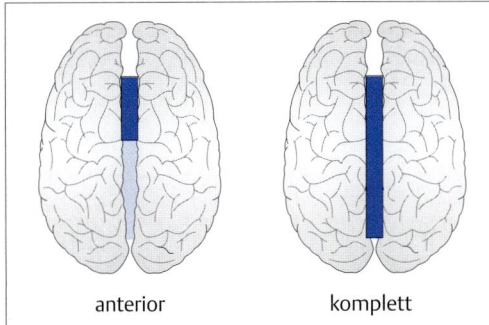

anterior   komplett

Abb. 14.14 Kallosotomie. Meist wird eine anteriore und nur noch selten – und erst nach Versagen der anterioren Operation – eine komplette Kallosotomie durchgeführt. Indikationen sind stark behindernde und oft zu Verletzungen führende Sturzanfälle, seltener katastrophale Grand-Mal-Epilepsien und maligne postenzephalitische Epilepsien.
Die prächirurgische Diagnostik erfordert Semiologie, MRT, Wada-Test und Video-EEG-Untersuchungen mehrerer Anfälle. Die oft schweren postoperativen Defizite, die zum Teil aber reversibel sind, und die nicht immer zufriedenstellenden postoperativen Resultate bezüglich der Anfälle, des iatrogenen neurologischen und des intellektuellen Defizits führen dazu, dass die Kallosotomie zunehmend seltener durchgeführt und die Vagusstimulation zunehmend bevorzugt wird.

u. Mitarb. 1993, Nordgren u. Mitarb. 1991). Präoperativ wird der Wada-Test empfohlen, um postoperative Dysphasie, interhemisphärischen Antagonismus und Extremitätenapraxie zu vermeiden (Sass u. Mitarb. 1988). Heutzutage werden Kallosotomien nur noch vereinzelt durchgeführt.

Epilepsiechirurgie bei Kindern

Die Frage, wann und wie Kinder mit refraktären Epilepsien zu operieren sind, ist noch schwieriger zu beantworten als bei Erwachsenen. Epilepsien des Kindesalters sind oft äußerst schwierig zu diagnostizieren und zu klassifizieren, speziell zu Beginn der Erkrankung. Benigne Syndrome mit gutem Spontanverlauf sind abzugrenzen.

Die bei Erwachsenen üblichen standardisierten operativen Verfahren werden im Kindesalter durch individuell auf jeden einzelnen Patienten zugeschnittene Operationsstrategien ersetzt. Dramatische Eingriffe wie die Hemisphärektomie werden sogar bevorzugt im Kindes- und Jugendalter durchgeführt. Den optimalen Zeitpunkt für

die Operation zu erfassen, stellt den Arzt vor große Schwierigkeiten, da neben der Pharmakoresistenz die speziellen Faktoren, nämlich die Entwicklung des Gehirns und die zerebrale Plastizität, eine entscheidende Rolle spielen. Zudem ist im Kindesalter ein Unterschied zwischen Kindern im Alter bis zu 6 Jahren und den älteren Kindern zu machen, deren Anfallssemiologie der Erwachsener entspricht. Jüngere Kinder weisen bei der Semiologie von Temporallappenanfällen eigenständige Bilder auf, die mit tonischen und atonischen Elementen eher Bezüge zum West-Syndrom haben als zu den gewohnten Bildern von Temporallappenanfällen im Erwachsenenalter (Brockhaus u. Elger 1995).

Das Für und Wider einer Operation ist individuell abzuwägen. Für einen frühen Zeitpunkt sprechen Nebenwirkungen der z.T. hoch dosierten Antiepileptika und mögliche negative Einflüsse einzelner Anfälle, von Serien oder unzweifelhaft einem Status epileptischer Anfälle und eine mit dem Alter nachlassende zerebrale Plastizität. Das Risiko der sekundären Epileptogenese mit zunehmender Dauer der Epilepsie und wachsenden kognitiven, psychiatrischen und sozialen Komplikationen ist abzugrenzen von der Wahrscheinlichkeit spontaner oder medikamentös bedingter Remissionen oder zumindest deutlicher Besserungen, die für ein Abwarten sprechen.

Selbstverständlich kann man die verschiedenen Operationsverfahren nicht alle gleichsetzen. Daher wird zunächst die für das Kindesalter spezifische Hemisphärektomie diskutiert, wo es Hinweise gibt, dass durch eine frühzeitige Operation das kognitive Resultat verbessert wird (Vargha-Khadem u. Mishkin 1997).

Unter dem Begriff Hemisphärektomie wird eine Reihe unterschiedlich ausgedehnter Resektionen einer Hemisphäre zusammengefasst (Abb. 14.15). Sie reichen von einer anatomisch vollständigen Hemisphärektomie über Zwischenstufen bis zu einer Diskonnexion nahezu ohne anatomische Resektion. Diese Art des Eingriffs kann ohne größeren Blutverlust durchgeführt werden (Schramm u. Mitarb. 1995). Damit wird der Eingriff vor allem bei kleinen Kindern risikoärmer. Viele Zentren bevorzugen eine Form einer funktionellen Hemisphärektomie wegen des geringeren Risikos eines iatrogenen Hydrozephalus und einer Infektion. Der typische Kandidat für eine Hemisphärektomie ist ein Kind oder ein Jugendlicher mit pharmakoresistenten Anfällen, die einer Hemisphäre entstammen aufgrund einer ausgedehnten Läsion und – idealerweise – einer in-

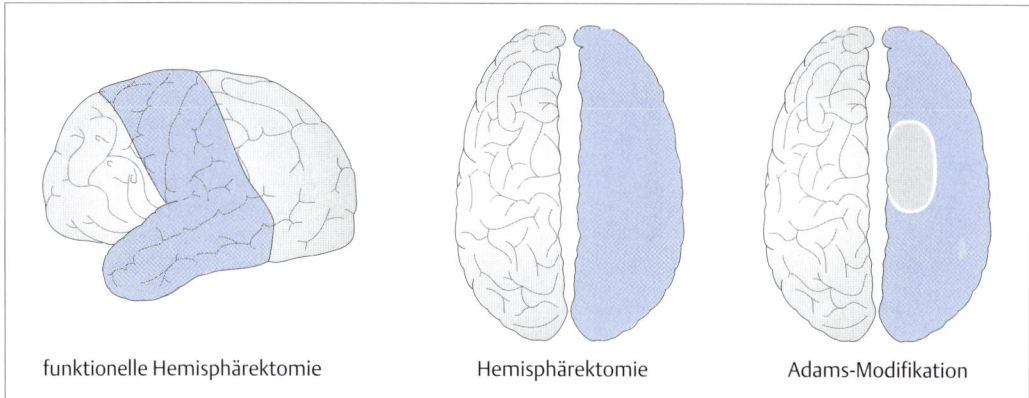

funktionelle Hemisphärektomie   Hemisphärektomie   Adams-Modifikation

Abb. 14.**15** Hemisphärektomie. Kandidaten für die funktionelle oder die anatomische oder die modifizierte Hemisphärektomie (s. Text) sind Patienten mit Rasmussen-Enzephalitis oder anderen unilateralen Hemisphärenläsionen.
Die prächirurgische Diagnostik ist aufwändig und umfasst neben der Semiologie die neurologische Untersuchung, EEG, MRT, Wada-Test, PET und Magnetstimula-

tion. Präoperativ muss geklärt werden, ob es sich tatsächlich um einen unilateralen Defekt handelt, ob eine Hemiparese mit gestörter oder erloschener Feinmotorik vorliegt, ob eine Hemianopsie besteht und ob ein Sprachtransfer vorliegt. Probleme bieten Fälle mit bilateraler Pathologie, einer progredienten Erkrankung und einem inkompletten neurologischen Defizit.

takten anderen Hemisphäre (Abb. 14.**16**). Ätiologisch handelt es sich meist um porenzephale Zysten, eine ausgedehnte kortikale Dysplasie, ein

Sturge-Weber-Syndrom oder, wenn auch selten, um eine Rasmussen-Enzephalitis.

Liegt bereits eine spastische Hemiparese mit Verlust unabhängiger Fingerbewegungen vor, ist das Risiko zusätzlicher motorischer Verluste gering (Vining u. Mitarb. 1997, Peacock u. Mitarb. 1996). Präoperativ ist das Risiko einer postoperativen Hemianopsie und einer Sprachstörung durch den Wada-Test zu erfassen. Auch bei optimaler Adams-Modifikation beträgt die perioperative Mortalität immer noch 10%; bis zu 70% werden anfallsfrei (Elger u. Kurthen 1999).

Bei Kindern mit West-Syndrom erwies sich das Alter bei Operation ebenfalls als prognostisch bedeutsam (Asarnow u. Lopresti 1997). Bei Patienten, die wegen eines Landau-Kleffner-Syndroms mit subpialer Transsektion behandelt wurden, hatten die operierten Fälle eine bessere Sprachprognose als Patienten, deren Anfälle erst im Jugendalter spontan sistierten (Morrell u. Mitarb. 1995). Aber auch bei weniger radikalen Eingriffen wie der Temporallappenresektion kann man nachweisen, dass Kinder ein geringeres Risiko postoperativer Gedächtnisprobleme aufweisen als Erwachsene (Lendt u. Mitarb. 1999). Bei Patienten mit anteriorer linkstemporaler Resektion nimmt mit zunehmendem Alter das Risiko postoperativer verbaler Gedächtnisprobleme zu (Herman u. Mitarb. 1995).

Abb. 14.**16** Symptomatische fokale Epilepsie nach perinatalem Mediainfarkt. Nach Hemisphärektomie anfallsfrei.

Es wurde berichtet, dass 7 von 12 Kindern mit refraktärer Temporallappenepilepsie und zusätzlicher erheblicher Aggressivität, Verhaltensstörungen und sozialen Anpassungsschwierigkeiten nach einer Temporallappenresektion sich in ihrem psychosozialen Bereich besserten (Elger u. Mitarb. 1997). Die Diskussion über den möglichen Vorteil der selektiven Amygdala-Hippokampektomie im Vergleich zur anterioren Temporallappenresektion ist im Kindesalter noch schwieriger als bei Erwachsenen, weil die Erfahrungen geringer sind. Immerhin wird die Auffassung vertreten, dass eine selektive Amygdala-Hippokampektomie mit Erhalt des lateralen Temporallappens neuropsychologische Vorteile bieten könnte (Wieser 1992).

Die Ergebnisse der chirurgischen Behandlung extratemporaler und temporaler fokaler Epilepsien im Alter bis zu 12 Jahren sind ähnlich denen erwachsener Patienten (Gilliam u. Mitarb. 1997). Im Kleinkindesalter ist eine Ammonshornsklerose seltener, dagegen kommen vor allem Tumoren und kortikale Dysgenesien häufiger als bei Erwachsenen vor (Wyllie u. Mitarb. 1998). 22 der 33 Kinder wurden postoperativ anfallsfrei (Klasse I), bei 4 Kindern nahm die Zahl der Anfälle zu, bei den übrigen fand sich keine Besserung. 10 Kinder benötigten postoperativ keine Antiepileptika, und bei weiteren 10 konnten diese reduziert werden. Die Lebensqualität besserte sich allerdings nicht nach der Operation, wiederum ähnlich der Beobachtung bei Erwachsenen (Gilliam u. Mitarb. 1997). Ein weiteres Problem ist die geringere prognostische Aussagekraft der präoperativen Befunde, des EEG und der bildgebenden Daten für den Ausgang des epilepsiechirurgischen Eingriffs im Kindesalter (Goldstein u. Mitarb. 1996).

Zusammenfassend ist die operative Behandlung von Epilepsien im Kindesalter erfolgreich, und eine Operation sollte ins Auge gefasst werden, wenn – ähnlich wie bei Erwachsenen – eine mehrjährige adäquate medikamentöse Behandlung unzweifelhaft versagt hat und eine Besserung der Epilepsie nicht wahrscheinlich ist (Wyllie u. Mitarb. 1998). Bei Kindern unter 2 Jahren und mit katastrophaler Epilepsieentwicklung ist rasch ein Eingriff in Betracht zu ziehen.

Risiko und Nebenwirkungen der Resektion

Es darf jedoch nicht vergessen werden, dass auch in den besten Zentren die operative Epilepsiechirurgie nicht frei von Komplikationen ist (Tab. 14.**6**). Bei invasiven prächirurgischen Untersuchungen kann es zu Komplikationen mit Blutungen, Infektionen oder Hirninfarkt kommen. Mortalität und Morbidität sind erwartungsgemäß bei den einzelnen Verfahren sehr unterschiedlich. Operative Komplikationen kommen bei umschriebenen Resektionen bei weniger als 5 % vor. Hierzu gehören Infektionen, Hemiparesen, Blutungen und Sprachstörungen. In der Mehrzahl der Fälle sind diese Befunde vorübergehend und bilden sich innerhalb von Monaten zurück. Die Resektion des medialen Temporallappens führt häufig zu einem kontralateralen oberen Quadrantengesichtsfelddefekt, der meist vom Patienten nicht bemerkt wird. Bei vorderer Temporallappenresektion der sprachdominanten Hemisphäre kann es allerdings zu bleibenden Defiziten im verbalen Gedächtnis kommen, welche intellektuelle Leistungen beeinträchtigen können. Es kommt bei zwei Dritteln der Operierten zu Störungen des Verbalgedächtnisses, nur bei 16 % verbessert sich die kognitive Leistungsfähigkeit nach dem Eingriff, bei einem Viertel bleibt sie unverändert. Bei rechtstemporal operierten Patienten blieb das Verbalgedächtnis bei 48 % gleich, bei 24 % verbesserte es sich, aber bei immerhin 27 % wurde es schlechter (Helmstaedter u. Elger 1996). Bei selektiven Amygdala-Hippokampektomien hat der Gedächtnisausfall eine andere Qualität und ist für den Patienten leichter zu ertragen (Helmstaedter u. Mitarb. 1996 a). Selbst bei Hemisphärektomien und Kallosotomien haben die Komplikationen in den letzten Jahren nachgelassen. Vor einer prächirurgischen Untersuchung ist eine sorgfältige und umfassende individuelle Nutzen-Risiko-Abwägung notwendig, welche die Erfolge und die Komplikationsrate des in Betracht kommenden Epilepsiezentrums einbezieht. Operierte Patienten eines renommierten Zentrums hatten zwar weniger Anfälle und nahmen im Vergleich zu Patienten, die nach einer prächirurgischen Untersuchung nicht operiert wurden, weniger Antiepileptika ein, unterschieden sich aber nicht in der Lebensqualität und ihrem Beschäftigungsstatus (Vickrey et al 1995). Andere Arbeitsgruppen berichten jedoch über positivere Ergebnisse.

Postoperative Betreuung

Zur unmittelbaren postoperativen Betreuung gehört die Hilfe bei der Anpassung an die veränderte Anfallssituation; bleiben die Anfälle aus, kann es sehr selten zu alternativen psychotischen Episoden und zu Verstimmung kommen. Ist die Operation hingegen nicht erfolgreich und sind die Anfälle nicht oder nur unwesentlich gebessert, ist mit der Enttäuschung fertig zu werden. Leider ist es nicht so, dass – wie man vielleicht erwarten könnte – die Situation bei postoperativer Anfallsfreiheit unproblematisch ist. Durch den plötzlichen Wegfall einer chronischen Erkrankung können zusätzliche Konflikte im familiären Bereich entstehen, da nun neue Anforderungen an den Patienten gestellt werden, die früher wegen der Anfälle zurückgestellt worden waren.

Die medikamentöse Behandlung wird auch bei postoperativer Anfallsfreiheit weitergeführt (Andermann u. Mitarb. 1993). Kommt es zu einer mindestens 2-jährigen Anfallsfreiheit, kann über das Absetzen der Medikamente diskutiert werden, ähnlich wie bei einem Patienten, der aufgrund der medikamentösen Behandlung anfallsfrei geworden ist (s. Kapitel 12 „Beendigung der Behandlung"). Das Absetzrisiko nach erfolgreicher epilepsiechirurgischer Behandlung beträgt 14 % im darauffolgenden Jahr und 36 % innerhalb der nächsten 5 Jahre (Schiller u. Mitarb. 2000, Schmidt u. Mitarb. 2004a), d. h. über 60 % der Patienten bleiben anfallsfrei.

Wie häufig postoperativ anfallsfreie Patienten auch nach Absetzen der Antiepileptika anfallsfrei bleiben, was pragmatisch einer Heilung der Epilepsie gleichkäme, ist noch nicht ganz klar. Fasst man jedoch 13 retrospektive und 5 prospektive Evidenzklasse III-Untersuchungen an 1658 Patienten zu diesem Thema zusammen, so hat nach einer Temporallappenoperation nur einer von vier Erwachsenen (25 %, 21 – 30 %, 95 % Konfidenzintervall) und eines von drei Kindern (31 %, 20 – 41 %, 95 % Konfidenzintervall) die Chance postoperativ mindestens 5 Jahre ohne Medikamente anfallsfrei zu werden (Schmidt u. Mitarb. 2004 b). Da etwa die Hälfte aller Patienten weiter Medikamente einnimmt, obwohl sie anfallsfrei sind und theoretisch eine Chance hätten auch ohne Medikamente anfallsfrei zu bleiben, ist zur Klärung der wichtigen Frage der postoperativen Heilung der Temporallappenepilepsie eine Evidenzklasse I-Studie erforderlich.

Unmittelbar, in den ersten 48 Stunden nach der Operation, ist ein Abfall der Serumkonzentrationen der Antiepileptika bei einigen Patienten beobachtet worden (Friel u. Mitarb. 1987). Mögliche Ursachen sind die Nichteinnahme der verordneten Medikamente im perioperativen Stress oder Interaktionen mit der Anästhesie. Allerdings sind auch erhöhte Werte postoperativ gefunden worden, sodass ein deutlicher Effekt in eine Richtung nicht zu erkennen ist (Andermann u. Mitarb. 1993).

Zu beachten ist weiterhin, dass Patienten unter Valproat vermehrt bluten, wenngleich dies vor kurzem in einer englischen Untersuchung nicht bestätigt werden konnte. Daher empfehlen einige Zentren, Valproat präoperativ abzusetzen und durch ein anderes Medikament zu ersetzen. Am Operationstag wird der Patient seine orale Dosis nicht einnehmen und auf parenterale Behandlung umgestellt werden (s. in Kapitel 21 „Spezielle Behandlungsprobleme"). Kommt es postoperativ zu einer Zunahme der Anfälle oder einem Status epilepticus, wird dieser – wie im Kapitel 20 ausgeführt – mit Phenytoin i. v. und Benzodiazepinen i. v. behandelt. Treten postoperativ Anfälle auf, wird die Serumkonzentration bestimmt und die Dosis erhöht, wie sonst auch. Meist wird in den ersten drei Tagen die Serumkonzentration täglich bestimmt, danach 2- bis 3-mal pro Woche, bis es zur Stabilisierung der Serumkonzentration und zur Optimierung der antiepileptischen Therapie gekommen ist.

Zusätzlich zu den gewohnten Anfällen des Patienten kann es unmittelbar postoperativ zu – wie es im Angelsächsischen heißt – sog. Nachbarschaftsanfällen kommen. Einfache fokale Anfälle mit Taubheit im Gesicht oder Arm werden beobachtet, die aber spontan verschwinden und in der Regel keine Änderung der Verabreichung der Antiepileptika erforderlich machen. Postoperativ kann bei Wegfall der anderen Anfälle eine Persistenz der schon präoperativ vorhandenen Auren den Patienten quälen und zu Sorgen veranlassen, dass die Operation ein Fehlschlag gewesen sein könnte. In der Klassifikation nach Engel werden Patienten mit persistierenden Auren unverständlicherweise als anfallsfrei geführt. In diesen Fällen wird man vorsichtigerweise die Medikamente nicht reduzieren. Bei einigen Patienten kommt es nach einer unmittelbar postoperativ einsetzenden Anfallsfreiheit zu Anfallsrezidiven, die eine Erhöhung der antiepileptischen Medikation erfordern. Clobazam hat sich hier als besonders wertvoll erwiesen (Andermann u. Mitarb. 1993).

Postoperativ kann es zu zusätzlichen Gelegenheitsanfällen kommen, vor allem nach Schlafentzug oder Alkoholkonsum oder meist beidem. Die

Behandlung entspricht der sonstiger Gelegenheitsanfälle. Es kann sich postoperativ auch ein bis dahin verborgener Alkoholabusus herausstellen. Das sog. Running-down-Phänomen besteht darin, dass sich erst nach einigen postoperativen Anfällen doch noch komplette Anfallsfreiheit einstellt. War die Operation ein Fehlschlag, sollte eine komplette Reevaluation einsetzen und, falls es sich um epileptische Anfälle handelt, eine Reoperation ins Auge gefasst werden (Olivier u. Mitarb. 1989). Auch nach Anfallsfreiheit über viele Jahre kann es zu Spätrezidiven kommen (Eliashiv u. Mitarb. 1997). Ohne Hinweise auf ein Tumorrezidiv traten bei 3 von 60 Patienten 10 bzw. 15 Jahre nach der Operation wieder Anfälle auf. Bei weiteren 2 Patienten kam es zu einem Tumorrezidiv. Schließlich können postoperativ auch psychogene Anfälle auftreten.

Treten epileptische Anfälle weiter oder wieder auf, wird die postoperative medikamentöse Behandlung optimiert, wie sonst auch.

Neurostimulation

Mit verbesserten bildgebenden Methoden hat in den letzten Jahren das Interesse an der Behandlung von Epilepsien durch Neurostimulation zugenommen. Hierzu gehören bereits gängige Behandlungsverfahren wie die Vagusstimulation am seitlichen Hals durch eine implantierte Schrittmacher-Elektrode (s. u.), aber auch noch in der klinischen Forschung befindliche, nichtinvasive Verfahren wie die repetitive transkranielle Magnetstimulation (Tergau u. Mitarb. 1999), die bei sehr hohen Frequenzen und in extrem kurzen Abständen aber anfallsfördernd ist (Hufnagel u. Elger 1990) oder die invasive Tiefenstimulation des Gehirns, die sich derzeit noch in wissenschaftlicher Erprobung befindet (Schmidt u. Mitarb. 2001 b).

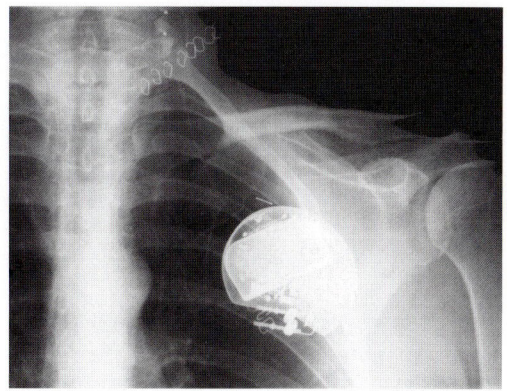

a

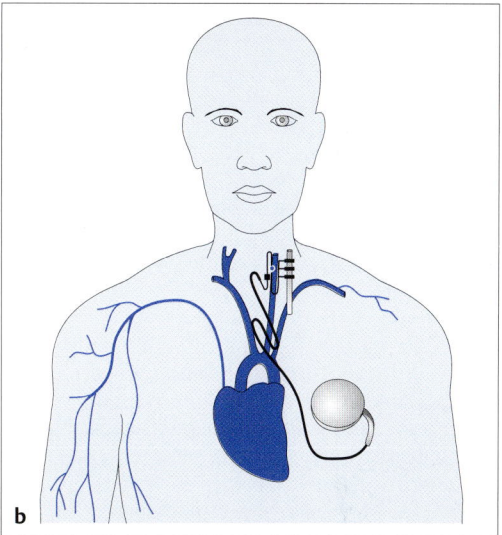

b

Abb. 14.**17a** u. **b** Vagusstimulation. Das Schema zeigt den Generator, die subkutane Verbindungselektrode zum linken N. vagus und die drei Kontaktelektroden am N. vagus (**a**). Man sieht auf der Röntgenaufnahme den Generator im Brustbereich sowie die Elektroden im linken seitlichen Hals und die Klips zum Verschließen der Inzision (**b**).

Tabelle 14.**7** **Vagusstimulation bei fokalen Epilepsien: Ergebnisse aktiv-kontrollierter Studien**

Studie	% Anfallsabnahme (normale therapeutische Stimulation)	% Anfallsabnahme (niedrige Kontrollstimulation)	P
EO3 –	24,5 % (n = 54) –	6,1 % (n = 60)	0,01
EO5 –	27,9 % (n = 94) –	15,2 % (n = 102)	< 0,04
EO4 –	21,8 % (n = 123)	k. A.	0,01

Tabelle 14.**8**   **Vor- und Nachteile der Vagusstimulation**

Vorteile	Nachteile
1. Keine aufwändige Voruntersuchung oder Kraniotomie erforderlich	1. Wenige Patienten werden anfallsfrei
2. Reduziert die Zahl der Anfälle bei fokalen Epilepsien und Lennox-Gastaut-Syndrom bei der Hälfte der Patienten um mindestens 50%	2. Es gibt keine Prädiktoren, die vor der Implantation den voraussichtlichen Erfolg prognostizieren lassen
3. Selbstkontrolle der Einstellung bei starken Anfällen möglich	3. Nach einigen Jahren ist ein Batteriewechsel notwendig
4. Compliance gewährleistet	4. Während der Stimulation können Heiserkeit und bei Anstrengung Atemnot auftreten und sich vorbestehende Schluckstörungen oder ein Schlafapnoe-Syndrom verstärken
5. Keine Wechselwirkungen mit Antiepileptika	
6. Gut verträglich, hohe Akzeptanz bei Patienten	
7. Befinden und Lebensqualität werden gebessert	

Vagusstimulation

Ist bei pharmakoresistenten Anfällen eine Resektion nicht sinnvoll oder möglich oder hat die Operation kein befriedigendes Ergebnis erbracht, bietet die chronische intermittierende Vagusstimulation im Halsbereich durch Implantation eines Schrittmachers eine wirksame und gut verträgliche palliative Alternative (Tab. 14.**7**, Abb. 14.1 und 14.**17**).

Es wird eine Stimulationselektrode am linken N. vagus angebracht, die unter der Haut mit einem Generator – ähnlich einem Herzschrittmacher – verbunden ist und z.B. alle 5 Minuten 30 Sekunden lang stimuliert. Über die zu 80% afferenten Fasern des Nervs wird die Anfallsregulation des Gehirns – speziell vermutlich über das noradrenerge System unter Beteiligung des Locus caeruleus – moduliert. Allerdings ist der Mechanismus noch nicht ganz geklärt. Bei vielen Patienten verringert sich die Zahl der Anfälle – durch kontrollierte Studien nachgewiesen – nach einigen Monaten deutlich (Tab. 14.**8**). Das Befinden und die Lebensqualität bessern sich bei der Mehrzahl. Zusätzlich hat die Vagusstimulation eine antidepressive Wirkung und ist mittlerweile auch zur Behandlung von Patienten mit therapierefraktären Depressionen zugelassen.

Anfallsfreiheit wird aber nur ausnahmsweise erreicht. Geduld ist angebracht, die maximale Anfallshemmung wird erst nach mehreren Monaten erreicht, und die Wirkung nimmt im Laufe der ersten $1^1/_2$ Jahre kontinuierlich noch weiter zu. Über Langzeitergebnisse mit einer Halbierung der Anfälle bei fokalen Epilepsien und bei Lennox-Gastaut-Syndrom bei etwa 50% der Patienten wurde berichtet (Ben-Menachem u. Mitarb. 1999). Die Akzeptanz des Systems bei Patienten ist ausgezeichnet. Über 70% wünschen nach Erlöschen der Batterie nach 5 – 7 Jahren – in Abhängigkeit von der Magnetnutzung zur Aktivierung – eine Reimplantation zum Batteriewechsel.

Obwohl keine gravierenden Nebenwirkungen vorkommen, ist auch die Vagusstimulation nicht frei von Beeinträchtigungen. Über Heiserkeit, Halsschmerzen, Husten, Atemnot, Parästhesien, Muskel- und Kopfschmerzen klagen bis zu einem Drittel der Patienten (Uthmann u. Mitarb. 1993, Ramsay u. Mitarb. 1994, Handforth u. Mitarb. 1998). Intraoperativ ist es bei der Erststimulation im Operationssaal bei 4 von ca. 7000 implantierten Patienten zu einer gut behandelbaren ventrikulären Asystolie gekommen (Tatum u. Mitarb. 1999). In Einzelfällen ist eine einseitige Stimmlippenadduktion links während der Stimulation beschrieben worden (Zumsteg u. Mitarb. 2000). VNS beeinträchtigt einzelne Atmungsparameter im Schlaf, und ein Schlafapnoe-Syndrom kann geringgradig zunehmen (Malow u. Mitarb. 2000). Ein erhöhtes Mortalitätsrisiko besteht nicht (Annegers u. Mitarb. 2000).

Bedenkt man, dass nur etwa ein Drittel aller Patienten mit pharmakoresistenten Epilepsien für einen epilepsiechirurgischen Eingriff infrage kommen, wird das potenzielle Anwendungsgebiet der Vagusstimulation deutlich. Ein großer Vorteil besteht darin, dass keine aufwändige und strapaziöse präoperative Untersuchung notwendig ist und dass die Implantation des Generators unter die Brusthaut ein kleiner Routineeingriff ist. Dennoch sollte der Patient natürlich in einem operablen Allgemeinzustand sein und keine gravierende Lungenfunktionsstörung oder ein ausgeprägtes Schlafapnoe-Syndrom aufweisen. Selbstverständlich sollte keine Vagotomie vorangegangen sein.

Eine Wärmetherapie mit Kurz- oder Mikrowellen oder eine therapeutische Ultraschalluntersuchung ist wegen des Erwärmungsrisikos des Geräts und des Kabels generell kontraindiziert, wenngleich bislang derartige Vorfälle nicht mit dem Vagusstimulationssystem von Cyberonics, sondern mit Neurostimulationsgeräten zu anderen Zwecken beschrieben wurden.

Leitlinie
- Die Vagusstimulation ist zu empfehlen bei Kindern, Jugendlichen und Erwachsenen, deren epileptische Anfälle schwerwiegend sind und die weder medikamentös noch operativ gut zu behandeln sind. Auch nach erfolgloser Operation kann die Vagusstimulation erfolgreich eingesetzt werden (Abb. 14.**1**) (Schmidt u. Mitarb. 1999).

Neurochirurgische Operationen bei Patienten mit Epilepsie

Nicht jeder neurochirurgische Eingriff bei einem Patienten mit Epilepsie ist eine spezielle epilepsiechirurgische Intervention, wenngleich Überlappungen vorkommen, z.B. wenn bei der Resektion eines Hirntumors – meist eines niedriggradigen Glioms – eine zusätzliche Hippokampektomie wegen medialer Temporallappenanfälle mit günstigem Ergebnis durchgeführt wird (Zentner u. Mitarb. 1997). Ebenfalls gut ist die Prognose bei Operation supratentorieller Kavernome (Zevgaridis u. Mitarb. 1996). Von den 77 Patienten mit Anfällen vor der Operation waren 68 (88%) postoperativ anfallsfrei, 48 Patienten nahmen weder vor noch nach der Operation Antiepileptika ein. Lediglich bei 4 der 77 Patienten nahm die Zahl der Anfälle zu oder besserte sich nicht.

Der Verlauf von Tumorepilepsien ist aber insgesamt ungünstig. Etwa 50% der Patienten sterben innerhalb von vier Jahren, lediglich bei einem Drittel ist der Verlauf benigne, und weniger als 10% werden anfallsfrei. Selbst nach der Operation von Meningiomen haben nur weniger als die Hälfte der Patienten weniger Anfälle. Die Behandlung von Patienten mit Tumorepilepsien infolge von Glioblastomen oder anderen malignen Tumoren stellt alle Beteiligten vor ein Dilemma. Bei guter Vitalprognose und kompletter Resezierbarkeit des Tumors kommt eine Operation infrage, falls notwendig mit ergänzendem epilepsiechirurgischem Eingriff. Bei einem malignen Tumor mit schlechter Vitalprognose hingegen sind Biopsie, aggressive chirurgische Entlastung oder radiologische Therapie häufig nicht akzeptabel. Das individuelle Für und Wider entscheidet über das Vorgehen.

Leitlinien
- Die epilepsiechirurgische Behandlung bietet heutzutage eine gute Chance für viele Patienten mit pharmakoresistenten Anfällen unter der weiteren Einnahme der Antiepileptika anfallsfrei oder fast anfallsfrei zu werden. Jeder vierte Erwachsene bleibt nach einer Temporallappenoperation auch nach Absetzen der Antiepileptika langfristig anfallsfrei. Daher ist bei jedem Patienten mit pharmakoresistenten und stark beeinträchtigenden Anfällen zu prüfen, ob einer der unterschiedlichen epilepsiechirurgischen Eingriffe infrage kommt, falls der Patient prinzipiell eine Operation in Betracht ziehen würde. Zusätzlich steht als weniger invasiver Eingriff die palliative Vagusstimulation im Halsbereich zur Verfügung. Der Patient sollte mit der Frage, ob ein Eingriff sinnvoll ist, möglichst bald nach Feststellung der Pharmakoresistenz zu einem operativen Epilepsiezentrum überwiesen werden.

Behandlungsstrategien

Für die einzelnen Epilepsien werden jeweils die Diagnose, der Verlauf, die empfohlene Behandlung und die nicht zu empfehlenden Maßnahmen angegeben. Der Schwerpunkt liegt naturgemäß auf der Behandlung. Spezielle pathophysiologische und diagnostische Aspekte können nur so weit kurz skizziert werden, wie sie unmittelbare Konsequenzen für die Behandlung und die Beratung des Patienten haben. Fehlen Veröffentlichungen von klinischer Relevanz oder von ausreichender methodischer Qualität, um Schlussfolgerungen für das weitere Patientenmanagement zuzulassen, wird dies angemerkt.

15 Symptomatische und kryptogene fokale Epilepsien

Im Kindes- und Erwachsenenalter sind etwa 40% bzw. 65% aller Epilepsien fokal (Forsgren u. Mitarb. 1996, Erikson u. Koivikko 1997). Davon sind sowohl im Kindes- als auch im Erwachsenenalter etwa 20% symptomatisch (Tab. 15.**1**).

Tabelle 15.**1 Ätiologie der Epilepsie bei 1957 Erwachsenen im Alter von 18–82 Jahren** (aus Ottman u. Mitarb. Relations of genetic and environmental factors in the etiology of epilepsy. Ann Neurol. 1996;39: 442–9)

• Idiopathisch/kryptogen	80%
• Zerebrale Kinderlähmung	1%
• Postnatale symptomatische Ursachen	18%
– posttraumatisch	8%
– Infektion	6%
– vaskulär	2%
– Tumor	1%
• Andere oder nicht klassifizierbar	2,3%

Im Laufe der Zeit wird der Anteil der kryptogenen Epilepsien sinken, da laufend neue genetische Epilepsiesyndrome entdeckt werden und mit verfeinerten bildgebenden Methoden vormals kryptogene Epilepsien zunehmend als symptomatisch erkannt werden können. Je nach Erkrankungsalter kommen unterschiedliche ätiologische Faktoren in Betracht, die im Folgenden dargestellt werden (Abb. 15.**1**).

Prä- und perinatale Erkrankungen

■ Diagnose

Etwa 50% aller Kinder, die mit Lernschwierigkeiten und zerebraler Kinderlähmung auf die Welt kommen, entwickeln eine Epilepsie. Bei extrem Frühgeborenen ($<$ 33. Woche) kommt es im Alter bis zu 30 Monaten bei 6% (95 % KI: 3–10) zu einer Epilepsie (Wood u. Mitarb. 2000). Für eine prä- und perinatale Erkrankung als Ursache einer fokalen Epilepsie sprechen folgende Faktoren: zerebrale Kinderlähmung, perinatale Risikofaktoren,

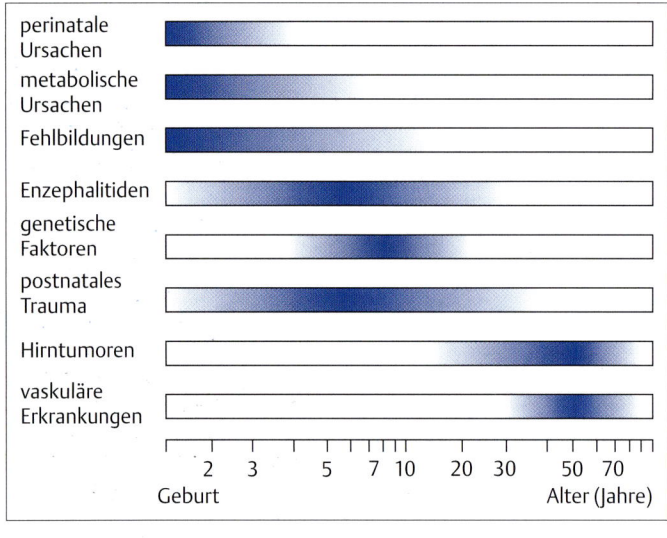

Abb. 15.**1** Ursachen symptomatischer Epilepsien in Abhängigkeit vom Manifestationsalter des ersten Anfalls.

komplizierte Fieberkrämpfe oder ein Fieber-krampfstatus, neurologischer pathologischer Befund, zusätzliche Lernschwierigkeiten und Beginn der Epilepsie meist im Kleinkindes- oder Kindesalter. Im Kindesalter sind meist generalisierte Myoklonien, tonische oder atonische Anfälle und Spasmen Ausdruck einer symptomatischen generalisierten Epilepsie. Bei Jugendlichen und jungen Erwachsenen stehen fokale Anfälle und generalisierte tonisch-klonische Anfälle im Vordergrund.

Je stärker die kognitive oder neurologische Behinderung bei der Geburt ist, umso häufiger entsteht eine Epilepsie. Die prä- und perinatale Hypoxie scheint der häufigste Mechanismus perinataler Schäden zu sein. Allerdings werden prä- und perinatale Schäden vermutlich zu oft als Ursache einer Epilepsie vermutet, wenn perinatale Probleme aufgetaucht sind. Nach den Ergebnissen der großen amerikanischen Perinatalstudie sind zerebrale Kinderlähmung und Lernschwierigkeiten mit einer Epilepsie assoziiert, nicht aber perinatale Probleme (Nelson u. Ellenberg 1987).

Mit dem MRT kann man auch schon im Kleinkindesalter klären, ob es sich um kortikale Dysplasien, kongenitale Fehlbildungen, ischämische Infarkte oder Blutungen handelt. So sind in den letzten Jahren eine Reihe verschiedener kortikaler Dysplasien entdeckt worden (Sisodiya 2000) (Abb. 15.**2**, 15.**3**, 15.**4**).

Zu den generalisierten Dysplasien gehören die Lissenzephalie, die Pachygyrie und die Agyrie mit wenigen normalen Gyri, einem weichen, dichten Kortex, einer schweren Lernstörung und oft pharmakoresistenten epileptischen Anfällen. Viele der Kinder haben eine Tetraparese. Als Syndrome werden Typ I – das Miller-Dieker-Syndrom – und Typ II – das Walker-Warburg-Syndrom – unterschieden.

Eine weitere generalisierte Dysplasie ist die Bandheterotypie, auch „Double-Cortex"-Syndrom genannt, mit einem normalen Kortex oder in schweren Fällen mit einer Pachygyrie, einer dichten Zellschicht im weißen Mark, wiederum Lernschwierigkeiten und nicht immer pharmakoresistenten Anfällen; in der Regel sind die Patienten weiblich, und ein familiäres Vorkommen ist beschrieben (Walsh 1995).

Eine dritte Gruppe generalisierter Migrationsstörungen ist die X-dominante periventrikuläre noduläre Heterotopie mit normalem Kortex, multiplen diskreten oder kontinuierlich verbundenen Zellknoten in der ventrikulären und subventrikulären Region (Eksioglu u. Mitarb. 1996) (Abb. 15.**3**). Meist sind die Patienten normal begabt und entwickeln in der 2. Dekade eine fokale

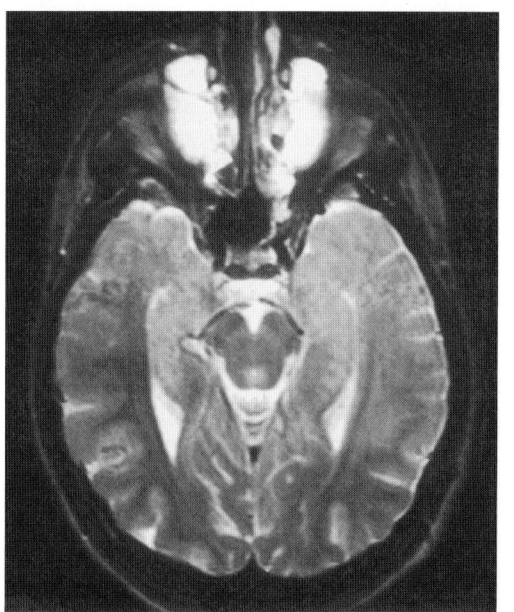
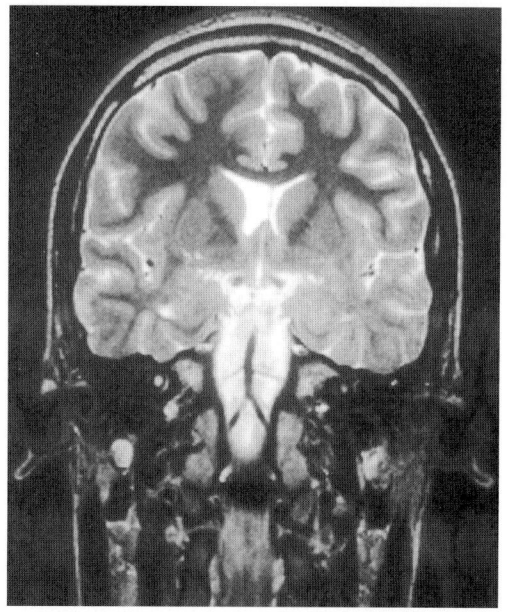

a   b

Abb. 15.**2a** u. **b**   Fokale kortikale Dysplasie links temporal. Die Ausbreitung ist diffus und umfasst etwa zwei Drittel des Temporallappens.

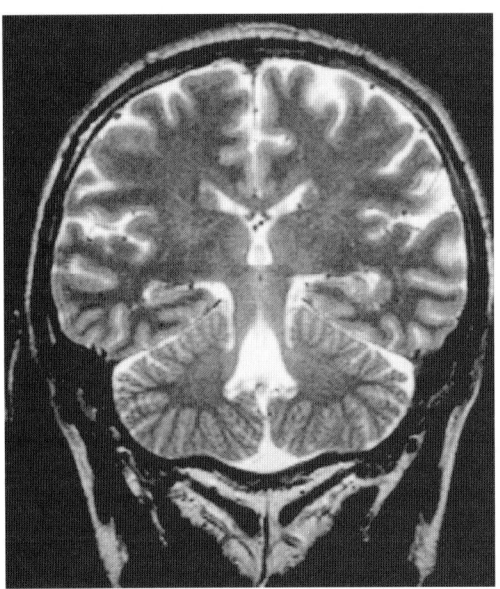

Abb. 15.**3**   Noduläre periventrikuläre Heterotopien.

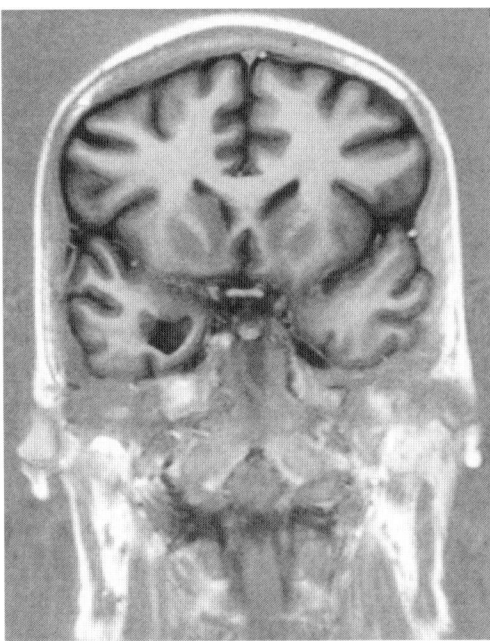

Abb. 15.**4**   Kortikale Dysplasie: Heterotopie rechts temporomedial mit zystischer Erweiterung des rechten Unterhorns.

Epilepsie (Huttenlocher u. Mitarb. 1994). Fokale Epilepsien aller Lappen kommen bei 82 % der Patienten mit periventrikulären oder subkortikalen nodulären Heterotypien vor (Dubeau u. Mitarb. 1995). Heterotypien können mit zystischer Erweiterung einzelner Ventrikelabschnitte einhergehen (Abb. 15.**4**).

Schließlich sind die Hemimegaloenzephalie und die fokale kortikale Dysplasie, Polymikrogyrie, Schizenzephalie und die fokalen subkortikalen Heterotopien zu nennen (Kuzniecky 1994 b). Bei einem Patienten mit Hemimegaloenzephalie wurden in vivo niedrige zerebrale GABA-Konzentrationen gemessen (Hyder u. Mitarb. 1997). Generalisierte Dysplasien oder Dysgenesien sind häufig genetisch, nicht generalisierte Formen können genetisch sein (Walsh 1995).

Kortikale Dysplasien kommen nach der Hippokampusatrophie bei pharmakoresistenten, meist fokalen Epilepsien am zweithäufigsten vor; die Diagnose kann mittels MRT gestellt werden (Li u. Mitarb. 1995, Raymond u. Mitarb. 1995). Im Kindesalter sind kortikale Dysplasien und niedriggradig maligne Tumoren häufiger als die Ammonshornsklerose. Bei pharmakoresistenten Patienten mit fokaler Epilepsie und kortikalen Dysplasien führt deren chirurgische Entfernung zur Anfallskontrolle, während ein Zurücklassen von Gewebe mit kortikalen Dysplasien mit einer schlechten postoperativen Anfallskontrolle korreliert (Palmini u. Mitarb. 1991).

Weiterhin ist neben anderen Befunden noch anzuführen, dass eine diffuse Ausbreitung struktureller Auffälligkeiten über den identifizierten Bereich lokaler kortikaler Dysplasien hinaus zusätzlich zur Pharmakoresistenz und auch zur chirurgischen Therapieresistenz führt. Diesen Befunden, die für eine Rolle kortikaler Dysplasien bei der Entstehung oder Aufrechterhaltung von Pharmakoresistenz sprechen, ist aber entgegenzuhalten, dass auch bei leicht behandelbaren Epilepsien kortikale Dysplasien nachgewiesen werden können, wenngleich bei diesen therapeutisch unproblematischen Fällen naturgemäß seltener aufwändige MRT-Untersuchungen durchgeführt werden. Weiterhin sind Ammonshornsklerose mit Hippokampusatrophie und komplizierte Fieberkrämpfe häufige Vorläufer einer pharmakoresistenten Temporallappenepilepsie. Epilepsien kommen schließlich auch nach pränataler Infektion mit Zytomegalie, Herpes, subakuter Masern- und subakuter Rötelnenzephalitis vor (Forsgren u. Mitarb. 1996).

Nicht verschwiegen darf jedoch werden, dass derzeit viele, wenn nicht die meisten Fälle mit Epilepsie bei kongenitaler Ursache und Lernschwierigkeiten ätiologisch noch nicht geklärt werden können.

■ Verlauf

Von Patienten mit fokaler Epilepsie bei Ammonshornsklerose oder kortikaler Dysplasie werden 42 % bzw. 54 % unter einer medikamentösen Behandlung anfallsfrei (Stephen u. Mitarb. 2001). Bei einer fokalen Epilepsie mit kortikalen Dysplasien sind für Verlauf und Ansprechen auf Antiepileptika günstig eine umschriebene kortikale Dysplasie, ungünstig hingegen diffuse Dysplasien und ausgedehnte zusätzliche strukturelle Änderungen im MRT (Sisodiya u. Mitarb. 1995). Epilepsiechirurgische Eingriffe führen bei Patienten mit Ammonshornsklerose zu besseren Ergebnissen als bei anderen kortikalen Fehlbildungen wie u. a. fokaler kortikaler Dysplasie, Heterotopien, Polymikrogyrie; bei letzteren sind etwa 40 % der Patienten zwei Jahre nach der Operation anfallsfrei (Sisodiya 2000).

Je größer die kortikale Dysplasie ist, umso eher kommt es zu einer Lernbehinderung. Patienten mit fokalen Epilepsien infolge umschriebener Dysplasien haben in der Regel keine Lernschwierigkeiten.

■ Behandlung

Mittel der ersten Wahl und weitere Medikamente s. Kapitel 10 „Auswahl der Medikamente". Bei nicht korrigierbarer Pharmakoresistenz ist rasch die Möglichkeit einer operativen Therapie der Epilepsie zu prüfen. Zur Behandlung von Epilepsien mit zusätzlichen Lernschwierigkeiten s. auch Kapitel 21 „Spezielle Behandlungsprobleme".

> **Leitlinien**
> - Bei Verdacht auf Epilepsie infolge prä- oder perinataler Ursache MRT veranlassen.
> - Bei Pharmakoresistenz oder zusätzlichen Problemen rasch eine Vorstellung in einem Epilepsiezentrum veranlassen.

Intrakranielle Tumoren

■ Diagnose

Intrakranielle Tumoren sind lediglich bei wenigen Patienten Ursache der Epilepsie bei Erstdiagnose (Tab. 15.**1**). Bei Patienten mit fokalen Anfällen und generalisierten tonisch-klonischen Anfällen, die jenseits des 20. Lebensjahres beginnen und mit einem progredienten fokalen neurologischen Befund einhergehen, sind allerdings intrakranielle Tumoren häufiger. Es wird geschätzt, dass epileptische Anfälle bei 17 % der Patienten mit primären ZNS-Lymphomen, bei 15 – 25 % bei malignen Gliomen, bei 40 % bei Meningiomen und bei 65 – 95 % bei niedriggradigen Gliomen vorkommen (Kim 1995, DeAngelis 2001). Bei über 60-Jährigen mit Erstdiagnose einer Epilepsie wurde bei jedem Sechsten ein intrakranieller Tumor als Ursache ermittelt.

Epileptische Anfälle treten vorwiegend bei Tumoren der zerebralen Hemisphären auf und bei Tumoren, deren operative Entfernung eine supratentorielle Retraktion erforderlich machte. Ein maligner Hirntumor – primär oder metastatisch – macht sich rasch durch weitere allgemeine Symptome erkennbar und kann im MRT nachgewiesen werden. Die Ursachen symptomatischer Epilepsien bei onkologischen Patienten mit intrakranieller Metastasierung sind vielfältig und finden sich bei 6 – 21 % der Patienten (Weis u. Mitarb. 1980). Niedriggradige Tumoren können sich jedoch erst im Laufe der Jahre als Ursache einer Epilepsie herausstellen und werden daher häufig erst in epilepsiechirurgischen Zentren entdeckt.

Die radiologische Differenzialdiagnose zwischen einzelnen Untergruppen von Tumoren kann außerordentlich schwierig sein. Pilozytische Astrozytome reichern Kontrastmittel in der Regel stark an, während diffuse niedriggradige Astrozytome dies meist nicht tun. Diese Gliome sind häufig Ursache einer Epilepsie. So machten sie 61 % aller limbischen und neokortikalen Tumoren einer Untersuchung von 65 Patienten mit Tumorepilepsie aus. Oligodendrogliome waren weitere 8 %.

Pleomorphe Astrozytome und Gangliogliome des Temporallappens, die oft etwas Kontrastmittel im MRT anreichern, verursachen häufig Epilepsien (Abb. 15.**5**). Weiterhin spielen dysembryoplastische neuroepitheliale Tumoren vor allem des Temporallappens eine Rolle, diese weisen eine geringe Signalintensität auf den T1-gewichteten Bildern auf, während T2-gewichtete Bilder

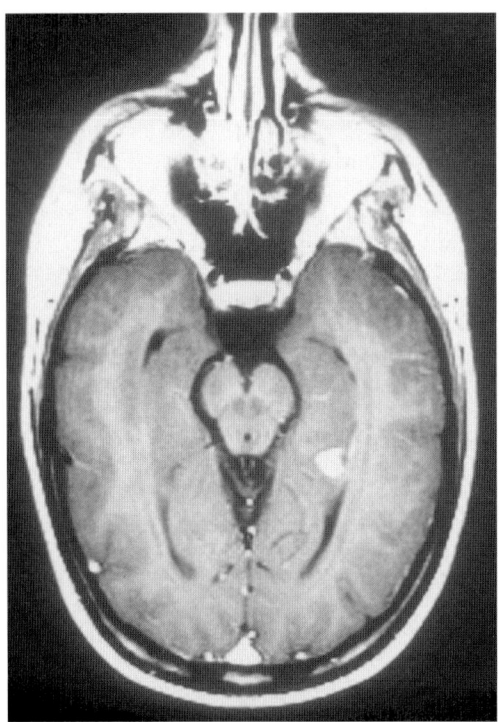

a

Abb. 15.**5a–c** Gangliogliom links temporookzipital basal. **a** T1-gewichtet, **b** protonengewichtet, **c** T2-gewichtet. Die KM-Anreicherung ist charakteristisch für ein Gangliogliom.

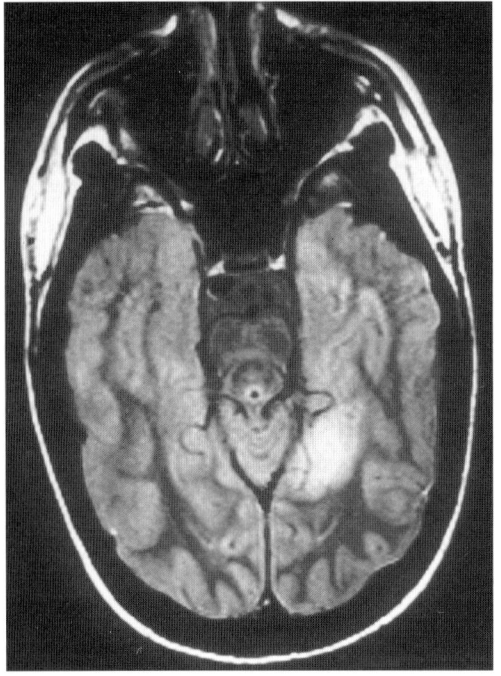

b

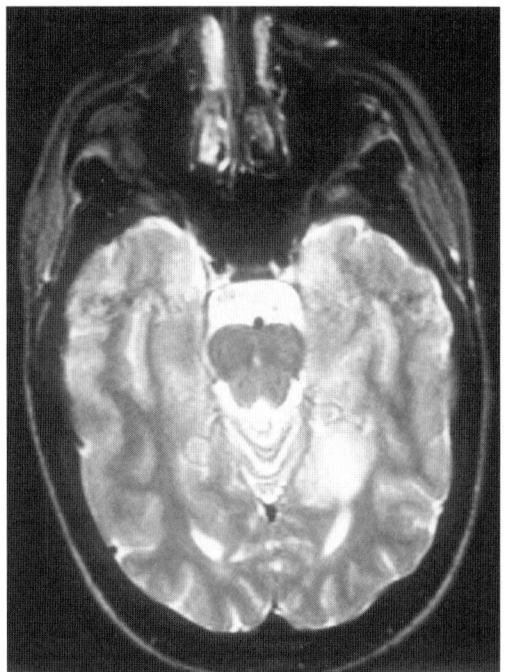

c

eine hohe Signalintensität zeigen (Daumas-Duport u. Mitarb. 1988). Alle diese Patienten entwickelten in den ersten beiden Dekaden Beschwerden, und bis auf zwei der 65 Fälle waren epileptische Anfälle das einzige Symptom. Die hamartomähnlichen Tumoren sind sehr indolent und rezidivieren in der Regel nicht, selbst wenn sie inkomplett entfernt wurden. Im MRT können sie nach Kontrastmittelgabe eine erhöhte Signalintensität zeigen. Kavernome verursachen ebenfalls nicht selten eine pharmakoresistente Epilepsie (Braun u. Mitarb. 1996). Selten sind hypothalamische Hamartome, die zu gelastischen Anfällen führen und bei Antiepileptika-Pharmakoresistenz mit GnRH-Analogen behandelt werden können (Zatreeh u. Mitarb. 2000).

Im Kindesalter sind Epilepsien infolge von intrakraniellen Tumoren seltener als im jungen Erwachsenenalter, vor allem da Meningeome und Metastasen extrazerebraler Tumoren seltener sind als im Erwachsenenalter (Pollack 1994). Bei einer sehr kleinen Gruppe von Patienten entwickelt sich neben der chronischen Epilepsie in Koinzidenz zusätzlich ein intrakranieller Tumor, der leider häufig erst sehr spät diagnostiziert wird. Daher ist es sehr wichtig, bei einer Änderung der Anfallssymptome auch an die seltene Möglichkeit zu denken, dass sich ein intrakranieller Tumor entwickelt haben könnte.

■ Verlauf

Von Patienten mit fokaler Epilepsie bei primärem Hirntumor werden 63% unter einer medikamentösen Behandlung anfallsfrei (Stephen u. Mitarb. 2001). Tumorepilepsien, bei denen die Epilepsie nur eines von vielen Symptomen des Tumors ist, verlaufen insgesamt ungünstig. Der Verlauf wird von dem oft malignen Tumor bestimmt. Etwa 50% der Patienten sterben innerhalb von vier Jahren, lediglich bei einem Drittel ist der Verlauf benigne, und weniger als 10% werden anfallsfrei. Selbst nach der Operation von Meningeomen hat nur weniger als die Hälfte der Patienten seltener Anfälle. Ist die Epilepsie hingegen das einzige Symptom eines intrakraniellen Tumors, sind die Resultate der epilepsiechirurgischen Eingriffe besser. Diese werden gesondert in Kapitel 14 dargestellt.

■ Behandlung

Bei Patienten mit neu diagnostizierten Hirntumoren wird keine routinemäßige Prophylaxe zur Vermeidung des ersten Anfalls empfohlen (Glantz u. Mitarb. 2000). Präoperativ wird ein Antiepileptikum wie Phenytoin gegeben und während der Operation weiter verabreicht. Mittel der ersten Wahl ist wegen der i. v. Formulierung Phenytoin. Valproat i. v. wird wegen etwaiger Gerinnungsprobleme nicht empfohlen. Falls präoperativ eine Umstellung auf eine parenterale Antiepileptikatherapie notwendig ist, s. in Kapitel 21.

Traten präoperativ keine Anfälle auf, kann das Medikament in der Regel postoperativ nach einer Woche wieder abgesetzt werden, speziell bei Nebenwirkungen der Antiepileptika (Glantz u. Mitarb. 2000). Traten präoperativ Anfälle auf, konnte der Tumor komplett entfernt werden und kam es postoperativ nicht mehr zu Anfällen, kann das Medikament in der Regel nach wenigen Monaten abgesetzt werden (Pollack 1994).

Die Behandlung von Patienten mit Epilepsien infolge von Glioblastomen oder anderen malignen Tumoren stellt alle Beteiligten vor ein Dilemma. Bei guter Vitalprognose und kompletter Resezierbarkeit des Tumors kommt eine Operation infrage, falls notwendig mit ergänzendem epilepsiechirurgischen Eingriff. Bei einem malignen Tumor mit schlechter Vitalprognose hingegen sind Biopsie, aggressive chirurgische Entlastung oder radiologische Therapie häufig nicht akzeptabel. Das individuelle Für und Wider sowie der Wunsch des Patienten und seiner Angehörigen entscheiden über das weitere Vorgehen. Es gibt aber keinen Beleg dafür, dass Patienten mit Epilepsien eine schlechtere Prognose haben als Patienten, die keine Epilepsie entwickelt haben.

Die Ergebnisse sind deutlich besser, wenn die Epilepsie das einzige Symptom des intrakraniellen Tumors ist und es sich um einen epilepsiechirurgischen Eingriff im engeren Sinn gehandelt hat (s. Kapitel 14).

Enzephalitiden und parasitäre Erkrankungen

■ Diagnose

Entzündliche Erkrankungen sind in Nordamerika die Ursache von etwa 5% aller Epilepsien (Rocca u. Mitarb. 1987). Nach einer Enzephalitis oder einer Meningitis kommt es im Laufe der folgenden 20 Jahre bei 6,8% der Patienten zu einer Epilepsie, also nahezu 7-mal mehr als in der Normalbevölkerung (Anneghers u. Mitarb. 1988). Infektionen des

Zentralnervensystems sind Ursache einer Epilepsie bei etwa 6% aller Ersterkrankungen (s. Tab. 15.**1**). In den ersten fünf Jahren nach der Erkrankung sowie bei viraler Enzephalitis mit akuten symptomatischen Anfällen ist das Risiko am größten und beträgt bis zu 10%. Mykoplasmen und eine Reihe in unseren Breiten seltener Infektionen können zu Anfällen führen (Scully u. Mitarb. 1998). Virale Meningoenzephalitiden, allen voran durch Herpes simplex mit besonderer Affinität zum Temporallappen (sofort MRT veranlassen!), können Epilepsien verursachen. An eine seltene, gelegentlich auch paraneoplastische, beidseitige limbische Enzephalitis sollte man denken, wenn eine Temporallappenepilepsie rasch mit Gedächtnisstörungen einhergeht. Tumorsuche veranlassen. Bei ambulant erworbener, akuter bakterieller Meningitis kommt es bei Erwachsenen bei 23% zu Anfällen (Durand u. Mitarb. 1993). Das Risiko einer Epilepsie beträgt bei Frühanfällen etwa 10%. Die Mehrzahl aller Patienten mit bakterieller Meningitis hat somit akute symptomatische Anfälle. Außerdem hatten einige der Patienten zusätzliche Alkoholprobleme. Bei Epilepsien nach bakterieller Meningitis ist häufig eine zerebrale Sinus- und Venenthrombose vorausgegangen (Mehraein u. Mitarb. 1998). Eine bakterielle Meningitis und Enzephalitis im frühen Kindesalter (unter 4 Jahren) war assoziiert mit späterer schwer behandelbarer Epilepsie und Ammonshornsklerose (Marks u. Mitarb. 1992). Insgesamt ist eine durchgemachte bakterielle Meningitis aber nur bei 13 von 668 Patienten gefunden worden, die wegen einer schwer behandelbaren Epilepsie operiert wurden (Davies u. Mitarb. 1996). Nach einer infektiösen Endokarditis kommt es bei etwa 8% zu epileptischen Anfällen. Supratentorielle Hirnabszesse führen bei etwa 70% zu Epilepsien, eine Prophylaxe ist daher zu erwägen. Epilepsien kommen auch vor bei pränataler Zytomegalie oder Herpes-Virus-Infektion sowie subakuter Masern- oder Rötelnenzephalitis (Forsgren u. Mitarb. 1996).

Beginnt die Epilepsie nach einer Impfung, wie es bei Koinzidenz des allgemeinen Erkrankungsbeginns von Epilepsien und dem Zeitpunkt der Impfung zu erwarten ist, wird häufig ein unbegründeter kausaler Zusammenhang konstruiert. Das nach einer Impfung auftretende Fieber mag den Zeitpunkt der Manifestation der impfunabhängigen Epilepsie vorverlegt haben. In einer großen fallkontrollierten Populationsstudie (Case Control) an 218.000 Kleinkindern traten 424 Fälle mit neurologischen Erkrankungen auf (kein Unterschied zur Kontrollgruppe; Odds Ratio = OR 1,1), davon bei 51% Anfälle ohne Fieber (kein Unterschied zur Kontrollgruppe), 6% mit einer akuten Enzephalopathie (OR = 4,0), 40% mit komplizierten Fieberkrämpfen (OR = 1,9), 2,8% mit anderen Anfällen (Gale u. Mitarb. 1994). Impfungen spielen nach einer kanadischen Studie bei der Entstehung des West-Syndroms keine Rolle. Insbesondere besteht also kein erhöhtes akutes Risiko nach Pertussis-Impfungen bei Kleinkindern. Kinder mit Epilepsie können ohne erhöhtes Risiko gegen Pertussis geimpft werden, es sollte Paracetamol zur Prophylaxe von Fieber gegeben werden.

Bei bis zu 11% der HIV-infizierten Patienten treten epileptische Anfälle auf, z. T. infolge opportunistischer Infektionen, primärer ZNS-Lymphome, der HIV-Demenz, der HIV-Infektion selbst oder aus ungeklärter Ursache. Daher wird die Behandlung nach dem ersten Anfall empfohlen (Holtzman u. Mitarb. 1989). Die Antiepileptikatherapie (u. a. auch zur Behandlung neuropathischer Schmerzen oder bipolarer Störungen) bei HIV-Infizierten weist einige Besonderheiten auf (Romanelli u. Mitarb. 2000). Infolge der Hypoalbuminämie kann es eher zu Intoxikationen beispielsweise von stark eiweißgebundenen Antiepileptika wie Phenytoin oder Tiagabin kommen. Wegen der nicht seltenen gastrointestinalen Erkrankungen kann die Resorption verringert sein. Außerdem können CYP3 A-Enzym-induzierende Antiepileptika den Metabolismus der Proteasehemmer erhöhen, so deren Wirksamkeit herabsetzen und somit die HIV-Belastung erhöhen. Daher werden Gabapentin, Levetiracetam oder Tiagabin empfohlen (Romanelli u. Mitarb. 2000). Valproat sollte mit Vorsicht eingesetzt werden, obwohl es nicht enzyminduzierend wirkt, weil es in vitro die HIV-Replikation fördern kann; kontrollierte in-vivo-Studien dazu stehen noch aus. Eine AIDS-Erkrankung wie auch eine Tuberkulose, z. T. mit computertomographisch nachweisbaren ringförmigen zerebralen Tuberkulomen, können eine Epilepsie auslösen. In Indien ist von besonderer Bedeutung die tuberkulöse Meningitis mit häufigen, im CT nachweisbaren Veränderungen wie meningealer Kontrastmittelanreicherung, Hydrozephalus, Tuberkulomen und Hirninfarkten (Patwari u. Mitarb. 1996 a,b).

In Südamerika spielen Parasitenerkrankungen, vor allem Neurozystizerkose sowie Toxoplasmose, und in Afrika Malaria und Schistosomiasis eine bedeutende Rolle (Garcia u. Mitarb. 1993, de Bittencourt u. Mitarb. 1996 a). In einer Untersuchung von 93 Patienten mit Epilepsie und kleinen solitären Läsionen, stellte sich bei 91 Patienten eine Zystizerkose heraus (Rajshekhar u. Chandy 1994). Häufig sind die Läsionen verkalkt, kontrastmittelanreichernd und im CT gut zu erkennen. An Zystizerkose ist bei Patienten aus tropischen Ländern zu denken, aber auch bei Ferntouristen. Weitere tropische Parasiten, die zu epileptischen Anfällen führen, sind unter den durch Zestoden hervorgerufenen Erkrankungen neben der Zystizerkose die Sparganose, unter den durch Nematoden verursachten die Strongyloidiasis und unter den durch Trematoden hervorgerufenen, neben der oben genannten Schistosomiasis und Toxoplasmose, die Paragonimiasis. Eine Malaria kann zu einer chronischen Epilepsie bei Kindern führen (Waruiru u. Mitarb. 1996). Seltenere Ursachen sind ebenfalls zu bedenken: Hierzu gehören die Echinokokkose und die kaum vorkommende Kryptokokkose. Letztere ist bei sonst gesunden Patienten mit Epilepsie zwar ungewöhnlich, bei immunkompromittierten Patienten ist aber an sie zu denken. Die neue Variante der Creutzfeldt-Jakob-Krankheit kann ebenfalls mit fokalen Anfällen beginnen (Silverdale u. Mitarb. 2000).

Eine sehr seltene Autoimmunerkrankung ist schließlich die Rasmussen-Enzephalitis (Andrews u. McNamara 1996, Dulac 1996). Es entwickelt sich oft nach einem Hirntrauma oder einer viralen Erkrankung eine chronische refraktäre Epilepsie im Kindesalter mit progredienter neurologischer Verschlechterung und kognitiven Problemen. Man findet pathologisch-anatomisch eine chronische noduläre Enzephalitis, in der Regel nur in einer Hemisphäre. Antiepileptika sind zumeist wirkungslos. Nach Evidenzklasse III/IV-Daten sind Immunglobuline, Tacrolimus und nach Versagen der medikamentösen Therapie operative Verfahren eingesetzt worden (Bien u. Mitarb. 2004).

■ Verlauf

Nur in wenigen Fällen ist eine durchgemachte Meningitis Ursache einer schwer behandelbaren Epilepsie, die, wenn die Läsion umschrieben ist, mit gutem Erfolg operiert werden kann. Postinfektiöse Epilepsien haben einen ähnlich guten postoperativen Verlauf wie andere symptomatische Epilepsien (Lancman u. Morris 1996). Nach anderen Angaben wurden allerdings nur 22% der Patienten mit pharmakoresistenter postenzephalitischer Epilepsie postoperativ anfallsfrei (Trinka u. Mitarb. 2000). Eine verkalkte Neurozystizerkose beeinträchtigt das operative Vorgehen bei

pharmakoresistenter Temporallappenepilepsie mit Ammonshornsklerose hingegen nicht. Eine Epilepsie bei Neurozystizerkose wird bei geeigneter Therapie in 64% der Fälle anfallsfrei (Monteiro u. Mitarb. 1995). Nach einer ätiologischen Behandlung der Neurozystizerkose wurden 54% anfallsfrei (Vazquez u. Sotelo 1992). Die Prognose bei Patienten mit kleinen kontrastmittelanreichernden Läsionen ist sehr gut, 91% wurden anfallsfrei (de Bittencourt 1996b).

■ Behandlung

Die Behandlung einer Epilepsie infolge einer entzündlichen Erkrankung kann sich leider nicht auf verlässliche Veröffentlichungen stützen, sondern basiert meist auf klinischen Erfahrungen mit wenigen publizierten Fällen. Dies gilt insbesondere für die Therapie von Epilepsien bei tropischen Krankheiten (de Bittencourt u. Mitarb. 1996b). Zudem kann die antiinfektiöse Behandlung hier nicht besprochen werden (s. Stöhr u. Mitarb. 1998).

Leitlinien

- Moderne Antiepileptika wie Gabapentin, Lamotrigin, Oxcarbazepin und die klassischen Antiepileptika Carbamazepin oder Valproat werden als Mittel der ersten Wahl zur Behandlung fokaler Anfälle empfohlen (siehe Kapitel 10). Haben die Medikamente der ersten Wahl wegen Unwirksamkeit bei fokalen Anfällen versagt, werden Clobazam, Levetiracetam, Pregabalin und Topiramat empfohlen. Phenytoin sollte gemieden werden, da es unter dem Enzyminhibitor Isoniazid, das zur Tuberkulosebehandlung eingesetzt wird, Intoxikationen geben kann. Phenobarbital wurde erfolgreich bei Kindern mit Epilepsie infolge zerebraler Malaria eingesetzt, bei (nicht zu empfehlender) Kombination mit mehreren Dosen Diazepam kam es allerdings zu Todesfällen (Crawley u. Mitarb. 2000). Im übrigen gelten die Empfehlungen in Kapitel 10.

Zerebrovaskuläre Erkrankungen

■ **Diagnose**

Zerebrovaskuläre Erkrankungen gehören zu den häufigsten Ursachen symptomatischer fokaler Epilepsien, etwa 15% aller Ersterkrankungen der Epilepsie im Erwachsenenalter sind auf sie zurückzuführen. Bei Beginn jenseits des 50. Lebensjahres sind sogar 49% aller Epilepsien durch Gefäßerkrankungen verursacht. Bei über 60-Jährigen mit erstmaliger Epilepsie wurde bei einem Drittel ein Schlaganfall als Ursache ermittelt.

Die Inzidenz der vaskulären Epilepsie unterscheidet sich nach der Art der Gefäßerkrankung. Innerhalb eines Jahres nach einem Infarkt im vorderen Stromgebiet kommt es bei 4% zu einer Epilepsie. Nach einer intrazerebralen Blutung oder einer Subarachnoidalblutung sind es hingegen 18% bzw. 28%. Die Inzidenz postoperativer epileptischer Anfälle nach Klippung von Aneurysmen wird mit bis zu 27% angegeben, wobei aber in etwa zwei Dritteln der Fälle die Anfälle innerhalb von 12 Stunden nach Blutung oder Nachblutung oder infolge Hyponatriämie aufgetreten sind (Heresniemi u. Mitarb. 1985). In einer französischen Serie von 3205 Patienten, die wegen eines ersten Schlaganfalls stationär aufgenommen wurden, traten erstmals epileptische Anfälle bei 159 Patienten auf, davon 31-mal ein Status epilepticus (Rumbach u. Mitarb. 2000). Andere Autoren beobachteten epileptische Anfälle sogar bei 9% der Patienten, erstmals meist innerhalb der ersten vier Wochen nach Subarachnoidalblutung (Hasan u. Mitarb. 1993).

In einer amerikanischen Serie traten insgesamt bei 5,4% der Patienten mit Subarachnoidalblutungen Anfälle auf, wobei die Inzidenz bei rupturierten Aneurysmen postoperativ bei 1,5% und im Laufe der nächsten vier Jahre bei 3% lag. Unrupturierte Aneurysmen verursachten bei 2,6% bzw. 4,4% epileptische Anfälle. Alle Patienten erhielten lediglich perioperativ für 3 Tage Antiepileptika (Baker u. Mitarb. 1995). Keiner der Patienten mit Frühanfällen entwickelte eine Epilepsie.

Epilepsien treten aber auch nach asymptomatischen Karotisverschlüssen, bei venösen Angiomen und nach Karotisendarteriektomien vermehrt auf. Epileptische Anfälle sind zudem mit bis zu 53% eine häufige Komplikation von arteriovenösen Malformationen, speziell nach Blutung oder Operation. Nach Operation von chronischen subduralen Hämatomen trat bei 20% der Fälle ohne vorherige Epilepsie postoperativ eine Epilepsie

auf. In der mit Phenytoin behandelten Gruppe wurden bei 2,4%, in der unbehandelten Gruppe bei 32% postoperativ Anfälle beobachtet (Sabo u. Mitarb. 1995).

Nicht zu vergessen sind Epilepsien bei systemischem Lupus erythematodes, zerebraler Arteriitis, Panarteriitis nodosa, Morbus Wegener, hypertensiver Enzephalopathie, subakuter bakterieller Endokarditis und zerebraler Fettembolie. Sinus- oder Venenthrombosen führen bei 40–50% zu epileptischen Anfällen, häufig sind diese das Erstsymptom. Zudem kommt es bei etwa 40% der Patienten mit epileptischen Anfällen zu Todd-Paresen. Die ungewöhnlich hohe Inzidenz an Todd-Paresen ist möglicherweise durch den nicht kompensierbaren Energiebedarf im Anfall bei venöser Abflussstauung bedingt (Mehraein u. Mitarb. 1998). Die Dauer der Parese beträgt im Schnitt 7 Tage mit einer Streuung von 1–25 Tagen. Allerdings ist die Unterscheidung zwischen fokaler ischämischer Läsion und funktioneller postiktaler Störung klinisch häufig erst retrospektiv nach Abklingen der Parese zu treffen. Die Pathophysiologie der Todd-Paresen ist unklar, möglicherweise handelt es sich dabei um ein Zeichen eines fokalen ischämischen Defizits nach einem Anfall. Schließlich sind noch seltenere vaskuläre Läsionen wie kavernöse Hämangiome und arteriovenöse Malformationen zu nennen, deren einziges Symptom eine Epilepsie sein kann (Braun u. Mitarb. 1996).

■ **Verlauf**

Die Prognose vaskulärer Epilepsien nach Hirninfarkten und Subarachnoidalblutungen ist meist gut, viele Patienten werden mit Standardmedikamenten anfallsfrei (Ogden u. Mitarb. 1997). Risikofaktoren für einen epileptischen Anfall innerhalb der ersten 48 Stunden nach einem Hirninfarkt oder einer transitorischen ischämischen Attacke sind eine kortikale Beteiligung und akute Verwirrtheit zu Beginn (Arboix u. Mitarb. 1997). Frühanfälle nach Subarachnoidalblutungen treten trotz Prophylaxe bei 7,8% auf und sind ein Risikofaktor für eine spätere Epilepsie sowie einen ungünstigen Verlauf der Subarachnoidalblutung (Butzkoeven u. Mitarb. 2000).

■ **Behandlung**

Valproat, Gabapentin, Lamotrigin, Levetiracetam und Tiagabin sind zur Epilepsietherapie prinzipiell vorteilhaft, weil sie in Kombination mit anderen Medikamenten wie z.B. Warfarin keine Interaktionen verursachen; das ist von Bedeutung, da viele Schlaganfallpatienten weitere Medikamente einnehmen. Die geringe gerinnungshemmende Wirkung von Valproat spielt in der klinischen Praxis keine Rolle. Carbamazepin, Phenytoin und Phenobarbital sind wegen der möglichen Arzneimittelinteraktionen zu meiden. Die perioperative Gabe für 3 Tage bei Operation einer Subarachnoidalblutung reicht aus (Baker u. Mitarb. 1995), der Wert einer Prophylaxe nach Subarachnoidalblutung aus einem Aneurysma ist aber nicht belegt (Rhoney u. Mitarb. 2000). Nach Operation eines subduralen Hämatoms wird eine dauernde Antiepileptikaverabreichung empfohlen (Sabo u. Mitarb. 1995). Belege für den Wert einer prophylaktischen Gabe von Antiepileptika bei anderen zerebrovaskulären Erkrankungen fehlen. Daher wird keine generelle Prophylaxe empfohlen. Ausnahmen sind möglicherweise eine Sinus- und Hirnvenenthrombose u.a. wegen der ungewöhnlich häufigen Todd-Parese.

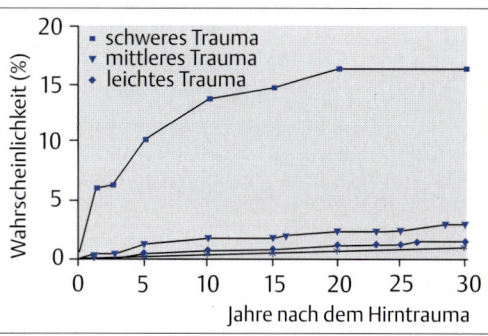

Abb. 15.**6** Kumulative Wahrscheinlichkeit von Epilepsien nach Hirntraumen und in der Allgemeinbevölkerung (unten) (nach Annegers u. Mitarb. 1998b). Angegeben ist der Schweregrad des Hirntraumas und die Zeit seit dem Trauma.
Kriterien für ein leichtes Hirntrauma waren: Bewusstlosigkeit oder Amnesie unter 30 min, für ein mittleres Trauma: Bewusstlosigkeit oder Amnesie für 30 min bis 24 h sowie eine Schädelfraktur und für ein schweres Trauma: Bewusstlosigkeit oder Amnesie von mehr als 24 h sowie subdurales Hämatom oder Hirnkontusion. Kinder unter 5 Jahren hatten ein geringgradig höheres Risiko (1,5; 0,8–4,8).

Hirntraumen

■ Diagnose

Nach einem Hirntrauma erhöht sich bei Kindern und Erwachsenen das Epilepsierisiko um den Faktor 3,1 (95% Konfidenzintervall 2,5–3,8). Bei leichten Hirntraumen beträgt das Risiko 1,5 (Konfidenzintervall 1,0–2,2) und befindet sich nach 5 Jahren wieder im Bevölkerungsdurchschnitt, bei mittelschweren Traumen beträgt es 2,9 (1,9–4,1) und bei schweren Traumen 17,0 (12,3–23,6). In der Multivarianzanalyse waren Hirnkontusion mit subduralem Hämatom, Schädelfraktur, Bewusstseinsverlust oder Amnesie, die länger als 24 Stunden anhielten und in einem Alter von mehr als 65 Jahren auftraten, Risikofaktoren für eine Epilepsie in den nächsten 5 Jahren (Abb. 15.**6**).

12–15% aller symptomatischen fokalen Epilepsien sind Folge von Hirntraumen, wenngleich vor kurzem lediglich 8% der Patienten bei Erstdiagnose ein Hirntrauma als Ursache aufwiesen (s. Tab. 15.**1**). Traumatische Epilepsien lassen sich in akute symptomatische Immediatanfälle, sog. Aufprallanfälle, einteilen, die bereits in den ersten Minuten nach dem Hirntrauma auftreten, sowie akute symptomatische Anfälle in der ersten Woche nach dem Trauma, die als Frühanfälle bezeichnet werden. Nach der ersten Woche wiederholt auftretende epileptische Anfälle werden als posttraumatische chronische Epilepsie klassifiziert. Frontale Läsionen verursachen häufiger Epilepsien als temporale Defekte, gefolgt von parietalen und okzipitalen Verletzungen. Junge Motorradfahrer sind am häufigsten betroffen. Nicht zu vergessen sind misshandelte Kinder mit wiederholten Hirntraumen, die nach einer Untersuchung bei 43% zu Anfällen führten (Kieslich u. Jacobi 1995). Mechanismen der traumabedingten Epileptogenese sind Änderungen im extrazellulären Milieu und der synaptischen Transmission sowie Neuorganisation von neuronalen Netzwerken.

■ Verlauf

Mit einem intrakraniellen Hämatom, anderen intrakraniellen Blutungen, Frühanfällen, Impressionsfraktur, Duraverletzung und der Dauer der Bewusstlosigkeit oder der Amnesie nimmt das Epilepsierisiko bis auf 35% zu. Je schwerer das Trauma, desto häufiger die Epilepsie. Leichte Hirntraumen mit einer Bewusstlosigkeit oder Amnesie unter 24 Stunden erhöhen aber das Epilepsierisiko nicht wesentlich. Das Risiko ist 5 Jahre nach dem Trauma nicht mehr erhöht. In der Regel handelt es sich um generalisierte tonisch-klonische

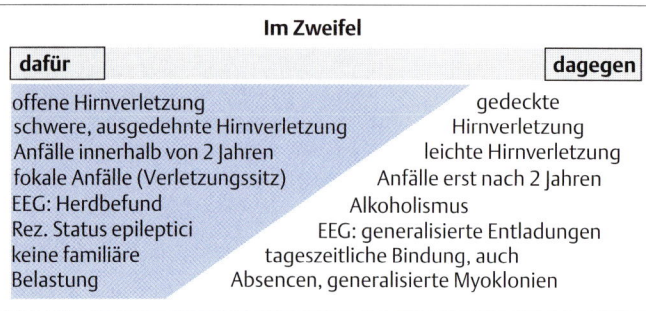

Im Zweifel

dafür	dagegen
offene Hirnverletzung	gedeckte
schwere, ausgedehnte Hirnverletzung	Hirnverletzung
Anfälle innerhalb von 2 Jahren	leichte Hirnverletzung
fokale Anfälle (Verletzungssitz)	Anfälle erst nach 2 Jahren
EEG: Herdbefund	Alkoholismus
Rez. Status epileptici	EEG: generalisierte Entladungen
keine familiäre	tageszeitliche Bindung, auch
Belastung	Absencen, generalisierte Myoklonien

Abb. 15.**7** Verschiedene Faktoren, die für bzw. gegen den Zusammenhang eines Schädel-Hirn-Traumas mit einer nachfolgenden Epilepsie sprechen.

Anfälle oder fokale Anfälle. Absencen oder generalisierte myoklonische Anfälle entstehen nicht infolge eines Traumas (Abb. 15.**7**).

Die Nachkommen von Patienten mit Epilepsien infolge eines Traumas haben übrigens kein erhöhtes Epilepsierisiko. Nach Temporallappenresektion wegen Pharmakoresistenz werden Patienten mit traumatischer Ätiologie meist nicht anfallsfrei (Salanova u. Mitarb. 1996).

■ Behandlung

Immediatanfälle sind in der Regel schon aus logistischen Gründen einer medikamentösen Behandlung nicht zugänglich. Frühanfälle werden, falls sie als Status auftreten, wie ein solcher behandelt, erfordern aber keine orale Langzeittherapie. Eine Cochrane Metaanalyse ergab keinen Beleg, dass die antiepileptische Behandlung von Frühanfällen die Mortalität oder die neurologischen Traumafolgen mindert (Schierhout u. Roberts 1999). Unmittelbar nach mittleren und schweren Hirntraumen, die zu einer stationären Behandlung führten, war eine einwöchige i. v. Phenytoin-Aufsättigung wirksam (Temkin u. Mitarb. 1990). Eine weitere orale Phenytoingabe ist hingegen unwirksam. Valproat ist bei der Prophylaxe von Epilepsien nach Hirntraumen nicht wirksam, zudem ist hier die Mortalität mit 14 % fast doppelt so hoch wie mit Phenytoin (Temkin u. Mitarb. 1997). Carbamazepin und Phenobarbital senken ebenfalls die Manifestationsrate von Epilepsien nach Hirntraumen. Eine geringe Therapietreue, möglicherweise weil die Patienten niemals einen epileptischen Anfall durchgemacht haben, eine häufig begleitende Alkoholkrankheit sowie unerwünschte Wirkungen wie Überempfindlichkeitsreaktionen der Haut sprechen trotz der in Studien nachgewiesenen Wirkung aus praktischen Erwägungen weiterhin gegen eine orale Langzeitprophylaxe.

Treten mehrere Anfälle nach der ersten Woche auf, ist eine orale Langzeittherapie zu empfehlen, vorzugsweise mit Carbamazepin oder mit Phenytoin, falls der Patient schon parenteral vorbehandelt wurde (s. in Kapitel 20).

Nach supratentoriellen Kraniotomien oder in Fällen, in denen eine supratentorielle Retraktion notwendig ist, stellt sich die Frage nach einer antiepileptischen Therapie. Die Wirksamkeit einer antiepileptischen Prophylaxe ist nach einer Metaanalyse von sechs kontrollierten Studien nicht belegt. Zwar zeigten prophylaktisch behandelte Patienten einen Trend zu weniger postoperativen Anfällen, der Unterschied war aber selbst auf dem 10 %-Niveau nicht signifikant (Kuijlen u. Mitarb. 1996). Intraventrikuläre Shunts führen bei etwa 5 % zu einer Epilepsie. Nur 0,9 % aller Shuntrevisionen waren wegen epileptischer Anfälle erforderlich (Johnson u. Mitarb. 1996)

Leitlinien
- Die Behandlung akuter symptomatischer Immediat- oder Frühanfälle folgt den Regeln der Notfalltherapie. Perioperativ verabreichte Antiepileptika werden innerhalb von Wochen wieder abgesetzt. Eine orale Langzeitprophylaxe nach neurochirurgischen Eingriffen wird nicht empfohlen. Phenytoin ist nur in der ersten Woche nach dem Trauma wirksam. Treten tatsächlich später fokale Anfälle auf, werden diese behandelt. Epilepsiechirurgische Eingriffe verursachen ihrerseits keine Epilepsie.

Alkohol-, Drogen- und Medikamentenmissbrauch

■ Diagnose

Alkoholmissbrauch ist ein Risikofaktor für die Entwicklung von Gelegenheitsanfällen und Epilepsien. Gelegenheitsanfälle in Form generalisierter tonisch-klonischer Anfälle können – was weniger bekannt ist – sowohl im betrunkenen Zustand als auch häufiger während eines Entzugssyndroms im sog. Prädelirium auftreten. Das Entzugssyndrom beginnt meist 12 – 48 Stunden nach der letzten Alkoholzufuhr mit vegetativen Zeichen eines erhöhten Sympathikotonus, Störungen des Schlaf-Wach-Rhythmus, fluktuierend verminderter Aufmerksamkeit und verstärkter Schreckhaftigkeit (Hall u. Zador 1997). Gelegenheitsanfälle kommen insgesamt bei 3 – 10 % der alkoholabhängigen Patienten vor, und 70 % treten bei Entzug auf (Earnest u. Yarnell 1993). Mit zunehmendem täglichem Alkoholkonsum steigt das Risiko eines ersten tonisch-klonischen Anfalls drastisch bis auf das 17fache an, wenn mehr als 200 g/Tag konsumiert werden (Leone u. Mitarb. 1997).

Wichtig ist die Differenzialdiagnose zu einem nichtkonvulsiven generalisierten Status epilepticus, der durch Alkohol- oder Medikamentenabusus hervorgerufen werden kann. Insbesondere bei alten Menschen, wo man vielleicht diese Möglichkeit nicht intuitiv in Betracht zieht, ist an den nichtkonvulsiven Status bei Medikamenten- oder Tablettenabusus zu denken. Fokale Anfälle weisen auf eine meist traumatische Hirnschädigung wie Kontusion sowie subdurales oder epidurales Hämatom hin und erfordern eine sofortige neurologische und computertomographische Untersuchung. Alkoholentzug, Hirntrauma, Hypomagnesiämie, respiratorische Alkalose und zusätzliche Medikamenten- oder Drogenabhängigkeit (z. B. Ecstasy, Cocain, Heroin) tragen zu dem erhöhten Risiko bei. Alkoholkrankheit ist weiterhin eine wesentliche Ursache des Grand-Mal-Status. Pathophysiologisch kommt es u. a. zur Abnahme des inhibitorischen GABA-Systems (Hall u. Zador 1997). Intoxikationen mit zahlreichen Medikamenten (u. a. trizyklischen Antidepressiva) können zu epileptischen Anfällen inklusive Status epilepticus führen. Aber tonisch-klonische Anfälle können auch bei bestimmungsgemäßem Einsatz zahlreicher Medikamente vorkommen (s. in Kapitel 20).

■ Behandlung

Benzodiazepine sind wirksamer als Phenytoin oder Carbamazepin bei der Vermeidung von Entzugsanfällen, verlässliche Daten fehlen aber. Zur Akuttherapie des Status epilepticus haben sich Benzodiazepine und Clomethiazol oder Neuroleptika bewährt, Phenytoin ist hingegen nicht wirksam. Alkoholkranke Patienten mit Epilepsie weisen zudem oft eine geringe Therapietreue mit einer nicht sehr sorgfältigen Einnahme der verordneten Medikamente auf.

> **Leitlinien**
> ● Zur oralen Dauertherapie einer Epilepsie bei Alkoholabusus wird Carbamazepin empfohlen und Abstinenz mit Unterstützung durch Acamprosat, das selbst aber kein Antiepileptikum ist.

Seltenere Ursachen

Bei der **Alzheimer-Erkrankung** kommen im späten Verlauf bei bis zu 15 % der Patienten epileptische Anfälle vor (Hesdorffer u. Mitarb. 1996). Bei der **multiplen Sklerose** ist das Epilepsierisiko geringgradig erhöht, die Epilepsie ist in der Regel gut behandelbar. Offenbar erhöht eine arterielle Hypertonie, eine Depression und sogar Asthma das Epilepsierisiko bis auf das Doppelte; bei Asthma ist auch an die Anfallsauslösung durch Theophyllin zu denken. Bei der **Creutzfeldt-Jakob-Krankheit** kann es neben den obligaten Myoklonien zu tonisch-klonischen Anfällen kommen, die aber in der Regel durch unmittelbar vorangehende Myoklonien getriggert werden. Zu den neurologischen Komplikationen nach **Organtransplantationen** gehören auch epileptische Gelegenheitsanfälle, die bei bis zu 25 % der Patienten auftreten können (Gillmore 1988). Cyclosporin, Tacrolimus, Antibiotika bei Urämie, andere Medikamente oder metabolische Entgleisungen sind die häufigsten Ursachen (s. in Kapitel 20). Intrakranielle Infektionen, Blutungen oder Hirninfarkte können zu Epilepsien führen. Handelt es sich aber um eine länger anhaltende Epilepsie, ist darauf zu achten, dass enzyminduzierende Antiepileptika wie Carbamazepin oder Phenytoin vermieden werden, da sie die Wirkung anderer Medikamente wie Cyclosporin herabsetzen können. Obgleich in der Vergangenheit Valproat gelegentlich gegeben wurde ohne Komplikationen, ist heutzutage wegen der bekannten idiosynkratischen Hepatotoxizität, ohne dass Komplikationen der Valproatexposition nach Lebertransplantation bekannt geworden wären, neueren Medikamenten wie Gabapentin der Vorzug zu geben. Erfahrungen mit anderen neuen Medikamenten liegen aber noch nicht vor. Zu den neurologischen Syndromen bei Nierenversagen gehören sowohl epileptische Gelegenheitsanfälle als auch chronische Epilepsien (s. dort).

16 Somatotope Einteilung fokaler Epilepsien

Eine weitere, klinisch und vor allem für die operative Therapie bedeutsame Einteilung fokaler Epilepsien erfolgt nach ihrem kortikalen Ursprung und nach abnehmender Häufigkeit in Epilepsien des Temporallappens, des Frontallappens, des Parietal- und Okzipitallappens sowie in multilobäre Epilepsien.

Epilepsie des medialen Temporallappens

Etwa 90–95% aller Temporallappenepilepsien gehen vom entwicklungsgeschichtlich älteren medialen Temporallappen aus. Synonyme der Epilepsie des medialen Temporallappens sind mesiale Temporallappenepilepsie, Hippokampus-Amygdala-Epilepsie, mesiobasal-limbische Epilepsie, rhinenzephale Epilepsie, Epilepsie mit psychomotorischen Anfällen, Epilepsie mit Dämmerattacken, psychomotorische Epilepsie, lokalisationsbezogene Epilepsie des Temporallappens.

■ Diagnose

Weitaus am häufigsten ist mit etwa 60–70% aller fokalen Epilepsien und etwa 40% aller Epilepsien überhaupt das Syndrom der Epilepsie des medialen Temporallappens. Die klinische Pathophysiologie der Temporallappenepilepsie ist in Kapitel 1 „Klinische Pathophysiologie der Epilepsien" kurz zusammengefasst.

In der Anamnese sind komplizierte Fieberkrämpfe und eine familiäre Epilepsie häufig. Der Beginn liegt oft zwischen dem 5. und 10. Lebensjahr. Isolierte Auren und sekundär generalisierte Anfälle sind die Regel. Mehrjährige anfallsfreie Phasen kommen vor. Meist aber handelt es sich um komplexe fokale Anfälle (Synonym: psychomotorischer Anfall, Dämmerattacke), die innerhalb weniger Tage gehäuft in „Clustern" auftreten (Abb. 16.1).

In etwa 80% der Fälle kommt es zu einer Aura. Am häufigsten ist die epigastrische Aura mit einem unbeschreibbaren, von der Magengegend aufsteigenden Gefühl sowie vegetativen und psychischen Symptomen wie z. B. Angst. Aber auch olfaktorische oder gustatorische Halluzinationen sind nicht selten. Bei Angst, olfaktorischer, gustatorischer, dysmnestischer bzw. experientieller Aura mit einem Gefühl der unangemessenen Vertrautheit der Umgebung (déjà vu) oder einem Fremdheitsgefühl (jamais vu) und einer Absence ohne fokale Zeichen handelt es sich meist, bei etwa drei Viertel der Fälle, um eine Läsion im Temporallappen (Manford u. Mitarb. 1996). Harndrang ist bei nichtdominanten Temporallappenanfällen als Aura beschrieben. Komplexe visuelle Halluzinationen und Tunnelblick kommen vor. Bei oroalimentären Automatismen handelt es sich praktisch ausschließlich um Temporallappenepilepsie. Selten sind hingegen pharyngeale Missempfindungen. Während der Aura bleibt die Wahrnehmung der Umgebung erhalten, auf Fragen kann geantwortet werden. Nach der Aura ist die häufigste Sequenz der Anfallssymptome: starrer Gesichtsausdruck, unwillkürliche Schmatz-, Leck-, Schluckbewegung, Rülpsen als sog. oroalimentäre Automatismen, Nesteln, Reiben, Umherblicken, Sichaufrichten, Zurücklehnen, Sichstrecken, Aufstehen (Kotagal u. Mitarb. 1995), selten ist Gehen oder gar Laufen („Running Fits"); als Rarität kann es zum Orgasmus kommen. Der Patient nimmt während des Anfalls in der Regel die Umgebung nicht wahr und reagiert nicht auf Ansprache, z. B. auf die Aufforderung zu zählen. Bei komplexen fokalen Anfällen ohne sekundäre Generalisierung oder fokale Zuckungen kommt es nicht selten zu einer langsamen Kopfdrehung, die in der Regel ipsilateral zum EEG-Fokus gerichtet ist. Eine tonische Haltung des zum Anfallsherd kontralateralen Arms ist nicht ungewöhnlich. Treten periiktal Kopfschmerzen auf, sind diese meist ipsilateral zum Fokus lokalisiert. Der Anfall endet allmählich und dauert in der Regel 1–2 Minuten. Zum Anfallsende lichtet sich die Bewusstseinsstörung über eine Desorientierungsphase allmählich im Laufe einiger Minuten. In dieser Zeit kann das Kurzzeitgedächtnis gestört sein. Bei Anfallsursprung in der sprachdominanten Hemisphäre

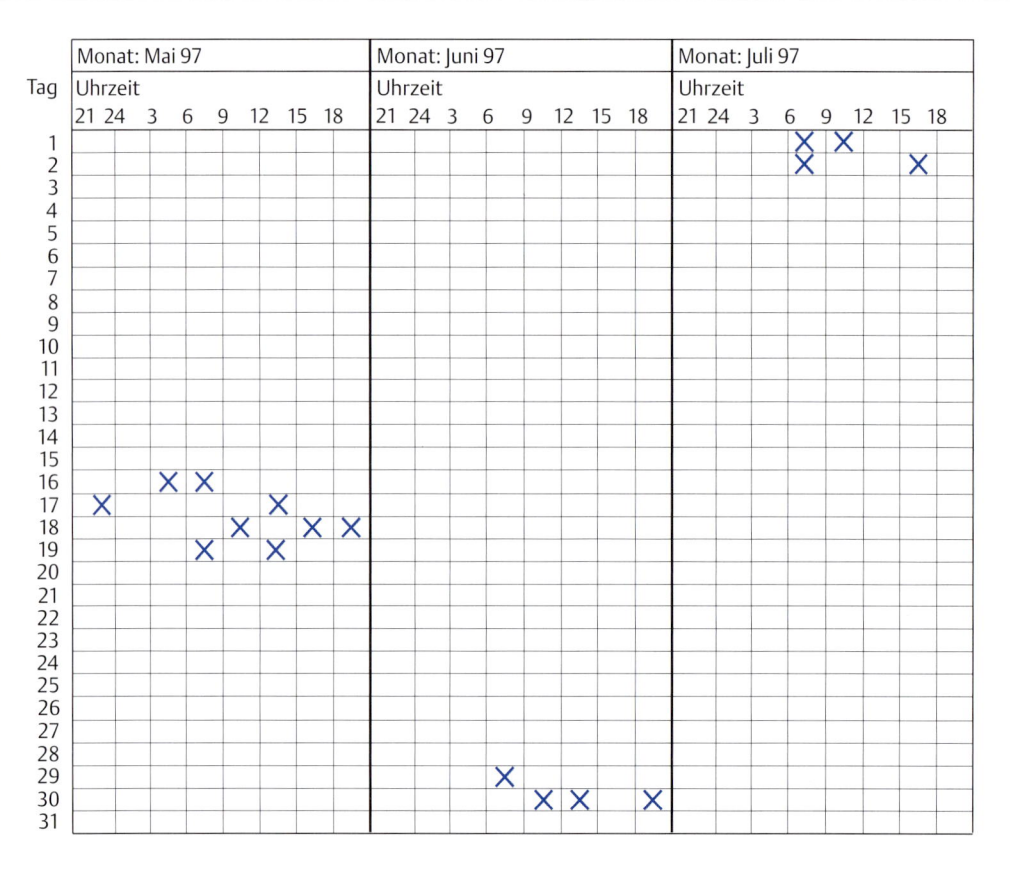

Abb. 16.1 Anfallskalender eines Patienten mit medialer Temporallappenepilepsie. Man sieht mehrere Cluster von Anfällen.

kann es zur Dysphasie kommen. Postiktal wird nicht selten die Nase mehrfach angefasst.

Neurologisch besteht ein normaler Befund bis auf eine Kurzzeitgedächtnisstörung, es sei denn, es liegt eine symptomatische Epilepsie vor. Eine zur Seite des Fokus kontralaterale Fazialisschwäche fällt bei unwillkürlichen Bewegungen wie Lachen auf (Cascino u. Mitarb. 1993). Polyzystische Ovarien und hypogonadotroper Hypogonadismus treten häufiger auf als bei Frauen in der Gesamtbevölkerung (Herzog u. Mitarb. 1986). Neuropsychologisch findet man eine für den jeweiligen Temporallappen typische Gedächtnisstörung, entweder verbal oder bildhaft, je nachdem ob der dominante oder der nichtdominante Temporallappen betroffen ist. Weiterhin wurde eine Beeinträchtigung von Intelligenz, akademischer Leistung, Sprache und visuospatialen Funktionen beschrieben, während Konzentration und Problemlösung ungestört bleiben (Herman u. Mitarb. 1997). Psychiatrische Auffälligkeiten, insbesondere Depressionen, sind häufig. Bei etwa der Hälfte der Patienten wird eine Persönlichkeitsstörung nach DSM IV gefunden. Manche Patienten fallen schon frühabends todmüde ins Bett und wachen morgens sehr früh und frisch auf, ein Schlafverhalten, das Psychologen mit dem Begriff „Lerchen" bezeichnen. Temporallappenepilepsien können die Libido verringern.

Im MRT findet sich häufig eine Ammonshornsklerose. Es besteht Übereinstimmung, dass eine Hippokampusatrophie, die im quantitativen MRT zu erkennen ist, ein sensitiver und spezifischer Surrogatindikator für eine Ammonshornsklerose bei Patienten mit fokaler Epilepsie ist (Cascino 1995). Eine Ammonshornsklerose findet sich bei etwa 70% in präparatorisch gut erhaltenen Resektaten von Patienten mit Temporallappenepilepsie (Wolf u. Wiestler 1996). Das quantitative MRT ist bei der Diagnose der medialen Temporallappenepilepsie hilfreicher als andere Methoden wie das interiktale EEG (Cascino 1995). Im EEG findet man einseitige oder unabhängig beidseitige temporal vorn gelegene Spikes mit maximaler Amplitude in den basalen Ableitungen. Im Anfall sieht man fokale rhythmische Muster von 5–7/s mit maximaler Ausprägung in einer basalen temporalen Ableitung. Bei Patienten ohne Tumoren ist die Hippokampusatrophie ein verlässlicher Hinweis auf deutliche Nervenzellverluste und zudem ein Prädiktor für eine gute postoperative Prognose (Luby u. Mitarb. 1995). Ob die Hippokampusatrophie eine Folge häufiger Anfälle über viele Jahre (Salmenperä u. Mitarb. 1998) oder präexistierende Ursache der Temporallappenepilepsie ist, bleibt umstritten. Selten sind im MRT zu erkennende Veränderungen auf die Amygdala beschränkt (van Paesschen u. Mitarb. 1996). Durch ein hochauflösendes MRT sind bei Patienten mit medialen Temporallappenepilepsien bei etwa 7% eine Reihe unterschiedlicher Formen kortikaler Dysgenesien (Lehericy u. Mitarb. 1995) und auch kleine Tumoren nachzuweisen, die sich dem CT weitgehend entziehen, während nichttumoröse Veränderungen wie die vor allem bei pharmakoresistenten Fällen nicht seltene Ammonshornsklerose, alte Nekrosen oder vaskuläre Malformationen häufig erst histopathologisch im Operationspräparat sichtbar werden.

Im interiktalen SPECT findet man eine Hypoperfusion im Temporallappen. Die im Positronen-Emissions-Tomogramm (PET) nachgewiesenen hypometabolen Zonen im Temporallappen sind ein Prädiktor für eine gute postoperative Prognose (Radtke u. Mitarb. 1993). Das ätiologische Spektrum symptomatischer Ursachen ist breit. Trotz sorgfältiger neurologischer und bildgebender Diagnostik bleibt die Ätiologie bei einem Drittel der Patienten unbekannt.

Temporallappenepilepsien kommen auch im Kindesalter vor. Bei Kindern über 6 Jahren ähnelt die Symptomatologie der von Erwachsenen. Bei jüngeren Kindern mit temporalen Läsionen lassen sich symmetrische motorische Anfälle der Extremitäten und Haltungsanfälle oder Nickanfälle beobachten (Brockhaus u. Elger 1995). Etwa die Hälfte aller Kinder mit pharmakoresistenter Temporallappenepilepsie zeigt eine Ammonshornsklerose, jedoch nur 2 von 44 Kindern unter 12 Jahren. Gangliogliale Tumoren waren häufiger als Astrozytome (Kuzniecky u. Mitarb. 1993).

■ Verlauf

Der Verlauf der medialen Temporallappenepilepsie ist durch ein gutes Ansprechen auf Standardmedikamente der ersten Wahl wie Carbamazepin oder Valproat in Monotherapie bei allenfalls der Hälfte der Patienten charakterisiert. Etwa 30% werden anfallsfrei, und 20% haben eine deutliche Anfallsverringerung. In den übrigen Fällen ist durch Austausch mit einem anderen Standardmedikament oder durch Kombination mit bewährten oder neuen Antiepileptika bei 10% Anfallsfreiheit zu erzielen. Allerdings sind 35–40% der Patienten derzeit medikamentös nicht ausreichend behandelbar, speziell Patienten mit einer Ammonshornsklerose. Diese Patienten können aber mit sehr gutem Erfolg operativ behandelt werden (s. u. „operative Therapie").

Anfallsfrei werden postoperativ vor allem Patienten mit kleineren epileptogenen Zonen, Ammonshornsklerose, Fieberkrämpfen in der Vorgeschichte, vorwiegend unilateralen interiktalen Spikes im vorderen Temporallappen, möglichst vollständiger Resektion der temporomesialen Strukturen, Operation vor dem 30. Lebensjahr und keinen frühen Anfällen in der postoperativen Periode. Nicht anfallsfrei werden hingegen Patienten mit großer epileptogener Zone mit Beteiligung des lateralen und des posterioren Temporallappens, traumatischer oder entzündlicher Ätiologie, bitemporalen oder temporal hinten gelegenen interiktalen Spikes (Salanova u. Mitarb. 1996). Patienten mit periventrikulärer nodulärer Heterotypie werden ebenfalls nicht anfallsfrei (Li u. Mitarb. 1997).

■ Medikamentöse Behandlung

Moderne Antiepileptika wie Gabapentin, Lamotrigin, Oxcarbazepin und die klassischen Antiepileptika Carbamazepin oder Valproat werden als Mittel der ersten Wahl zur Behandlung fokaler Anfälle empfohlen (siehe Kapitel 10). Frühzeitig ist an die sehr erfolgreiche operative Therapie zu denken, mit der geeignete Patienten in 60–70% der Fälle anfallsfrei werden (s. u.). Haben mindestens 3 Medikamente innerhalb von 3 Jahren nicht den gewünschten Erfolg gebracht, sollte die Möglichkeit der operativen Therapie ernsthaft in Betracht gezogen und die Operabilität der Epilepsie untersucht werden.

Außerdem stehen noch Phenytoin, Phenobarbital, Primidon und Azetazolamid als einige der weiteren Alternativen zur Verfügung. Bromid oder Mesuximid ist als Ultima Ratio anzusehen. Bromid ist bei extrem schwer behandelbaren Epilepsien mit tonisch-klonischen oder komplexen fokalen Anfällen als Komedikament in Einzelfällen hilfreich. Eine Einstellung auf Medikamente der weiteren Wahl sollte allerdings Ärzten mit spezieller Erfahrung vorbehalten bleiben wegen der Schwierigkeit, die individuelle Nutzen-Risiko-Relation abzuschätzen und wegen der höheren Rate an Komplikationen bei der Behandlung mit diesen Medikamenten. Zu betonen ist, dass die individuelle Entscheidung nach Abwägung von Schwächen und Stärken der einzelnen Substanzen unterschiedlich ausfallen kann. Es gibt keine kontrollierten Studien, ob bestimmte Kombinationen von Medikamenten besser sind als andere. Dennoch gibt es gute und weniger gute Kombinationen (s. Kapitel 11 „Monotherapie und Kombinationstherapie").

■ Operative Therapie

Patienten mit medialen Temporallappenepilepsien, die trotz Behandlung mit adäquat dosierten Standardmedikamenten in Monotherapie wie in Kombination noch weiterhin mehrere Anfälle pro Monat aufweisen und die auch auf Zugabe neuer speziell wirksamer Medikamente wie Levetiracetam, Oxcarbazepin, Pregabalin und Topiramat nicht angesprochen haben, kann durch einen epilepsiechirurgischen Eingriff häufig geholfen werden. Die prächirurgische Untersuchung prüft, ob der Ursprung der üblichen Anfälle innerhalb der Grenzen der beabsichtigten Resektion liegt. Die Gedächtnisleistung des kontralateralen medialen Temporallappens wird kontrolliert. Die apparative Diagnosestellung erfolgt durch den Nachweis von temporal vorn gelegenen Spikes im EEG und einer Hippokampusatrophie im hochauflösenden MRT (s. Kapitel 14 „Nutzen und Risiko epilepsiechirurgischer Verfahren").

Die Ergebnisse der chirurgischen Behandlung nach Temporallappenresektion sind sehr gut. 60 – 70 % der Patienten werden anfallsfrei oder fast anfallsfrei, wobei dies heißt, dass zwei Jahre lang keine „behindernden" Anfälle auftreten (Walczak u. Mitarb. 1990); auch die Operationsergebnisse in der Pädiatrie sind ähnlich gut (Mathern u. Mitarb. 1999). Auren können jedoch gelegentlich vorkommen, und die Patienten nehmen in der Regel auch postoperativ Antiepileptika ein.

Weitere 20 – 25 % weisen eine mehr als 90 %ige Verringerung der Anfallshäufigkeit auf. Zu dieser Gruppe gehören auch Patienten mit ein oder zwei Anfällen nach der Operation. Nach 5 Jahren sind noch 52 % und nach 10 Jahren 45 % anfallsfrei oder fast anfallsfrei (Foldvary u. Mitarb. 2000). Die besten Operationserfolge werden bei Patienten mit Ammonshornsklerose, glialen Tumoren oder angeborenen Malformationen erzielt.

Der Nachweis der Epileptogenität ist durch bildgebende Verfahren nicht möglich, es muss durch mehrere Anfalls-EEG belegt werden, dass diese Strukturen tatsächlich für die Entstehung der Anfälle verantwortlich sind. Bei Patienten, die weder im bildgebenden Verfahren noch retrospektiv bei der histopathologischen Untersuchung des exzidierten Operationspräparats einen pathologischen Befund aufweisen, sinken die Erfolgschancen. Diese Patienten werden meist nicht anfallsfrei. Die Erfolgsaussichten sind größer, wenn die Patienten mit medialen Temporallappenepilepsien bereits im Jugend- oder frühen Erwachsenenalter operiert werden können.

Die Resektion des medialen Temporallappens ist wie jede Operation nicht frei von Komplikationen. Häufig, bei etwa 70 %, treten Gesichtsfelddefekte im oberen Quadranten sowohl nach Resektion des vorderen Temporallappens als auch nach Amygdala-Hippokampektomie auf, die durch Untersuchungen festgestellt werden können, vom Patienten aber so gut wie nie bemerkt werden (Egan u. Mitarb. 2000). Bei Temporallappenresektion der nicht sprachdominanten Hemisphäre sind zusätzliche Gedächtnisstörungen unwahrscheinlich. Die Resektion des anteromedialen Temporallappens in der sprachdominanten Hemisphäre von Patienten mit normalem Gedächtnis ruft hingegen ein Defizit der verbalen Gedächtnisfunktion hervor, das intellektuell anspruchsvolle Tätigkeiten einschränken kann. Durch funktionelle Untersuchungen wie nach Injektion von Amobarbital in die Karotis (Wada-Test) kann ein erhöhtes Risiko von Sprach-, Gedächtnis- oder anderen neurologischen Störungen erfasst werden. Dennoch sind bei einigen Patienten neurologische Störungen nach der Operation nicht vermeidbar.

Epilepsie des lateralen Temporallappens

■ Diagnose

Epilepsien des lateralen Temporallappens sind sehr viel seltener als solche des medialen Temporallappens und unterscheiden sich von diesen vor allem durch die nachfolgend aufgeführten Eigenschaften. Fieberkrämpfe gehen in lediglich 10% der Fälle voraus. Anfallsfreie Phasen im Laufe der Erkrankung sind selten. Auren kommen bei 71% vor; am häufigsten waren Déjà-vu-Erlebnisse, abdominale Auren, Depersonalisation sowie Auren im Mund- und Halsbereich. Entgegen früherer Annahmen sind Tinnitus, der lediglich in einem Fall vorkam, und vertiginöse Auren, die nicht beschrieben wurden, seltener und nicht pathognomonisch, zumindest bei pharmakoresistenten Patienten, die postoperativ anfallsfrei wurden. Der komplexe fokale Anfall begann bei 48% mit Bewegungsstarre im Gesicht. Im MRT waren bei 15 der 21 Patienten keine oder keine spezifischen Befunde zu sehen. Eine geringgradige Hippokampusatrophie oder Tumoren waren bei jeweils 2 Patienten gefunden worden, und jeweils ein Patient zeigte eine Heterotopie der grauen Substanz und eine Hippokampusatrophie sowie eine kortikale Dysplasie (Pacia u. Mitarb. 1996).

Folgende diagnostischen Kriterien sprechen für eine laterale Temporallappenepilepsie: keine Fieberkrämpfe in der Vorgeschichte, keine epigastrische Aura, experientielle Aura und frühe motorische Anfallsbeteiligung des kontralateralen Arms sowie seltener frühe orale Automatismen (Gil-Nagel u. Risinger 1997). Beginnt ein komplexer fokaler Anfall mit auditiven oder vestibulären Auren, so spricht dies trotz der oben gemachten Einschränkung für einen recht seltenen Anfallsursprung im lateralen Temporallappen. In der Regel breitet sich aber die Entladung innerhalb weniger Millisekunden zum medialen Temporallappen aus (Baumgartner u. Mitarb. 1995), die Amnesie beginnt, und man beobachtet nun einen medialen Temporallappenanfall. Die rasche Ausbreitung macht verständlich, dass die Unterscheidung zwischen der lateralen, neokortikalen Temporallappenepilepsie und der sehr viel häufigeren medialen Form mit Hippokampusatrophie nicht immer gelingt (O'Brien u. Mitarb. 1996). Im Oberflächen-EEG sieht man mittemporal und temporal hinten Spikes, vor allem in den lateralen Ableitungen. Häufige Ursachen der Epilepsie sind fokale Gliose, Gliome, Malformationen und Folgen von Enzephalitiden und Hirninfarkten.

■ Verlauf

Patienten mit lateralen pharmakoresistenten Temporallappenepilepsien wurden in einer Untersuchung postoperativ seltener anfallsfrei als Patienten mit mesialer Temporallappenepilepsie bei Hippokampusatrophie, nämlich in 60% der Fälle im Vergleich zu 87%. Allerdings wurden die nicht anfallsfreien Patienten mit lateraler Epilepsie nicht alle komplett reseziert (O'Brien u. Mitarb. 1996). Aber andere berichten auch über eine Anfallsfreiheit von ca. 62% (Keogan u. Mitarb. 1992).

■ Medikamentöse Behandlung

Moderne Antiepileptika wie Gabapentin, Lamotrigin, Oxcarbazepin und die klassischen Antiepileptika Carbamazepin oder Valproat werden als Mittel der ersten Wahl zur Behandlung fokaler Anfälle empfohlen (siehe Kapitel 10). Haben die Medikamente der ersten Wahl wegen Unwirksamkeit bei fokalen Anfällen versagt, werden Clobazam, Levetiracetam, Pregabalin und Topiramat empfohlen (siehe Kapitel 10). Es ist nicht bekannt, ob es Unterschiede im Ansprechen auf einzelne Medikamente zwischen der lateralen und der viel häufigeren medialen Temporallappenepilepsie gibt.

Frontallappenepilepsien

Den Epilepsien des Frontallappens, des Parietal- und des Okzipitallappens ist im Vergleich zu der medialen Temporallappenepilepsie gemeinsam, dass Diagnose, Klinik und Verlauf weniger gut bekannt sind. Dennoch lassen sich einige charakteristische klinische Hinweise für die Diagnose geben. Dabei darf allerdings nicht vergessen werden, dass die diagnostischen Kriterien sich meist auf retrospektive Untersuchungen stark ausgewählter Kandidaten für epilepsiechirurgische Eingriffe stützen.

■ Diagnose

Die Epilepsien des Frontallappens sind oft schwierig zu diagnostizieren, weil die Anfallsphänomenologie außerordentlich vielfältig, die Unterscheidung zu Temporallappenepilepsien im Einzelfall nicht immer möglich ist und zudem auch heute noch eine Verwechslung mit psychogenen Anfällen nicht selten vorkommt. Es treten sowohl einfache fokale motorische Anfälle auf, die in der motorischen Region oder der prämotorischen Region des Frontallappens ihren Ursprung haben, aber auch sensomotorische Anfälle wie bei der idiopathischen Rolando-Epilepsie. Anfälle der supplementär motorischen Region können klinisch-phänomenologisch als asymmetrische tonische Anfälle oder Haltungsanfälle z. B. mit einer Fechterstellung des kontralateralen Arms in Erscheinung treten, sind aber nicht pathognomonisch für die Region.

■ Unterscheidung von Frontallappenepilepsien und Temporallappenepilepsien

Bei Angst, olfaktorischer, gustatorischer, dysmnestischer bzw. experientieller Aura und einer Absence ohne fokale Zeichen handelt es sich zwar meist – bei ca. 45 von 58 Fällen – um Patienten mit einer Läsion im Temporallappen, aber eine Minderheit der Patienten hatte frontale Läsionen. Letztere zeigten häufiger Versions- und Haltungsanfälle ohne eine Absence als die Patienten mit Temporallappenanfällen (Manford u. Mitarb. 1996). Bei oroalimentären Automatismen fanden sich ausschließlich temporale Läsionen. Bei perirolandischen Läsionen traten bei 22 der 24 Fälle somatosensorische Symptome und klonische Jackson-Anfälle auf. Zwei Symptome kamen bei frontalen Läsionen vor: Versions- und Haltungsanfälle sowie motorische Agitiertheit mit Hypermotorik. Frühe fokale tonische Aktivität und Kopfdrehung traten bevorzugt bei lateralen prämotorischen Läsionen auf, bei denen auch das iktale wie interiktale EEG eine starke frontale Betonung zeigte. Anfälle mit generalisierter motorischer Aktivität fanden sich in 8 von 13 Fällen mit orbitofrontaler Läsion und in 6 von 13 Fällen mit frontopolarer Lokalisation. Bei einigen Patienten mit frontaler Läsion war die Frequenz der Anfälle höher als bei Temporallappenanfällen. Es gab zwar Diskrepanzen, aber im Allgemeinen korrelierte die EEG-Lokalisation mit der MRT-Lokalisation, allerdings war die EEG-Aktivität diffuser verteilt.

Die ernüchternde Schlussfolgerung der Autoren dieser sehr sorgfältigen Untersuchung: Relativ wenige Anfälle können aufgrund der klinischen Kriterien verlässlich hinsichtlich ihrer Lokalisation diagnostiziert werden. Eine Reihe von Anfällen wird fehldiagnostiziert, was die Lokalisation des Anfallsursprungs angeht. Ganz überraschend ist dieses Ergebnis allerdings nicht, bedenkt man die rasche Ausbreitung innerhalb des Frontallappens und die enge Verknüpfung mit dem Temporallappen.

Die größte diagnostische Herausforderung bieten die komplexen fokalen Anfälle des Frontallappens, da eine Verwechslung mit psychogenen Anfällen wegen des oft bizarr anmutenden motorischen Anfallsmusters leicht fällt und zudem die Bewusstseinstrübung fehlen kann. Komplexe fokale Anfälle des Frontallappens dauern selten länger als 30 Sekunden und treten bis zu 10- bis 20-mal pro Tag auf. Nächtliche Serien sind häufig, sie gehen mit ausgeprägten Automatismen der Arme und Beine sowie Vokalisationen einher. Daher können Ganznachtableitungen erforderlich werden (Plazzi u. Mitarb. 1998). Die Patienten nehmen häufig während der Anfälle die Umgebung wahr. Neuropsychologisch finden sich ebenfalls Unterschiede zur Temporallappenepilepsie. Mit Ausnahme der „Fluency" sind die meisten Tests u. a. von Aufmerksamkeit, Geschwindigkeit, motorischer Koordination und Gedächtnisspanne bei Frontallappenepilepsien schlechter als bei Temporallappenepilepsien (Helmstaedter u. Mitarb. 1996 b).

Auch in Bezug auf ihre Ätiologie sind Frontallappenepilepsien sehr vielfältig. Neben den bekannten symptomatischen Ursachen wie Trauma, Hirntumor, Folge einer Enzephalitis und Hirninfarkt sind in letzter Zeit genetische Syndrome, u. a. die autosomal-dominante nächtliche Frontallappenepilepsie (s. dort), entdeckt worden. Zur Beurteilung der Operationsindikation von Patienten mit extratemporalen Epilepsien ist ein hochauflösendes MRT notwendig (Abb. 16.**2** und 16.**3**).

Selbst wenn eine große Läsion auf einem Gerät der frühen Generation schon zu sehen ist, sollte eine Untersuchung des ganzen Gehirns mit einem hochauflösenden Gerät durchgeführt werden. Dies gilt speziell für Entwicklungsanomalien oder Epilepsien nach Hirntrauma. Aus dem Befundbericht sollte ersichtlich sein, ob eine Hippokampusatrophie oder zusätzliche strukturelle Änderungen vorliegen oder nicht.

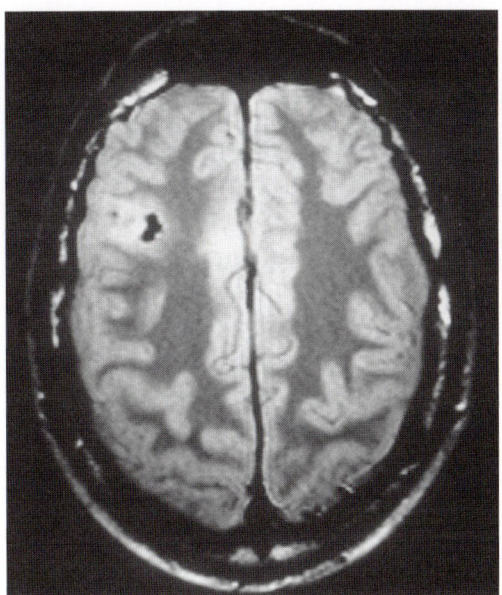

Abb. 16.**2** Tuberöse Sklerose im rechten Gyrus cinguli und im rechten Frontallappen.

Verlauf

Komplexe fokale Anfälle sind in der Hälfte der Fälle bei adäquater Pharmakotherapie gut zu behandeln. Ob die Ergebnisse der medikamentösen Behandlung sich von denen bei Temporallappenepilepsien unterscheiden, ist nicht bekannt. Bis zu 30% der Patienten mit refraktären Frontallappenepilepsien werden postoperativ anfallsfrei und weitere 30–40% können mit einer Abnahme der Anfälle rechnen. Generalisierte interiktale EEG-Veränderungen, ein normales MRT ohne Läsion, eine somatosensorische Aura und sekundär generalisierte Anfälle sind prognostisch ungünstig (Jansky u. Mitarb. 2000).

Medikamentöse Behandlung

Moderne Antiepileptika wie Gabapentin, Lamotrigin, Oxcarbazepin und die klassischen Antiepileptika Carbamazepin oder Valproat werden als Mittel der ersten Wahl zur Behandlung fokaler Anfälle empfohlen (siehe Kapitel 10).

Es ist nicht bekannt, ob es Unterschiede im Ansprechen auf einzelne Antiepileptika zwischen der Frontallappenepilepsie und der Temporallappenepilepsie gibt.

Bei Pharmakoresistenz sollte der Patient in einem operativen Epilepsiezentrum mit großer Erfahrung in der Operation von Frontallappenepilepsien vorgestellt werden.

Operative Therapie

Bis zu 30% der Patienten mit refraktären Frontallappenepilepsien werden anfallsfrei, und weitere 30–40% können mit einer Abnahme der Anfälle rechnen. Die individuell angepasste chirurgische Strategie reicht von Läsionektomien bei epileptogenen Zonen innerhalb primärer Kortexareale, bei der der umgebende Kortex nicht zerstört wird, bis zu multiplen subpialen Transsektionen, die intrakortikale Verbindungen durchtrennen, weil letztere die Ausbreitung der Epilepsien verhindern und dennoch die für die normale kortikale Funktion notwendige Kollumnenstruktur aufrechterhalten können. Für lokalisierte kortikale Resektionen kann eine intraoperative neuropsychologische Testung notwendig werden, welche die Operationsdauer verlängert und bei der der Patient zur Testung aus der Narkose erweckt werden muss.

Parietallappenepilepsien

Diagnose

Auf Grund der Anfallsphänomenologie sind parietal beginnende fokale Epilepsien, die insgesamt selten sind, in der Regel schon klinisch zu diagnostizieren. Es handelt sich meist um einfache fokale sensible Anfälle mit Kribbelparästhesien und einem Elektrisierungsgefühl, das sich nach Art eines Jackson-Anfalls ausbreiten kann (Salanova u. Mitarb. 1995). Selten sind Trugwahrnehmungen der Bewegung der Umgebung oder des eigenen Körpers, Metamorphopsien, Atemnot, Übelkeit und Schmerzen, die dramatisch sein können und an ein akutes Abdomen denken lassen. Bei 32% besteht eine Todd-Parese. Symptome in beiden Beinen und schließlich rezeptive und konduktive Sprachstörungen bei Beteiligung der sprachdominanten Seite kommen vor. Eine postiktale Dysphasie wurde bei 18% festgestellt (Salanova u. Mitarb. 1995), ätiologisch ähnlich wie bei anderen extratemporalen Epilepsien. Ein MRT ist obligat (Abb. 16.**3**).

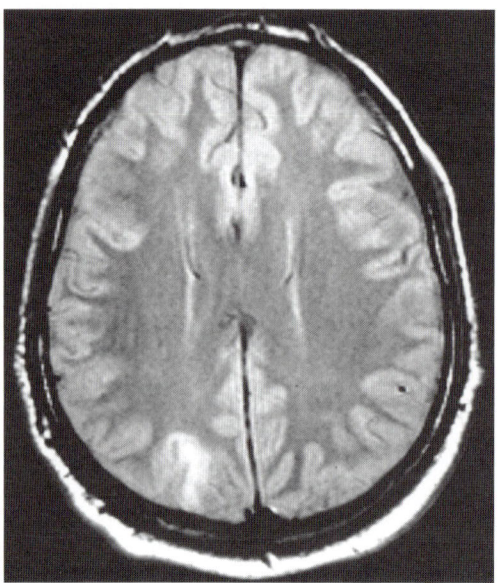
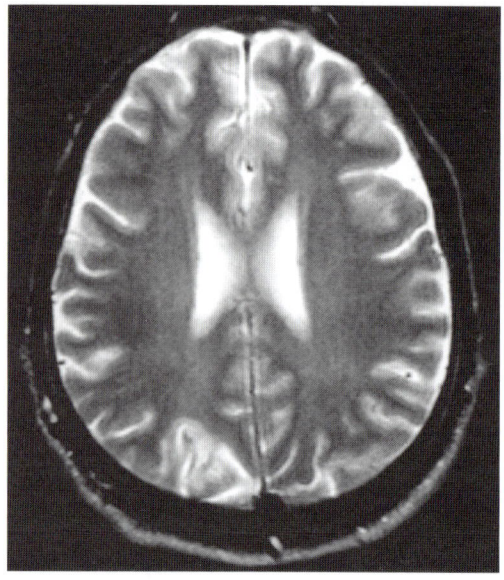

a

b

Abb. 16.**3 a** u. **b**   Fokale kortikale Dysplasie rechts parietal. **a** protonengewichtet, **b** T2-gewichtet.

■ **Verlauf**

Postoperativ wurden 75 % der Patienten mit Parietallappentumoren anfallsfrei (Salanova u. Mitarb. 1995).

■ **Medikamentöse Behandlung**

Moderne Antiepileptika wie Gabapentin, Lamotrigin, Oxcarbazepin und die klassischen Antiepileptika Carbamazepin oder Valproat werden als Mittel der ersten Wahl zur Behandlung fokaler Anfälle empfohlen (siehe Kapitel 10). Es ist nicht bekannt, ob es Unterschiede im Ansprechen auf einzelne Antiepileptika zwischen der Parietallappenepilepsie und der Temporallappenepilepsie gibt.

Bei Pharmakoresistenz sollte der Patient in einem operativen Epilepsiezentrum mit großer Erfahrung in der Operation von extratemporalen Epilepsien vorgestellt werden.

Okzipitallappenepilepsien

■ **Diagnose**

Okzipitallappenepilepsien sind in der Regel durch einfache fokale Anfälle mit elementaren visuellen Halluzinationen, kortikaler Blindheit und Augenbewegungen mit Ursprung im Okzipitallappen zu diagnostizieren. Auch diese Regel ist nicht ohne Ausnahmen, weil die Entladung sich rasch auf benachbarte Regionen ausbreiten kann, so dass komplexe Halluzinationen, fokale motorische Symptome und Automatismen entstehen, wie sie für Temporallappenanfälle typisch sind. Elementare visuelle Halluzinationen sind farbige Lichter, flackernde grelle Farben, Dunkelheit, grobe Lichtsensationen, die rotieren oder sich drehen. Knapp die Hälfte bis zwei Drittel aller Patienten haben visuelle Anfälle mit elementaren Halluzinationen. Viele Patienten zeigen zudem mehrere Anfallstypen. Bei zwei Drittel ist ein einseitiges epileptogenes Areal zu identifizieren. Die Ätiologie umfasst Tumoren, Gliome, Gliose, Traumen, Enzephalitiden, MELAS und MERFF sowie die Epilepsie mit bilateralen Verkalkungen im Okzipitalbereich (Kuzniecky 1998). Symptomatisch sind in der Regel Fälle mit visuellen Auren und einem Gesichtsfelddefekt. Differenzialdiagnostisch ist an die benigne idiopathische okzipitale Epilepsie zu denken, die sich in der Anfallsphänomenologie nicht unterscheidet. Im neurologischen Befund liegt bei 20–50% ein Gesichtsfeldausfall kontralateral zur epileptogenen Seite vor. Im Oberflächen-EEG finden sich große epileptogene Zonen im temporookzipitalen Bereich (Westmoreland 1998). Gelegentlich kann ein okzipitaler Anfall als Migräne mit Aura fehlgedeutet werden (s. in Kapitel 4 „Differenzialdiagnose").

■ Medikamentöse Behandlung

Moderne Antiepileptika wie Gabapentin, Lamotrigin, Oxcarbazepin und die klassischen Antiepileptika Carbamazepin oder Valproat werden als Mittel der ersten Wahl zur Behandlung fokaler Anfälle empfohlen (siehe Kapitel 10). Es ist nicht bekannt, ob es Unterschiede im Ansprechen einzelner Antiepileptika zwischen der Okzipitallappenepilepsie und der medialen Temporallappenepilepsie gibt.

■ Operative Therapie

Bei Versagen der medikamentösen Behandlung ist in ausgewählten Fällen an eine operative Behandlung zu denken. Liegt bereits ein Gesichtsfeldausfall vor, fällt die Entscheidung zur Operation einfacher. Bei Patienten ohne Gesichtsfeldausfall sind die oft gravierenden postoperativen Gesichtsfelddefekte abzuwägen zum möglichen Nutzen der Operation. Zur operativen Behandlung pharmakoresistenter Epilepsien mit einfachen fokalen Anfällen aufgrund umschriebener neokortikaler Störungen stehen neokortikale Resektionen mit und ohne zusätzliche multiple subpiale Transsektionen zur Verfügung. Patienten mit Tumoren haben eine bessere postoperative Anfallsprognose als Patienten mit kortikalen Fehlbildungen (s. Kap. 14).

Multilobäre und unklassifizierbare Epilepsien

Multilobäre Epilepsien. Angesichts der oben geschilderten Schwierigkeiten der lokalisatorischen Zuordnung von klinischen und elektroenzephalographischen Symptomen fokaler Anfälle überrascht es nicht, dass ein beachtlicher Teil der Patienten epileptogene Zonen in mehreren Lappen aufweist. Die genaue Zahl ist nicht bekannt, dürfte aber, wenn es sich um Patienten mit Epilepsien traumatischer oder entzündlicher Ätiologie sowie mit kortikalen Dysplasien handelt, sogar die Mehrheit ausmachen. Patienten mit multilobären oder diffusen Epilepsien sind präoperativ aufwändiger zu untersuchen und können nur mit einem schlechteren Resultat operiert werden – wenn überhaupt. Ob Patienten mit multilobären Epilepsien auch medikamentös schlechter zu behandeln sind, ist nicht bekannt. Immerhin ergab sich in einer Untersuchung an 50 Patienten mit kortikalen Dysplasien der Eindruck, dass Pharmakoresistenz umso häufiger ist, je diffuser und ausgedehnter die kortikalen Dysplasien sind (Dravet u. Mitarb. 1996).

Unklassifizierbare Epilepsien. Hierbei handelt es sich um alle Epilepsien, die trotz kompetenter Bemühung weder als fokal noch als generalisiert klassifiziert werden können. Um einem Missverständnis vorzubeugen: mit unklassifizierbar ist nicht gemeint, dass Unsicherheit besteht, ob epileptische oder nichtepileptische Anfälle vorliegen oder beides. Unter den unklassifizierbaren Epilepsien unterscheidet man solche mit fokalen und generalisierten Anfällen wie z.B. das Lennox-Gastaut-Syndrom, das allerdings nach der internationalen Klassifikation als eine symptomatische generalisierte Epilepsie gilt, was klinisch nicht ganz einleuchtend ist. Schließlich ist hier noch das sog. „Pseudo-Lennox-Syndrom" zu erwähnen bei sonst gesunden Kindern zwischen dem 2. und 8. Lebensjahr mit nächtlichen einfachen fokalen Anfällen, kurzen Absencen und myoklonisch-astatischen Anfällen sowie Sturzanfällen (s. Kapitel 17).

Eine weitere wichtige Untergruppe der unklassifizierbaren Epilepsien sind solche mit Anfällen, die mangels geeigneter Daten nicht mit Bestimmtheit als fokal oder generalisiert diagnostiziert werden können. Ein häufiges Beispiel ist die sog. „Schlafepilepsie" mit meist Grand-Mal-Anfällen, die zu 90% im Schlaf auftreten – übrigens unabhängig von der Tages- oder Nachtzeit. Da der Anfallsbeginn während des Schlafs einen etwaigen fokalen Beginn nicht erkennen lässt, ist die Unterscheidung ohne apparative Diagnostik nicht zu treffen.

■ **Medikamentöse Behandlung**

Valproat ist das Mittel der ersten Wahl zur Behandlung unklassifizierbarer Anfälle. Bei Versagen von Valproat bei unklassifizierbaren Anfällen und Epilepsien kommen Clobazam, Lamotrigin, Levetiracetam und Topiramat in die engere Auswahl (siehe Kapitel 10).

17 Symptomatische generalisierte Epilepsien

Symptomatische oder kryptogene generalisierte Epilepsien machen nicht mehr als 14% aller Epilepsien der ersten 15 Lebensjahre aus (Erikkson u. Koivikko 1997), sind aber wegen der Pharmakoresistenz bei etwa der Hälfte aller Fälle und wegen der zusätzlichen Lernschwierigkeiten in allen Spezialsprechstunden und Epilepsiezentren überrepräsentiert. Im Kleinkindesalter ist neben dem West-Syndrom die schwere myoklonische Epilepsie zu nennen mit refraktären tonisch-klonischen Anfällen, myoklonischen und fokalen Anfällen, die in der Regel auf Valproat nicht gut ansprechen, mit Bromiden aber offenbar befriedigend zu behandeln sind (Oguni u. Mitarb. 1994). Antiepileptika der zweiten Generation sind gerade bei Patienten mit West-Syndrom und Lennox-Gastaut-Syndrom hilfreich.

Versagt die medikamentöse Behandlung, kommen einigen sorgfältig ausgesuchten Patienten mit sog. katastrophalen Epilepsien oder malignen epileptischen Enzephalopathien Fortschritte der pädiatrischen Epilepsiechirurgie zugute (Wyllie u. Mitarb. 1998). Zu diesen katastrophalen Epilepsien gehören neben dem West-Syndrom und dem Lennox-Gastaut-Syndrom die maligne myoklonische Enzephalopathie des Neugeborenenalters, die frühe epileptische Enzephalopathie der Neugeborenenperiode, wandernde („migrating") fokale Epilepsien des Kleinkindesalters, die o.g. schwere myoklonische Epilepsie des Kleinkindesalters, die auf die Kombination von Valproat, Clobazam und Stiripentol anspricht und sich nach Gabe von Lamotrigin und Vigabatrin verschlimmern kann (Chiron u. Mitarb. 2000), aber auch nichtprogrediente myoklonische Enzephalopathien des Kleinkindesalters, die myoklonisch-astatische Epilepsie, die Epilepsie mit kontinuierlichen Spike-Waves im langsamen Schlaf, das Kowjeffnikow-Syndrom sowie die Epilepsie bei Rasmussen-Enzephalitis und bei Sturge-Weber-Erkrankung.

Mit Hilfe der MRT gelingt es in vivo, kortikale Dysplasien und fokale Läsionen zu erfassen, die z.T. mit sehr guten Ergebnissen operiert werden können (Mathern u. Mitarb. 1996). Hierzu gehören auch Migrationsstörungen der Neuroblasten, Ammonshornsklerose und Formes frustes der tuberösen Sklerose, die ebenfalls erfolgreich operiert werden können (Kotagal u. Lüders 1994).

Nach Versagen der Medikamente sollte bei folgenden Syndromen frühzeitig die Möglichkeit einer operativen Therapie erwogen werden: West-Syndrom, Sturge-Weber-Syndrom und Rasmussen-Enzephalitis.

West-Syndrom

Synonyme: Blitz-Nick-Salaam-Krämpfe, Infantile Spasms, Epileptic Spasms.

■ Diagnose

Das heterogene West-Syndrom ist durch Blitz-Nick-Salaam-(BNS-)Krämpfe, sog. epileptische Spasmen, eine arretierte psychomotorische Entwicklung und die Hypsarrhythmie im EEG charakterisiert, wobei die psychomotorische Retardierung fehlen kann. Die BNS-Krämpfe können als Flexor-, Extensor- oder – am häufigsten – als kombinierte Flexor-Extensor-Spasmen imponieren. Der Beginn liegt meist im Alter zwischen dem 4. und 7. Monat, fast immer im 1. Lebensjahr. Jungen sind häufiger betroffen. Das West-Syndrom macht nach einer finnischen Populationsstudie 15% aller Epilepsien der ersten fünf Lebensjahre und 2% aller Epilepsien der ersten 15 Lebensjahre aus (Erikkson u. Koivikko 1997).

Etwa bei 38% werden pränatale Ursachen, bei 15% bzw. 5% peri- und postnatale Ursachen erfasst, bei 43% bleibt die Ursache unbekannt. Impfungen spielen keine Rolle (Silver u. Mitarb. 1998). Die symptomatische Gruppe mit teilweise bekannter Ätiologie ist durch eine vorbestehende Hirnschädigung charakterisiert, die sich in psychomotorischer Retardierung, neurologischen Ausfällen, pathologischen Befunden – vor allem Tuber und kortikalen Dysplasien wie Lissenzephalie – im MRT und PET und in fokalen Anfällen zeigen kann (Shepherd u. Mitarb. 1995, Chugani u. Conti 1996). Eine kleine kryptogene Gruppe zeichnet sich durch das Fehlen einer Vorerkrankung, eine unbekannte Ätiologie mit unauffälligem MRT und einen meist günstigen Verlauf aus.

■ Verlauf

Die Anfallsprognose ist generell schlecht, 48% werden nicht anfallsfrei (Erikkson u. Koivikko 1997). Durch Vigabatrin ist erstmals ein Medikament auf dem Markt, das bei symptomatischen Fällen besser wirkt als bei kryptogenen Fällen. Die Mortalität des symptomatischen West-Syndroms ist mit 35% erhöht. Die meisten Patienten haben später Lernschwierigkeiten, im Erwachsenenalter weisen 24% eine normale oder geringgradig eingeschränkte Intelligenz auf (Riikonen 1996). Kein Medikament hat bislang die schlechte kognitive Prognose verbessern können, und die Medikamente der ersten Generation sind inadäquat. Kinder mit fokalen Anfällen und asymmetrischen Spasmen haben eine schlechtere Prognose. Im Kindesalter kommen Absencen und im Erwachsenenalter komplexe fokale Anfälle hinzu (Hughes u. Mitarb. 1997).

■ Behandlung

Die Vigabatrin-Monotherapie ist weiterhin eine Medikation der ersten Wahl bei der Behandlung des West-Syndroms und hat im Vergleich zu anderen Therapieformen ein positives Nutzen-Risiko-Verhältnis. Die Behandlung mit Vigabatrin bei West-Syndrom sollte (auch wegen der Gefahr einer Retinopathie) bei Unwirksamkeit nicht über drei Wochen ausgedehnt werden. Dadurch werden etwaige Risiken auf die Behandlungen mit eindeutigem Nutzen beschränkt (s. in Kapitel 7). Vigabatrin ist wirksamer und besser verträglich als Hydrocortison zur Erstbehandlung von Kindern mit West-Syndrom infolge tuberöser Sklerose (Chiron u. Mitarb. 1996). In einer kontrollierten Studie war bei Patienten mit hypoxisch-ischämischer Ätiologie hingegen ACTH wirksamer als Vigabatrin (Vigevano u. Cilio 1997), und Vigabatrin war wirksamer als Placebo (Appleton u. Mitarb. 1999). Mit Vigabatrin werden 27% der Kinder frei von Spasmen, nach Versagen von Vigabatrin erzielt man mit ACTH bei 63% der Vigabatrinversager Freiheit von Spasmen. Der Preis dafür sind allerdings z.T. gravierende Nebenwirkungen, die bei 3 der 33 Kinder zum Tode beigetragen haben

(Granström u. Mitarb. 1997). Ein Vorteil von Vigabatrin besteht in seinem raschen Wirkungseintritt, der bei 7 der 11 Patienten innerhalb von 3 Tagen erfolgte. Nebenwirkungen von Vigabatrin waren Schläfrigkeit, Hypotonie und Irritabilität bei 13%.

Unter ACTH traten rund dreimal häufiger Nebenwirkungen auf. Noch besteht ein Konsens darüber, dass ACTH bzw. Dexamethason Mittel der ersten Wahl ist bei Kindern ohne tuberöse Sklerose. Die einzige Studie, in der ACTH mit Prednison verglichen wurde und die keinen Unterschied fand, ist methodisch anfechtbar. Hier war die Fallzahl zu klein, um einen klinisch relevanten Unterschied nachweisen zu können, falls dieser überhaupt vorhanden gewesen wäre (Hrachovy u. Mitarb. 1979). Kinder, die auf ACTH nicht ansprechen, sprechen auf Corticoide an und umgekehrt. Nach einem Rezidiv nach dem Absetzen wird eine zweite Hormonkur durchgeführt. Es gibt Hinweise, dass eine höhere ACTH-Dosis von > 80 Einheiten/Tag wirksamer ist, und schließlich wird angenommen, dass ACTH einen direkten, nicht über die erhöhte Cortisonausschüttung laufenden Effekt haben könnte. Es gibt keine überzeugenden Belege, dass eine frühzeitige Behandlung die Prognose tatsächlich bessert (Haines u. Casto 1994, Mackay u. Mitarb. 2004). Die gravierenden Nebenwirkungen von ACTH mit subduralem Hämatom, erhöhtem Infektionsrisiko, Hypertension, hypertropher Kardiomyopathie und Elektrolytstörungen sind unbestreitbar.

Sultiam ist in einer Dosierung von 5–10 mg/kg nach einer placebo-kontrollierten neuntägigen Evidenzklasse I-Studie an 37 Patienten wirksam in der Behandlung des West-Syndroms (Debus u. Kurlemann, 2003). Drei Patienten mit tuberöser Sklerose sprachen auf Sultiam nicht an. Nach Ansicht der Autoren war die Wirkung von Sultiam mit der von Vigabatrin vergleichbar. Positiv ist weiterhin, dass innerhalb weniger Tage erkennbar ist, ob es sich um einen Sultiam-Responder oder Non-Responder handelt. Unter Sultiam kam es bei einem Patienten zu einem Therapieabbruch wegen Somnolenz.

Daneben werden Valproat, Lamotrigin, Topiramat, Clobazam, Zonisamid und – selten – Felbamat eingesetzt. Unter Valproat in einer Dosis von bis zu 100 mg/kg wurden in klinischen Beobachtungen 82% frei von Spasmen, Dexamethason wurde zusätzlich eingesetzt, falls nötig (Siemes u. Mitarb. 1988). Kontrollierte Studien mit Valproat liegen aber nicht vor. Benzodiazepine reduzieren ebenfalls die Zahl der Spasmen, Toleranz entwickelt sich rasch, und die sedativen Nebenwirkungen sind gravierend. Felbamat ist ebenfalls mit Erfolg, allerdings erst bei wenigen Fällen, eingesetzt worden (Hurst u. Rolan 1995). Topiramat ist nach ersten Beobachtungen in der Lage, bei 4 von 11 Patienten zur Freiheit von BNS-Krämpfen zu führen. Zusätzliche fokale Anfälle wurden bei 9 der 11 Patienten um 50% gesenkt. Hauptsächliche Nebenwirkung war Irritabilität (Clark u. Mitarb. 1997). Epilepsiechirurgische Eingriffe sind in hoffnungslosen Fällen mit fokalen Läsionen, z.B. fokalen kortikalen Dysplasien, in Betracht zu ziehen, wobei auch Kinder, deren MRT unauffällig ist, im PET noch fokale Läsionen aufweisen können, die für eine Operation sprechen. Asymmetrische Spasmen, Hemihypsarrhythmie und fokale Anfälle sind korreliert mit einer asymmetrischen Hirnpathologie.

Nicht zu empfehlen sind Phenytoin, Barbiturate, Carbamazepin und die Suximide, Antibiotika, Tryptophan und Pyridoxin, da sie alle ohne belegte Wirkung sind.

Lennox-Gastaut-Syndrom

■ **Diagnose**

Das Lennox-Gastaut-Syndrom kann im Alter von 1–8 Jahren beginnen – meist jedoch im Vorschulalter – und macht nach einer finnischen Populationsstudie lediglich 2% aller Epilepsien des Kindesalters aus (Erikkson u. Koivikko 1997). Es kann aber auch, wenngleich noch seltener, als sog. Spät-Lennox-Syndrom im frühen Erwachsenenalter zum ersten Mal auftreten. Obligat führen die tonischen Anfälle und atypische Absencen zur Diagnose. Die häufigsten Anfallsarten sind tonisch-axiale, atonische und myoklonische Anfälle sowie komplexe oder atypische Absencen; es kommen aber auch komplexe fokale Anfälle vor. Die Anfallshäufigkeit ist hoch. Ein Status epilepticus ist häufig und mit Stupor, Myoklonien, tonischen und atonischen Anfällen verbunden. Bei 90% der Patienten besteht eine Lernbehinderung. Das EEG zeigt in der Regel eine pathologische Hintergrundaktivität, diffuse Slow Spike-Waves von weniger als 3 Hz und sehr oft multifokale Störungen. Im NREM-Schlaf sind Serien von schnellen Spikes bei 70% zu sehen (Hirt 1996). Im MRT finden sich kortikale Dysplasien wie das „Double-Cortex"-Syndrom (Palmini u. Mitarb. 1991), das kongenitale bilaterale perisylvische Syndrom (Kuzniecky u. Mitarb. 1993) oder eine familiäre diffuse kortikale Dysplasie (Kuzniecky 1994a).

Differenzialdiagnostisch ist an eine myoklonisch-astatische Epilepsie und vor allem bei Jugendlichen und Erwachsenen an eine Frontallappenepilepsie zu denken.

■ **Verlauf**

Die Anfälle sind meist schwer zu behandeln, wobei dies bei Patienten mit kortikalen Dysplasien offenbar besonders schlecht gelingt (Genton u. Dravet 1997). Die Prognose ist ungünstig: Nur etwa 15% der Patienten werden anfallsfrei, etwa 5% sterben in den ersten Jahren, meist im Status epilepticus. Sturzanfälle führen zu Verletzungen, machen das Tragen von Sturzhelmen notwendig und fesseln besonders schwere Fälle an den Rollstuhl. Erreichen die Patienten das Erwachsenenalter, verlieren sich die Charakteristika des Lennox-Gastaut-Syndroms bei einem Drittel der kryptogenen und bei der Hälfte der symptomatischen Fälle, und es entstehen schwere multifokale Epilepsien mit Sturzanfällen. Lediglich 10% der Patienten sind im Erwachsenenalter berufstätig (Yagi 1996). Bei normal entwickelten Kindern scheint die Anfallskontrolle eine Stagnation der kognitiven Entwicklung verhindern zu können (Dodson 1997b).

■ **Behandlung**

Die Behandlung erfolgt bevorzugt mit Valproat, bei Versagen wird eine Kombination mit Lamotrigin oder Topiramat und Clobazam eingesetzt (Schmidt u. Bourgeois 2000) (s. Kapitel 10 „Auswahl der Medikamente"). Kontrollierte Studien zur Erstbehandlung fehlen. Zur Behandlung atonischer, tonischer und myoklonisch-astatischer Anfälle stehen nach Versagen von Valproat, Clobazam und Lamotrigin und Topiramat sowie bei deren Erfolglosigkeit Felbamat zur Verfügung. Unter Clobazam oder Clonazepam können in Einzelfällen allerdings die tonischen Anfälle zunehmen. Um einen Wirkungsverlust zu mindern, wird empfohlen, Clobazam intermittierend zu verordnen. Die Wirkung der derzeit verfügbaren Antiepileptika ist aber insgesamt enttäuschend, nur etwa 15% der Patienten werden anfallsfrei.

Die Zugabe von Lamotrigin, Topiramat oder Felbamat zu Valproat ist in refraktären Fällen durch kontrollierte Studien nachgewiesen wirksam (Felbamate Study Group 1993, Glauser u. Mitarb. 1995, Motte u. Mitarb. 1997, Erikkson u. Mitarb. 1998). Unter der Zugabe von Lamotrigin halbierte sich die Zahl der Anfälle bei 33% und unter Placebo bei 16 %, was die Notwendigkeit placebokontrollierter Studien zur Beurteilung der Wirksamkeit eines Medikaments eindrücklich unterstreicht. Unter Topiramat kam es bei 53 % zu einer Halbierung der Anfälle in der offenen Extension, da die in der Doppelblindphase gewählte Dosis offensichtlich zu niedrig war; 15 % hatten keine Sturzanfälle mehr, 25 % wurden komplett anfallsfrei (Ritter u. Mitarb. 1998). Unter Felbamat halbierte sich die Zahl der Anfälle bei etwa 50 % der Patienten. Anfallsfrei wurden nach Zugabe 4 % unter Felbamat und 14 % in der Extensionsstudie unter Topiramat.

Es sind also alle drei Medikamente wirksam, wobei vielleicht Topiramat und Felbamat moderat wirksamer sein könnten. Da Felbamat aber, wenngleich extrem selten, aplastische Anämien verursacht, wird man es erst nach Versagen der anderen Medikamente einsetzen. Es ist jedoch zu betonen, dass Felbamat für viele verzweifelte Patienten mit einem extrem refraktären Lennox-Gastaut-Syndrom ein wirksames und wertvolles Medikament ist (Dodson 1993, Schmidt u. Perucca 1997).

Vergleicht man Lamotrigin und Topiramat, ist bei Lamotrigin das Risiko von Überempfindlichkeitsreaktionen anzuführen, das aber bei langsamer Titration verringert werden kann, während bei Topiramat z. T. ausgeprägte kognitive Nebenwirkungen bei einem Teil der Patienten zu beachten sind. Die potenzielle Teratogenität von Topiramat wird bei Jugendlichen und Erwachsenen in Betracht zu ziehen sein.

Man muss als Arzt dem Patienten, den Eltern oder den Betreuern die Vor- und Nachteile erläutern. Steht die Wirksamkeit ganz im Vordergrund und spielt eine etwaige kognitive Beeinträchtigung eine geringere Rolle, ist Topiramat vorzuziehen. Ist das Hauptbestreben, die kognitive Beeinträchtigung nicht zusätzlich durch ein wirksames Medikament zu belasten, wird man Lamotrigin bevorzugen. Haben beide versagt, steht Felbamat zur Verfügung. Schließlich ist aber zu betonen, dass direkte Vergleiche beider Medikamente nicht vorliegen.

Führt Valproat nicht zur Anfallsfreiheit, wird man bei Fortbestehen von Grand-Mal-Anfällen Primidon oder Phenytoin wählen. Herrschen komplexe Absencen vor, so ist das Mittel der nächsten Wahl Ethosuximid oder Lamotrigin. Bei Auftreten komplexer fokaler Anfälle wird man Phenytoin oder Carbamazepin wählen. Neben Phenytoin scheint vor allem Lamotrigin atonische Anfälle günstig zu beeinflussen. Es werden wei-

terhin ohne Beleg für Wirksamkeit Benzodiazepine wie Clobazam, Carbamazepin, Steroide herangezogen. In Einzelfällen ohne starke Myoklonien kann Vigabatrin wirksam sein.

Die Möglichkeit der palliativen operativen Therapie der Sturzanfälle durch eine partielle Kallosotomie ist in ernsten und streng ausgesuchten Einzelfällen zu erwägen. Anfallsfreiheit von Sturzanfällen ist postoperativ nicht zu erwarten, aber das Verletzungsrisiko wird verringert. Die Vagusstimulation hat vielfach die Kallosotomie abgelöst, da bis auf die Heiserkeit keine wesentlichen Nebenwirkungen auftreten und dennoch eine palliative Wirksamkeit mit Reduzierung der Häufigkeit vor allem der Sturzanfälle besteht (Labar u. Mitarb. 1998).

> **Leitlinien**
> - Valproat wird in der Regel zuerst eingesetzt. Bei Versagen stehen Lamotrigin, Topiramat und Felbamat als nachgewiesen wirksame Zusatzmedikamente und eine Reihe weiterer Medikamente wie Levetiracetam und Zonisamid zur Verfügung. Die Kombination mit Felbamat bleibt wegen der aplastischen Anämie Fällen vorbehalten, die mit keinem relevanten Antiepileptikum ausreichend zu behandeln waren.
> - Nicht zu empfehlen: Carbamazepin scheint in Einzelfällen zu einer Exazerbation atypischer Absencen geführt zu haben (Snead u. Hosey 1985). Weder Phenytoin noch Carbamazepin oder Gabapentin, Pregabalin, Tiagabin, Vigabatrin sind gegen Absencen oder Myoklonien wirksam.

Weitere Syndrome

Schwere myoklonische Epilepsie des Kleinkindesalters (Dravet-Syndrom)

■ **Diagnose**

Myoklonische Anfälle kommen bei mehreren Epilepsiesyndromen vor. Im Säuglings- und Kleinkindesalter lassen sich im Wesentlichen zwei Syndrome unterscheiden: die myoklonisch-astatische Epilepsie (siehe unten) und die schwere myoklonische Epilesie des Kleinkindesalters (Dravet Syndrom, englisch: severe myoclonic epilepsy of infancy, SMEI). Das Dravet-Syndrom, das in der Regel in der Mitte des ersten Lebensjahres beginnt, gehört zu den epileptischen Enzephalopathien mit regelhaft schlechter Prognose (Nabbout u. Dulac, 2003). In Einzelfällen können trotz des Namens myoklonische Anfälle fehlen. Prolongierte und wiederholte febrile und afebrile Krämpfe, die im Kleinkindesalter erstmals auftreten sind charakteristisch und werden mitverantwortlich für den kognitiven Abbau der Kinder gemacht. Es kommt zu migrierenden fokalen Anfällen verschiedenener Cortexareale, die nacheinander und subkontinuierlich auftreten. Ein Drittel der Kinder mit Dravet-Syndrom hat eine Mutation des SCN1 A-Gens, aber vermutlich handelt es sich nicht um eine monogene Erkrankung, wahrscheinlicher ist eine komplexe polygene Ursache.

■ Verlauf

Die Anfallsprognose ist generell schlecht.

■ Behandlung

In der Regel pharmakoresistent, Lamotrigin kann zu einer Zunahme der Myoklonien führen und sollte nicht verwendet werden. Sonst wie Lennox-Gastaut-Syndrom (siehe Kapitel10). Therapiestudien fehlen.

Epilepsie mit myoklonisch-astatischen Anfällen

■ Diagnose

Die seltene Epilepsie mit myoklonisch-astatischen Anfällen beginnt meist zwischen dem 1. und 6. Lebensjahr. Das Syndrom macht nach einer finnischen Populationsstudie 5% aller Epilepsien des 6.–10. Lebensjahres und 4 % aller Epilepsien der ersten 15. Lebensjahre aus (Erikkson u. Koivikko 1997). Jungen sind doppelt so häufig betroffen.

Die Kinder sind vor Epilepsiebeginn meist neurologisch unauffällig. Myoklonische und astatische Anfälle sind obligat, generalisierte tonischklonische Anfälle und Absencen sind häufig, Absence-Status, tonische Anfälle und Fieberkrämpfe kommen bei etwa einem Drittel vor. Die Unterscheidung vom Lennox-Gastaut-Syndrom ist im Einzelfall nicht immer einfach. Als Faustregel mag gelten: Wenn ein sonst unauffälliges Kind mit myoklonisch-astatischen Anfällen gut mit Valproat zu behandeln ist, liegt die Diagnose der myoklonisch-astatischen Epilepsie näher als die eines Lennox-Gastaut-Syndroms. Im EEG finden sich

bilateral synchrone 2 – 3 Spike-Waves pro Sekunde und abnorme Theta-Rhythmen.

■ Verlauf

Die Anfallsprognose ist uneinheitlich, der Anteil pharmakoresistenter Verläufe ist aber vermutlich kleiner als beim Lennox-Gastaut-Syndrom, daher wäre eine Verwechslung unvorteilhaft.

■ Behandlung

Valproat ist das bevorzugte Medikament zur Erstbehandlung, bei Versagen wird Ethosuximid oder Lamotrigin eingesetzt (s. Kapitel 10 „Auswahl der Medikamente"). Kontrollierte Studien zur Therapie fehlen jedoch.

Epilepsie mit myoklonischen Absencen

■ Diagnose

Die Epilepsie mit myoklonischen Absencen beginnt meist um das 7. Lebensjahr mit mehrmals täglich auftretenden Absencen. Das Syndrom macht nach einer finnischen Populationsstudie 2% aller Epilepsien des 6.–10. Lebensjahres aus und lediglich 1 % aller Epilepsien der ersten 15 Lebensjahre (Eriksson u. Koivikko 1997). Die Absencen zeigen ausgeprägte bilaterale klonische und tonische Komponenten, die zumindest teilweise vom Patienten wahrgenommen werden, und können daher mit motorischen fokalen Anfällen verwechselt werden. Das EEG zeigt wie bei der Pyknolepsie bilateral synchrone, symmetrische, rhythmische Spike-Waves um ca. 3 pro Sekunde.

■ Verlauf

Die Patienten sind sehr oft lernbehindert, und die psychomotorische Entwicklung ist verzögert. Die Epilepsie ist häufig pharmakoresistent. Übergänge zum Lennox-Gastaut-Syndrom kommen vor.

■ Behandlung

Valproat wird als Mittel der ersten Wahl empfohlen (s. Kapitel 10 „Auswahl der Medikamente"). Therapiestudien fehlen jedoch.

18 Idiopathische fokale Epilepsien

Idiopathische fokale Epilepsien beginnen meist im Kindesalter mit fokalen Anfällen und paroxysmalen fokalen EEG-Veränderungen. Die Kinder haben nach der Definition der Internationalen Liga keine neurologischen und intellektuellen Störungen, CT und MRT sind unauffällig. In der Familie sind nicht selten benigne Epilepsien vorgekommen. Die Kenntnis der Klinik der einzelnen idiopathischen Syndrome ist aus zwei Gründen wichtig, 1. um den Patienten bezüglich der meist guten Verlaufsprognose beraten zu können, und 2. weil der Einsatz bildgebender Verfahren unnötig ist.

Bereits im Alter bis zu 2 Jahren kann eine benigne Partialepilepsie des Kleinkindesalter entstehen (Okumura u. Mitarb. 1996). Das häufigste Syndrom ist aber ohne Zweifel die Rolando-Epilepsie. Die Grenze zu anderen idiopathischen fokalen Epilepsien ist allerdings unscharf. So zeigen – entgegen der offiziellen Definition, wonach die Kinder neurologisch und intellektuell unauffällig sein sollen – einige Kinder mit Rolando-Epilepsie Entwicklungsstörungen in Form einer Dyslexie, andere haben gelegentlich astatische Anfälle, was zu dem Begriff Pseudo-Lennox-Syndrom Anlass gegeben hat. Eine Reihe von Kindern mit Rolando-Epilepsie entwickelt ein CSWS-(Continuous-Spikes-and-Waves-during-slow-Sleep-)Syndrom (s. u.). Es kann weiterhin zu einer Fazialisparese, zu Dysphagie, zu Dysarthrie und zu einer oromotorischen Dyspraxie kommen. Eine autosomal-dominante Rolando-Epilepsie mit Sprachapraxie und eine autosomal-rezessive Rolando-Epilepsie mit paroxysmaler bewegungsinduzierter Dystonie und Schreibkrampf sind beschrieben. Schließlich ist bei einigen der Kinder ein Landau-Kleffner-Syndrom beobachtet worden. Kurzum, es ergibt sich bei genauerem Hinschauen ein Kontinuum der idiopathischen fokalen Epilepsien, und die Einteilung in distinkte Syndrome suggeriert scharfe Grenzen zwischen den Epilepsien, die in Wirklichkeit aber oben beschriebene Übergänge zeigen (Stephani 2000).

Weiterhin gehört die seltene benigne fokale Epilepsie mit gesteigerten somatosensorischen Potenzialen und die benigne psychomotorische Epilepsie zu den idiopathischen fokalen Epilepsien des Kindes- und Jugendalters (Schmidt 1992a). Neu entdeckt wurde eine häufige, benigne okzipitale fokale Epilepsie des frühen Kindesalters, das Panayiotopoulos-Syndrom. Schließlich sind noch die in der Adoleszenz beginnende fokale idiopathische Epilepsie zu nennen und die autosomal-dominante nächtliche Frontallappenepilepsie, die familiäre Temporallappenepilepsie sowie die autosomal-dominante fokale Epilepsie mit variablen Foci (Picard u. Mitarb. 2000).

Rolando-Epilepsie

Synonym: benigne Epilepsie des Kindesalters mit zentrotemporalen Spikes.

■ Diagnose

Die Rolando-Epilepsie ist mit 4% der Epilepsien des 6.–10. Lebensjahres und 8% der Epilepsien des 11.–15. Lebensjahres die häufigste idiopathische fokale Epilepsie des Schulalters. Im Alter von 3–13 Jahren, mit einem Gipfel um das 10. Lebensjahr, treten bei sonst gesunden Kindern – häufig im Schlaf – kurze, einfache fokale, meist sensomotorische hemifaziale Anfälle, oft mit sekundärer Generalisation auf. Eine positive Familienanamnese ist nicht ungewöhnlich. Jungen erkranken häufiger als Mädchen.

Im EEG finden sich hochamplitudige zentrotemporale Sharp Waves, oft mit nachfolgenden Slow Waves, die im Schlaf aktiviert werden und sich auch nach kontralateral ausbreiten oder auch die Seite wechseln können – soweit die offizielle Definition (Commission 1989). In Wirklichkeit scheinen jedoch atypische Fälle mit Entwicklungsverzögerung, Status epilepticus und Todd-Parese keinesfalls selten zu sein (Wirrell u. Mitarb. 1995, 1998).

Abzugrenzen ist die vor kurzem erstmals beschriebene autosomal-dominante Rolando-Epilepsie mit Sprachdyspraxie mit nächtlichen orofazial-brachialen motorischen fokalen Anfällen und sekundär generalisierten Anfällen meist aus dem Schlaf heraus sowie zentrotemporalen paroxysmalen EEG-Entladungen, Mund- und Sprechdyspraxie und kognitiver Beeinträchtigung. Krankheitsbeginn liegt im Mittel bei 6 Jahren (1,5 – 10 Jahre) mit Persistenz in das Erwachsenenalter. Eine autosomal-dominante Rolando-Epilepsie mit Sprachapraxie und eine autosomal-rezessive Rolando-Epilepsie mit paroxysmaler bewegungsinduzierter Dystonie und Schreibkrampf sind beschrieben. Die Differenzialdiagnose umfasst weiterhin die Epilepsie mit langsamen Spike-Waves im Non-REM-Schlaf (CSWS) sowie das Landau-Kleffner-Syndrom. Schließlich ist noch die atypische benigne Partialepilepsie oder das Pseudo-Lennox-Syndrom zu nennen bei sonst gesunden Kindern zwischen dem 2. und 8. Lebensjahr mit nächtlichen einfachen fokalen Anfällen, atypischen Absencen, myoklonischen und myoklonisch-astatischen Anfällen sowie Sturzanfällen (Doose u. Mitarb. 1996). Das Syndrom mit fokalen ein- oder beidseitigen zentrotemporalen fokalen paroxysmalen EEG-Entladungen ist gut behandelbar. Vom Lennox-Gastaut-Syndrom unterscheidet es sich durch den guten Verlauf der Epilepsie und das Ausbleiben tonischer Anfälle. Weniger bekannt, aber mit einem ähnlich gutartigen Verlauf wie die Rolando-Epilepsie, ist die Epilepsie des Kindesalters mit okzipitalen Paroxysmen.

■ Verlauf

Der Verlauf ist definitionsgemäß in der Regel gutartig, die Anfälle hören spätestens im Alter von etwa 15 – 16 Jahren auf (Commission 1989). Selten kommen jedoch refraktäre Verläufe vor, und einige Kinder scheinen eine Sprachdyspraxie zu haben, insofern verdienen nicht alle Fälle das Adjektiv „benigne". Im Einzelfall kann zu Beginn der Erkrankung keine verlässliche Anfallsprognose gegeben werden (Bouma u. Mitarb. 1997). Prospektive Populationsstudien zur Prognose fehlen.

■ Behandlung

Sultiam ist wirksam (Rating u. Mitarb. 2000) und in Deutschland, Österreich und der Schweiz Mittel der ersten Wahl. Daneben wird Carbamazepin, Gabapentin, Oxcarbazepin, Phenytoin oder Valproat eingesetzt. Für Gabapentin liegt eine große kontrollierte Studie vor (Bourgeois u. Mitarb. 1998).

Epilepsie des Kindesalters mit okzipitalen Paroxysmen

■ Diagnose

Das Syndrom macht nach einer finnischen Populationsstudie 5 % aller Epilepsien des 6. – 10. Lebensjahres aus und 3 % aller Epilepsien der ersten 15 Lebensjahre (Erikkson u. Koivikko 1997). Bei der Epilepsie des Kindesalters mit okzipitalen Paroxysmen beginnen die Anfälle häufig mit visuellen Beschwerden, gefolgt von hemiklonischen Anfällen oder Automatismen. Migräne und Kopfschmerzen können den Anfällen folgen. Im EEG findet man – nur bei Augenschluss – Paroxysmen hochamplitudiger Spike-Waves oder Sharp Waves, die rhythmisch okzipital oder posterior temporal, ein- oder beidseitig, auftreten.

■ Verlauf

Neurologisch unauffällige Kinder ohne Lernschwierigkeiten werden zu 60 % anfallsfrei. Die Gesamtdauer der Epilepsie beträgt im Mittel 4,5 Jahre mit einem Bereich von 3 – 7 Jahren (Beaumanoir 1983).

■ Behandlung

Carbamazepin ist international das Mittel der ersten Wahl (s. Kapitel 10 „Auswahl der Medikamente"). Therapiestudien fehlen jedoch. Sultiam wird eingesetzt.

Frühe benigne Epilepsie des Kindesalters mit okzipitalen Spikes

Synonym: Panayiotopoulos-Syndrom.

■ Diagnose

Das neu beschriebene Syndrom beginnt bei 80 % der Kinder im 3. – 6. Lebensjahr, Bereich: 1 – 12 Jahre. Es betrifft Jungen und Mädchen gleich häufig. Häufige Anfallssymptome sind Erbrechen, Seitwärtsblick, Blässe und Schwitzen. Die Anfälle dauern lang, meist 5 – 10 Minuten. Ein Drittel bis zur Hälfte der Kinder hat einen fokalen Status epilepticus (von mehr als 30 Minuten Dauer). Die Anfälle treten meist nachts auf. Im EEG sind obligat okzipitale Spikes zu sehen.

■ **Verlauf**

Die Prognose ist gut: Nach 1 – 2 Jahren kommt es zur Remission, nur etwa 10% der Kinder haben mehr als 10 Anfälle, bei 5% entwickelt sich später eine Rolando-Epilepsie.

■ **Behandlung**

Die Behandlung erfolgt mit Carbamazepin oder Oxcarbazepin (Panayiotopoulos 1989, Caraballo u. Mitarb. 2000). Levetiracetam wird gegeben (Hoppen u. Mitarb. 2003). Evidenzklasse-I-Studien fehlen.

Landau-Kleffner-Syndrom

■ **Diagnose**

Das seltene Landau-Kleffner-Syndrom beginnt mit einer Abnahme der Spontansprache. Das Syndrom macht nach einer finnischen Populationsstudie 3% aller Epilepsien des 11. – 15. Lebensjahres und 2% aller Epilepsien der ersten 15 Lebensjahre aus (Erikkson u. Koivikko 1997).

Eine verbale auditorische Aphasie kann vorangehen. Epileptische Anfälle, meist einfache fokale motorische Anfälle und Grand-Mal-Anfälle, kommen nur bei etwa 70% vor. Die meist seltenen Anfälle sistieren zudem häufig vor dem 15. Lebensjahr zusammen mit den paroxysmalen EEG-Entladungen.

■ **Verlauf**

Die Anfallsprognose ist gut, die Anfälle sprechen meist gut auf Carbamazepin an. Sultiam wird eingesetzt. Die Sprachprognose ist weniger günstig, meist persistiert die Aphasie.

■ **Behandlung**

Carbamazepin ist das Mittel der ersten Wahl, bei Versagen werden Steroide gegeben (Lerman u. Mitarb. 1991). Sultiam wird eingesetzt. Methylphenidat wird bei Aufmerksamkeitsstörungen verordnet (Beaumanoir u. Mitarb. 1995). In ernsten Fällen kommt eine multiple subpiale Transsektion infrage (Smith 1998).

Epilepsie mit kontinuierlichen Spikes und Waves im langsamen Schlaf

Synonyme: Continuous Spikes and Waves during slow Sleep (CSWS), Electrical Status epilepticus during slow Sleep (ESES).

■ **Diagnose**

Diese ebenfalls seltene Epilepsie mit Monate bis Jahre anhaltenden kontinuierlichen Spikes und Waves im langsamen Schlaf beginnt meist im 4. – 5. Lebensjahr (Beaumanoir u. Mitarb. 1995).

■ **Behandlung**

Die fokal motorischen und sekundär generalisierten Anfälle sowie die atypischen Absencen sprechen offenbar gut auf Valproat und Benzodiazepine an, während die neuropsychologischen Störungen keine so gute Prognose haben (van Lierde 1995). Eine Polytherapie ist üblich. Sultiam wird eingesetzt. Es wird auch alle 4 Wochen Cortison i. v. verabreicht (Spohr 1997, pers. Mitteilung). Andere geben Valproat und Ethosuximid (Liukonen u. Mitarb. 1997). Levetiracetam wird gegeben (Hoppen u. Mitarb. 2003). Evidenzklasse-I-Studien fehlen.

Fokale Adoleszentenepilepsie

■ **Diagnose**

Neurologisch unauffällige Jugendliche bekommen wenige fokale Anfälle zwischen dem 10. und 20. Lebensjahr mit einem Gipfel um das 13. Lebensjahr. Das interiktale EEG ist oft unauffällig. Etwa 24% aller Jugendlichen mit fokalen Epilepsien sind zwischen 12 und 18 Jahre alt (Loiseau u. Louiset 1995).

■ **Verlauf**

Die meisten Patienten (80%) haben nur einen Anfall, die übrigen wenige Anfälle.

■ **Behandlung**

Eine Behandlung ist meist nicht notwendig, sonst wird Carbamazepin oder Valproat verabreicht.

Autosomal-dominante nächtliche Frontallappenepilepsie

■ Diagnose

Die autosomal-dominante nächtliche Frontallappenepilepsie, die früher auch als nächtliche paroxysmale Choreoathetose bezeichnet wurde, beginnt mit kurzen, mehrmals in einer Nacht auftretenden heftigen motorischen Anfällen bei freiem Bewusstsein mit hyperkinetischen und tonischen Symptomen sowie Vokalisationen. Häufig sind somatosensorische und psychische Auren sowie Auren mit Atemschwierigkeiten. Sekundär generalisierte Anfälle sind selten. Meist treten die Anfälle kurz nach dem Eindösen oder kurz vor dem Aufwachen auf. Paroxysmales Erwachen, paroxysmale nächtliche Dystonien und nächtliches epileptisches Umhergehen sind beschrieben worden (Plazzi u. Mitarb. 1998).

Die Patienten sind neurologisch unauffällig und normal intelligent. CT und MRT sind ebenfalls unauffällig. Das interiktale EEG ist meist normal, iktal finden sich bifrontale Entladungen, aber nicht obligat.

Die Epilepsie beginnt im Mittel mit 12 Jahren, der Erkrankungsbeginn reicht allerdings von 2 Monaten bis zu 52 Jahren. Die Anfälle persistieren bis ins Erwachsenenalter. Der Vererbungsgang ist autosomal-dominant, die Chromosomenlokalisation 20 q132 – q13.3, die Genidentifikation ist bei einer Familie gelungen (Steinlein 1996), bei vielen anderen jedoch nicht (Plazzi u. Mitarb. 1998). Eine X-chromosomal gebundene, dominante Frontallappenepilepsie mit Anfällen vorwiegend während des Tages ist abzugrenzen (Naqvi u. Mitarb. 1997).

■ Behandlung

Die Anfälle sprechen auf Carbamazepin an, etwa die Hälfte der Fälle hat eine Halbierung der Anfallsfrequenz und 20% werden anfallsfrei (Plazzi u. Mitarb. 1998). Etwa 30% sind jedoch pharmakoresistent (Picard u. Mitarb. 2000).

Familiäre Temporallappenepilepsie

■ Diagnose

In der Adoleszenz kann auch die familiäre Temporallappenepilepsie beginnen, meist mit wenigen Anfällen. Der neurologische Befund ist normal, eine Hippokampusatrophie kommt bei 57% vor. Im Oberflächen-EEG können fokale epileptiforme Entladungen im Intervall fehlen (Berkovic u. Mitarb. 1996).

■ Verlauf

Der Verlauf der Erkrankung ist oft, aber nicht immer benigne. Vaskuläre Kopfschmerzen sind häufig (Lopes-Cendes u. Mitarb. 1997).

■ Behandlung

Die Anfälle sprechen meist gut auf Carbamazepin an, etwa 30% sind aber pharmakoresistent (Picard u. Mitarb. 2000).

Familiäre fokale Epilepsie mit variablen Foci

■ Diagnose

Diese Erkrankung beginnt oft in der Adoleszenz mit 13 Jahren. Charakteristisch ist, dass sich – abweichend von den anderen familiären fokalen Epilepsien – die Art und die Lokalisation der frontalen, temporalen, okzipitalen und zentroparietalen Anfälle von Generation zu Generation ändert. Die Penetranz ist gering, und es können auch nur epileptiforme EEG-Veränderungen ohne Anfälle vorkommen (Scheffer u. Mitarb. 1998).

■ Behandlung

Die Behandlung erfolgt mit Carbamazepin (s. Kapitel 10 „Auswahl der Medikamente"), bei etwa einem Drittel besteht allerdings Pharmakoresistenz.

19 Idiopathische generalisierte Epilepsien

Idiopathische Epilepsien werden definitionsgemäß als generalisiert bezeichnet, wenn die ersten klinischen Symptome der Anfälle auf eine initiale Beteiligung beider Hemisphären hinweisen und das EEG zu Beginn bilateral synchrone Entladungen zeigt (Commission 1989). Insgesamt sieben klinische Syndrome werden nach Häufigkeit, Erkrankungsalter und nach den führenden Anfallsarten unterschieden (Tab. 19.1). Obwohl alle idiopathischen Epilepsien vermutlich genetisch bedingt sind, kennt man erst wenige Gene (Steinlein 2004). Benigne familiäre Neugeborenenkrämpfe können durch Mutation der spannungsabhängigen Kaliumkanalgene KCNQ2 und KCNQ3 (Chromosomenlokalisation siehe Tabelle 19.1) entstehen. Für die anderen idiopathischen generalisierten Epilepsiesyndrome sind die Daten noch nicht schlüssig, wenngleich in der Chromosomenregion 3q26 eine Mutation des spannungsabhängigen Chloridkanalgens CLCN2 bei einigen Familien beschrieben wurde (Steinlein, 2004). Andere Chromosomenregionen wurden auch impliziert (Tab. 19.1). Es herrscht für einen Phänotyp offenbar eine genetische Heterogenität mit Interaktion verschiederner Genloci, die genetische Klassifikation entspricht daher nicht der klinischen Phänotyp-Klassifikation (Durner u. Mitarb. 2001). Die Bedeutung diskreter MRT-Befunde und der kontroversen Mikrodysgenesien ist unklar.

Im Säuglings- und Kleinkindesalter beginnen die seltenen benignen familiären und die benignen Neugeborenenkrämpfe (Plouin 1992), die ebenfalls sehr seltene benigne myoklonische Epilepsie des Kleinkindesalters (Dravet u. Mitarb. 1992) und frühkindliche Grand-Mal-Epilepsien, die hier aber nicht weiter besprochen werden können. Eine häufige generalisierte idiopathische Epilepsie des Kindesalters ist die generalisierte Epilepsie mit Fieberkrämpfen plus (GEFS+) (Singh u. Mitarb. 1999), bei der allerdings auch fokale

Tabelle 19.1 Charakteristika der sieben Syndrome idiopathischer generalisierter Epilepsien mit altersgebundenem Beginn (Commission 1989, Sander 1996)

Syndrom	Häufigkeit	Erkrankungsalter	führender Anfallstyp	Vererbungsmodus	Chromosomenlokalisation
Benigne familiäre Neugeborenenkrämpfe	1/100 000	„third day fits"	klonische, apnoische Anfälle	autosomal-dominant	ENB1 : 20 q13.3 EBN2 : 8 q24.1
Benigne Neugeborenenkrämpfe	1/200	„fifth day fits"	klonische, apnoische Anfälle	unbekannt	unbekannt
Benigne myoklonische Epilepsie des Kleinkindesalters	1/100 000	1 – 2 Jahre	kurze Ausbrüche myoklonischer Zuckungen	unbekannt	unbekannt
Absence Epilepsie des Schulalters	1/1000	2 – 12 Jahre	Serien von Absencen	unbekannt	unbekannt
Juvenile Absence-Epilepsie	1/3000	8 – 20 Jahre	einzelne Absencen	unbekannt	unbekannt
Juvenile myoklonische Epilepsie	1/2000	6 – 26 Jahre	Myoklonien beim Aufwachen	unbekannt	EJM1 : 6 p21(?) EJM2 : 6 p11(?)
Epilepsie mit Aufwach-Grand-Mal	1/500	6 – 35 Jahre	Aufwach-Grand-Mal	unbekannt	EJM1 : 6 p21(?)

Anfälle vorkommen können. Idiopathische generalisierte Epilepsien machen nach einer finnischen Populationsstudie 27 % aller Epilepsien der ersten fünf Lebensjahre, 15 % aller Epilepsien des 6.–10. Lebensjahres, 26 % aller Epilepsien des 11.–15. Lebensjahres und insgesamt 23 % aller Epilepsien der ersten 15 Lebensjahre aus. Sie sind somit die häufigsten Epilepsien des Kindesalters (Erikkson u. Koivikko 1997).

Die rasche und sichere Erkennung idiopathischer generalisierter Epilepsien ist aus folgenden klinischen Gründen von Bedeutung:
- Die positive Diagnose erspart dem Patienten unnötige bildgebende Untersuchungen zur Ätiologie.
- Die Behandlung mit Valproat ist sehr wirksam, etwa 90 % werden anfallsfrei.
- Eine Verwechslung mit fokalen Anfällen ist verhängnisvoll, da Medikamente gegen fokale Anfälle wie Carbamazepin oder Phenytoin nicht wirksam sind und sogar die Anfälle verstärken können
- Für die genetische Beratung ist es wichtig, dass das Epilepsierisiko der Nachkommen bei weniger als 10 % liegt und daher der Verzicht auf Nachkommen medizinisch nicht notwendig ist.

Absence-Epilepsie des Schulalters

Synonyme: Absence-Epilepsie des Kindesalters, früher auch Pyknolepsie genannt. Absencen werden nicht ganz korrekt auch als Petit Mal bezeichnet, Petit Mal ist jedoch der Oberbegriff für alle nichtkonvulsiven generalisierten Anfälle und daher kein Synonym für Absencen.

■ Diagnose

Die Erkrankung beginnt im Kindesalter, meist um das 6. Lebensjahr (Bereich: 2–12 Jahre) mit täglichen, oft gehäuft auftretenden Absencen bei sonst gesunden Kindern. Mädchen sind häufiger betroffen. Das Syndrom macht nach einer finnischen Populationsstudie 6 % aller Epilepsien der ersten 10 Lebensjahre aus und 6 % aller Epilepsien der ersten 15 Lebensjahre (Erikkson u. Koivikko 1997).

Die genetische Suszeptibilität für idiopathische Absence-Epilepsien und für das breitere Spektrum der juvenilen idiopathischen Epilepsien ist heterogen (Sander u. Mitarb. 1995). Vor kurzem wurde bei einer Familie ein Genlocus auf dem Chromosom 8 q24 beschrieben (Gee u. Mitarb. 1997). Im EEG zeigen sich bilateral synchrone symmetrische Spike-Waves, oft ca. 3 pro Sekunde, bei normaler Grundaktivität (Janz 1997).

Eine seltene Epilepsie mit ausgeprägten Lidmyoklonien und Absencen, Photosensibilität, einem Altersgipfel um 6 Jahre sowie einem häufigeren Vorkommen bei Mädchen und einem EEG-Befund mit oft irregulären Spike-Waves und Polyspike-Waves nach Augenschluss und schlechtem Ansprechen auf Valproat ist von der Epilepsie mit myoklonischen Absencen abgegrenzt worden (Giannakodimos u. Panayiotopoulos 1996). Es kommt zu milden Myoklonien der Arme.

56 % der Patienten werden unter Valproat anfallsfrei. Wurde aber Valproat nach 5-jähriger Anfallsfreiheit abgesetzt, wiesen alle 7 Patienten Anfallsrezidive auf (Covanis u. Mitarb. 1997).

■ Verlauf

In der Adoleszenz können Aufwach-Grand-Mal-Anfälle hinzukommen. Atypische oder myoklonische Absencen kommen in der Regel nicht vor. Der Verlauf ist günstig mit zunächst 80–95 % Anfallsfreiheit bei Behandlung (Covanis u. Mitarb. 1982, Bourgeois u. Mitarb. 1987) und einem niedrigen Rezidivrisiko nach dem Absetzen von nicht mehr als 20 %. Dennoch sind etwa 20 % derzeit nicht zufriedenstellend zu behandeln. Die Langzeitprognose ist aber offenbar weniger günstig.

Untersucht man Kinder mit Absence-Epilepsie im jungen Erwachsenenalter nach, sind etwa 60 % anfallsfrei (Bartolomei u. Mitarb. 1997). Diejenigen, die nicht anfallsfrei werden, haben oft zusätzlich eine juvenile Myoklonusepilepsie dazubekommen (Wirrell u. Mitarb. 1996). Entwickeln sich unter der Behandlung einer Absence-Epilepsie myoklonische Anfälle oder tonisch-klonische Anfälle, bestehen Lernschwierigkeiten, kommt es zu einem Absence-Status, ist das erste EEG allgemein verändert und haben Verwandte 1. Grades ebenfalls eine Epilepsie, nimmt die Wahrscheinlichkeit, anfallsfrei zu werden, deutlich ab (Wirrell u. Mitarb. 1996). Eine andere Gruppe berichtet, dass Polyspikes oder Polyspike-Waves im Schlaf prognostisch ungünstig sind (Bartolomei u. Mitarb. 1997).

Insbesondere diejenigen, die noch Anfälle haben, berichten über erhebliche Schwierigkeiten im psychosozialen Bereich (Jalava u. Mitarb. 1997, Wirrell u. Mitarb. 1997). Ausbildung, Beschäftigbarkeit und Heiratsrate waren deutlich schlechter als bei Kontrollpersonen, und die Patienten waren deutlich unzufriedener mit ihrem Leben (Jalava u. Mitarb. 1997).

■ Behandlung

Valproat ist unstrittig das Mittel der ersten Wahl, weil es bei idiopathischen generalisierten Absence-Epilepsien in 80–95 % der Fälle zu Anfallsfreiheit führt (Covanis u. Mitarb. 1982, Bourgeois u. Mitarb. 1987). Wegen des Risikos des akuten Leberversagens vor allem im Kleinkindesalter mit einer Häufigkeit von 1 : 500 und im gesamten Kindes- und Jugendalter von 1 : 16.000 wird die Wahl von Valproat erst nach Abwägung der individuellen Nutzen und Risiken erfolgen.

Es liegen derzeit noch keine Klasse I-Evidenzen für die ähnliche Wirksamkeit von LTG oder TPM in der Behandlung neuerkrankter Patienten im Vergleich zum Standardmedikament VPA vor (Faught 2003). Der Vergleich mit VPA wird erschwert, weil außer für die Behandlung von Absence-Epilepsien des Kindesalters für VPA keine Klasse I-Evidenz für die Wirksamkeit bei anderen generalisierten Epilepsien vorliegt (Faught, 2003). Klasse III-Evidenzen sprechen für eine ähnliche Wirksamkeit von LTG und TPM im Vergleich zu VPA bei generalisierten tonisch-klonischen Anfällen, während für vorher unbehandelte Patienten mit Absence-Epilepsien oder juveniler myoklonischer Epilepsie in manchen Fällen VPA wirksamer zu sein scheint als LTG und TPM (Nicolson u. Mitarb. 2003).

Ethosuximid kommt, obwohl ähnlich wirksam (Sato u. Mitarb. 1982, Sherwin 1989), als selten eingesetzte Alternative nur bei Absencen infrage, da es gegen Myoklonien oder Grand-Mal-Anfälle nicht wirkt. Ethosuximid verursacht häufiger als Valproat gastrointestinale Störungen und psychische Nebenwirkungen, z. T. mit psychotischen Episoden.

Phenytoin, Carbamazepin, Gabapentin, Pregabalin, Tiagabin oder Vigabatrin sind gegen Absencen oder Myoklonien und Phenobarbital ist gegen Absencen nicht wirksam.

Kommt es zu inakzeptablen Nebenwirkungen oder ist die bisherige Behandlung unwirksam, steht je nach Anfallsart und Epilepsiesyndrom eine Reihe von Medikamenten zur Verfügung (s. Kapitel 10 „Auswahl der Medikamente").

- Absencen: Clobazam, Clonazepam, Ethosuximid oder Lamotrigin; es fehlen bis auf Ethosuximid allerdings Vergleichsstudien. Sind inakzeptable Nebenwirkungen von Valproat das Problem, wird man Lamotrigin oder Clobazam bevorzugen, da Ethosuximid und Clonazepam ein etwas ungünstigeres Nebenwirkungsprofil aufweisen. Besonderes Augenmerk ist auf die Interaktion von Valproat und Lamotrigin zu richten, daher darf Lamotrigin in Gegenwart von Valproat in den ersten Wochen nur langsam in 25-mg-Schritten zugegeben werden. Ethosuximid ist zudem nur gegen Absencen, nicht aber gegen oft assoziierte Aufwach-Grand-Mal-Anfälle wirksam. Carbamazepin, Gabapentin, Pregabalin, Tiagabin und Vigabatrin können Absencen verschlimmern.

- Myoklonische Anfälle: Clobazam, Clonazepam, Lamotrigin, Piracetam, Phenobarbital, Primidon, Zonisamid; Therapiestudien fehlen. Sind inakzeptable Nebenwirkungen von Valproat das Problem, wird man Clobazam, Lamotrigin und Piracetam bevorzugen, da Phenobarbital, Primidon, Zonisamid und Clonazepam ein ungünstigeres Nebenwirkungsprofil aufweisen. Piracetam ist gegen Absencen nicht wirksam. Carbamazepin, Gabapentin, Pregabalin, Tiagabin und Vigabatrin können Myoklonien verschlimmern.

- Primär generalisierte tonisch-klonische Anfälle (Aufwach-Grand-Mal-Anfälle): Clobazam, Lamotrigin, Topiramat. Es fehlen nicht nur Vergleichsstudien, es gibt überhaupt keine verlässlichen Therapiestudien. Außerdem wird in den Untersuchungen von tonisch-klonischen Anfällen nicht unterschieden zwischen primär generalisierten Anfällen mit Spike-Waves im EEG und tonisch-klonischen Anfällen, deren Beginn nicht fokal oder unbekannt ist. Ob Gabapentin und Vigabatrin wirksam sind, ist nicht untersucht. Phenytoin (Ramsay u. Mitarb. 1992) und Carbamazepin (Callaghan u. Mitarb. 1985) waren bei Erstbehandlung etwas weniger wirksam als Valproat. Weitere Möglichkeiten sind Phenobarbital, Primidon, Clonazepam, Topiramat, die allerdings mehr Nebenwirkungen aufweisen, und Acetazolamid. Immerhin ist Phenobarbital (Feely u. Mitarb. 1980) speziell in Ländern, die sich keine teuren Medikamente leisten können, ein gutes Medikament, vor allem, wenn die Alternative überhaupt keine Behandlung wäre.

Empfohlen wird, wie immer, die Zugabe des Zweitmedikaments bis an die Grenze der klinischen Verträglichkeit, falls nötig (s. Kapitel 11 „Monotherapie und Kombinationstherapie"). Tritt dabei Anfallsfreiheit auf, wird man mit dem

Patienten eine Reduktion der Dosis des Erstmedikaments besprechen, denn möglicherweise kommt er mit einer geringeren Dosis des Erstmedikaments aus oder gar mit einer Monotherapie des zugegebenen Medikaments. Ist die Zugabe nicht erfolgreich gewesen, tauscht man das Medikament gegen ein Erfolg versprechenderes aus.

Bei Absence-Epilepsien liegt das Absetzrisiko nach zweijähriger Anfallsfreiheit um 30%. Absetzen der Antiepileptika sollte generell versucht werden vor dem Eintritt ins Berufsleben, bevor der Führerschein gemacht werden soll und bevor man das Elternhaus verlässt. Bei gebärfähigen Patientinnen sollten die spezielle Aufklärung sowie die Gabe von Folsäure und Multivitaminen zur Missbildungsprophylaxe bei Valproat-Verordnung nicht vergessen werden, Topiramat ist tierexperimentell teratogen.

Juvenile Absence-Epilepsie

Im Jugendalter beginnen die juvenile Myoklonusepilepsie mit beidseitigen Zuckungen bei freiem Bewusstsein, die juvenile Absence-Epilepsie, die Aufwach-Grand-Mal-Epilepsie und die meisten photosensiblen Epilepsien. Juvenile idiopathische generalisierte Epilepsien sind genetisch determiniert, weisen aber eine genetische Heterogenität auf, sodass die bei großen Familien gefundene Genlokalisation auf dem Chromosom 6 p21 bei anderen Familien nicht nachzuweisen war (Tab. 19.**1**).

■ Diagnose

Es handelt sich hier um eine im Alter von 7 – 14 Jahren bei Jungen und Mädchen gleich häufig beginnende juvenile idiopathische generalisierte Epilepsie mit seltenen Absencen. Das Syndrom macht nach einer finnischen Populationsstudie 4% aller Epilepsien des 11. – 15. Lebensjahres und 2% aller Epilepsien der ersten 15 Lebensjahre aus (Erikkson u. Koivikko 1997). Die selten auftretenden Absencen unterscheiden sie von täglichen Absencen bei der kindlichen Absence-Epilepsie. Die Absencen können etwas länger dauern. Bei über 80% kommen Aufwach-Grand-Mal-Anfälle hinzu, mit denen die Erkrankung auch beginnen kann. Bei etwa 16% treten zusätzlich generalisierte Myoklonien auf. Lidmyoklonien scheinen wie bei Impulsiv-Petit-Mal-Anfällen nicht vorzukommen. Der Vererbungsgang ist unbekannt.

■ Verlauf

Bei über 90% wird Anfallsfreiheit unter Valproat erreicht; der Langzeitverlauf ist aber schlechter, etwa 40% werden nicht anfallsfrei (Bartolomei u. Mitarb. 1997). Es wurde beobachtet, dass nicht anfallsfreie Patienten erhebliche psychosoziale Probleme hatten. Zwischen der Absence-Epilepsie des Kindesalters und der juvenilen Form scheint kein Unterschied in der Anfallsprognose zu bestehen.

■ Behandlung

Bevorzugt wird Valproat zur Behandlung eingesetzt (s. o. „Behandlung der Absence-Epilepsie des Schulalters").

Juvenile myoklonische Epilepsie

Synonyme: Impulsiv-Petit-Mal, Janz-Syndrom. Die Erstbeschreibung der Klinik erfolgte vor fast 150 Jahren durch Herpin.

■ Diagnose

Es handelt sich um eine in der Pubertät beginnende juvenile idiopathische generalisierte Epilepsie, die Jungen und Mädchen gleich häufig betrifft. Das Syndrom macht nach einer finnischen Populationsstudie 4% aller Epilepsien des 11. – 15. Lebensjahres und 2% aller Epilepsien der ersten 15 Lebensjahre aus (Erikkson u. Koivikko 1997). Ein erstmaliges Vorkommen im Erwachsenenalter ist ungewöhnlich.

Die Anfallsbeschreibung erlaubt in der Regel auch schon ohne EEG die Diagnosestellung. In den ersten Stunden nach dem Aufwachen werden beide Arme plötzlich hoch und meist auch nach außen gerissen, subjektiv wie ein elektrischer Schlag, der wie Zuckungen beim Erschrecken beschrieben wird. In der Hand gehaltene Gegenstände wie die Zahnbürste oder die Kaffeetasse werden zur Seite geschleudert. Oft kommt es zu rhythmischen Zuckungen in Serie, denen auch ein Grand Mal folgen kann. Der etwas vornüber gebeugte Rumpf wippt rhythmisch, der Kopf wird leicht zur Brust gesenkt, die Beine können einknicken bis zum Sturz. Die Myoklonien sparen das Gesicht aus im Unterschied zu myoklonischen Absencen. Das Bewusstsein ist erhalten. Während der Serien oder bei einem Status kann der Patient allerdings benommen sein. Meist treten die Anfälle, wie auch die häufig hinzukommenden großen Anfälle, kurz nach dem Aufwachen oder Aufwecken auf; sie werden sehr oft ausgelöst durch Schlafentzug. Ein Durchfeiern der Nächte mit Techno und Alkohol, aber auch Aufregungen bei oder nach Prüfungen oder ein bewegendes erstes Rendezvous lösen nicht selten den ersten Anfall aus. Eine Reihe von Jugendlichen mit idiopathischen generalisierten Epilepsien gehört zu den von den Psychologen so genannten „Eulen", die nachts erst sehr spät einschlafen und morgens nicht leistungsfähig sind, was nicht sonderlich überraschend zu Schwierigkeiten in der Schule und am Arbeitsplatz führen kann. Neuropsychologisch wurden in letzter Zeit Zeichen von Frontallappendysfunktion erörtert (de Toffal u. Mitarb. 1997).

Im EEG sind Spike-Wave- und Multispike-Wave-Komplexe um 3–5 pro Sekunde zu sehen. Eine Photosensibilität ist häufig. Der neurologische Befund ist normal, wenngleich milde zerebellare Störungen gelegentlich vorkommen. Der Vererbungsmodus ist unbekannt. In einigen großen Familien ist eine Chromosomenlokalisation auf 6p gelungen, in anderen Familien nicht, sodass eine genetische Heterogenität anzunehmen ist.

■ Verlauf

Anfallsfreiheit wird in unkontrollierten Studien bei etwa 76% unter Valproat erzielt (Schmidt u. Elger 1999). Daten über 5-Jahres-Remissionen fehlen. Unter der Behandlung sind allerdings Rezidive häufig und machen, soweit überhaupt untersucht, bis zu 50% aus.

Im Unterschied zu Absence-Epilepsien sind Anfallsrezidive jedoch in etwa 90% der Fälle bei Absetzen nach mehrjähriger Anfallsfreiheit gesehen worden (Janz u. Christe 1992, Shinnar u. Mitarb. 1996, Panayiotopoulos u. Mitarb. 1997). Wie viele Rezidive auf Anfallsauslösung beruhen, ist nicht untersucht, vermutlich sind es nicht wenige. Bei Versagen der Pharmakotherapie ist die Diagnose zu überprüfen. Nicht selten stellt sich heraus, dass es sich gar nicht um eine idiopathische generalisierte Epilepsie handelt, sondern eine sehr seltene Grunderkrankung des Gehirns vorliegt, z. B. eine Phakomatose, ein Trauma oder eine progrediente Myoklonusepilepsie.

Insgesamt ist festzustellen, dass sowohl die Daten über das initiale Ansprechen als auch über die Anfallsrezidive unter und nach der Behandlung zumindest z. T. auf ausgewählten Populationen aus Krankenhäusern und Spezialambulanzen beruhen und somit keine Aussagekraft besitzen, um den tatsächlichen Verlauf von Patienten mit juveniler myoklonischer Epilepsie beurteilen zu können (Schmidt 1999c). Leicht behandelbare Fälle – z. B. nur mit Myoklonien – sind unterrepräsentiert, und schwer behandelbare Fälle sind vermutlich überrepräsentiert.

■ Behandlung

Valproat ist unstrittig das Mittel der ersten Wahl, da unter dieser Behandlung etwa zwei von drei Patienten zumindest kurzfristig anfallsfrei werden (Janz u. Christe 1992). Lamotrigin ist ebenfalls zur Erstbehandlung geeignet (Frank u. Mitarb. 1999). Auf regelmäßige Einnahme der Medikamente und regelmäßigen Schlaf ist unbedingt zu achten. Valproat ist weiterhin das Mittel der ersten Wahl zur Behandlung generalisierter Anfälle. Es liegen derzeit noch keine Klasse I-Evidenzen für die ähnliche Wirksamkeit von LTG oder TPM im Vergleich zum Standardmedikament VPA vor (Faught 2003). Der Vergleich mit VPA wird erschwert, weil außer für die Behandlung von Absence-Epilepsien des Kindesalters für VPA keine Klasse-I-Evidenz für die Wirksamkeit bei anderen generalisierten Epilepsien vorliegt (Faught 2003). Klasse III-Evidenzen sprechen für eine ähnliche Wirksamkeit von LTG und TPM im Vergleich zu VPA bei generalisierten tonisch-klonischen Anfällen, während für vorher unbehandelte Patienten mit Absence-Epilepsien oder juveniler myoklonischer Epilepsie in manchen Fällen VPA wirksamer zu sein scheint als LTG und TPM (Nicolson u. Mitarb. 2003). Sind bei Absencen inakzeptable Nebenwirkungen von Valproat das Problem, wird man Lamotrigin oder Clobazam bevorzugen, da Ethosuximid und Clonazepam ein etwas ungünstigeres Nebenwirkungsprofil aufweisen. Ethosuximid ist zudem nur gegen Absencen, nicht aber gegen oft assoziierte Aufwach-Grand-Mal wirksam. Selbst nach mehrjähriger Anfallsfreiheit ist Patienten mit juveniler myoklonischer Epilepsie vom Absetzen dringend abzuraten, die Rückfallquote liegt bei 98% (Nicolson u. Mitarb. 2003).

Bei den übrigen idiopathischen Epilepsien liegt das Absetzrisiko nach zweijähriger Anfallsfreiheit bei ca. 30%. Ein Absetzen der Antiepileptika sollte generell vor dem Eintritt in das Berufsleben, bevor der Führerschein gemacht werden soll und ehe das Elternhaus verlassen wird, versucht werden.

Carbamazepin, Gabapentin, Pregabalin und Phenytoin verstärken die myoklonischen Anfälle und sind daher kontraindiziert.

Eine Nichterkennung des recht häufigen Syndroms ist ebenso verhängnisvoll wie eine Verwechslung mit einfachen fokalen Anfällen. Ein guter Vorschlag wäre, die Zuckungen dem Patienten und den Angehörigen vorzumachen. Nicht selten fällt es dann dem Patienten und den Angehörigen wie Schuppen von den Augen: „Ja, das kenne ich, wir haben doch einige in der Familie...“

Leitlinien
- Sind bei myoklonischen Anfällen inakzeptable Nebenwirkungen von Valproat das Problem, wird man Clobazam, Lamotrigin und Piracetam bevorzugen, da Phenobarbital, Primidon, Zonisamid und Clonazepam ein ungünstigeres Nebenwirkungsprofil aufweisen.
- Selbst bei langjähriger Anfallsfreiheit Medikamente nicht absetzen (Rückfallquote von 98 %!)

Aufwach-Grand-Mal-Epilepsie

◼ Diagnose

Die idiopathische generalisierte Aufwach-Grand-Mal-Epilepsie beginnt in der Regel im 14.–17. Lebensjahr mit primär generalisierten tonisch-klonischen Anfällen, die in über 90 % der Fälle in den ersten Stunden nach dem Aufwachen auftreten. Aufwach-Grand-Mal-Anfälle sind häufig vergesellschaftet mit Absencen oder Impulsiv-Petit-Mal-Anfällen, weshalb die drei Epilepsien auch als juvenile idiopathische generalisierte Epilepsien zusammengefasst werden (Tab. 19.**1**). Im EEG finden sich in der Regel bilateral synchrone generalisierte Spike-Wave-Komplexe von ca. 3–4 pro Sekunde. Idiopathisch generalisierte Epilepsien beginnen im Kindes- bis Jugendalter und weisen eine familiäre Häufung auf. Die Diagnose von Aufwach-Grand-Mal-Anfällen, Absencen oder Impulsiv-Petit-Mal-Anfällen ist wesentlich, weil diese Anfälle lediglich mit Valproat Erfolg versprechend zu behandeln sind. Medikamente wie Phenytoin oder Carbamazepin sind unwirksam oder können sogar in Einzelfällen zu einer Zunahme dieser Anfälle führen.

◼ Verlauf

Im Langzeitverlauf werden 63 % der Patienten anfallsfrei, z. T. erst bei regelmäßiger Einnahme. Diejenigen, die nicht anfallsfrei werden, zeigen erhebliche Compliance-Probleme oder werden vom Arzt unterdosiert behandelt. Immerhin wurden 8 von 70 Patienten auch ohne Medikamente anfallsfrei (Runge u. Mitarb. 1996). Im Kindesalter hatten 15 von 134 Fällen, auch nach zwei Grand-Mal-Anfällen ohne Medikamente keine weiteren Anfälle, was wiederum einer Spontanremission von 10 % entspricht (van Donselaar u. Mitarb. 1997). Kommt es nicht zur Anfallsfreiheit trotz regelmäßiger Einnahme von Valproat und treten zusätzlich neurologische Symptome, meist zerebellarer Art, auf und nimmt die intellektuelle Leistungsfähigkeit ab, ist differenzialdiagnostisch an die seltenen monogenen, progredienten Myoklonusepilepsien zu denken (s. dort). Die idiopathischen generalisierten Epilepsien treten bei neurologisch unauffälligen Jugendlichen auf, während die Jugendlichen mit myoklonischer Absence-Epilepsie meist lernbehindert und nicht selten auch neurologisch auffällig sind. An eine progrediente Myoklonusepilepsie ist zu denken, wenn ein Patient mit einer vermeintlich idiopathischen Epilepsie unter Valproat nicht anfallsfrei wird und vor allem, wenn sich neurologische Auffälligkeiten entwickeln und die Lernfähigkeit abnimmt (Schmidt 1992 a).

◼ Behandlung

Das Mittel der ersten Wahl ist Valproat. Unter der Behandlung mit diesem Medikament werden zwischen 73 % (Covanis u. Mitarb. 1982) und 85 % (Bourgeois u. Mitarb. 1987) anfallsfrei. Es liegen derzeit noch keine Klasse I-Evidenzen für die ähnliche Wirksamkeit von LTG oder TPM im Vergleich zum Standardmedikament VPA vor (Faught 2003). Der Vergleich mit VPA wird erschwert, weil außer für die Behandlung von Absence-Epilepsien des Kindesalters für VPA keine Klasse I-Evidenz für die Wirksamkeit bei anderen generalisierten Epilepsien vorliegt (Faught 2003). Klasse III-Evidenzen sprechen für eine ähnliche Wirksamkeit von LTG und TPM im Vergleich zu VPA bei generalisierten tonisch-klonischen Anfällen, während für vorher unbehandelte Patienten mit Absence-Epilepsien oder juveniler myoklonischer Epilepsie in manchen Fällen VPA wirksamer zu sein scheint als LTG und TPM (Nicolson u. Mitarb. 2003). Immerhin ist Phenobarbital (Feely u. Mitarb. 1980) speziell in Ländern, die sich keine teuren Medikamente leisten können, ein gutes Medikament, vor allem wenn die Alternative überhaupt keine Behandlung wäre.

Idiopathische generalisierte Epilepsien sind gut zu behandeln, werden in allenfalls 10 % der Fälle vererbt und sind kein Grund, auf ein normales Leben zu verzichten oder sich einen Kinderwunsch zu versagen. Es sollte allerdings eine anfallsfördernde Lebensweise unter der Mithilfe von Geschwistern und Freunden vermieden werden. Tablettendispenser sollten benutzt werden. Bei Ausbildungsproblemen wird empfohlen, sich rechtzeitig an die zuständigen Berufsbildungswerke zu wenden.

> **Leitlinien**
> ● Bei refraktären primär generalisierten tonisch-klonischen Anfällen: Clobazam, Lamotrigin. Weitere Möglichkeiten sind Phenobarbital, Primidon, Clonazepam, Topiramat, die allerdings mehr Nebenwirkungen aufweisen, und Azetazolamid.

Photosensible Epilepsien

■ Diagnose

Unter Photosensibilität wird das Auftreten von generalisierten epileptiformen Entladungen bei Flickerlicht-Stimulation verstanden. Etwa 5 % aller Patienten mit Epilepsie sind photosensibel und geben visuell induzierte Anfälle an. Frauen sind im Verhältnis 3:2 häufiger betroffen. Die meisten Patienten haben den ersten Anfall vor der Pubertät, die Prävalenz ist zwischen dem 10. und 15. Lebensjahr am größten. Im Alter von 7–19 Jahren ist jede zehnte Epilepsie photosensibel (Quirk u. Mitarb. 1995 a). Visuell evozierte Anfälle sind hingegen jenseits des 50. Lebensjahrs extrem selten.

Zu den Anfallsauslösern gehört intermittierende Lichtreizung, wobei eine Frequenz von 10–20 Hz in den meisten Fällen am wirksamsten und Rot stärker epileptogen ist als Blau. Gemustertes Licht ist wiederum stärker anfallsauslösend als diffuses Licht, speziell wenn es sich um Streifenmuster handelt. Am häufigsten sind kontrastreiche Hell-Dunkel-Reize anfallsauslösend, wie sie beim Fahren durch eine seitlich von der Sonne angestrahlte Allee von Bäumen oder einen seitlich beleuchteten Lattenzaun entstehen, durch Betrachten der Rotorblätter eines Hubschraubers, durch den Blick auf schräg beleuchtete Wolken,

windbewegte Blätter eines Baumes, sich im Sonnenlicht spiegelnde Wellen eines Sees, Diskothekenlicht, stundenlange Videospiele oder einen defekten Schwarz-Weiß-Fernseher. Im Umgang mit dem Fernsehapparat ist Folgendes zu beachten: Ist der Apparat defekt, d.h. laufen die Bilder, so soll man sich keinesfalls dem Apparat nähern, sondern dies durch Fernbedienung korrigieren. Man sollte sich einen Farbfernseher anschaffen, weil im Schwarz-Weiß-Fernseher die Kontraste stärker und somit stärker anfallsfördernd sind. Nähert man sich dem Fernseher, z.B. zum Ein- oder Ausschalten, so sollte man ein Auge mit der Hand zuhalten. Schließlich ist es vorteilhaft, wenn der Fernsehraum beleuchtet ist, um den Kontrast vom Fernseher zur Umgebung zu vermindern.

Photosensible Patienten sollten möglichst auf Videospiele verzichten. Die Spiele sollten unterbrochen werden, sobald Myoklonien oder visuelle Phänomene bemerkt werden. Aber nicht alle, die beim Videospielen einen Anfall bekommen, sind photosensibel, auch eine Musterempfindlichkeit kann Anfälle auslösen. Werden, wie bei etwa einem Drittel der Patienten, fokale Anfälle ausgelöst, handelt es sich oft um okzipitale Anfälle. Schlafentzug, Alkohol, Drogen und Müdigkeit begünstigen die Anfallsauslösung. Außerdem kann es sich um ein zufälliges Zusammentreffen handeln, zumal wenn Stunden um Stunden monoton vor dem Bildschirm zugebracht werden. Die sog. Fernsehepilepsie ist ebenso selten wie die Videospiel-Epilepsie (Kasteleijn-Nolst Trenite 1994). Die Majorität aller Patienten, die im Alter von 7–19 Jahren einen ersten Anfall während eines elektronischen Videospiels haben, ist photosensibel und macht etwa 3 % aller Neuerkrankungen an Epilepsie in diesem Altersbereich aus (Quirk u. Mitarb. 1995 b).

Sehr viel seltener als durch Hell-Dunkel-Reize werden Anfälle ausgelöst durch Betrachten kontrastreicher Gegenstände oder hell beleuchteter Texte oder Muster. Selten kann es zur Selbstauslösung von Anfällen kommen. Häufig handelt es sich um geistig retardierte Kinder, selten jedoch auch um normal intelligente Kinder und Erwachsene mit Photosensibilität. Ein suchtartiges Verlangen nach der Anfallsauslösung kann eine Rolle spielen.

■ Behandlung

In erster Linie muss der Auslöser gemieden werden und danach sollte, falls nötig, Valproat (Bruni u. Mitarb. 1980) – vorzugsweise in einer Einmaltagesdosis – gegeben werden. Bei weiblichen Jugendlichen sind zusätzlich Folsäure- und Vitamin-B-Präparate zur Missbildungsprophylaxe zu verordnen. Bei Versagen oder Intoleranz von Valproat stehen Lamotrigin und Clobazam zur Verfügung. Auch Levetiracetam, Topiramat und Zonisamid unterdrücken Spike-Wave-Entladungen. Ausreichende Erfahrungen mit der Monotherapie fehlen noch.

Bei visuell evozierten Anfällen photosensibler Epilepsien reicht nicht selten eine Reduzierung der Stimulusintensität aus. Bei starker Empfindlichkeit gegenüber Hell-Dunkel-Kontrast kann eine Sonnenbrille mit sehr dunklen, vorzugsweise dunkelblauen oder blauen kreuz-polarisierten Gläsern helfen (Kepecs u. Mitarb. 2004). Bei habitueller Auslösung versagt Valproat nicht selten, Fenfluramin unterdrückt die Anfälle, verändert das EEG aber nicht. Bei myoklonischen Anfällen sollte Valproat erst nach mehreren Jahren Anfallsfreiheit abgesetzt werden, da das Risiko eines Anfallsrezidivs mit bis zu 90 % sehr hoch ist.

Primäre Leseepilepsie

■ Diagnose

Selten ist die in der Adoleszenz beginnende primäre Leseepilepsie bei sonst Gesunden mit meist milden myoklonischen Anfällen an Mund und Kiefer oder visuellen, durch längeres Lesen ausgelösten Anfällen, die in Grand-Mal-Anfälle übergehen, wenn der Stimulus nicht aufhört. Im EEG können in der dominanten parietotemporalen Region generalisierte Spikes oder Spike-Waves auftreten. Wirklich spontane Anfälle sind ungewöhnlich. Es bestehen Bezüge zur juvenilen myoklonischen Epilepsie (Ried u. Mitarb. 1991, Radhakrishnan u. Mitarb. 1995).

■ Verlauf

Von 11 Patienten mit Leseepilepsie waren lediglich 3 ohne Medikamente anfallsfrei (Radhakrishnan u. Mitarb. 1995).

■ Behandlung

Längeres Lesen ist zu vermeiden, bei Myoklonien sofort aufhören zu lesen. Zur Behandlung empfiehlt sich die Gabe von Valproat, bei Versagen die Verabreichung von Clobazam oder Lamotrigin. Therapiestudien fehlen.

Weitere „Reflex"-Epilepsien mit spezifischer Auslösung

Neben den photosensiblen Epilepsien gibt es eine Fülle meist seltener Epilepsien mit spezifischem Auslöser. Sehr selten sind die durch Rechnen, Schachspiel, Kartenspiele, Schreiben oder Entscheidungsprozesse ausgelösten Absencen, myoklonischen Anfälle oder generalisierten tonisch-klonischen Anfälle (Inoue u. Mitarb. 1994). Selbst Töne, Motorengeräusche, Kirchenglocken, Quaken von Fröschen oder das Ende eines Dauertons haben schon Anfälle ausgelöst, wenn auch sicherlich sehr selten. Selbst Musik kann sogar in Einzelfällen komplexe fokale Anfälle auslösen, sie hat für den Kranken meist eine romantische oder sentimentale Bedeutung. Es bestehen Korrelationen zum rechten Temporallappen (Wieser u. Mitarb. 1997). Eine Berührung z. B. des Scheitels, des Gesichts oder der Schulter, Zähnebürsten, die Bewegung eines Armes oder Beines sowie das Eintauchen in Wasser einer bestimmten Temperatur z. B. beim Baden können extrem selten Anfälle auslösen. Sogar der Gedanke an einen bekannten Anfallsauslöser im Traum kann schon einen Anfall auslösen. Durch Erschrecken kann ebenfalls ein Anfall ausgelöst werden, etwa durch Türknallen, Hupen, Telefonklingeln, Fallen eines Tropfens auf die heiße Herdplatte, Stolpern, aber auch durch Überraschung. Es ist wichtig, dass der Patient die einzelnen Auslöser für den Anfall strikt vermeidet.

■ Behandlung

Es muss der Auslöser gemieden werden. Zur Behandlung wird, falls nötig, Valproat gegeben. Therapiestudien fehlen.

20 Spezielle Syndrome

Neugeborenenkrämpfe

■ Diagnose

Neugeborenenkrämpfe sind ganz überwiegend akute symptomatische Anfälle infolge einer hypoxisch-ischämischen Enzephalopathie, einer intrakraniellen Blutung, einer Meningitis oder metabolischer Störungen, die einer spezifischen Behandlung bedürfen. Familiäre benigne Neugeborenenkrämpfe sind selten und genetisch bedingt. Kürzlich wurde der Gendefekt auf Chromosom 20 q entdeckt, es kommt zu einer gestörten Repolarisation infolge verringerter Kaliumströme.

Es wurden amorphe Neugeborenenkrämpfe, generalisierte tonische Anfälle, multifokale und fokale klonische Anfälle sowie myoklonische Anfälle beobachtet. Die Differenzialdiagnose zu nichtepileptischen Anfällen kann trotz Video-EEG-Monitoring schwierig sein.

■ Verlauf

Lediglich 15 % der Kinder mit Neugeborenenanfällen entwickeln sich normal (Bruck u. Mitarb. 1997). Prognostisch ungünstig sind: Apgar-Werte von < 5 nach 5 Minuten, Anfälle, die länger als 5 Tage anhalten, interiktal Burst-Suppression und isoelektrisches EEG.

■ Behandlung

Die rationale Auswahl eines Medikaments zur Behandlung neonataler Krampfanfälle wird erschwert durch die schwierige Klassifikation der Neugeborenenkrämpfe, die unterschiedliche Ätiologie und das Fehlen von kontrollierten Therapiestudien, welche die Wirksamkeit bei den verschiedenen ätiologischen Kategorien belegen. Korrigierbare metabolische Ursachen wie Hypoglykämie, Hypokalzämie, Hyponatriämie oder Hypomagnesiämie müssen ausgeschlossen werden. Vor Anwendung der konventionellen Antiepileptika sollte ein Behandlungsversuch mit Pyridoxin gemacht werden.

Das Mittel der ersten Wahl ist unverändert Phenobarbital (20 – 40 mg/kg i. v.), bei Fortbestehen der Krampfanfälle sollte als Mittel der zweiten Wahl Phenytoin (15 – 30 mg/kg i. v.) eingesetzt werden. Die weitere adjuvante Therapie kann mit Lidocain (2 mg/kg initial i. v., anschließend 6 mg/kg i. v.), Diazepam, Clonazepam oder Chloralhydrat erfolgen. Evidenzklasse I-Therapiestudien und Erfahrungen mit neuen Antiepileptika fehlen (Booth u. Evans, 2004, Boylan u. Mitarb. 2004).

Fieberkrämpfe

■ Diagnose

Es handelt sich bei Fieberkrämpfen um ein altersabhängiges Syndrom des Säuglings- und Kleinkindesalters mit meist generalisierten tonisch-klonischen Anfällen während einer akuten extrazerebralen fieberhaften Erkrankung mit raschem Temperaturanstieg. Pertussis, Masern-, Mumps- und Rötelnimpfungen können Fieberkrämpfe auslösen; das Epilepsierisiko wird dadurch aber nicht erhöht (Barlow u. Mitarb. 2001). Fieberkrämpfe kommen bei 2 – 5 % aller Kleinkinder vor. Die meisten Fieberkrämpfe sind kurz und verlaufen ohne Komplikationen. Fieberkrämpfe rezidivieren bei einem Drittel der Kinder. Ein erhöhtes Wiederholungsrisiko ist assoziiert mit einer kurzen Dauer des Fiebers vor dem 1. Anfall, mit einer geringen Fieberhöhe zum Zeitpunkt des Anfalls, einem besonders jungen Alter (< 18 Monate) und möglicherweise einer positiven Familienanamnese für Fieberkrämpfe. Ein Genlocus im Chromosom 2 q23 – 24 und 8 q24 wurde bei familiärem Vorkommen beschrieben. Etwa 3 – 4 % der Kinder entwickeln später eine Epilepsie. Das Epilepsierisiko ist erhöht bei fokalen oder länger als 15 Minuten dauernden sog. komplizierten Fieberkrämpfen, multiplen Anfällen innerhalb einer Fieberperiode und einem vorbestehenden pathologischen neurologischen Status. Nach Fieberkrämpfen kann eine genetische generalisierte Epilepsie mit Fieberkrämpfen plus (GEFS+) mit einem Genlocus auf dem Chromosom 19 q 13.1 – 2 entstehen mit späteren afebrilen, meist primär generalisierten tonisch-klonischen Anfällen (Singh u. Mitarb. 1999).

■ **Verlauf**

Bei den einfachen oder unkomplizierten oder benignen Fieberkrämpfen treten in der Regel nur ein bis zwei Fieberkrämpfe auf, die meist keine schwerwiegenden Komplikationen für das Kind nach sich ziehen. Komplizierte Fieberkrämpfe sind, wie der Name schon sagt, häufiger mit späteren Komplikationen belastet. Unprovozierte Anfälle treten bei 26 % aller Kinder mit Fieberkrämpfen auf (Berg u. Shinnar 1996). Lernschwierigkeiten, komplizierte Fieberkrämpfe und eine familiäre Epilepsie erhöhen das Epilepsierisiko. Epilepsien entwickeln sich dreimal häufiger nach komplizierten Fieberkrämpfen als nach einfachen Fieberkrämpfen. Dass selbst komplizierte Fieberkrämpfe aber die neurologische oder geistige Entwicklung des Kleinkindes obligat verschlechtern, ist nicht belegt. Im Gegenteil, es gibt gute Belege dafür, dass Kinder mit Fieberkrämpfen im Alter von 10 Jahren sich nicht von Altersgenossen ohne Fieberkrämpfe unterscheiden, was Intellekt, Verhalten oder Schulleistungen angeht (Verity u. Mitarb. 1998). Ein Status von Fieberkrämpfen erhöht allerdings das Risiko einer pharmakoresistenten Temporallappenepilepsie.

■ **Behandlung**

Um das Risiko von Komplikationen so gering wie möglich zu halten, wird man versuchen, den einfachen Fieberkrampf durch eine sofortige Gabe von Medikamenten zu unterbrechen. Dies kann durch Verabreichung eines Diazepam-Klistiers (Diazepam Desitin® rectal tube) geschehen, das die Eltern nach ausführlicher Anleitung durch den Arzt selbst dem krampfenden Kind geben können. Daher ist es wichtig, dass die Eltern eines Kindes mit Fieberkrämpfen ein Diazepam-Mikroklistier griffbereit haben und es auch sachgerecht einsetzen können.

Zur intermittierenden Prophylaxe wird bei Kindern mit komplizierten oder sich wiederholenden und bei Kindern mit Risikofaktoren für wiederholtes Auftreten von Fieberkrämpfen und besonderen Situationen bei einem Temperaturanstieg über 38,5 °C Diazepam rektal als Suppositorium für 2 Tage empfohlen, alternativ kann Diazepam alle 8 Stunden oral gegeben werden (Knudsen 1996, Verrotti u. Mitarb. 2004).

Mittel der ersten Wahl zu Akuttherapie eines mehr als 15 Minuten anhaltenden Fieberkrampfs oder eines komplizierten Fieberkrampfs ist Diazepam rektal flüssig oder i. v., außerdem sollten fiebersenkende Wadenwickel angelegt werden. Zur intermittierenden Prophylaxe wird bei ausgesuchten, insgesamt nicht häufigen Fällen bei einem Temperaturanstieg über 38,5 °C Diazepam rektal als Suppositorium für 2 Tage empfohlen, alternativ kann Diazepam alle 8 Stunden oral gegeben werden.

Eine chronische orale Prophylaxe mit Phenobarbital oder Valproat wird, wenn überhaupt, nur im Einzelfall bei einem besonders hohen Fieberkrampf-Wiederholungsrisiko oder bei einem hohen Epilepsierisiko empfohlen unter kritischer Abwägung des Nebenwirkungsrisikos sowohl von Phenobarbital (Sedation) als auch von Valproat (Hepatotoxizität). Erfahrungen mit neuen Medikamenten fehlen.

> **Leitlinien**
> - Vor allem sind die Eltern beruhigend über die sehr gute Prognose von einfachen Fieberkrämpfen aufzuklären, die sich von der gesunder Kinder nicht unterscheidet. Die Eltern sollten weiterhin informiert werden, dass Antipyretika zwar sinnvoll sind, um die Körpertemperatur zu senken, Anfallsrezidive aber nicht durch häufige Temperaturmessung und nachfolgende Gabe von Antipyretika zu verhindern sind.
> - Dauerbehandlung mit Antiepileptika ist in der Regel nicht notwendig, weil weder Fieberkrampfrezidive noch die etwaige Entwicklung einer Epilepsie verhindert werden können (Hirtz u. Mitarb. 2003). In Einzelfällen kann eine intermittierende Gabe aber sinnvoll sein.

Erster Anfall

■ **Diagnose**

In der Hälfte der Fälle handelt es sich um eine beginnende Epilepsie, die anhand des ersten Anfalls lediglich bei 20 % nicht exakt zu klassifizieren ist (King u. Mitarb. 1998) (s. Abb. 4.**1**). Es gelingt bei 47 % der Patienten, bereits klinisch eines der fokalen oder generalisierten Epilepsiesyndrome zu diagnostizieren. Wird das EEG mit ausgewertet, kann die Epilepsie bereits bei 77 % erkannt werden (King u. Mitarb. 1998).

Die Anfallsbeschreibung ist oft vage. Absencen, myoklonische und fokale Anfälle bleiben oft unbeachtet, bis der erste tonisch-klonische Anfall auftritt. Bei einem pathologischen neurologischen oder psychiatrischen Befund ist ein akuter symptomatischer Anfall bei fast der Hälfte der Fälle zu finden. Hier sollten wie bei fokalen Anfällen und unprovozierten tonisch-klonischen Anfällen bildgebende Verfahren eingesetzt werden. Eine Lumbalpunktion wird empfohlen bei Hinweisen auf Meningitis oder Enzephalitis (Hirtz u. Mitarb. 2000). Nach Ursachen von Gelegenheitsanfällen inklusive toxikologischer Ursachen (Drogen, Medikamente) ist zu fahnden (s. dort). Ein EEG und ein MRT werden empfohlen. Etwa die Hälfte aller Patienten hat pathologische MRT-Befunde, Hippokampusatrophien sind aber selten (Everitt u. Mitarb. 1997). An die Differenzialdiagnosen denken vor allem bei nichtepileptischen Anfällen, Synkopen mit kurzen, irregulären Myoklonien (Schmidt 1996 b) und Intoxikationen. Für tonisch-klonische Anfälle sprechen ein lateraler Zungenbiss und eine postiktale Verwirrtheit.

■ Verlauf

Das Wiederholungsrisiko steigt nach einem einzelnen, unprovozierten generalisierten tonisch-klonischen Anfall innerhalb der nächsten zwei Jahre auf 42% an (95% Konfidenzintervall: 39%, 44%). Die Anfallsätiologie, das spezifisch pathologische EEG und eine familiäre Epilepsie sind die stärksten Prädiktoren für ein Rezidiv (Berg u. Shinnar 1991). Bei einem oder mehreren Risikofaktoren steigt das Wiederholungsrisiko auf etwa 60% an. Im Kindesalter beträgt das Wiederholungsrisiko im Laufe der nächsten 10 Jahre 46%. Die mittlere Zeit bis zum nächsten Anfall ist ein halbes Jahr, und 88% treten innerhalb von 24 Monaten auf. Risikofaktoren für ein Rezidiv waren:
● symptomatische Ätiologie,
● der erste Anfall im Schlaf,
● ein pathologisches EEG,
● vorherige Fieberkrämpfe und
● eine Todd-Parese.

Bei kryptogenen Fällen waren das EEG und Anfälle im Schlaf prognostisch ungünstig. Kinder mit einem kryptogenen ersten Anfall, einem Anfall aus dem wachen und einem normalen EEG haben lediglich in 21% der Fälle innerhalb der nächsten 5 Jahre ein Rezidiv (Shinnar u. Mitarb. 1996).

■ Behandlung

Ein individuell hohes Wiederholungsrisiko und eine hohe Eigenmotivation sprechen für eine Behandlung nach einem einzelnen, unprovozierten generalisierten tonisch-klonischen Anfall mit Valproat oder Carbamazepin, falls fokale Anfälle anzunehmen sind. Unzweifelhaft verringert eine medikamentöse Therapie das Wiederholungsrisiko (First Seizure Trial Group 1993, Gilad u. Mitarb. 1996). Nach einzelnen Absencen wird eine Valproat-Behandlung empfohlen, da Absencen die Lernfähigkeit des Kindes und des Jugendlichen behindern, häufig zu generalisierten tonisch-klonischen Anfällen führen und so zur Stigmatisierung beitragen. Liegt jedoch eine durch spezifische Stimuli ausgelöste (Reflex-)Epilepsie vor, dann reicht oft eine Vermeidung der Auslöser. Nach einzelnen fokalen Anfällen ist neben einer gründlichen Suche nach der Ätiologie mittels MRT und neurologischer Untersuchung eine medikamentöse Behandlung mit Carbamazepin zu empfehlen, um durch die Frühbehandlung Therapiechancen wahrzunehmen.

Im Kindesalter ist aber wie bei Erwachsenen nach einem generalisierten tonisch-klonischen Anfall in der Regel keine medikamentöse Behandlung indiziert. In folgenden Fällen ist allerdings eine Ausnahme von dieser Regel zu bedenken:
● falls die tonisch-klonischen Anfälle zu einem Syndrom mit weiteren Anfallsarten gehören,
● falls bereits eine Behandlung anderer Anfallsarten erfolglos war,
● wenn es sich um eine juvenile myoklonische Epilepsie handelt und schließlich
● wenn ein Trauma oder ein Hirntumor Ursache des ersten Anfalls war oder es sich um prolongierte Anfälle oder einen Status epilepticus gehandelt hat (Wallace 1997).

Angesichts der Häufigkeit von Fehldiagnosen von etwa 10–20% ist Zurückhaltung bei der Indikation zur Pharmakotherapie angezeigt. Gelegenheitsanfälle mit distinkten Auslösern sind nicht medikamentös zu behandeln. Oft sind es auch psychosoziale Erwägungen, die zur Behandlung veranlassen, wie der Verlust der Fahreignung oder die Angst vor einem weiteren Anfall in der Öffentlichkeit. Für viele ist der Kontrollverlust durch unvorhersehbare und durch Nichts zu stoppende Anfälle psychologisch unerträglich.

Bei der Beratung ist abzuwägen das Risiko der Nichtbehandlung und das Risiko der Nebenwirkungen, vor allem die Überempfindlichkeitsreaktionen bei 5–10 % der Patienten in den ersten Wochen. Die Tabletteneinnahme wird gelegentlich als stigmatisierend empfunden. Die Bestätigung, dass seltene Anfälle in der Regel gut zu behandeln sind und das Abwarten eines weiteren Anfalls medizinisch zu vertreten ist, beruhigt auch ängstliche Patienten, die Nebenwirkungen befürchten. Es gibt zudem keinen Beleg dafür, dass der zweite Anfall die Therapiechancen verringert oder die Behandlung nach dem ersten großen Anfall die Entwicklung einer Epilepsie verhindert.

Leitlinien

- Unprovozierte epileptische Anfälle sind häufig, sie kommen bei 80-jähriger Lebenserwartung bei 4 % der Bevölkerung vor, bei nur etwa 30–40 % entwickelt sich eine Epilepsie mit weiteren Anfällen. An Synkopen mit Myoklonien als Differenzialdiagnose denken.
- Bei jedem Patienten wird nach dem ersten Anfall möglichst innerhalb von 24 Stunden ein EEG abgeleitet, falls dies unauffällig ist, wird ein Schlaf-EEG angeschlossen. Jeder Patient wird im MRT untersucht.
- Individuell hohes Wiederholungsrisiko und Angst vor einem weiteren Anfall und psychosoziale Erwägungen (Führerschein, soziales Ansehen) und vor allem der Wunsch des Betroffenen und seiner Angehörigen sprechen individuell für eine medikamentöse Behandlung, möglichst mit einem modernen gut verträglichen Antiepileptikum wie Gabapentin, Lamotrigin oder Oxcarbazepin. Unerwünschte Wirkungen, eine hohe Spontanremission sowie die Tatsache, dass durch die Frühbehandlung die Entwicklung eines ungünstigen Epilepsieverlaufs nicht verhindert wird und eine Abneigung des Patienten gegen Medikamente sprechen gegen die medikamentöse Behandlung nach einem einzelnen generalisierten tonisch-klonischen Anfall. Alle anderen Anfälle wie Absencen, Myoklonien oder fokale Anfälle sollten behandelt werden. Bei Gelegenheitsanfällen die Auslöser vermeiden, eine medikamentöse Behandlung ist nicht notwendig.
- Patienten sind zu informieren über die vorübergehende Fahruntauglichkeit nach einem ersten Anfall sowie die Risiken eines Rezidivs speziell bei Hochrisiko-Sport wie Schwimmen. Die Aufklärung sollte im Krankenblatt und im Arztbrief dokumentiert werden.

Gelegenheitsanfälle und akute symptomatische Anfälle

Synonyme: Im angelsächsischen Sprachgebrauch werden Gelegenheitsanfälle während akuter Erkrankungen als akute symptomatische Anfälle bezeichnet.

■ Diagnose

Gelegenheitsanfälle sind außerordentlich häufig und bei 38 % aller erwachsenen Patienten Ursache erstmals auftretender Anfälle. Gelegenheitsanfälle sind obligat an einen distinkten Auslöser gebunden. Sie können in jedem Lebensalter und übrigens auch wiederholt auftreten.

Bei Jugendlichen und Erwachsenen ist Alkohol der häufigste Auslöser (Tab. 20.**1**). Die Liste der Auslöser ist aber lang (Tab. 20.**2**), insbesondere die der Medikamente (Tab. 20.**3**). Bei Hypoglykämie kommt es bei 12 % der Patienten zu einem generalisierten Anfall (Service 1995). Bei der nichtketotischen Hyperglykämie kommt es zu fokalen Anfällen. Bei Wespenstich-Anaphylaxie kann es ebenfalls zu Anfällen kommen. Bei einer posterioren Leukenzephalopathie sind Anfälle beschrieben worden (Hinchey u. Mitarb. 1996). Nach Leber- wie auch nach Lungentransplantation können epileptische Anfälle auftreten (Delanty u. Mitarb. 1998). Tonisch-klonische Anfälle kommen bei etwa 3 % der Patienten mit wahrscheinlicher Alzheimer-Demenz vor. Gelegenheitsanfälle sind in der Regel generalisierte tonisch-klonische Anfälle. Myoklonien, Absencen oder tonische, atonische Anfälle kommen nicht als Gelegenheitsanfälle vor, sondern sprechen für eine Epilepsie. Bei anhaltenden Myoklonien oder wiederholten fokalen Anfällen ist insbesondere bei verwirrten, verhangenen oder komatösen Pa-

Tabelle 20.**1 Ursachen von Gelegenheitsanfällen bei 58 Erwachsenen in Nordschweden** (Forsgren u. Mitarb. 1996)

Ursache der Gelegenheitsanfälle	n
Alkohol inklusive Entzug	20
Schlaganfall	15
Elektrolytverschiebung	5
Infektion	3
Andere	15

Tabelle 20.**2 Häufige und weniger häufige Ursachen epileptischer Gelegenheitsanfälle im Erwachsenenalter**

Häufige Ursachen (machen meist ca. 80 % aller Fälle aus)
- Alkohol inklusive Entzug
- Drogen inklusive Entzug, vor allem Cocain, Amphetamine, Heroin
- Medikamente (s. a.Tab. 20.**3**) inklusive Entzug, vor allem Sedativa, Benzodiazepine; seltener: Antidepressiva, Bupropion, Cyclosporin, wasserlösliche Kontrastmittel (z. T. Überdosis), Corticoide, Antidiabetika, Baclofen, Cefazolin, Busulfan, Penicillin, Zidovudine, Ephedrin, Theophyllin, Isoniazid
- Schlafmangel, akute Erschöpfung, Sonnenexposition, oft zusätzlich Alkoholkonsum
- Fieber (auch nichtinfektiöser Genese)
- unbekannt

Weniger häufige Ursachen (machen ca. 20 % aller Fälle aus)
- zerebrovaskuläre Erkrankungen, z. B. Thrombembolien bei Endokarditis, Hirnblutung, Angiom, Sinus- und Venenthrombose, Eklampsie, arterielle Hypertonie, Subarachnoidalblutung
- zerebrale Vaskulitiden, Kollagenosen, Sarkoidose
- Enzephalitiden u. a. bei HIV-Erkrankung, AIDS, Hirnabszess, Herpes-simplex-Infektion, akuter bakterieller Meningitis, Parasitenerkrankung (Südamerika!)
- onkologische Erkrankungen, u. a. Hirntumor, Leukämie, Leukenzephalopathien
- Flüssigkeits- und Elektrolytstörungen, u. a. Hyper- und Hyponatriämie, Hypomagnesiämie, Hypophosphatämie, nichtketotische Hyperglykämie (fokale Anfälle, nichtkonvulsiver Status), Hypoglykämie, Hyperthyroidismus, hypothyreotes Koma
- hepatische Porphyrie (s. dort); hepatisches Koma (Vorsicht: Antiepileptika werden langsam abgebaut, meist nur symptomatische Therapie, außer bei Status, dort Diazepam); urämische Enzephalopathie (Vorsicht: Verwechslung mit urämischen Myoklonien), nach Dialyse: in der Regel die vorherige Dosis nochmal geben, Ausnahme: Valproinsäure und Benzodiazepine, die durch Dialyse nur unwesentlich entfernt werden; Dialyseenzephalopathie, Diazepam lindert, Prognose ungünstig
- transkranielle Magnetstimulation (Wassermann u. Mitarb. 1996)

tienten ein nichtkonvulsiver Status epilepticus durch sofortige EEG-Untersuchung auszuschließen. Bei Gelegenheitsanfällen infolge externer Auslöser ist der neurologische Befund in der Regel normal bis auf Fieber oder Zeichen einer Überhitzung oder eines Prädeliriums oder einer Medikamenteneinnahme (Tab. 20.**3**).

Bei fokalen Anfällen ist es notwendig, sofort ein CT oder ein MRT anzufertigen, um eine fokale Hirnläsion erkennen zu können. Eine Ausnahme bilden fokale Anfälle bei nichtketotischer Hyperglykämie. In Zweifelsfällen muss ein EEG veranlasst werden zum Ausschluss einer idiopathischen generalisierten Epilepsie mit bilateral synchronen Spike-Waves. Allerdings ist in der Regel der akute Befund bei Epilepsien normal oder unverändert im Gegensatz zu dem Befund bei akuten symptomatischen Anfällen mit meist schwer gestörtem Allgemeinbefinden.

■ Verlauf

Gelegenheitsanfälle hören nach Abklingen der auslösenden Ursache von selbst auf. Allerdings können Erkrankungen, die zu Gelegenheitsanfällen führten, nach Monaten zusätzlich eine Epilepsie verursachen.

■ Behandlung

Tonisch-klonische Anfälle werden mit Carbamazepin oder Valproat behandelt, fokale Anfälle mit Carbamazepin (s. Kapitel 10 „Auswahl der Medikamente"). Es gilt hier, wie sonst auch: bei einzelnen Anfällen keine Antiepileptika verordnen, Abstinenz vom Auslöser und die Behandlung der Grunderkrankung ist das Wichtigste. Bei fokalen Anfällen muss eine bildgebende Diagnostik durchgeführt werden. Unbedingt auch an die seltenen hyperglykämischen bewegungsinduzierten Anfälle bei Diabetes mellitus denken!

Einzelner Anfall

Ein einzelner Anfall, und sei es ein generalisierter tonisch-klonischer Anfall, erfordert keine medizinische Notfalltherapie. Um Verletzungen zu vermeiden, wird der Kopf während des Anfalls weich unterlagert. Der Patient wird nach dem Abklingen der Zuckungen behutsam zur Seite gelegt und in Ruhe gelassen, bis er wieder orientiert ist. Ein Zungenkeil ist nutzlos und verursacht höchstens Mundhöhlenverletzungen. Ohrfeigen, Kneifen und Anbrüllen sind zu unterlassen. Stellen Sie sich vor, Sie würden plötzlich aus dem Schlaf gerissen und sind noch schlaftrunken – so fühlt sich vermutlich ein Kranker unmittelbar nach dem Anfall. Da möchte man doch in Ruhe gelassen werden, oder nicht? Hat der Patient sich nicht verletzt, besteht kein Grund zur Einlieferung in

Tabelle 20.**3** **Auslösung von Gelegenheitsanfällen durch Medikamente** (nach Lasek u. Tiaden 1993)*

Analeptika • Doxapram* • Nicethamid • Pentetrazol	**Impfstoffe** • FSME • Masern • Pertussis • Pocken • Poliomyelitis
Analgetika/Antirheumatika • Indomethacin • Phenylbutazon • Mefenaminsäure	**Kontrastmittel**
	Narkotika • Enfluran
Antiarrhythmika • Ajmalin • Aprindin • Lidocain • Mexiletin • Disopyramid	• Etomidat • Isofluran • Ketamin • Methohexital • Alfentanil • Propofol
Antiasthmatika • Theophyllin, auch in „Asthmatee"	**Psychopharmaka** • Antidepressiva • Neuroleptika
Antihistaminika • Astemizol • Dimenhydrinat	• Benzodiazepinentzug • Barbituratentzug
Antihypertensiva • Reserpin	**Zytostatika** • Cisplatin • Cytarabin
Cholinolytika • Atropin • Biperiden	• Busulfan • Vincristin
Antimikrobielle Chemotherapeutika • Penicilline • Cephalosporine der 3. Generation z. B. Ceftazidim • Gyrasehemmer • Mefloquin • Pyrimethamin • Isoniazid • Zidovudin • Chlorambucil • Chloroquin • Hydroxychloroquin • Aciclovir	**Verschiedenes** • Baclofenentzug • Piracetamentzug • Nicergolin • Opioide • α-Interferon • Muromonab-CD3 • Ephedrin • aluminiumhaltiger Knochenzement • Lithiumsalze • Procain • Östrogene, Östrogen-Progesteron-Kombinationen • Dacarbin • Protirelin • Pyrimethamin • Protionamid
Hormone • Glukokortikoide • Thyroxin	
H$_2$-Antagonisten	

* Insgesamt selten; mögliche Mechanismen sind GABA-Antagonismus sowie Disinhibition des inhibitorischen cholinergen und des noradrenergen Systems. Es existiert eine unerklärte hohe individuelle Empfindlichkeit gegenüber diesen Substanzen. Ist die Gabe eines dieser Medikamente unausweichlich bei einem Patienten mit Epilepsie, sollte auf eine ausreichende Behandlung mit Antiepileptika geachtet werden. Ist bei einem Patienten ohne Epilepsie unter diesen Medikamenten ein Gelegenheitsanfall aufgetreten und muss das Medikament dennoch weitergegeben werden, ist die vorübergehende Gabe von Clobazam zu empfehlen.

ein Krankenhaus, falls die Epilepsie bekannt ist. Einen Notfallausweis mit Name, Vorname, Geburtsdatum, Medikamenteneinnahme mit Tagesdosis sowie Adresse und Telefonnummer des behandelnden Arztes sollte jeder Patient mit sich führen.

Der behandelnde Arzt sollte den Patienten bald sehen, um die Therapie zu optimieren. Ist es allerdings der erste Anfall gewesen, ist eine baldige neurologische Untersuchung angezeigt, um die Diagnose zu klären.

Status epilepticus

„In einigen Fällen beginnt am Ende eines Anfalls schon der nächste. So kommt es zu einer Folge von bis zu 60 Attacken. Das nennen die Patienten untereinander Etat de Mal. Die Gefahr ist groß, viele Patienten sterben" (Calmeil 1824).

Alle hinreichend lang anhaltenden oder häufig sich wiederholenden epileptischen Anfälle, bei denen der Patient zwischen den Anfällen nicht zur Erholung kommt, werden als Status epilepticus bezeichnet. Alle Arten epileptischer Anfälle können als Status auftreten. Nach der Art der Anfälle kann man einen Status fokaler Anfälle von einem Status generalisierter Anfälle unterscheiden (Tab. 20.**4**).

Jeder Status epilepticus – ob konvulsiv oder nichtkonvulsiv – ist ein dringender Notfall, der einer Soforttherapie am Ort des Geschehens und einer sofortigen Einweisung in eine Fachklinik mit EEG-Monitoring bedarf.

Tabelle 20.4   Klassifikation des Status epilepticus (nach Shorvon 1994)

Status epilepticus im Kindes- und Erwachsenen-alter
• Grand-Mal-(tonisch-klonischer)Status, Synonym: konvulsiver Status
• Absence-Status, Synonym: generalisierter nicht-konvulsiver Status
• Epilepsia partialis continua
• myoklonischer Status im Koma
• spezielle Formen des Status epilepticus bei kognitiver Behinderung
• myoklonischer Status bei anderen Epilepsie-syndromen
• einfacher fokaler Status (z. B. Jackson-Status, Aura continua), Synonym: fokaler nichtkonvulsiver Status
• komplexer fokaler Status (psychomotoricus; oft nicht von Absence-Status abgrenzbar), Synonym: fokaler, nichtkonvulsiver Status
• nicht näher klassifizierbarer nichtkonvulsiver Status
Status epilepticus im höheren Lebensalter
• De-novo-Absence-Status im höheren Lebensalter (auf Auslösung durch Benzodiazepin- oder Alkoholabusus achten)

Diagnose

Grand-Mal-Status. In der Regel bietet ein Grand-Mal-Status keine großen diagnostischen Schwierigkeiten, wenn eine gute Beschreibung des ersten Grand-Mal-Anfalls vorliegt und der Patient beim Eintreffen des Notarztes schon wieder einen Grand Mal beobachtet hat. Ist die Beschreibung des ersten Anfalls allerdings nicht schlüssig und entstehen Zweifel an der Diagnose eines Grand Mal, werden diese Zweifel notiert, und der Patient wird zur differenzialdiagnostischen Beobachtung stationär eingewiesen. Es muss daran gedacht und evtl. abgeklärt werden, ob ein Status psychogener Anfälle vorliegt. Bestehen jedoch – wie meist – keine diagnostischen Zweifel, wird die Akuttherapie am Ort sofort begonnen und im Krankenhaus weitergeführt. Ist der Status unterbrochen, wird nach der Ursache des Grand-Mal-Status gefahndet (Tab. 20.**5**).

Bis zum Beweis des Gegenteils ist jeder Grand-Mal-Status Ausdruck einer schweren Erkrankung der Hirnrinde. Es ist trotz bekannter Epilepsie und evtl. erwiesenem Einnahmefehler

Tabelle 20.5   Häufige Ursachen des Grand-Mal-Status (nach Barry u. Hauser 1994)

Bekannte Epilepsie (ca. 50 %)
• Nichteinnahme, Dosisverminderung oder Absetzen der Antiepileptika (ca. 15 %), häufig aber kombiniert mit einer akuten Erkrankung
• akute Erkrankung z. B. Alkoholentzug, Fieber, metabolische Entgleisung, Schlaganfall und Anoxie (ca. 15 %)
• chronische Epilepsie nach Hirntrauma, vor allem frontal, Schlaganfall, ZNS-Infektion (Hirnabszess), Anoxie (ca. 20 %), häufig Status epilepticus in der Krankengeschichte (ca. 35 %)
Ohne Epilepsie (ca. 50 %)
• akute Erkrankungen, z. B. metabolische Entgleisung bei Urämie, Hypoglykämie, Hyponatriämie, Zustand nach Herzstillstand, hepatische Enzephalopathie, Schlaganfall, ZNS-Infektion inkl. Arteriitis, Alkoholentzug, Fieber, Hirntrauma, Medikamentenintoxikation, z. B. durch trizyklische Antidepressiva, Theophyllin, Isoniazid, Fosfamid; Drogen, z. B. Cocain, Amphetamin, Heroin (ca. 40 %)
• chronische Erkrankung, z. B. Hirntumor, Schlaganfall, angeborene ZNS-Erkrankung (ca. 10 %)

* Selbst bei bekannter Epilepsie und Angabe der Nichteinnahme oder nach Absetzen der Antiepileptika ist bis zum Beleg des Gegenteils ein Grand-Mal-Status Ausdruck einer akuten, schwerwiegenden Erkrankung des Gehirns

der Medikamente nach zusätzlichen Ursachen zu suchen (Barry u. Hauser 1994).

Der Status epilepticus im Kleinkindesalter tritt vorwiegend bei gesunden Kindern ohne vorherige unprovozierte Anfälle auf. Bei älteren Kindern sind pathologische neurologische Befunde und eine vorherige Epilepsie häufiger (Shinnar u. Mitarb. 1997), und der Status tritt auf trotz therapeutischer Plasmakonzentrationen. Die Mortalität des Status epilepticus im Kindesalter ist mit 3 % deutlich geringer als bei Erwachsenen mit 26 % (De Lorenzo u. Mitarb. 1996), dies gilt allerdings nicht für das 1. Lebensjahr.

Nichtkonvulsiver Status epilepticus. Der nichtkonvulsive Status epilepticus fokaler oder generalisierter Anfälle springt nicht so ins Auge wie der Grand-Mal-Status. Er wird für harmlos gehalten und häufig nicht erkannt. Das A und O der Diagnose ist aber, an diesen Zustand zu denken und ein EEG zu veranlassen, das während eines nichtkonvulsiven Status eine repetitive paroxysmale Aktivität aufweist mit meist Sharp Waves. Schließlich kann die probatorische i. v. Injektion von 5 – 10 mg Diazepam bei Patienten mit nichtkonvulsivem Status zu einer dramatischen klinischen Besserung führen. Der generalisierte nichtkonvulsive Status epilepticus (Synonyme: Spike-Wave-Status, Absence-Status) ist bei generalisierten Epilepsien wohlbekannt und in der Regel sehr gut zu behandeln. Problematisch sind allerdings Rezidive des Absence-Status innerhalb weniger Stunden. Daher sollte unbedingt 24 Stunden nach einer erfolgreichen Unterbrechung des Absence-Status ein Kontroll-EEG durchgeführt werden.

Überraschenderweise ist in letzter Zeit ein generalisierter nonkonvulsiver Status bei meist älteren stuporösen oder komatösen Personen mit einer psychiatrischen Vorgeschichte beobachtet worden. Äußere Auslöser sind Sedativa- und Alkoholabusus und falsche Medikamenteneinnahme wie u. a. Benzodiazepinentzug, Überdosierung von Neuroleptika, trizyklischen Antidepressiva, Theophyllin, Cimetidin, Cyclophosphamid, Tamoxifen, Spironolacton, Ranitidin, Ceftazidim, Cefepim und Cephalosporinen der 3. und 4. Generation.

Der nichtkonvulsive Status kann aber auch, wie der Grand-Mal-Status, Ausdruck einer akuten Erkrankung des Gehirns sein, meist einer Anoxie. Der nichtkonvulsive Status ist bei intensivpflichtigen Patienten häufiger als der konvulsive Grand-Mal-Status. Dies wurde in den letzten Jahren durch systematische EEG-Untersuchungen von Patienten auf Intensivstationen festgestellt. Bei komatösen Patienten bleibt der nicht seltene (bei 8 % auftretende) nichtkonvulsive Status unerkannt, wenn kein EEG veranlasst wird (Towne u. Mitarb. 2000). Der nichtkonvulsive Status folgt zudem oft auf einen Grand-Mal-Status oder geht ihm voraus. Daher ist bei Benommenheit, Desorientiertheit und Myoklonien bei einem Patienten, der wegen einer gramnegativen Infektion behandelt wird, an diese Möglichkeit zu denken. Meist wird die Diagnose eines nichtkonvulsiven Status nicht in Betracht gezogen, insbesondere wenn z. B. ein komatöser Patient oder andere Patienten keine ins Auge springenden klinischen Anfälle aufweisen.

Der EEG-Befund des nichtkonvulsiven Status ist außerordentlich vielfältig. Am häufigsten sind generalisierte Entladungen mit typischen, atypischen oder multiplen Spike-Waves sowie rhythmischen Deltawellen mit intermittierenden Spikes, aber auch kombinierte generalisierte und fokale sowie fokale paroxysmale Entladungen, die generell < 3 pro Sekunde liegen. Obwohl fokale und generalisierte Formen des nichtkonvulsiven Status getrennt dargestellt werden, ist eine Unterscheidung zwischen beiden Formen bei mindestens einem Drittel der Erkrankten trotz EEG-Untersuchungen nicht möglich. Bei mehreren Patienten ist nach einem fokalen Status ein lokales Hirnödem mittels MRT oder CT nachgewiesen worden, das erst nach einigen Tagen verschwand. Bevor derartige Veränderungen als Anfallsfolge, möglicherweise als Ausdruck einer umschriebenen Azidose oder Hypoxie mit Vasodilatation und Störung der Blut-Hirn-Schranke aufgefasst werden, sollten andere – vermutlich häufigere – vaskuläre oder entzündliche Ursachen ausgeschlossen werden.

Die Ursache eines nichtkonvulsiven Status bleibt sehr oft offen, schwerwiegende Erkrankungen sind ähnlich häufig wie bei Patienten mit Grand-Mal-Status. Unter den Ursachen einfacher oder komplexer fokaler Anfälle und des nichtkonvulsiven Status auf einer Intensivstation machen Anoxie, akute zerebrale Ischämie sowie intrakranielle Blutungen fast 60 % aus, gefolgt von bekannter Epilepsie mit 13 % und Hirntumor, Hirntrauma, ZNS-Infektion und metabolischem Koma mit jeweils 5 % (Jordan 1992). Patienten mit einem akuten symptomatischen nichtkonvulsiven Status epilepticus weisen – auch darin dem refraktären Grand-Mal-Status ähnlich – eine Mortalität vermutlich überwiegend aufgrund der Grunderkrankung von 60 – 80 % auf (Krumholz u. Mitarb. 1995).

Ein stimulussensitiver generalisierter myoklonischer Status am ersten Tag nach Reanimation ist bei Patienten im postanoxischen Koma ein quoad vitam sehr ungünstiges agonales Syndrom und ein Hinweis auf ausgedehnte neokortikale Schäden. Elektroenzephalographisch zeigt sich bei über 80 % ein Burst-Suppression-Muster. Polyspike-Waves, Alphakoma und diffuse Verlangsamung sind seltener. Einzelne Myoklonien, myoklonische Anfälle sowie das posthypoxische myoklonische Lance-Adams-Syndrom, das erst nach Wiedererlangung des Bewusstseins auftritt, haben hingegen in der Regel eine gute Prognose und dürfen daher nicht mit dem anoxischen Status myoclonicus verwechselt werden.

Der nichtkonvulsive Status ist häufig schwer von einem postiktalen Dämmer- oder Verwirrtheitszustand nach einer Serie oder einem Status konvulsiver Anfälle zu unterscheiden. Letzterer zeigt sich allerdings in der Elektroenzephalographie in der Regel mit einem verlangsamten Grundrhythmus ohne paroxysmale Aktivität und spricht auf die i.v. Gabe von Benzodiazepinen nicht an, sodass sich weder der enzephalographische noch der klinische Befund ändert. Die wichtigste nichtepileptische Differenzialdiagnose sind akute organische Dämmerzustände mit Desorientiertheit, Ablenkbarkeit, Denkstörungen, motorische Hyperaktivität, Schläfrigkeit, Angst und Halluzinationen, die alle auch Symptome eines nichtkonvulsiven Status sein können. Die häufigsten Ursachen sind allerdings Dehydratation und der nicht offensichtliche Alkohol- und Tablettenabusus mit Sedativa bei alten Menschen. Selten ist die transiente globale Amnesie und der psychogene Dämmerzustand sowie eine Migräne ein differenzialdiagnostisches Problem.

◼ Verlauf

Nur selten hört ein Status epilepticus von selbst auf (Towne u. Mitarb. 1997). Etwa 80 % aller Patienten können innerhalb von Stunden erfolgreich behandelt werden (Tab. 20.**6**). Die Gründe für das Versagen einer Behandlung sind vielfältig (Tab. 20.**7**).

Rezidive eines Grand-Mal-Status treten bei 25 % auf. Der nichtkonvulsive Status rezidiviert häufiger. Es wird geschätzt, dass etwa 80 % aller Patienten innerhalb von 24 Stunden nach der erfolgreichen Unterbrechung eines generalisierten nichtkonvulsiven Status ein Rezidiv durchmachen. Daher sollte bei jedem Patienten mit Absence-Status eine EEG-Kontrolle einen Tag später durchgeführt werden. Die Mortalität von Patien-

Tabelle 20.6   Resultate der Behandlung des konvulsiven Grand-Mal-Status epilepticus mit Phenytoin oder Diazepam (nach Schmidt 1992 a)

Medikament, meist kombiniert	anfallsfreie Patienten
Phenytoin	149/190 (78 %)
Diazepam	177/224 (79 %)

Tabelle 20.7   Fehler bei der Behandlung des Status epilepticus (nach Shorvon 1994)

- Unterdosierung der initialen Antiepileptikagabe
- Unterdosierung der Erhaltungsdosis
- Hypoxie, arterielle Hypotension, kardiorespiratorisches Versagen oder metabolische Entgleisung
- Nichterkennen der zugrunde liegenden Erkrankung oder nicht ausreichende Behandlung, vor allem progredienter struktureller oder entzündlicher Prozesse
- Andere medizinische Komplikationen wie Hyperthermie, intravasale Gerinnungsstörung, akutes Leberversagen
- Fehldiagnose der psychogenen, nichtepileptischen Anfälle als epileptisch

ten mit Status epilepticus ist deutlich erhöht in Abhängigkeit von der Statusdauer und der Ätiologie. Hält ein Status länger als 1 Stunde an, steigt die Mortalität von 2,7 % bis auf 32 % (Towne u. Mitarb. 1994).

Der refraktäre Status epilepticus führt zu zahlreichen Komplikationen (Tab. 20.**8**). Die Mortalität beträgt etwa 25 %. Prognostisch besonders ungünstig sind Anoxie als Ursache, eine Dauer des Status von mehr als einer Stunde und ein Alter jenseits des 70. Jahres. Das Risiko eines wiederholten Status liegt bei 26 %, ist häufiger bei progredienter Ätiologie und wenn der erste Status länger als 24 Stunden dauerte.

◼ Behandlung

Der Status epilepticus ist ein neurologischer Notfall, der sofort und aggressiv unterbrochen werden muss.

Prästationäre Akuttherapie des Status epilepticus. Die prästationäre Soforttherapie des Status epilepticus am Ort des Geschehens ist allgemein üblich (Abb. 20.**1**). Bei der prästationären Behandlung durch amerikanische Notfallsanitäter war Lorazepam (2 mg i.v. führten bei 59 % zur Anfalls-

Tabelle 20.**8** **Medizinische Komplikationen des Grand-Mal-Status** (nach Shorvon 1994)

zerebral	kardiovaskulär, respiratorisch	metabolisch	andere
Hypoxische oder metabolische Schäden	Blutdruckabfall, insbesondere bei Pentobarbital-Koma	Dehydratation	disseminierte intravasale Gerinnungsstörung
Anfallsbedingte Zerebrale Schäden	arterieller Hochdruck	Elektrolytverschiebung (speziell Hyponatriämie, Hyperkaliämie, Hypoglykämie)	Multiorganversagen
Hirnödem und erhöhter intrakranieller Druck	Herzversagen, Tachy- und Bradyarrhythmie		Rhabdomyolyse
Sinus- und Venenthrombose	kardiogener Schock	akutes Nierenversagen (speziell akute tubuläre Nekrose)	Frakturen
Hirnblutung und Hirninfarkt	Ateminsuffizienz, Atemstillstand (an eine seltene mitochondriale Enzephalopathie denken)	akutes Leberversagen	Infektionen (speziell der Lunge, der Haut und Harnwege)
	Lungenödem, pulmonale Hypertonie, Lungenembolie	akute Pankreatitis	Thrombophlebitis
	Fieber, Schwitzen, Hypersekretion		Hautnekrosen
	tracheobronchiale Obstruktion		
	periphere Ischämie		

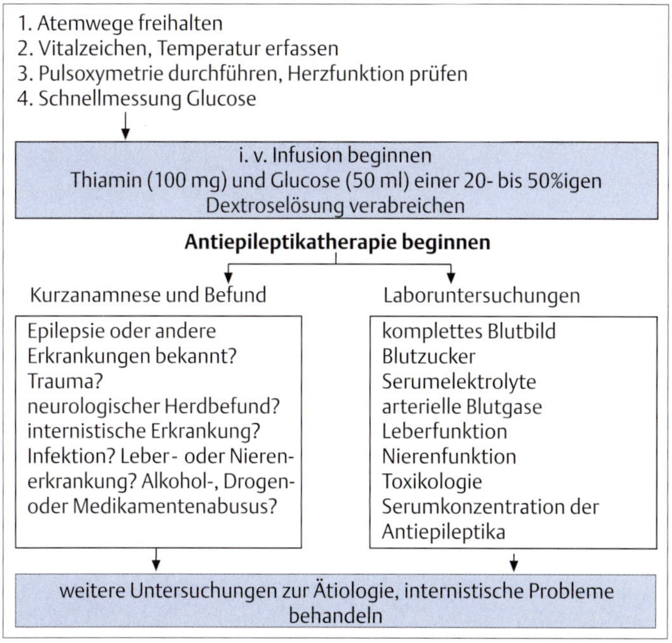

1. Atemwege freihalten
2. Vitalzeichen, Temperatur erfassen
3. Pulsoxymetrie durchführen, Herzfunktion prüfen
4. Schnellmessung Glucose

↓

i. v. Infusion beginnen
Thiamin (100 mg) und Glucose (50 ml) einer 20- bis 50%igen
Dextroselösung verabreichen

Antiepileptikatherapie beginnen

Kurzanamnese und Befund   Laboruntersuchungen

Epilepsie oder andere Erkrankungen bekannt? Trauma? neurologischer Herdbefund? internistische Erkrankung? Infektion? Leber- oder Nierenerkrankung? Alkohol-, Drogen- oder Medikamentenabusus?	komplettes Blutbild Blutzucker Serumelektrolyte arterielle Blutgase Leberfunktion Nierenfunktion Toxikologie Serumkonzentration der Antiepileptika

weitere Untersuchungen zur Ätiologie, internistische Probleme behandeln

Abb. 20.**1** Frühbehandlung des Status epilepticus (nach Lowenstein u. Alldredge 1998).

unterbrechung vor stationärer Einlieferung) wirksamer und ebenso gut verträglich wie Diazepam (5 mg i. v. bei 43 % erfolgreich). Beide waren wirksamer als Placebo, das nur bei 21 % die Anfälle unterbrach (Allredge u. Mitarb. 2001). Weiterhin kann die Zahl der Patienten, die anschließend auf einer Intensivstation intubiert werden müssen, deutlich verringert werden. Die Ätiologie und die Dauer des Status epilepticus sind nach wie vor die wesentlichen prognostischen Kriterien (Lowenstein u. Alldredge 1998). Am Ort des Geschehens kann ein Angehöriger bereits ein Diazepam-Klistier verabreichen (Dreifuss u. Mitarb. 1998).

Leitlinien

- Der Grand-Mal-Status ist ein lebensbedrohlicher akuter neurologischer Notfall. Er verlangt neben den Allgemeinmaßnahmen eine sofort einsetzende i. v. Therapie. Vor Eintreffen des Arztes ist eine rektale Benzodiazepingabe durch Laien sinnvoll. In den ersten Minuten werden i. v. Benzodiazepine (Lorazepam, in zweiter Wahl Diazepam oder Clonazepam) eingesetzt, bei ausbleibendem unmittelbaren Erfolg (bzw. bei Nichtverwenden von Lorazepam obligatorisch nach ca. 10 min) wird zusätzlich Phenytoin i. v. appliziert (Treiman, 2000).
- Lorazepam i. v. ist anderen Benzodiazepinen zur Erstbehandlung vorzuziehen, weil ein Wiederaufflackern des Status unter Lorazepam weniger wahrscheinlich ist (Cock, 2002). Phenytoin ist – in Kombination oder nach erfolgloser Benzodiazepingabe – Wirkstoff der ersten Wahl.
- Für Valproat liegt noch keine ausreichende Evidenz und im deutschsprachigen Raum keine Zulassung vor. Es wird in einzelnen Kliniken aufgrund von Evidenzklasse III/IV-Daten im „off-label"-Einsatz intravenös nach erfolgloser Vorbehandlung mit Benzodiazepinen, Phenytoin und gelegentlich Phenobarbital eingesetzt (Krämer u. Mitarb. 2005).
- Fokale und Absence-Status sind als solche nicht lebensbedrohlich. Die Unterbrechung des Status erfolgt hier mit den Zielen der Wiederherstellung der Handlungskontrolle und dem Vermeiden von möglichen chronischen Folgeschäden. Auch hier sind Benzodiazepine i. v. oder (bei Nichtverfügbarkeit eines i. v. Zugangs und/oder individuell geringerem Zeitdruck) bukkal oder oral als Medikamente der ersten Wahl anzusehen. Bei einem Status von fokalen Anfällen stehen zusätzlich, falls erforderlich Phenytoin i. v. oder bei einem Absence-Status zusätzlich Valproat i. v. zur Verfügung (Giroud u. Mitarb. 1993, Krämer u. Mitarb. 2005). Die Verwendung von z. B. bukkalem Lorazepam, bukkalem Midazolam oder intranasalem Midazolam (anstelle der i. v. Applikation) ist aber noch nicht ausreichend evidenzbasiert, wenn auch speziell die bukkale Lorazepamgabe sich in der klinischen Praxis schon weitgehend etabliert hat. Intensivüberwachung ist notwendig.

Klinikbehandlung. Kommt es in der Klinik nicht zu einem Sistieren der Anfälle, so wird eine kombinierte Behandlung mit Benzodiazepinen und Phenytoin in getrennten i. v. Zugängen empfohlen (Bauer u. Elger 1994). Die Wirksamkeit der auch in Europa üblichen Medikamente zur stationären Statustherapie (Abb. 20.**2**) wurde kürzlich an 570 Patienten verglichen (Treiman u. Mitarb. 1998). Zwischen Phenytoin 18 mg/kg, Diazepam 0,15 mg/kg plus Phenytoin 18 mg/kg, Phenobarbital 15 mg/kg oder Lorazepam 0,1 mg/kg bestanden keine Unterschiede. Mit einer Ausnahme: Lorazepam war wirksamer als Phenytoin. Da allerdings Patienten mit Spike-Wave-Epilepsien offenbar nicht ausgeschlossen waren und Phenytoin bei diesen Fällen vermutlich weniger wirksam ist und deshalb üblicherweise auch nicht gegeben wird, kann der Unterschied zu Lorazepam artifiziell sein. Clonazepam und Lorazepam haben den Vorteil, dass sie länger am Wirkort im Hirn verbleiben als Diazepam. Lorazepam (0,1 mg/kg) wird in der angelsächsischen Medizin gegenüber anderen Benzodiazepinen wie Diazepam bevorzugt, vor allem wegen seiner längeren zerebralen Verweildauer und wegen einer etwas geringeren Atemdepression.

Midazolam wird von einigen zur Narkose bei pharmakoresistentem Status anstelle von Barbituraten gegeben, die Halbwertszeit kann nach mehrtägiger Infusion auf 20 – 50 Stunden verlängert sein. Zur Initialtherapie des Status epilepticus hat sich Midazolam trotz des Vorzugs der i. m. Applikation nicht durchgesetzt. Clonazepam wird trotz einer möglicherweise stärkeren Hypersalivation zur stationären Behandlung des Status dann bevorzugt, wenn der Patient vorher auf Diazepam nicht angesprochen hat. Es wird eine Clonazepam-Phenytoin-Infusion in getrennten i. v.

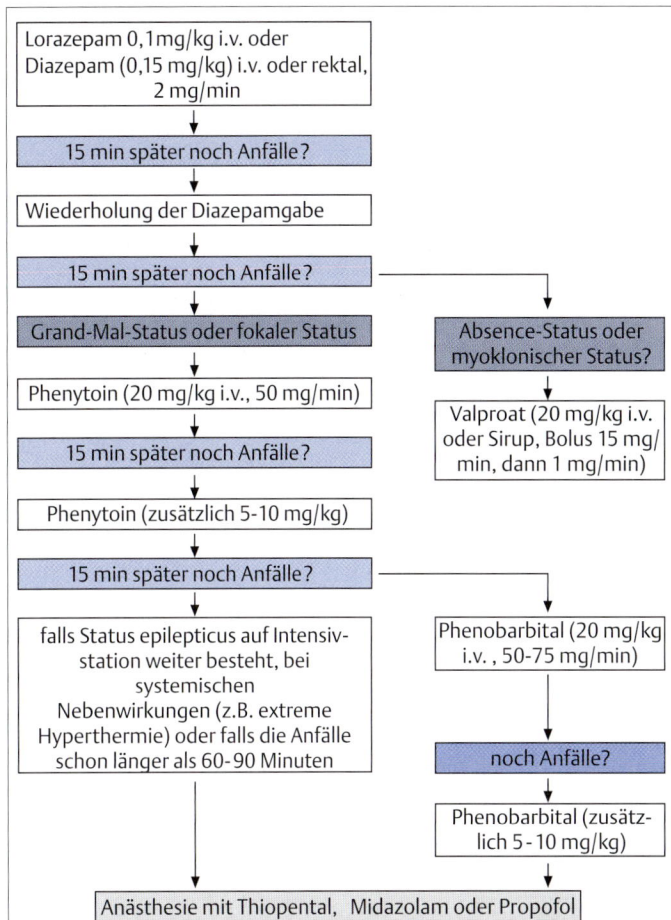

Abb. 20.**2** Antiepileptikatherapie des Status epilepticus. Als Alternative zur Gabe von Phenytoin wird in einzelnen Kliniken bei Behandlung des Benzodiazepin-refraktären Status die i. v. Valproatgabe off-label eingesetzt (siehe Text).

Zugängen nach einem festgelegten Behandlungsplan empfohlen. Jeder Arzt auf der Intensivstation sollte wissen, dass ein Behandlungsplan existiert, wo dieser Plan auf der Station zu finden ist und dass Abweichungen von diesem Vorgehen möglichst vermieden werden sollten. Die angegebene Dosierung von Clonazepam und auch Phenytoin kann zu einer Atemdepression führen. Ist nach 25 Minuten der Status nicht durchbrochen, wird die Clonazepam-Dosis auf 1 mg/h reduziert, wobei 16 mg in 24 Stunden nicht überschritten werden sollten. Sistiert der Status immer noch nicht, so erfolgt innerhalb von 15 Minuten eine erneute Infusion von 250 mg Phenhydan (Abb. 20.**2**).

Fosphenytoin, ein injizierbares Pro-Drug von Natriumphenytoin, enthält im Gegensatz zu dem i. v. zu verabreichenden Phenytoin kein Propylenglykol als Lösungsvermittler und ist deshalb auch besser lokal verträglich, zudem hat es den Vorteil,

dass es auch i. m. gegeben werden kann. Es werden ähnliche Plasmakonzentrationen erreicht, wobei ein Phenytoinäquivalent Fosphenytoin einem Milligramm Phenytoin entspricht. Nachteilig sind die Kosten und ein z. T. starker Juckreiz, der häufiger als bei Phenytoin auftritt. In den USA hat Fosphenytoin Phenytoin ersetzt (Browne u. Mitarb. 1996). In Deutschland ist Fosphenytoin aber noch nicht zugelassen.

Valproat wurde nach Versagen von Benzodiazepinen zur Behandlung des Grand-Mal-Status eingesetzt. In einer unkontrollierten offenen Studie an 70 Patienten konnte i. v. VPA etwa 80% der Grand-Mal-Status unterbrechen, nachdem zuvor meist die Gabe eines Benzodiazepins erfolglos geblieben war. Auch in weiteren kleineren klinischen Studien konnten vergleichbare Erfolgsraten mit i. v. VPA erreicht werden (Pohlmann-Eden u. Peters 2001). Im Status epilepticus bei Erwachsenen wurden folgende Dosierungen eingesetzt: Bolus-Gabe von 1200–1500 mg (16–20 mg/kg KG) in 15 Minuten. Daran anschließend eine Erhaltungsinfusion von 1500–2400 mg (20–100 mg/kg KG) in 12 Stunden (maximale Gesamttagesdosis bis 9 g (Pohlmann-Eden u. Peters 2001). Im Status epilepticus bei Kindern wurden z. B. über folgende Dosierungen berichtet: Bolus-Gabe von 20–40 mg/kg KG über 1–5 Minuten, bei Bedarf nach 10–15 Minuten wiederholen. Daran anschließend die Erhaltungsinfusion mit 5 mg/kg KG pro Stunde (Überall u. Mitarb. 2000). Eine Valproat-Dosis über 25 mg/kg war in klinischen Beobachtungen wirksam, wenn Benzodiazepine versagt hatten, während eine Dosierung von weniger als 25 mg/kg nicht erfolgreich war. Ein Vergleich der Wirksamkeit von Valproat mit Phenytoin nach erfolgloser Benzodiazepingabe liegt nicht vor und eine Reihe von Patienten erhielt laut persönlicher Mitteilung des Ko-Autors Tauboll lediglich einmal eine Diazepamdosis von 10 mg vor der Valproatgabe (Berg Olsen u. Mitarb. 2004). Nach den vorliegenden Daten der Evidenzklasse III/IV ist Valproat i. v. in folgenden Situationen „off label" eingesetzt worden: Erfolglose Vorbehandlung eines Grand-Mal-Status mit Benzodiazepinen, Phenytoin, und Phenobarbital oder Kontraindikation für die Anwendung von Benzodiazepinen, Phenytoin oder Phenobarbital, sowie ein Grand-Mal-Status bei vorbestehender, aber insuffizienter oraler VPA-Therapie. Vorteile von VPA aus klinischer Sicht sind: Möglichkeit der raschen Aufdosierung, kein zentraler Zugang notwendig, rascher Wirkungseintritt, keine sedierenden Effekte, keine Atemdepression, klinisch relevante arterielle Hypotension selten, keine Verstärkung vorbestehender Herzrhythmusstörungen und keine wesentliche Hautreaktion an der Einstichstelle (bei paravenöser und intramuskulärer Gabe allerdings Nekrosegefahr). Nachteile aus klinischer Sicht sind hingegen: keine Klasse I/II-Evidenz, Off-label-Einsatz und Risiko einer Enzephalopathie, Gerinnungsstörung, Hepatopathie, Pankreatitis. Bei der Überwachung des Patienten ist zu achten auf: Pankreatitis: Lipase nach VPA i. v.-Aufsättigung kontrollieren, dann auch am 2. oder 3. Tag zusammen mit VPA-Spiegel, VPA-Enzephalopathie: Unbedingt an die Möglichkeit des Auftretens denken, ggf. EEG-Kontrolle und Ammoniak bestimmen und auf Interaktion mit anderen Antiepileptika achten (Krämer u. Mitarb. 2005).

Zur Therapiekontrolle des Status reichen klinische Beobachtung und Untersuchung allerdings nicht aus, ein EEG-Monitoring ist unabdingbar.

Neben der medikamentösen Behandlung sind allgemeine intensivmedizinische Maßnahmen selbstverständlich. Bei gesicherter Diagnose werden Blutdruck, Atmung und EKG fortlaufend kontrolliert, falls nötig wird Sauerstoff gegeben. Ein i. v. Zugang wird gelegt, Laboruntersuchungen (Routineuntersuchungen inklusive Plasmakonzentration der Antiepileptika und Blutbild) sind zu veranlassen. Bei Zyanose werden die arteriellen Blutgase bestimmt. Eine Infusion mit physiologischer Kochsalzlösung oder eine Bolusinjektion von 50 ml 50%iger Glucose sollte vor Beginn der stationären Antiepileptikatherapie verabreicht werden, um hypoglykämisch verursachte Anfälle rasch zu kupieren. Die Gabe von Thiamin wird empfohlen, falls nötig. Gegebenenfalls ist eine Azidosetherapie notwendig.

Refraktärer Grand-Mal-Status. Der Status kann bei etwa 60–80% mit den genannten Therapien erfolgreich unterbrochen werden. Die Ursachen eines Versagens sind meist in der schweren Grunderkrankung begründet, Therapiefehler kommen aber ebenfalls vor. Entsprechend der experimentellen Daten, dass ein mehr als halbstündiger Status epilepticus bereits zu schwerwiegenden metabolischen Entgleisungen und neuronalen Schädigungen führen kann, wird der refraktäre Status epilepticus möglichst rasch mit einer Narkose unterbrochen. Generell gilt, dass ein refraktärer Status epilepticus maximal nach 2–4 Stunden auf der Intensivstation mit einer Narkose unterbrochen werden sollte. Voraussetzung ist allerdings, dass die Diagnose gesichert ist und die Vorbehandlung korrekt erfolgte (Abb. 20.**2**).

Eine längere protrahierte Antiepileptikabehandlung ist in der Regel nicht erfolgreich, da die Komplikationen zunehmen und sich die Erfolgschance der Unterbrechung des Status zusehends verringert. Eine Reihe von Narkosemitteln wird eingesetzt, so Thiopental, aber auch Propofol (Rosetti u. Mitarb. 2004), Isofluran (Mirsattari u. Mitarb. 2004), sowie hochdosiertes Midazolam (Ulvi u. Mitarb. 2002). Bei ketogener Diät ist nach Propofol Langzeitinfusion ein tödliches Propofol-Infusionsyndrom in einem Fall beschrieben worden (Baumeister, 2004). Entscheidend ist, dass frühzeitig eine Narkose mit Intubation, assistierter Beatmung und kontinuierlichem EEG-Monitoring eingeleitet wird. Eine Marcumar-Behandlung, eine Gerinnungsstörung oder eine akute Hepatopathie stellen Kontraindikationen für einzelne Narkotika dar. Als Nebenwirkung von Thiopental können Atemdepression und Blutdruckabfall auftreten. Unter Thiopental sinkt infolge vermehrter Metabolisierung die Plasmakonzentration der Antiepileptika ab. Daher sind die Plasmakonzentrationen der Antiepileptika kontinuierlich zu überprüfen. Die Thiopental-Narkose wird so geführt, dass im EEG ein sog. Burst-Suppression-Muster mit intermittierend auftretenden isoelektrischen Strecken erzielt wird, die von periodisch vorkommenden epileptiformen steilen Wellen unterbrochen sein können. Unter EEG-Monitoring kann nach 12–24 Stunden eine langsame Reduzierung der Dosis versucht werden. Bei Wiederauftreten epileptiformer Entladungen wird die Dosis vorübergehend erhöht bis zum nächsten Reduktionsversuch. Wegen seiner langen Halbwertzeit ist Thiopental nicht unumstritten. Durch Akkumulation kann ein prolongiertes Koma mit verzögerter Erholung auftreten. Deshalb wird in letzter Zeit das i. v. zu verabreichende Anästhetikum Propofol vermehrt eingesetzt. Die Erfahrungen mit Propofol sind jedoch noch begrenzt (Kuisma u. Roine 1995). Zudem hat Propofol vereinzelt zu tonisch-klonischen Anfällen geführt. In Einzelfällen ist statt Thiopental auch Midazolam eingesetzt worden, umfangreiche Erfahrungen existieren jedoch noch nicht. In seltenen Fällen kommt ein epilepsiechirurgischer Eingriff bei medikamentös refraktärem Status epilepticus in Betracht (Ma u. Mitarb. 2001, Duane u. Mitarb. 2004).

Ist der Status durchbrochen, erfolgt sofort eine orale Weiterbehandlung. Phenytoin ist bei alkoholbedingtem Status und bei Status im hyperosmolaren nichtketoazidotischen Koma nicht geeignet. Bei Alkoholdelirium ist die Clomethiazol-Infusion unter stationären Bedingungen das Mittel der Wahl. Es werden zu Beginn 125 ml der 0,8%igen Infusionslösung gegeben. Danach werden 100–150 ml/h verabreicht, bis die Anfälle aufhören. Auch hier ist Intubationsbereitschaft notwendig. Nach Unterbrechung folgt eine orale Weiterbehandlung. Anstelle von Clomethiazol wird auch die Kombination eines Neuroleptikums (z. B. Haldol) mit einem Benzodiazepin (z. B. Diazepam) empfohlen, vor allem bei oralem Clomethiazol-Missbrauch. Im nichtketotischen Koma sollte Phenytoin nicht gegeben werden, da es die Insulinfreisetzung hemmt und somit der Blutzucker ansteigen kann. Die Therapie der Wahl ist die Korrektur der erheblichen Dehydratation. Einige Antiepileptika wirken porphyrogen, daher sollte bei akuten hepatischen Porphyrien zusätzlich 3 mg/kg Hämarginat zur Unterdrückung der δ-Aminolävulinsäure-Synthetase gegeben werden.

Leitlinien

- Sind i. v. Benzodiazepine (Lorazepam, in zweiter Wahl Diazepam oder Clonazepam) und Phenytoin i. v. erfolglos, kommen bei einem dann noch therapieresistenten Grand-Mal-Status Valproat, Barbiturate, Propofol und schließlich Medikamente der ferneren Wahl zum Einsatz.
- Mittel der ersten Wahl sind bei einem Status von fokalen Anfällen ebenfalls Benzodiazepine parenteral und Phenytoin i. v. Mit Valproat i. v. lassen sich bei gleicher Dosis ähnliche Plasmakonzentrationen erzielen wie mit Sirup. Daher ist, obwohl nicht zur Statustherapie zugelassen, bei einem nichtkonvulsiven Status vor allem mit Absencen oder generalisierten Myoklonien die Kombination von Benzodiazepinen mit Valproat i. v. anstelle von Phenytoin zu empfehlen. Intensivüberwachung ist notwendig.
- Bei unklaren Dämmerzuständen, Episoden veränderten Bewusstseins, Verwirrtheit und Myoklonien im Koma an einen nichtkonvulsiven Status epilepticus denken und ein EEG veranlassen.

Epilepsien des mittleren und höheren Lebensalters

■ Diagnose

In einer holländischen Populationsstudie betrug die Prävalenz von Epilepsien des mittleren und höheren Lebensalters 0,9%. Sie stieg von 0,7% bei 55- bis 64-Jährigen auf 1,2% bei 85- bis 94-Jährigen an (DeLa Court u. Mitarb. 1996). Ätiologisch spielen zerebrovaskuläre Erkrankungen, Hirntumoren, Alzheimer-Erkrankung und andere Demenzen, zerebrale Amyloidangiopathie und toxisch-metabolische Syndrome wie nichtketotische Hyperglykämie, Atemstillstand nach Herzinfarkt und medikamenteninduzierte Anfälle eine Rolle (Tab. 20.**9**).

Ein nichtkonvulsiver Status kann vorkommen und sich als Episode von Verwirrtheit präsentieren. Das EEG ist seltener hilfreich als bei Kindern, lediglich bei periodischen lateralisierten epileptiformen Entladungen nach Hirninfarkt spielt es eine Rolle.

Erleidet eine Person, die älter als 60 Jahre ist, einen ersten Anfall, handelt es sich um tonisch-

Tabelle 20.**9 Ätiologie bei erstem Anfall jenseits des 60. Lebensjahres** (nach Ettinger u. Shinnar 1993)

• Akut symptomatisch	33 (41%)
• Hirninfarkt/Blutung	11
• Toxisch/metabolisch	13
• Hypotension	8
• Hypertensive Enzephalopathie	1
• Symptomatisch	32 (40%)
• Infarkt/Blutung	32
• Progrediente Enzephalopathie	9 (11%)
• Tumor	6
• Demenz	3
• Idiopathisch	6 (8%)

klonische Anfälle und um fokale Anfälle mit und ohne sekundäre Generalisation (Ettinger u. Shinnar 1993). Ätiologisch hatten 33 der 80 Patienten (41%) Gelegenheitsanfälle. Hier ist, wie sonst auch, keine medikamentöse Behandlung notwendig, es reicht, den Auslöser zu vermeiden. Man muss allerdings überhaupt daran denken, dass ein Gelegenheitsanfall vorliegen könnte. Ältere Menschen mit Alkohol- oder Tablettenabusus sind ebenso verschwiegen wie jüngere.

Seltener treten idiopathische generalisierte Epilepsien auf wie die juvenile Myoklonusepilepsie, die Aufwach-Grand-Mal-Epilepsie oder die Absence-Epilepsie bei älteren Frauen, die meist mit einem nichtkonvulsiven Absence-Status einhergehen. Im Alter kann ein nichtkonvulsiver Status auch durch Medikamenten- und Alkoholabusus, der nicht immer sofort auffällt, ausgelöst werden. Daneben kann eine idiopathische Epilepsie erstmals mit einem nichtkonvulsiven Status auftreten oder eine seit vielen Jahrzehnten ruhende idiopathische Epilepsie aktiviert werden.

Einen konvulsiven Status epilepticus erlitten 6%. Die häufigste Ursache war Hirninfarkt oder Blutung, nämlich bei 54% (Ettinger u. Shinnar 1993). Selten kann eine Schlafapnoe zu Anfällen führen oder zusammen mit einer Epilepsie vorkommen.

■ Verlauf

Mortalität und Morbidität sind bei Patienten mit Gelegenheitsanfällen am höchsten und liegen bei 21% (Ettinger u. Shinnar 1993). Bei symptomatischer Ätiologie der Epilepsie starben 6%, und 11%

entwickelten neurologische Syndrome. Zwei der fünf Patienten mit einem konvulsiven Status epilepticus starben. Ohne zusätzliche neurologische Störungen ist der Verlauf allerdings gut. Die Prognose bei Temporallappenanfällen entspricht der jüngerer Patienten, es wird etwa die Hälfte anfallsfrei.

■ Behandlung

Trotz des großen Problems der Epilepsie bei Älteren, richten wir uns zu oft noch nach den Behandlungsleitlinien für jüngere Patienten. Die medikamentöse Behandlung wird kompliziert durch die stärkere Empfindlichkeit älterer Patienten für zentralnervöse Nebenwirkungen, eine altersbedingt veränderte Pharmakokinetik, häufigere medikamentöse Interaktionen sowie durch die Schwierigkeiten der Epilepsietherapie bei zusätzlichen Erkrankungen (s. in Kapitel 21 „Epilepsiebehandlung bei zusätzlichen Erkrankungen"). Daher wird man in der Regel mit einer um etwa 30% niedrigeren Dosis anfangen, als es in den Empfehlungen für jüngere Patienten vorgesehen ist. Auf die Nierenfunktion ist besonders zu achten. Die Bestimmung der Plasmakonzentration ist in Einzelfällen sinnvoll, der freie Anteil muss nicht bestimmt werden.

Valproat wird als Mittel der ersten Wahl empfohlen, da es breit wirksam ist, keine Interaktionen eingeht, keine Überempfindlichkeitsreaktionen verursacht, bei kardialer Vorerkrankung nicht bradykard wirkt und bis zu mittleren Dosierungen nicht stark sedierend wirkt. Valproat steht bei Dysphagie als Saft zur Verfügung. Auf Tremor ist bei einer Valproat-Therapie speziell bei Älteren zu achten.

Für die Erstbehandlung fokaler Anfälle bei Älteren haben sich Lamotrigin und Gabapentin als ebenso wirksam und besser verträglich als Carbamazepin erwiesen (Brodie u. Mitarb. 1999, Rowan u. Mitarb. 2005). Unter den neueren Antiepileptika weist Oxcarbazepin weniger Interaktionen als Carbamazepin auf, kann aber in Verbindung mit Diuretika eine Hyponatriämie verstärken; Gabapentin verursacht keine Interaktionen, bei Kreatininerhöhung ist die Dosis zu halbieren.

Unbedingt müssen schriftliche, lesbare und verständliche Anleitungen zur Medikamenteneinnahme mitgegeben werden, da Gedächtnisprobleme nicht selten sind. Auf spezielle Risiken ist ebenfalls zu achten, hierzu gehören vor allem Stürze. Die Einnahme von Antiepileptika und eine niedrige Knochendichte sind Risikofaktoren für Hüftfrakturen (Cummings u. Mitarb. 1995). Ge-

Tabelle 20.**10** **Progrediente Myoklonusepilepsien: Lafora- und Unverricht-Lundborg-Erkrankung** (nach Roger 1992)

	Lafora-Erkrankung	Unverricht-Lundborg-Erkrankung
Mittleres Erkrankungsalter (Jahre)	12 (6 – 19)	10 (8 – 13)
Autosomal-rezessiver Erbgang Genlocus	ja	ja
Myoklonien	ja, mild	ja, heftig
Tonisch-klonische Anfälle	ja	ja
Fokale visuelle Anfälle	ja, ca. 50 %	selten
Demenz	ja	nicht obligat
Hyperreflexie, zerebelläres Syndrom	ja	ja
Histopathologie	Lafora-Einschlusskörper, komplexe Zuckermoleküle im Harn	Purkinje-Zelluntergang
EEG mit Photosensibilität, generalisierten Spike-Waves, Polyspike-Waves, okzipitalen Spikes oder Sharp Waves	ja	ja
VEP: p 100 verzögert	?	ja
SEP: Riesenpotenziale	ja	ja
Mittlere Überlebenszeit (Jahre)	6	14

wichthalten, Spazierengehen, Meiden von Benzodiazepinen mit einer langen Halbwertszeit, Einschränkung des Kaffeegenusses und Korrektur von Fehlsichtigkeit reduzieren das Sturzrisiko. Schließlich ist auch auf eine ausreichende Vitaminsubstitution zu achten.

> **Leitlinien**
> - Lamotrigin und Gabapentin sind zur Therapie neuerkrankter älterer Patienten mit Epilepsie zu empfehlen (Rowan u. Mitarb. 2005).
> - Nicht zu empfehlen ist die Verabreichung enzyminduzierender Antiepileptika wie Barbiturate, Carbamazepin, Phenytoin und Primidon, welche eine Osteoporose verstärken.

Seltene Epilepsien

Zu den seltenen Epilepsien gehören die progredienten Myoklonusepilepsien (z.B. Lafora-, Unverricht-Lundborg-Epilepsie) sowie Epilepsien aufgrund progredienter neurodegenerativer Krankheiten des Kindesalters wie die neuronalen Zeroidlipofuszinosen, die pyridoxinabhängige Epilepsie (Vitamin-B_6-abhängige Epilepsie) und das Angelman-Syndrom. Hier können lediglich einige behandlungsrelevante Gesichtspunkte kurz angeführt werden (s. Siemes u. Bourgeois 2000).

Progrediente Myoklonusepilepsien

Die progredienten Myoklonusepilepsien sind eine Gruppe ätiologisch, genetisch und klinisch heterogener Epilepsien. Kardinalsymptome sind Myoklonien, epileptische Anfälle, Demenz und progrediente neurologische Störungen, meist eine zerebellare Ataxie, seltener und später pyramidale und extrapyramidale Befunde sowie Visusverlust.

Am häufigsten unter den seltenen progredienten Myoklonusepilepsien sind in abnehmender Häufigkeit die Lafora-Erkrankung (Tab. 20.**10**) und die verschiedenen Formen der Zeroidlipofuszinosen (s.u.), das Ramsay-Hunt-Syndrom, MERRF, Unverricht-Lundborg (Tab. 20.**10**), unklassifizierbare Formen und das Aktionsmyoklonussyndrom bei Niereninsuffizienz (Roger u. Mitarb. 1990). Schließlich ist noch die ebenfalls seltene dominant vererbte benigne adulte familiäre Myoklonusepilepsie zu erwähnen (Okino 1997).

■ **Verlauf**

Die Progredienz der individuellen Erkrankung variiert erheblich. Etwa die Hälfte aller Patienten kann 6–7 Jahre nach Erkrankungsbeginn nicht mehr selbstständig gehen, nach 10 Jahren ist die Hälfte bettlägerig. Die Patienten versterben im Mittel nach 14 Jahren im Alter von 24 Jahren. Prognostisch ungünstig sind ein früher Erkrankungsbeginn, häufige generalisierte tonisch-klonische Anfälle sowie eine frühere Exposition mit Phenytoin.

■ **Behandlung**

Valproat ist das Mittel der ersten Wahl. Clobazam und Piracetam (sehr hoch dosiert: 20–40 g/Tag als Trinkampullen) zur Myoklonietherapie sind in einigen Fällen hilfreich. Lamotrigin wird ebenfalls eingesetzt. Zonisamid ist ebenfalls in Einzelfällen wirksam. Acetazolamid hilft gelegentlich.

> **Leitlinien**
> - Valproat, bei Versagen Clobazam, Lamotrigin oder Zonisamid, evtl. Phenobarbital; bei refraktären Myoklonien hochdosiert Piracetam geben. Es fehlen Belege für die Wirksamkeit der eingesetzten Medikamente, die alle nur lindernd wirken.
> - Nicht zu empfehlen: Phenytoin unbedingt meiden, es verstärkt die Myoklonien, kann zur Exazerbation führen und möglicherweise die Gehunfähigkeit und die Mortalität erhöhen. 5-Hydroxy-L-Tryptophan hilft nicht gegen die Ataxie.

Neuronale Zeroidlipofuszinosen

■ **Diagnose**

Die neuronalen Zeroidlipofuszinosen (neuronal ceroid lipofuscinosis = NCL) stellen wahrscheinlich die häufigste Gruppe progredienter neurodegenerativer Erkrankungen des Kindesalters dar. Nach dem Erkrankungsalter werden sie in infantile, spätinfantile und juvenile Formen unterteilt. Adulte Formen mit Myoklonien, Gesichtsdyskinesien, aber oft ohne Anfälle kommen vor. Charakteristisch ist das Syndrom der amaurotischen Demenz mit Epilepsie.

Die NCL werden autosomal-rezessiv vererbt. Die klinische Diagnose, teilweise auch die pränatale Diagnostik, beruht trotz großer Fortschritte in der Genetik auf elektronenmikroskopischer Untersuchung geeigneter Gewebe – vor allem von Blutlymphozyten und biopsierter Haut – auf die krankheitsspezifischen Lipopigmente (Kohlschütter u. Goebel 1997).

Die spätinfantile NCL (Morbus Jansky-Bielschowsky) beginnt bei vorher gesunden Kindern mit einer schwer behandelbaren Epilepsie ohne erkennbare Ursache. Im EEG zeigen sich Polyspikes, die durch langsame Photostimulation ausgelöst werden können, und erhöhte kortikal abgeleitete somatosensorisch evozierte Potenziale.

■ **Verlauf**

Die juvenile NCL (Morbus Spielmeyer-Vogt) ist in Deutschland am häufigsten mit 0,3/100.000 Lebendgeborenen. Völlig gesunde Kinder erkranken in der ersten Schulklasse an Sehschwäche, eine Brille hilft nicht. Es kommt rasch zur Erblindung und zur zunehmenden Lernunfähigkeit. Epileptische Anfälle kommen hinzu. Über viele Jahre fortschreitend erfolgt der Verlust von mentalen und motorischen Leistungen bis hin zu Schwerpflegebedürftigkeit und Tod im frühen Erwachsenenalter.

Bei der spätinfantilen NCL kommt es zu einer pharmakoresistenten Epilepsie, zu allmählicher amaurotischer Demenz und rascher als bei der juvenilen NCL meist vor der Pubertät zum Tode.

■ **Behandlung**

Die Behandlung erfolgt symptomatisch-palliativ je nach Anfallstyp mit Valproat oder Carbamazepin. Erfahrungen mit neuen Antiepileptika fehlen. Eine kausale Therapie gibt es nicht.

Bei ätiologisch unklaren, schwer behandelbaren Epilepsien im Kleinkindesalter (2–4 Jahre) mit vorherig unauffälliger Entwicklung an spätinfantile NCL denken. Eine Sehschwäche bei einem jungen Schulkind, die durch eine Brille nicht korrigiert werden kann, sollte bei einem abnormen Elektroretinogramm an eine juvenile Form der NCL denken lassen.

Vitamin-B$_6$-abhängige Epilepsie

Die Vitamin-B$_6$-abhängige Epilepsie ist eine seltene neurodegenerative Erkrankung mit progredienter Enzephalopathie, Lernschwierigkeiten, schwer behandelbaren Epilepsien im Neugeborenenalter und progredienten neurologischen Symptomen. Was weniger bekannt ist, ist dass auch bei schwer behandelbaren Epilepsien bei älteren Kindern ein Vitaminmangel vorliegen kann. Unbehandelt entwickelt sich eine pharmakoresistente Epilepsie, und nicht selten sterben die Kinder im Status epilepticus. Die Behandlung erfolgt mit Vitamin B_6, dessen optimale Dosierung nicht bekannt ist. Die Vitamingabe verhindert die Retardierung nicht.

Angelman-Syndrom

Das Angelman-Syndrom, genetisch bedingt durch einen Defekt in der DNS-Kodierung für Untereinheiten des GABA-Rezeptors, ist eine seltene Erkrankung mit kraniofazialen Dysmorphien, Lernschwierigkeiten, Ataxie, paroxysmalem Lachen und epileptischen Anfällen bei über 80% der Patienten. In der Hälfte der Fälle mit Epilepsie beginnt diese mit Fieberkrämpfen. Im Kindesalter kommen unterschiedliche Anfallsarten vor, bei Erwachsenen dominieren atypische Absencen und Myoklonien (Laan u. Mitarb. 1997).

Im EEG findet man frontale, triphasische generalisierte hochamplitudige Deltawellen und okzipitale Spike-Wave-Entladungen, die durch Augenschluss verstärkt werden. Genetische Tests zeigen eine maternale 15 q 11 – 13-Deletion.

Bei Patienten mit Epilepsie und Lernschwierigkeiten und triphasischen frontalen Deltawellen sollte ein Angelman-Syndrom angenommen werden. Topiramat erwies sich in fünf Fällen als wirksam und verträglich (Franz u. Mitarb. 2000).

21 Spezielle Behandlungsprobleme

Psychiatrische Therapie

Akute psychiatrische Erkrankungen sind trotz der bekannten psychopathologischen Veränderungen bei Patienten mit Epilepsie nicht häufig. Pro Jahr erkrankt etwa 0,1 % vornehmlich an Depression, psychotischen Reaktionen und Delirium. Oft handelt es sich um schwer behandelbare Patienten mit Temporallappenepilepsie, meist unter Behandlung mit Kombinationstherapie und zusätzlichen psychosozialen Schwierigkeiten. Epilepsiekranke ohne zusätzliche Behinderungen, etwa durch eine Grunderkrankung des Gehirns, weisen nicht häufiger psychische Probleme auf als die Menschen ihrer Umgebung. Es wird allerdings geschätzt, dass etwa die Hälfte aller Patienten mit schwer behandelbaren Epilepsien psychiatrische Probleme aufweist (Fenwick 1995).

Es ist daher die Aufgabe aller Ärzte, die Patienten mit Epilepsie betreuen, auf etwaige psychiatrische Probleme zu achten und die Patienten einer geeigneten Therapie zuzuführen. Es sollte ein Psychiater mit speziellen Erfahrungen in der Behandlung psychiatrischer Probleme von Epilepsiepatienten konsultiert werden.

Psychiatrische Probleme können ihre Ursache in der Grunderkrankung haben, welche die Epilepsie verursacht hat, in der Epilepsie selbst, in den psychosozialen Konsequenzen und in der medikamentösen Epilepsietherapie. Weiterhin sind Störungen zu unterscheiden, die direkt anfallsbedingt, d. h. iktal sind, und solche, die zeitlich unabhängig von Anfällen auftreten, letztere werden auch interiktal genannt. Iktale Störungen lassen sich wiederum in solche vor, während und nach dem Anfall klassifizieren. Prodromale und iktale Störungen sind meist affektiver, kognitiver und psychomotorischer Natur, während psychotische Episoden oft postiktal beobachtet werden. Interiktal treten psychotische und neurotische, speziell depressive Störungen auf.

Iktale Störungen werden durch eine ausreichende antiepileptische Medikation behandelt. Bei psychiatrischen Nebenwirkungen der Antiepileptika wird deren Dosis reduziert. Interiktale Störungen werden ebenso wie bei Patienten ohne Epilepsie behandelt durch Beratung, Gespräche, Psychotherapie, Verhaltenstherapie und Psychopharmaka.

Psychotische Reaktionen und Epilepsie

Psychotische Reaktionen werden bei etwa 4 % aller Patienten mit Epilepsie beobachtet, die eine Spezialambulanz aufsuchen, und sind therapierelevant zu unterteilen in iktale, postiktale, alternative sowie interiktale Episoden. Interiktale Episoden machen etwa die Hälfte aller Fälle, iktale und postiktale Fälle weitere 40–45 % aus. Alternative Episoden kommen nur bei wenigen Patienten mit psychotischen Episoden vor.

Auf die Erkennung beginnender psychotischer Episoden und deren Frühbehandlung ist besonderer Wert zu legen. Zu beachten ist weiterhin, dass die neuen GABAergen Antiepileptika Vigabatrin und Tiagabin in Einzelfällen zum Auftreten insgesamt seltener alternativer psychotischer Episoden führen können. Psychotische Episoden können ebenso unter Lamotrigin, Levetiracetam und Topiramat auftreten wie auch nach operativer Therapie. Das neue Antiepileptikum Felbamat, das stimulierende Eigenschaften besitzt, die oft bei müden und lernbehinderten Patienten wohltuend sind, kann in Einzelfällen ebenfalls zu psychotischen Episoden führen. Schließlich ist noch anzumerken, dass auch klassische Antiepileptika psychotische Episoden auslösen können, hier ist vor allem Ethosuximid zu nennen.

Bei einer iktalen Psychose handelt es sich um die klinisch-psychopathologische Manifestation eines Absence-Status oder eines Status psychomotoricus. Der Aura-Status ist eine Rarität, meist liegt ein Dämmerzustand vor. Zu einer postiktalen Psychose kommt es nach einer Serie oder einem Status fokaler oder (meist) generalisierter tonisch-klonischer Anfälle; das psychopathologische Bild ist uneinheitlich, meist liegt jedoch ein Dämmerzustand nach freiem Intervall vor. Die seltenste, aber zu zahlreichen spekulativen Theorien veranlassende psychotische Episode ist zweifelsfrei die alternative Psychose, mit nachlassender Anfallszahl tritt „anstelle von Anfällen" eine meist luzide psychotische Episode auf. Die häufigste interiktale psychotische Episode ist ohne erkennbaren Bezug zu den einzelnen Anfällen und wird daher interiktal genannt, sie macht über 60% aller psychotischen Episoden bei Epilepsiepatienten aus. Chronische Psychosen kommen auch bei Patienten mit Epilepsie vor; der pathophysiologische und klinische Bezug zur Epilepsie ist selbst unter Experten umstritten (Trimble 1991).

Depression und Epilepsie

■ Diagnose

Im Gegensatz zu der sehr seltenen Manie sind Depressionen bei Epilepsiepatienten häufig und stellen ein wichtiges klinisches Problem dar. Bei Befragung gaben 25% an, dass Depressionen entweder dauernd oder zumindest doch gelegentlich vorkommen. Eine schwere Depression ist ein Risikofaktor für das Auftreten von Epilepsien. Depressive Symptome von Epilepsiepatienten können sehr unterschiedliche Ursachen haben. Reaktive depressive Verstimmungen infolge der Stigmatisierung und der nicht selten auftretenden psychosozialen Schwierigkeiten sind eine Möglichkeit, an die oft gedacht wird, die aber eher ungewöhnlich ist. Sehr selten sind auch iktale Depressionen, die den Patienten ohne äußeren Anlass jäh überkommen und auch zu Selbsttötungsversuchen führen können. Die Patienten geben während eines Temporallappenanfalls Angst und depressive Symptome an, die allerdings nicht immer mit dem Anfall verschwinden, sondern ihn um Stunden bis Tage überdauern können. Etwas häufiger sind depressive Symptome als Prodromi, Stunden dem eigentlichen Anfall vorangehende Beschwerden, oder dem Anfall nachhängende, sog. postiktale Depressionen. Am häufigsten ist jedoch die vom einzelnen Anfall unabhängige interiktale Depression, die bei annähernd der Hälfte aller Patienten mit schwer behandelbaren medialen Temporallappenanfällen vorkommt. Die interiktale Depression führt in schweren Fällen nicht selten zur Selbsttötung und ist ein wesentlicher Grund für die erhöhte Mortalität von Patienten mit einem schwer behandelbaren Temporallappensyndrom. In vielen Fällen handelt es sich um eine chronische milde Depression, die offenbar bei Anfallsursprung auf der sprachdominanten Seite häufiger ist. Die Depression kann bei Abnahme der Anfälle sogar zunehmen und sich bei Auftreten generalisierter Anfälle vorübergehend bessern.

Pathophysiologisch werden psychopathologische Auswirkungen der Entladung von Neuronen im limbischen System, vor allen im frontalen paralimbischen Kortex, verantwortlich gemacht. Außerdem wird vermutet, dass eine verstärkte Opioidausschüttung eine Rolle spielt. Zudem sollte daran gedacht werden, dass Phenobarbital und Primidon wie auch Phenytoin depressive Symptome hervorrufen oder verstärken können, speziell in höheren Dosierungen. Carbamazepin und Lamotrigin wirken antidepressiv und sind daher bei depressiven Patienten mit Epilepsie vorteilhaft. Weiterhin ist zu beachten, dass die GABAergen Antiepileptika Tiagabin und Vigabatrin zu Depressionen führen können. Besteht eine Depression in der Vorgeschichte, verdoppelt sich das Risiko einer medikamenteninduzierten Depression.

■ Behandlung

Empfohlen wird die Behandlung mit Antidepressiva, vornehmlich mit nicht oder nur gering sedierend wirkenden selektiven Serotonin-Wiederaufnahmehemmern wie Citalopram oder Paroxetin, die keine Interaktionen mit Antiepileptika eingehen und bei optimaler Antiepileptikatherapie in der Regel nicht anfallsfördernd wirken. Mit Antidepressiva der darauffolgenden Generation liegen noch keine ausreichenden klinischen Erfahrungen bei Epilepsiekranken vor. Patienten, die auf ältere, trizyklische Antidepressiva gut eingestellt sind, wird man natürlich nicht umstellen. Johanniskraut wirkt gut, ist aber enzyminduzierend und kann prinzipiell die Wirksamkeit der Antiepileptika herabsetzen, die über das hepatische Cytochrom-P-450-Leberenzymsystem abgebaut werden. Sertralin hemmt den Lamotriginabbau. Fluoxetin und Fluvoxamin hemmen den Abbau von Carbamazepin und Phenytoin, sodass Intoxikationen entstehen können. Die anfallsfördernde Wirkung bei behandelten Epilepsiepatienten wird meist überschätzt. Die schlaffördernde Wirkung der Medikamente z.B. der trizyklischen Antidepressiva und die antiepileptische Behandlung sowie die Enzyminduktion kompensiert die präklinisch belegte, bei nicht antiepileptisch behandelten Tieren ermittelte oder bei antiepileptisch unbehandelten depressiven Patienten beobachtete Anfallsförderung. Bupropion (auch zur Raucherentwöhnung), Clomipramin, Maprotilin und Imipramin sind aber vorsichtshalber zu meiden. Anfallsförderung durch Antidepressiva ist bei ausreichender Antiepileptikatherapie in der Regel kein Problem. Lediglich bei 10% der Patienten kommt es zu einer Zunahme der Anfälle (Karnaze 1997). Bei therapierefraktärer Depression ist an die N.-vagus-Stimulation zu denken, die sowohl antidepressiv als auch antiepileptisch wirkt und zudem keine medikamentösen Interaktionen verursacht (s. in Kapitel 14 „N.-vagus-Stimulation").

Angsterkrankungen und Epilepsie

Ohne Zweifel haben Epilepsiepatienten ein höheres Risiko als die Allgemeinbevölkerung, an einer Angststörung zu erkranken, wobei die Befunde allerdings aus der Analyse sehr stark ausgewählter Kollektive stammen. Meist handelt es sich um Patienten mit chronischen, pharmakotherapieresistenten Epilepsien. Verlässliche Daten zur Komorbidität mit Angsterkrankungen bei medikamentös gut behandelbaren Patienten (dies sind immerhin ca. 60 % der Betroffenen mit fokalen Epilepsien und ca. 80 % der Patienten mit primär generalisierten Epilepsien) liegen nicht vor. Die Genese von Angststörungen im Sinne einer Komorbidität bei Patienten mit Epilepsie ist trotz zahlreicher Hypothesen bislang ungeklärt. Neben einer vermuteten genetischen Prädisposition bzw. Vulnerabilität, bestimmte Erkrankungen des Gehirns zu entwickeln, existieren auch gemeinsame pathophysiologische Mechanismen von Angst und Epilepsie, eine besondere Rolle spielen hierbei mesiotemporale und andere limbische Strukturen. Andere Zusammenhänge ergeben sich eher selten aus iatrogenen Komplikationen nach medikamentöser oder chirurgischer Epilepsietherapie. Aus epileptologischer Sicht besitzen Panikerkrankungen sowie postiktale (innerhalb von 72 Stunden(!) nach dem Anfall) psychiatrische Komplikationen die größte klinische Relevanz.

Erstere wegen ihrer oft schwierigen differenzialdiagnostischen Abgrenzung gegenüber fokalen epileptischen Anfällen und letztere wegen ihrer Häufigkeit bei ohnehin schwer behandelbaren fokalen Epilepsien. Ähnlich wie depressive Erkrankungen werden Angststörungen bei Epilepsiepatienten wahrscheinlich viel zu selten diagnostisch berücksichtigt und entsprechend behandelt, dies, obwohl psychiatrische Komorbidität und das Ausmaß psychosozialer Einschränkungen eng miteinander korrelieren. Angsterkrankungen sind eine häufige Ursache von Suizid. Depression und Angsterkrankungen treten bei Epilepsiekranken bei über 70 % gemeinsam auf. Wenn man eine Depression diagnostiziert, sollte man immer auch nach einer Angsterkrankung suchen. Die Behandlung von Angsterkrankungen er

folgt optimal in enger Kooperation zwischen Epileptologen und Psychiatern. Moderne Antidepressiva haben nach heutigem Wissensstand bei moderaten Dosierungen keinen klinisch relevanten Einfluss auf die zerebrale Erregungsbereitschaft. Medikamentöse Wechselwirkungen mit der antiepileptischen Medikation sind bei Gabe von Serotonin-Wiederaufnahmehemmern und anderen neueren Pharmaka gering. Aus epileptologischer Sicht sehr vielversprechend sind die anxiolytischen Eigenschaften GABAerger Antiepileptika, weil sich so die Möglichkeit bietet, komorbide Angststörungen und Epilepsie mit nur einer Substanzgruppe zu behandeln. Allerdings fehlen auch hierzu kontrollierte, prospektive Therapiestudien der Evidenzklasse I.

Ein wichtiger Schritt zur Vermeidung oder Verringerung psychiatrischer Komplikationen bei Patienten mit Epilepsie besteht in der Optimierung der Antiepileptika-Therapie, die oft zu weniger Nebenwirkungen und zur verbesserten Anfallskontrolle führt (Beyenburg und Schmidt 2005).

Psychogene Anfälle und Epilepsie

Synonyme: dissoziative, funktionelle, hysterische, pseudoepileptische Anfälle, nichtepileptisches Anfallssyndrom.

■ Diagnose

Psychogene Anfälle sind attackenförmige Verhaltensstörungen, die klinisch-phänomenologisch epileptischen Anfällen ähneln, denen jedoch keine derzeit fassbare organische Hirnfunktionsstörung zugrunde liegt.

Psychogene Anfälle sind keineswegs selten. Die Inzidenz beträgt 3/100.000, mit einem Gipfel zwischen 25 und 45 Jahren (Szaflarski u. Mitarb. 2000). Es wird geschätzt, dass etwa 10 % der Patienten mit schwer behandelbaren Epilepsien zusätzlich psychogene Anfälle aufweisen. Etwa 10 % der Patienten, die eine neurologische Klinik wegen Anfällen aufsuchen, haben psychogene Anfälle. Drei von vier Patienten sind zwischen 15 und 35 Jahren. Psychogene Anfälle sind vielgestaltig und können zur Verwechslung mit allen Arten epileptischer Anfälle führen, inklusive des Status psychogener Anfälle (s. in Kapitel 4 „Differenzialdiagnose"). Die Dauer ist variabel, meist aber länger als entsprechende epileptische Anfälle. Die motorischen psychogenen Anfälle zeichnen sich meist durch unkontrolliertes Umherschlagen der

Extremitäten und Seitwärtsdrehen des Rumpfes aus, der klassische „Arc de Cercle" nach oben ist eher ungewöhnlich. Charakteristisch sind Fuchteln, Hin- und Herschlagen des Kopfes und kohabitationsähnliche Beckenbewegungen. Letztere kommen allerdings auch bei frontalen und temporalen epileptischen Anfällen vor. Lachen ist kein sicheres psychogenes Anfallssymptom, wird bei hypothalamischen Hamartomen beobachtet. Schlagen und Aggressionshandlungen kommen im Gegensatz zu epileptischen Anfällen nicht ganz selten vor. Ein willkürlicher Nystagmus wurde beschrieben. Psychogene Anfälle treten auch im scheinbaren Schlaf, während der Schwangerschaft oder nach einem epilepsiechirurgischen Eingriff bei gesicherter Epilepsie auf. Der psychopathologische Befund der Patienten mit psychogenen Anfällen ist uneinheitlich. Konversion ist immer noch die häufigste Konstellation, nicht selten soll sexueller Missbrauch in der Kindheit eine Rolle spielen. Bei nicht konversionsbedingten psychogenen Anfällen stehen depressive und ängstliche Symptome im Vordergrund. Minderbegabung ist nicht ganz selten.

Bei ungünstig und protrahiert verlaufenden Fällen ist ebenso an Selbstbeschädigung durch selbstinduzierte, sog. artifizielle epileptische oder nichtepileptische Anfälle oder auch vorgetäuschte, sog. fiktive Anfälle zu denken. Ziehen die Patienten unter falschem Namen und mit einer falschen Biografie von Krankenhaus zu Krankenhaus, spricht man von einem Münchhausen-Syndrom. Verursachen Eltern die Anfälle ihrer Kinder oder täuschen sie bei ihnen Anfälle vor, spricht man von einem Münchhausen-Syndrom „by proxy", zu deutsch „in Vertretung". Dies trifft vor allem auf Patienten mit psychogenem Status und häufigen Aufenthalten auf Intensivstationen zu. Nicht selten nehmen die Patienten oder die Eltern (für die Kinder) in Kauf, dass arglose Ärzte bei dem Versuch zu helfen noch zusätzliche iatrogene Schäden anrichten. Entscheidend für die Diagnose eines Münchhausen-Syndroms „by proxy" ist, dass die Anfälle ausschließlich in Gegenwart der Eltern (meist der Mutter) auftreten und bei Isolierung des Kindes (von der Mutter) ausbleiben. Daran denken ist alles!

Die Diagnose psychogener Anfälle ist nicht immer einfach, die Differenzialdiagnose zu epileptischen Anfällen ist trotz Video-EEG und – im Unterschied zu einigen epileptischen Anfällen wie Grand-Mal- und Temporallappenanfällen – ausbleibendem Prolactinanstieg häufig schwierig. Die Provokation psychogener Anfälle durch Suggestion, Hyperventilation, Photostimulation und Hypnose schafft in manchen Fällen Klarheit. Es gibt aber kein Kriterium, das für sich genommen die definitive Diagnosestellung erlaubt, meist ergibt sich diese erst durch die Zusammenschau (Reuber u. Elger 2003).

■ Verlauf

Der Verlauf psychogener Anfallssyndrome hängt im Wesentlichen vom psychopathologischen Vorbefund ab. Vorher unauffällige Patienten, die im zeitlichen Anschluss an eine psychische traumatische Belastung psychogene Anfälle entwickelt haben, werden in der Regel innerhalb weniger Monate anfallsfrei. Ist hingegen kein akuter Anlass auszumachen und bestehen schon vor dem psychogenen Anfall psychopathologische Auffälligkeiten, ist die Anfallsprognose schlecht (Lempert u. Schmidt 1990). Etwa die Hälfte aller Patienten wird anfallsfrei, prognostisch günstig sind eine kurze Erkrankungsdauer von wenigen Monaten, ein distinkter Auslöser und fehlende psychiatrische Prämorbidität. Etwa die Hälfte aller Patienten hat trotz Psychotherapie noch psychogene Anfälle (Flom u. Gardner-Walker 1997). Verbrennungen und andere Verletzungen kommen übrigens auch bei psychogenen Anfällen vor.

■ Behandlung

Die Behandlung erfolgt meist durch eine unterstützende Gesprächstherapie – falls nötig unter Einbeziehung der Familie – und antidepressive Pharmakotherapie. Es gibt ähnlich wie bei der Diagnose auch bei der Therapie noch kein allgemeingültiges Schema für alle Patienten. Wichtig ist die Aufklärung des Patienten, dass auch bei psychogenen Anfällen Fahruntauglichkeit besteht (s. in Kapitel 22 „Führerschein").

Leitlinien
- Bei Verdacht auf psychogene Anfälle wird eine neurologische und psychiatrische Untersuchung in einem Epilepsiezentrum empfohlen.
- Unbedingt darauf achten, dass nach Absetzen der Antiepileptika diese nicht wieder vom Patienten eingenommen oder wieder verschrieben werden. Dies ist häufig nur bei einer kontinuierlichen Weiterbetreuung gewährleistet.

Rolle der Psychologie in der Epilepsietherapie

Bei allen schwer behandelbaren Patienten, die nicht anfallsfrei sind, sollte die Indikation zu einer psychologischen Behandlung geprüft werden mit dem Ziel der Besserung der Anfälle oder dem verbesserten Umgang mit der Epilepsie. Zu den wesentlichen Anwendungsbereichen von Psychotherapie bei Erwachsenen gehört der psychogene (dissoziative) Anfall (F 44.2 und 44.5). Die Auswahl der geeigneten Patienten ist dem klinischen Urteil überlassen, das begründet ist durch die Schwere der psychologischen Beschwerden, die Beeinträchtigung durch die Anfälle und deren Frequenz sowie den Wunsch des Patienten nach einer psychologischen Behandlung.

Patienten mit schwer behandelbaren Epilepsien weisen zusätzlich ein erhöhtes Risiko kognitiver Beeinträchtigungen auf. Hierzu gehören Gedächtnisstörungen, Sprachprobleme oder Aufmerksamkeitsstörungen. Eine neuropsychologische Untersuchung kann die kognitive Beeinträchtigung detailliert erfassen. Bestehen Probleme, stehen unter Umständen Behandlungsmöglichkeiten offen oder man kann zumindest versuchen, die Beschwerden möglichst klein zu halten. Derartige Untersuchungen und Behandlungen sollten von Psychologen mit nachgewiesener Erfahrung in Diagnose und psychologischer Therapie von Epilepsiekranken durchgeführt werden.

Psychologische Behandlungen sind nach den vorliegenden Untersuchungen in einzelnen Fällen wirksam, sowohl in der Anfallsreduzierung, in der verbesserten Adaptation an die Epilepsie (Gillham 1990, Goldstein 1990, Fenwick PBC 1994) als auch in der Minimierung kognitiver Defizite (Aldenkamp u. Vermeulen 1991). Allerdings sind die Studien methodisch mangelhaft, es fehlen randomisierte Kontrollgruppen, daher sind die Ergebnisse mit Vorsicht zu bewerten. Dies gilt auch für Versuche, die Selbstkontrolle der Anfälle zu verbessern. Ist eine psychische Auslösung epileptischer Anfälle zweifelsfrei belegt, so ist eine Psychotherapie sinnvoll, falls die Anfälle durch Medikamente ohne Nebenwirkungen nicht beherrscht werden können. Allerdings gibt es zurzeit keine zuverlässigen Daten darüber, welche psychologischen Verfahren zur Anfallskontrolle besonders geeignet sind.

Bei Kranken, deren Anfälle von einer Aura eingeleitet werden, hat man versucht, durch eine Unterbrechung der Aura den nachfolgenden Anfall zu blockieren. Meditation und Konzentration können zur Unterbrechung des Anfalls herangezogen werden. Man hat versucht, anfallsauslösenden Reizen durch wiederholte, langsam sich steigernde Intensität ihren anfallsauslösenden Charakter zu nehmen; so hat man beispielsweise Flackerlicht, Geräusche, Musik, Muster und Farben allmählich gesteigert. Das gleiche Verfahren kann auch verwendet werden für psychische Faktoren wie Angst oder Stress, die Anfälle auslösen. Die Kunst dieser sehr langwierigen und komplizierten Verfahren besteht darin, das geeignete Training so zu organisieren, dass es tatsächlich wirksam wird. In der Regel sind dazu mehrere Sitzungen pro Woche in einem speziell ausgerüsteten Labor notwendig. Die Grundvoraussetzung ist aber, dass es sich um Anfallsauslöser handelt, die durch diese Verfahren beeinflusst werden können. Die übrigen Voraussetzungen sind noch nicht ausreichend bekannt, um Empfehlungen für eine Behandlung geben zu können. Kranke mit einer Aura oder mit bekannten anfallsauslösenden Reizen erkundigen sich am besten bei ihrem Arzt nach den derzeitigen Möglichkeiten. Darüber hinaus können auch psychische Probleme, die nicht unmittelbar anfallsauslösend sind, eine Psychotherapie bei einem Epilepsiekranken notwendig machen.

Die Befürchtung, dass durch eine Psychotherapie aus anderer Indikation Anfälle ausgelöst werden können, wird gelegentlich als ein Argument gegen eine psychotherapeutische Behandlung gewertet. Dieses Argument ist jedoch nicht schlüssig. Denn falls ein Kranker auf psychische Belastungen mit Anfällen reagiert, belegt dies ja gerade die Notwendigkeit der psychotherapeutischen Behandlung. Bei einer engen Zusammenarbeit mit dem behandelnden Arzt kann eine mögliche vorübergehende Zunahme der Anfälle während der Psychotherapie gemeinsam getragen werden. Falls die Anfälle in einer psychischen Krise die Bearbeitung des Konflikts ersetzen, wird eine erfolgreiche Psychotherapie allerdings erheblich erschwert. Diese Entscheidung ist jedoch in der Regel erst während der Psychotherapie zu treffen.

Leitlinien
- Bei allen schwer behandelbaren Patienten, die nicht anfallsfrei sind, sollte die Indikation zu einer psychologischen Behandlung geprüft werden mit dem Ziel der Verbesserung der Anfälle oder dem verbesserten Umgang mit der Epilepsie.
- Die Auswahl der geeigneten Patienten ist dem klinischen Urteil überlassen, das

begründet ist durch die Schwere der psychologischen Beschwerden, die Beeinträchtigung durch die Anfälle und deren Frequenz sowie den Wunsch des Patienten nach einer psychologischen Behandlung.
- Diagnose und Therapie sollten durch Psychologen erfolgen mit speziellen Erfahrungen auf dem Gebiet der Epilepsie.

Reproduktive Funktion und Schwangerschaft

Reproduktive Funktion

In einer großen Untersuchung klagten 16 % der Patienten unter Behandlung mit Primidon und etwa 3 % unter Phenytoin über erektile Dysfunktion (Collins u. Mitarb. 1997). Bei der medikamentösen Behandlung der Erektionsstörung mit Sildenafil ist zu beachten, dass dessen Metabolismus durch Enzymhemmer wie Ketoconazol oder Erythromycin deutlich verringert werden kann, sodass infolge höherer Serumkonzentrationen Nebenwirkungen auftreten können (s. Interaktionen).

Es wird geschätzt, dass etwa ein Drittel aller Patientinnen reproduktive endokrine Störungen aufweisen, wobei die Art der Epilepsie und die Behandlung offenbar keine Rolle spielen (Meo u. Mitarb. 1997). Nach einer weiteren Untersuchung haben Frauen mit Epilepsie mit 24 % doppelt so häufig polyzystische Ovarien wie Probanden; anovulatorische Zyklen und eine abnorme Länge des Menstruationszyklus wurden bei 23 % bzw. 39 % beobachtet (Morrell u. Mitarb. 1997). Bei Patientinnen, die mit Valproat behandelt worden waren, wurden bei 62 % polyzystische Ovarien festgestellt, bei solchen, denen Carbamazepin verabreicht worden war, war dies lediglich bei 21,7 % zu beobachten (Isojärvi u. Mitarb. 1997). Enzyminduzierende Antiepileptika wie Carbamazepin, Phenytoin, Phenobarbital, Topiramat oder Felbamat verringern die Wirksamkeit oraler Kontrazeptiva, während dies bei Gabapentin, Lamotrigin, Levetiracetam, Valproat oder Vigabatrin nicht der Fall ist. Daher sollte zur Vermeidung von ungewollten Schwangerschaften die Minipille vermieden werden, oder es sollten zusätzliche Barriere-Methoden eingesetzt werden. Kommt es bei gleichzeitiger Einnahme von Pille und Medikamenten gegen Epilepsie zu Zwischenblutungen, ist der hormonelle Schutz unzureichend.

Orale Kontrazeptiva verschlimmern die Epilepsie in der Regel nicht.

Eine Östrogensubstitution in der Menopause kann bei Patientinnen mit fokalen Epilepsien zu einer Zunahme von Temporallappenanfällen führen (Harden u. Mitarb. 1997).

Vor der Schwangerschaft

Ist eine Schwangerschaft geplant, wird die Diagnose der Epilepsie noch mal bestätigt, und es muss vor allem die Notwendigkeit einer medikamentösen Weiterbehandlung geprüft werden. Es werden, falls möglich, eine Monotherapie angestrebt und eine Behandlung mit der niedrigsten individuell wirksamen Tagesdosis (Omtzig u. Mitarb. 1992). Mit der möglichen Ausnahme von Valproat und Carbamazepin gibt es keinen Anhalt dafür, dass einzelne Antiepileptika häufiger als andere oder dosisabhängig an der Entstehung von Fehlbildungen beteiligt sind. Es gibt daher keinen Grund dafür, einen Wechsel eines wirksamen Antiepileptikums vorzunehmen oder weniger als die wirksame Dosis zu verordnen.

Valproat und auch Carbamazepin sollten bis zur Klärung der relativen Teratogenität während der ersten drei Monate der Schwangerschaft nur bei sehr strenger Indikation eingenommen werden. Die Tagesdosis von Valproat sollte möglichst nicht mehr als 1 g betragen. Bei höheren Dosen nimmt die Teratogenität zu, ebenso wie bei Polytherapie mit mehreren Antiepileptika (Kaneko u. Mitarb. 1998).

Die neuen Antiepileptika rufen – mit Ausnahme von Topiramat – im Tierversuch keine vermehrten Missbildungen hervor, es liegen jedoch noch keine ausreichenden Erfahrungen beim Menschen vor, um diese Medikamente zuverlässig beurteilen zu können.

Eine Beruhigung der Patientin über den insgesamt ungestörten Verlauf von Schwangerschaft, Geburt und die Tatsache, dass über 90 % der Nachkommen völlig gesund sind, ist ebenso wichtig wie die Information über die Tatsache, dass die Epilepsie durch die Schwangerschaft keinen schlechteren Verlauf nimmt, vorausgesetzt, die verordnete Dosis wird weiter eingenommen (s. Checkliste F im Anhang).

Die Gabe von Folsäure und Multivitaminen wird zur Missbildungsprophylaxe empfohlen. Die erforderliche Tagesdosis von Folsäure ist individuell verschieden, liegt aber vermutlich bei 5 mg/Tag. Genetische Faktoren wie die häufige Mutation des Gens für die 5,10-Methylentetrahydrofo-

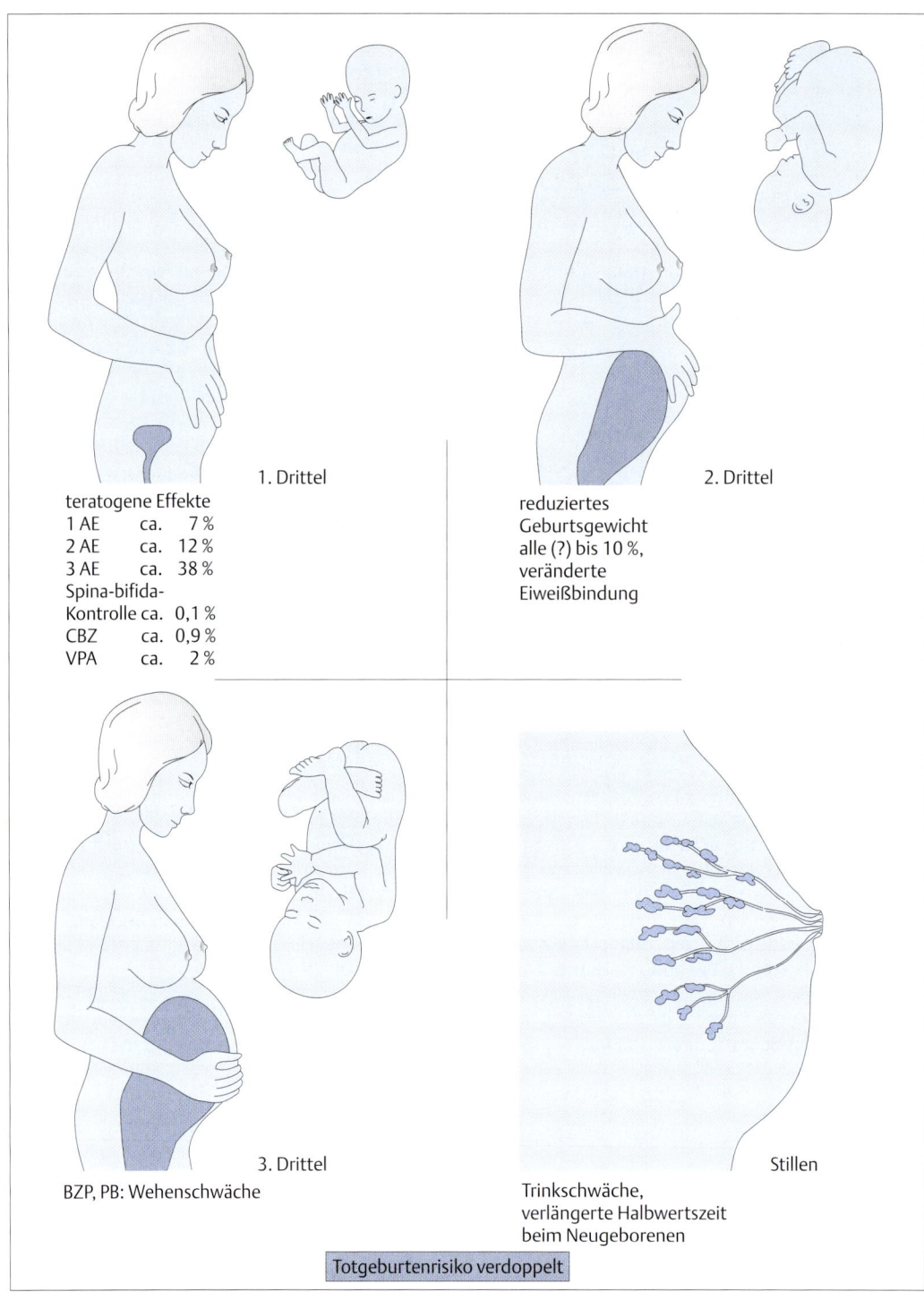

teratogene Effekte
1 AE   ca.   7 %
2 AE   ca.   12 %
3 AE   ca.   38 %
Spina-bifida-
Kontrolle ca. 0,1 %
CBZ   ca. 0,9 %
VPA   ca.   2 %

1. Drittel

2. Drittel

reduziertes
Geburtsgewicht
alle (?) bis 10 %,
veränderte
Eiweißbindung

3. Drittel

BZP, PB: Wehenschwäche

Stillen

Trinkschwäche,
verlängerte Halbwertszeit
beim Neugeborenen

Totgeburtenrisiko verdoppelt

Abb. 21.**1 Epilepsie, Schwangerschaft und Stillen.** AE = Antiepileptikum, CBZ = Carbamazepin, VPA = Valproat,
BZP = Benzodiazepine, PB = Phenobarbital.

lat-Reduktase, die bei etwa 11 % der holländischen Bevölkerung vorkommt, erfordern höhere Dosen von Folsäure (Wilcken 1997).

Alle diese o. g. Risiken sind bei einem starken Kinderwunsch und einer gefestigten Bindung kein ausreichender Grund, um auf Kinder zu verzichten. Häufig ist es allerdings nicht die Epilepsie selbst oder die mit der Behandlung verbundenen Risiken für die Nachkommen, sondern die Beurteilung, ob die Eltern tatsächlich in der Lage sind, sich um das Kind ausreichend zu kümmern, welche die Entscheidung bestimmt.

Schwangerschaft

Eine schwangere Patientin mit einer Epilepsie ist mit wenigen Ergänzungen genauso zu behandeln wie eine nichtschwangere Patientin. Es können jedoch im Verlauf der Schwangerschaft bestimmte Risiken auftreten, über die jede Patientin aufgeklärt werden sollte (Abb. 21.**1**).

Während der Schwangerschaft ist auf den Wert der regelmäßigen Einnahme der verordneten Dosis hinzuweisen, und monatliche ambulante Untersuchungen mit Bestimmung der Plasmakonzentration der Antiepileptika werden empfohlen. Die Tagesdosis des Medikamentes wird erhöht, falls klinisch notwendig, d. h. falls vermehrt Anfälle auftreten, und sie wird reduziert, falls unakzeptable Nebenwirkungen auftreten. Die Patientin ist zu beruhigen über den im Wesentlichen ungestörten Verlauf der Schwangerschaft und der Epilepsie. Ein Wechsel der Antiepileptika wird in der Regel nicht empfohlen wegen der Risiken einer Umstellung und dem Fehlen ausreichender Daten über Unterschiede der Teratogenität einzelner Antiepileptika, vielleicht mit Ausnahme von Valproat. Eine Kombinationstherapie mit mehreren Antiepileptika und eine hohe Gesamtdosis gelten als Risikofaktoren für das vermehrte Auftreten von Fehlbildungen wie Lippen-Kiefer-Gaumen-Spalten, Skelettanomalien, Herzfehler und Gastrointestinalatresien. Kinder epileptischer Mütter weisen etwa doppelt so viele Fehlbildungen auf wie Kinder nichtepileptischer Mütter (s. in Kapitel 9 „Teratogenität").

Zusammenfassend ist bei Anfällen oder Nebenwirkungen durch Antiepileptika während der Schwangerschaft eine Beratung oder eine Vorstellung der Patientin bei einem Arzt mit spezieller Erfahrung, z. B. in einem Epilepsiezentrum, zu empfehlen. Bei Schwierigkeiten im Verlauf der Schwangerschaft wie z. B. bei einer Blutung oder der Entwicklung einer EPH-Gestose ist die Patientin frühzeitig in einer Sprechstunde für Risikoschwangerschaften vorzustellen.

Meist ist die Organogenese bereits bei der ersten Vorstellung in der Schwangerschaft vollzogen. Eine individuelle geburtshilfliche Überwachung wird empfohlen, die bei Patientinnen unter Valproat-Therapie und nach individueller Aufklärung auch bei Carbamazepin-Therapie die Bestimmung des Alphafetoproteins im Serum, eine Ultraschalluntersuchung sowie, falls nötig, eine Amniozentese einschließt. Es ist besonders darauf zu achten, dass während der Geburt im Kreißsaal die Antiepileptika weitergegeben werden.

Wochenbett

Nach der Geburt kann die Plasmakonzentration der Antiepileptika ansteigen, daher ist besonders auf Nebenwirkungen zu achten und ggf. die Tagesdosis zu reduzieren. Der Nachtschlaf sollte nicht gestört werden, evtl. muss das Neugeborene nachts vom Vater oder von anderen Angehörigen aus der Flasche nachgefüttert werden. Stillen wird aus ernährungsphysiologischen und psychologischen Erwägungen empfohlen. Weiterhin werden durch Stillen Entzugssymptome vermieden. Falls Beschwerden auftreten wie Trinkschwäche, Muskelhypotonie oder vermehrte Schläfrigkeit, werden die Plasmakonzentration des Säuglings bestimmt und die Trinkmenge reduziert, falls nötig.

> **Leitlinien**
> - Alle Frauen mit Epilepsie im geburtsfähigen Alter sind zu informieren, dass unter der Behandlung mit Standardmedikamenten 2 – 3-mal häufiger Fehlbildungen bei den Nachkommen auftreten als bei Frauen ohne Epilepsie. Zusätzlich können so genannte Minoranomalien etwas häufiger auftreten als bei Kindern von Vätern mit Epilepsie oder bei Kontrollen in der Bevölkerung. Ob Unterschiede in der Teratogenität der Standard-Antiepileptika existieren, ist nicht ausreichend bekannt, bis auf in prospektiven Registern festgestellte höhere Teratogenität von Valproat von etwa 6 % im Vergleich zu Lamotrigin oder Carbamazepin von etwa 2 %. Die Erfahrungen mit anderen klassischen oder modernen Antiepileptika wie Gabapentin, Levetiracetam, Oxcarbazepin oder Tiagabin, die tierexperimentell keine Teratogenität zeigen, sind noch nicht ausreichend.

- Ist eine medikamentöse Therapie notwendig, sollte möglichst eine Monotherapie mit der geringsten notwendigen Dosis verordnet werden. Eine schon präkonzeptionell beginnende Substitution mit 5 mg/Tag Folsäure und Vitamin-B-Komplex wird für alle Frauen mit Epilepsie im geburtsfähigen Alter empfohlen. Alle medikamentösen Änderungen zur Risikominderung der Teratogenität (wie Abbau von Polytherapie oder Medikamentenwechsel) sollten vor der Schwangerschaft erfolgen. Umstellungen der Therapie während der Schwangerschaft kommen in der Regel zu spät, weil die Organogenese in der 12. Schwangerschaftswoche abgeschlossen ist und sie sind riskant, weil sie zu einer Zunahme der Anfälle führen können.
- Eine pränatale Diagnostik möglicher Fehlbildungen sollte angeboten werden und die Frauen sollten während der Schwangerschaft, der Geburt und im Wochenbett fortwährend betreut werden.
- Bei Anfällen oder Nebenwirkungen mit Antiepileptika während der Schwangerschaft ist eine Beratung oder eine Vorstellung der Patientin bei einem Arzt mit spezieller Erfahrung z. B. in einem Epilepsiezentrum zu empfehlen. Bei Schwierigkeiten im Verlauf der Schwangerschaft wie einer Blutung oder der Entwicklung einer EPH-Gestose ist die Patientin frühzeitig in einer Sprechstunde für Risikoschwangerschaften vorzustellen.
- Trotz der beschriebenen Risiken ist eine beruhigende Aufklärung darüber wichtig, dass mehr als 90 % aller Frauen mit Epilepsie, die Antiepileptika während der Schwangerschaft einnahmen, gesunde Kinder ohne Fehlbildungen und ohne erhöhtes Epilepsierisiko zur Welt bringen.

Reproduktive Funktion bei Männern mit Epilepsie

Sexuelle Funktionsstörungen und Infertilität treten bei Männern mit Epilepsie häufiger auf als in der Allgemeinbevölkerung (Herzog u. Mitarb. 2002). So klagt etwa einer von 2–3 Männern mit Epilepsie über sexuelle Funktionsstörungen wie Impotenz oder erektile Dysfunktion, über die jedoch häufig nicht spontan gesprochen wird. Die Ätiologie sexueller Funktionsstörungen und auch die bei Männern mit Epilepsie erhöhte Rate verminderter Fertilität ist vermutlich multifaktoriell. Neben der Epilepsieerkrankung selbst spielen medikamentöse Einflüsse, andere Erkrankungen sowie psychische und soziale Faktoren eine Rolle. Die zentrale Steuerung der für die reproduktiven Funktionen zuständigen Hormone erfolgt durch den Kortex, die Amygdala und den Hypothalamus, die durch epileptische Anfälle oder epilepsiebedingte Funktionsstörungen beinträchtigt werden können. Es kann zu Rückwirkungen auf die Gonadotropin-Sekretion und letztlich auch auf die Aktivität der hypophysär-testikulären Rückkopplungsmechanismen kommen. Diese Störungen finden sich am ausgeprägtesten bei Temporallappenepilepsien (Bauer u. Mitarb. 2004, Luef 2004). Weiterhin können enzyminduzierende Antiepileptika, wie zum Beispiel Carbamazepin zu einem Anstieg des SHGB (sexual hormone binding globuline) führen. Dadurch wird vermehrt freies, biologisch aktives Testosteron an SHBG gebunden und steht damit dem Organismus nicht mehr zur Verfügung. Darüber hinaus nimmt auch die Konzentration des DHEAS, einem weiteren in die Sexualfunktionen involvierten Neuropeptid, unter einer Therapie mit Carbamazepin ab.

Für einige moderne Antiepileptika, die keinen oder nur einen sehr geringen enzyminduzierenden Effekt ausüben, wie zum Beispiel Oxcarbazepin oder Lamotrigin (Herzog 2004) konnten klinische Studien hingegen zeigen, dass die genannten Veränderungen kaum auftreten, bzw. dass sich die unter einer Therapie mit Carbamazepin veränderten Plasmakonzentrationen für SHBG und DHEAS nach Umsetzen auf Oxcarbazepin oder Lamotrigin wieder normalisierten (Isojärvi u. Mitarb. 1995, Rättyä u. Mitarb. 2001). Darüber hinaus kommt es offenbar unter Oxcarbazepin seltener zu einer verminderten Spermienkonzentration und Spermienmotilität sowie einer Hodenatrophie als unter Carbamazepin (Isojärvi u. Mitarb. 2004). Zudem führen enzyminduzierende Antiepileptika im Gegensatz zu Lamotrigin, zu Störungen der Sexualfunktionen und einer Abnahme der Libido (Herzog u. Mitarb. 2004).

Bei der Behandlung von männlichen Patienten, insbesondere mit fokalen Epilepsien, sollte bei der Auswahl des Antiepileptikums der Einfluss auf die Sexualfunktion daher in die differenzialtherapeutischen Entscheidungen einbezogen werden. Vorzugsweise sollten solche Antiepileptika eingesetzt werden, die wie Oxcarbazepin oder Lamotrigin bzw. andere nicht enzyminduzierende Antiepileptika, das Risiko für die Entwicklung sexueller Funktionsstörungen nicht weiter erhöhen. In Einzelfällen können Patienten mit sexuellen Funktionsstörungen, wie Erektions- oder Ejakulationsstörungen oder Libidoverlust, durch eine Umstellung auf Oxcarbazepin oder ein anderes nicht enzyminduzierendes Antiepileptikum profitieren (Schmidt u. Elger 2000, Schmidt u. Mitarb. 2004).

Epilepsie und Freizeit

Eine kleine Auswahl der häufig gestellten Fragen zu diesem Thema ist hier kurz zusammengefasst. Ausführliche Antworten gibt der Patientenratgeber „Epilepsien – Fragen und Antworten" (Schmidt 2001).

Sport

Generell sollten körperliche Aktivität und Fitness gefördert werden, dennoch sind einige Einschränkungen zu machen. Die Entscheidung, bestimmte Sportarten nicht zu betreiben, wird von der Häufigkeit der Anfälle, vom Zeitpunkt des Auftretens der Anfälle, von der allgemeinen Verletzungsgefahr der Sportart und der speziellen Verletzungsgefahr während eines Anfalls abhängen. Ein Patient mit häufigen Anfällen wird ein erhöhtes Risiko bei Sportarten haben, bei denen es im Anfall zu einem Fall aus der Höhe kommen kann, wie bei Turnen am Hochreck, an Ringen, an Seilen und an Stangen, beim Barrenturnen, Diskuswerfen, Speer- und Hammerwerfen, beim Boxen, bei Judo, Reiten, Fahrradfahren oder bei der Gefahr, während eines Anfalls zu ertrinken, wie beim unbeaufsichtigten Schwimmen oder Tauchen. Ebenso sind Abfahrten von Steilhängen, Skispringen und Schlittschuhlaufen zu gefährlich. Treten jedoch die Anfälle nur aus dem Schlaf heraus oder kurz nach dem Aufstehen auf, so ist tagsüber das Risiko gering.

Im Allgemeinen ist der Sport aus mehreren Gründen gut für Epilepsiekranke. Bei Jugendlichen kann der Sport sehr zur Achtung durch andere und zur Selbstachtung beitragen und die Isolierung und Überprotektion abbauen. Dieser positive Gesichtspunkt muss abgewogen werden gegen das erhöhte Risiko, falls der Patient noch Anfälle hat. Als Kompromiss wird ein Sport mit normalem Risiko immer infrage kommen. Gegen Sportarten wie Gymnastik und Bodenturnen sowie Sportspiele wie Handball, Basketball und Fußball bestehen keine Bedenken. Spezielle Fragen entstehen gewöhnlich beim Sportunterricht und beim Schwimmen. Am Sportunterricht unter Aufsicht kann der Anfallsfreie teilnehmen. Nicht Anfallsfreie dürfen nicht schwimmen, auch nicht unter Aufsicht, das Risiko ist sehr groß. Ertrinken gehört zu den häufigsten Todesursachen. Aufsichtspersonen sind besonders darauf hinzuweisen, dass der Patient im Anfall wegen des Ausfalls der Gegenreflexe im Wasser ersticken würde, da das Wasser dann ohne die Reflexabwehr in die Lunge laufen würde. Daher fehlen auch in so einem Fall die Abwehrbewegungen, mit denen sonst Ertrinkende auf sich aufmerksam machen können. Der Epilepsiekranke sinkt still zu Boden, wo er regungslos liegen bleibt. Patienten mit einem Tumor oder einer Erkrankung des Gehirns als Ursache der Epilepsie sollten Sportarten meiden, die zu Prellungen oder Verletzungen des Kopfes führen können.

Im Allgemeinen ist, wenn die oben genannten Empfehlungen berücksichtigt werden, die Verletzungsgefahr von Epilepsiekranken während des Sports nicht höher als bei Gesunden.

Flugreisen

Gelegentlich wird Epilepsiekranken von interkontinentalen Flugreisen wegen der angeblich anfallsfördernden Wirkung abgeraten. Patienten mit Epilepsie haben kein erhöhtes Risiko, während eines Fluges einen Anfall zu bekommen. Allerdings kann ein Anfall in einem Flugzeug einigen Wirbel verursachen. Einzelne Fluggesellschaften machen daher Auflagen für Flugreisende mit Epilepsie. Epilepsiekranke mit ärztlichen Bescheinigung, welche die Flugreisefähigkeit bejaht, werden von den meisten europäischen Fluggesellschaften ohne Begleitperson befördert. Die Medikamente werden wie zu Hause eingenommen. Am besten unterrichtet man vorsichtshalber die Flugbegleiterin, welche Maßnahmen während und nach einem Anfall sinnvoll sind. Zeitverschiebungen bei Interkontinentalflügen können zu anfallsfördernden Schlafstörungen führen. Daher wird man evtl. eine Schlaftablette nach der Ankunft einnehmen, um sich rasch an den neuen örtlichen Schlafrhythmus anzupassen.

Beachtet man die o. g. Gesichtspunkte, verursachen selbst interkontinentale Flugreisen keine besonderen Probleme. Unter allen medizinischen Problemen, die auf Flügen großer Fluggesellschaften auftreten, machen Anfälle lediglich 4% aus; Synkopen sind mit 29% übrigens das häufigste Problem (Kahn u. Krämer 1997). Ausführlich informiert ein Patientenratgeber „Epilepsie und Flugreisen" (Elger u. Mitarb. 1996) über dieses Thema.

Antiepileptika gehören übrigens nicht in den Koffer, sondern griffbereit in das Handgepäck!

Malariavorsorge

Vor einer Reise in die Tropen sind besondere Vorsichtsmaßnahmen zu treffen. Spezielle Probleme bereitet die Malariavorbeugung. Chloroquin kann, obwohl es schon zu Gelegenheitsanfällen geführt hat (De Bittencourt 1996a), bei adäquat behandelten oder anfallsfreien Patienten nach Abwägung des Malariarisikos gegeben werden. Mefloquin hingegen sollte nach den Empfehlungen der Deutschen Tropenmedizinischen Gesellschaft Patienten mit Epilepsie nicht verordnet werden. Bei Patienten mit aktiver Epilepsie kann Doxycylin zur Malariaprophylaxe gegeben werden (Burchard u. Bauer 2001).

Epilepsiebehandlung bei zusätzlichen Erkrankungen

Epilepsie ist häufiger mit einer Schlafapnoe vergesellschaftet, als es bei purer Koinzidenz zu erwarten wäre. Eine Behandlung der Schlafapnoe verringert die Anfallsfrequenz (Hoellinger u. Mitarb. 2000). Eine N.-vagus-Stimulation (VNS) sollte bei einem ausgeprägten Schlafapnoe-Syndrom vorsichtshalber nicht eingesetzt werden, da es unter VNS zu einer Zunahme der Schlafapnoe kommen kann. Kommt es bei einem Patienten mit Epilepsie zu einer zusätzlichen gravierenden Erkrankung, sind folgende Szenarien denkbar:

- Die Epilepsie und ihre Behandlung beeinträchtigen weder die andere Erkrankung noch deren Behandlung und umgekehrt; dies ist glücklicherweise vermutlich der häufigste Fall.
- Bei einer zwar kleinen, aber doch bestimmten Zahl von Patienten können sowohl die Anfallsfrequenz als auch die Pharmakokinetik und die Nebenwirkungen der Antiepileptika durch die zusätzliche Erkrankung oder durch Interaktionen klinisch relevant beeinträchtigt werden (Scheuer 1992).
- Weiterhin können, wenngleich selten, Antiepileptika über ihre Nebenwirkungen internistische Erkrankungen verschlimmern.
- Um die Situation noch komplizierter zu machen, können Gelegenheitsanfälle, Synkopen

Tabelle 21.**1**   **Interaktionen bei Behandlung zusätzlicher Erkrankungen.** Bei Zugabe oder Absetzen der hier genannten Medikamentengruppen sollte besonders auf unerwartete Nebenwirkungen oder unzureichende Wirkung geachtet werden. Dies gilt selbst – in Einzelfällen –, wenn die Tabelle keine Interaktionen anzeigt. Zudem sind die Erfahrungen mit den neuen Antiepileptika noch begrenzt. Ist man mit dem Medikament nicht vertraut, sollte man sich in Tab. 9.3 und Tab. 9.6 vergewissern. Abkürzungen: CBZ = Carbamazepin, CLB = Clobazam oder Clonazepam, ESM = Ethosuximid, FBM = Felbamat, GBP = Gabapentin, LEV = Levetiracetam, LTG = Lamotrigin, OXC = Oxcarbazepin, PB = Phenobarbital, PGN= Pregabalin, PHT = Phenytoin, PRM = Primidon, TGB = Tiagabin, TPM = Topiramat, VPA = Valproat, VGB = Vigabatrin, ZNS = Zonisamid, + = Risiko, ? = unbekannt

	CBZ	CLB	ESM	FBM	GBP	LEV	LTG	OXC	PB	PGN	PHT	PRM	TGB	TPM	VPA	VGB	ZNS
Orale Kontrazeptiva	+		?	+			+	+	+		+	+	?	+			?
Antikoagulanzien	+		?	?			?		+		+	+	?	+?			?
Kardiaka	+		?	?			?	+	+		+	+	+?	?	?		?
Psychopharmaka	+	+	?	?			?	?	+		+	+	?	?	+		?
Antazida	+		?	?	+?		?		+		+	+	?	?	+		?
Antibiotika	+		+?	?			?	"	+		+	+	?	?	+		?
Stören andere AE durch Interaktionen	+++			+++			++	+++			+++	+++			++		+
Von anderen Antiepileptika gestört durch Interaktionen	+++	++	+	++			+++	++	++		+++	+++		+	+++		+

Tabelle 21.**2**   Umstellung von oraler auf vorübergehende parenterale Antiepileptikatherapie

Orale Langzeitmedikation	Parenterale Ersatzmedikation
Phenobarbital, Primidon	2 × 100 mg i. m. Phenobarbital für Kinder und 2 × 200 mg i. m. bei Erwachsenen, Phenobarbital kann auch in einer Dünndarmsonde verabreicht werden
Phenytoin	750 mg Phenytoin Infusionskonzentrat in 450 ml NaCl oder Glucose in 8 Std. für Erwachsene
Carbamazepin, Vigabatrin, Gabapentin, Tiagabin, Topiramat	s. Phenobarbital oder Phenytoin
Valproat, Ethosuximid, Lamotrigin, Felbamat	Valproat i. v. (orale Dosis) oder Diazepam-Rektiole
Clobazam, Clonazepam, andere Benzodiazepine	Diazepam-Rektiole s. Statustherapie

und Myoklonien bei Patienten mit internistischen Erkrankungen mit epileptischen Anfällen verwechselt werden.

In jedem Fall ist die erste Frage: „Weiß der behandelnde Arzt von der Epilepsie und kennt er die Antiepileptikaverordnung?"

Interaktionen

Vor jeder Verordnung ist zu prüfen, ob überhaupt Interaktionen zu erwarten sind, und weiterhin, ob diese voraussichtlich eine klinische Relevanz haben werden. Ist dies der Fall, ist das Risiko zu minimieren (Tab. 21.**1**).

Hat die Behandlung etwas Zeit, kann auf eines der neueren, interaktionsfreien Antiepileptika umgestellt werden. Hier bieten sich Gabapentin, Tiagabin und Vigabatrin an. In der Regel sind jedoch die meisten Interaktionen ohne gravierende klinische Bedeutung.

Operationen oder Intensivtherapie

Kieferchirurgische oder kleine chirurgische Eingriffe erfordern eine Lokalanästhesie, die keine Probleme bietet für Patienten mit Epilepsie, eine Anfallszunahme unter Lokalanästhetika ist nicht belegt. Allerdings können beim Anblick der Instrumente oder bei Schmerzen Synkopen mit Myoklonien auftreten, die als Epilepsie verkannt werden.

Falls eine Operation notwendig wird, sind der Stationsarzt und der Narkosearzt über die Epilepsie, die Beschwerden und Zeichen der epileptischen Anfälle, die Dosis und den Namen der Tabletten und die Adresse und Telefonnummer des die Epilepsie behandelnden Arztes zu informieren. Außerdem ist zu prüfen, ob die Gerinnung in Ordnung ist. Am Tag der Operation wird anstelle der sonst üblichen Tabletten eine parenterale Gabe der Antiepileptika verordnet (Tab. 21.**2**).

Bei vorübergehender Schluckunfähigkeit während einer Bewusstlosigkeit, während einer Allgemeinnarkose nach Abdominaloperationen mit etwaigem Ileus, ausgedehnten mundchirurgischen Eingriffen oder während schwerer Abdominalerkrankungen wie z. B. Morbus Crohn ist bei Patienten mit einer behandlungsbedürftigen Epilepsie eine Umstellung von der oralen auf eine parenteral verabreichte Ersatzmedikation notwendig. Meist kann der Patient vor einer elektiven Operation noch seine Tagesdosis wie gewohnt einnehmen; falls nicht, beginnt die Umstellung schon vor der Operation. Bei Medikamenten gegen Absencen wird während der Nahrungskarenz auf Diazepam-Rektiolen oder Valproat i. v. umgestellt. Abzuraten ist von Phenytoin-Suppositorien sowie von i. m. Injektionen von Diazepam, Clonazepam und Phenytoin, vor allem wegen der unzuverlässigen Resorption. Das neue Phenytoin-Pro-Drug Fosphenytoin ist hingegen gut i. m. einzusetzen.

Ist die Operation vorüber und kann der Patient wieder Nahrung zu sich nehmen, wird die vorherige Tablettenmenge wieder eingeführt. Bei einer Änderung der Epilepsietherapie ist unbedingt Rücksprache mit dem die Epilepsie behandelnden Arzt zu halten. Während des Krankenhausaufenthaltes sind die Kranken im selben Zimmer vorzuwarnen, dass evtl. ein Anfall auftreten könnte, und darüber zu informieren, wie sie sich bei der ersten Hilfe zu verhalten haben.

Die Operation eines Epilepsiepatienten erfordert keine besonderen Vorsichtsmaßnahmen. Bei lang andauernden Infusionen muss aber an den verdünnenden Effekt für die Serumkonzentration gedacht und im Zweifelsfall die Serumkonzentration überprüft werden.

> **Leitlinien**
> - Eine präoperative Prämedikation wird empfohlen, um Angst und anfallsfördernde Schlaflosigkeit zu vermeiden. Das Allerwichtigste ist, daran zu denken, dass die Gabe der Antiepileptika nicht vergessen wird, was gelegentlich in der Aufregung geschieht. Dies gilt übrigens auch für geburtshilfliche Operationen oder im Kreißsaal.

Nierenversagen und Dialyse

Bei akutem Nierenversagen ist an tonisch-klonische Anfälle, aber auch differenzialdiagnostisch an urämische Myoklonien, metabolische Entgleisungen, Meningitis, Vaskulitis sowie Nebenwirkungen verschiedener Medikamente zu denken. Bei chronischem Nierenversagen ist zusätzlich an eine hypertensive Enzephalopathie zu denken.

Dialyseassoziiert sind das Dysäquilibrium-Syndrom, Hypoglykämie und Hypokalzämie, nach Nierentransplantationen sind Nebenwirkungen von Cyclosporin und opportunistische Infektionen zu erwägen. Bei hepatischen Enzephalopathien kann es zum Status epilepticus kommen. Die Akkumulation von Antiepileptika, die hauptsächlich renal ausgeschieden werden, wie Vigabatrin oder Gabapentin und Pregabalin, aber auch das im Erwachsenenalter obsolete Vigabatrin, die renal als auch hepatisch ausgeschieden werden (Checkliste E), kann durch Verabreichung niedrigerer Dosen verhindert werden. Eine Dosisreduktion um 25 % ist häufig notwendig, wenn die Filtrationsrate unter 10 ml/min fällt.

Obwohl sehr selten, können Carbamazepin und Phenytoin in Einzelfällen zu einem reversiblen Nierenversagen führen (Schmidt 1992a). Eine tuberöse Sklerose kann in Einzelfällen ebenfalls zu einem Nierenversagen führen (Neumann u. Mitarb. 1995). Neben der Fehldiagnose von urämischen Myoklonien oder Gelegenheitsanfällen infolge metabolischer Änderungen, Medikamente oder eines subduralen Hämatoms ist die zu geringe Gabe von Antiepileptika nach der Dialyse das häufigste Problem.

Patienten, die mit Phenobarbital, Primidon, Topiramat und Ethosuximid behandelt werden, benötigen in der Regel eine nochmalige Gabe der letzten Dosis, die vor der Dialyse verabreicht wurde. Ein Abfall oder eine Akkumulation der Plasmakonzentration kann durch Konzentrationsbestimmungen einige Stunden nach der Dialyse erfasst werden, wenn sich nach der Dialyse wieder ein Fließgleichgewicht aufgebaut hat. Phenytoin, Carbamazepin und Valproat werden durch Hämodialyse nicht entscheidend aus dem Körper entfernt, sodass es zu einer Akkumulation kommen kann (Levy u. Mitarb. 1995). Plasmakonzentrationen sollten bestimmt werden bei unspezifischen Intoxikationszeichen, die nicht immer leicht von Schläfrigkeit und Ermattung infolge der Nierenerkrankung zu unterscheiden sind.

> **Leitlinien**
> - Bei stark eingeschränkter glomerulärer Filtrationsrate (10 ml/min oder weniger) ist die Dosis vorwiegend renal ausgeschiedener Antiepileptika als Faustregel zu halbieren. Vorher sollte die Plasmakonzentration bestimmt werden.
> - Bei dialysepflichtigen Patienten wird als Faustregel die letzte Dosis vor der Dialyse nach der Dialyse nochmals verabreicht. Es werden hepatisch eliminierte Antiepileptika bevorzugt verordnet.

Leberversagen

Obwohl viele der Standardmedikamente wie Carbamazepin, Valproat, Phenytoin und die Benzodiazepine hauptsächlich über die Leber metabolisiert werden, muss wegen der erheblichen Kapazitätsreserve der Leber schon eine schwere Leberinsuffizienz vorliegen, bevor es zu einer relevanten Verringerung der Metabolisierungsrate kommt (Levy u. Mitarb. 1995). Meist kann eine Akkumulation, die zu Intoxikationen führen könnte, durch die Verordnung niedrigerer Dosierungen als üblich und vorsichtige Dosiserhöhungen je nach klinischem Bedarf vermieden werden. Leider sind die derzeit üblichen Labormarker für eine Leberinsuffizienz zu ungenau und daher zur Dosisanpassung nicht hilfreich. Der klinische Wert der Bestimmung der Plasmakonzentration, die anfallen kann aufgrund der rascheren Metabolisierung der freien Konzentration, ist generell nicht belegt. In Einzelfällen mag jedoch der kritische Einsatz hilfreich sein. Die Bestimmung der freien Konzentration wird nicht empfohlen.

Standardmedikamente werden, wie sonst auch, je nach Anfallstyp verordnet. Als Vorsichtsmaßnahme ist anzumerken: Die intrinsische Hepatotoxizität von Valproat und Felbamat (Levy u.

Mitarb. 1995) verbietet den Einsatz bei Leberkranken, obwohl Belege dafür, dass diese Medikamente Lebererkrankungen verschlimmern, nicht existieren. Für Patienten mit hepatischen Porphyrien, die durch Standardantiepileptika verstärkt werden, stehen neuere Antiepileptika zur Verfügung wie Gabapentin, Levetiracetam oder Tiagabin. Einschränkend muss aber gesagt werden, dass ausreichende Erfahrungen mit den neuen Medikamenten noch nicht vorliegen.

> **Leitlinien**
> - Bei fortgeschrittener Leberinsuffizienz wird die Dosis vorwiegend hepatisch eliminierter Antiepileptika in der Regel halbiert. Es sollte die Plasmakonzentration bestimmt werden.
> - Bei hepatischer Insuffizienz sind renal eliminierte Antiepileptika vorteilhafter.

Herzerkrankungen

Neben der Fehldiagnose von kardialen Synkopen mit multifokalen Myoklonien als Epilepsie ist die kardiovaskuläre Toxizität von Phenytoin und Carbamazepin mit Bradykardie und arterieller Hypotonie ein Problem bei der Behandlung eines Patienten mit Epilepsie und einer Herzerkrankung (Kennebäck u. Mitarb. 1991). Bei Älteren oder Patienten mit Herz- oder Lungenerkrankungen darf Phenytoin nicht mit mehr als 10 mg/min infundiert werden (Schmidt 1992 a). Blutdruck und Herzrhythmus sollten erfasst werden, speziell bei Älteren mit einer Herzerkrankung. Phenytoin und Carbamazepin sollten nicht verordnet werden bei Patienten mit relevant niedrigem Blutdruck, schwerer Myokarderkrankung, Sinusbradykardie, sinuatrialem Block und AV-Block 2. und 3. Grades. Weiterhin ist zu beachten, dass enzyminduzierende Antiepileptika (Tab. 9.**6**) die Wirkung von Lidocain, Warfarin, Mexiletin, verringern – mit einer Ausnahme: Phenytoin erhöht die Plasmakonzentration von Warfarin! Verapamil, Diltiazem und möglicherweise Nifedipin lassen die Plasmakonzentrationen von Phenytoin und Carbamazepin ansteigen. Nicht außer acht lassen sollte man, dass komplexe fokale Anfälle zu vorübergehender Sinustachykardie und Bradykardie führen können (Wilder-Smith u. Wilder-Smith 1995).

Systemischer Lupus erythematodes

Etwa 17 % der Patienten mit einem systemischen Lupus erythematodes (SLE) entwickeln Anfälle infolge Nierenversagens, arteriellen Hochdrucks oder Medikamenteneinnahme. Einzelne Anfälle während einer Exazerbation erfordern keine Langzeitmedikation, während wiederholte Anfälle mit Carbamazepin oder Valproat behandelt werden können. Es gibt keinen Beleg dafür, dass diese Medikamente einen idiopathischen SLE verstärken (Messing u. Simon 1986). Hat man den Eindruck, der SLE nimmt unter einem dieser Medikamente zu, kann man Gabapentin, Levetiracetam oder Tiagabin einsetzen. Spezielle Erfahrungen fehlen allerdings noch.

Akute Porphyrie

Tonisch-klonische oder fokale Anfälle kommen bei 3,7 % der Patienten mit akuten Porphyrien während einer Attacke vor (Bylesjo u. Mitarb. 1996). Enzyminduzierende Antiepileptika können Attacken provozieren, aber auch Valproat wurde impliziert. Es gibt keine verlässlichen Regeln, die individuelle Empfindlichkeit ist variabel. Eine Zusammenstellung der auslösenden Medikamente findet sich im Anhang der „Roten Liste". Neuere nichtenzyminduzierende Antiepileptika wie Gabapentin, Levetiracetam oder Tiagabin bieten sich an, wenn Standardmedikamente Attacken ausgelöst haben. Spezielle Erfahrungen fehlen allerdings noch.

Epilepsie bei Patienten mit Lernschwierigkeiten

■ Diagnose

Etwa 20–30 % aller Menschen mit Lernschwierigkeiten (Synonyme: mentale Retardierung, intellektuelle Behinderung) haben gleichzeitig eine Epilepsie, die somit die mit Abstand häufigste zusätzliche Erkrankung Lernbehinderter ist (Wallace u. Mitarb. 1997, Santosh u. Baird 2000). Die Betreuung von Menschen mit Lernschwierigkeiten erfordert oft ein multiprofessionelles Team unter Einbeziehung einer gemeindenahen psychiatrischen Versorgung. Eine Reihe von Schwierigkeiten können die Epilepsiediagnose bei Patienten mit Lernproblemen erschweren. Hierzu gehören die gestörte Kommunikation, die Interpretation ungewöhnlicher Symptome, die Unterscheidung zwischen epileptischen und nichtepileptischen Anfällen, die Selbstauslösung von Anfällen oder Verhaltensauffälligkeiten, Nebenwirkungen der neuroleptischen und antiepileptischen Therapie sowie die Interpretation des EEG. Zusätzlich kann es schwierig werden beim Einsatz bildgebender Untersuchungen, u. U. muss sogar eine Narkose durchgeführt werden. Nicht wenige Patienten mit Lernschwierigkeiten sind deshalb noch nie mit dem MRT untersucht worden; dies wäre aber von Bedeutung zur Erkennung operabler Epilepsien bei Patienten mit Lernschwierigkeiten infolge kortikaler Dysgenesien.

■ Verlauf

Folgende Faktoren sind prognostisch ungünstig bei Kindern mit Epilepsie und Lernschwierigkeiten: früher Beginn der Epilepsie, meist im 1. Lebensjahr, mit West-Syndrom und Neugeborenenkrämpfen. Kinder mit generalisierten Anfällen haben eine schlechtere Prognose als solche mit ausschließlich fokalen Anfällen (Steffenburg u. Mitarb. 1996). Lernbehinderte Patienten haben ein deutlich höheres Mortalitätsrisiko sowohl infolge eines plötzlichen, unerwarteten Todes als auch infolge anderer Komplikationen wie z. B. Pneumonie; Anfälle spielen nur eine untergeordnete Rolle (s. Kapitel 3 „Verlauf von Epilepsien"). Etwa ein Drittel der Patienten mit Lernschwierigkeiten wird anfallsfrei (Haddad u. de Toledo 1997).

■ Behandlung

Von besonderem Nutzen und bevorzugt ist die Monotherapie mit Gabapentin oder Lamotrigin, die beide ähnlich wirksam sind und Depression, Irritabilität, Hyperaktivität und Lethargie positiv beeinflussen (Saracco u. Mitarb. 1997, Crawford u. Mitarb. 2001). Bei Pharmakoresistenz ist Clobazam oft hilfreich (s. Kapitel 10 „Auswahl der Medikamente"). Die Behandlung weist Besonderheiten auf, zu diesen gehören: häufige Komedikation mit Antipsychotika, Antidepressiva (Sertralin nicht mit Lamotrigin kombinieren) und Anxiolytika, erschwerte Verständigung, Autismus (kommt bei 25 % der lernbehinderten Mädchen mit Epilepsie vor), schleichende Nebenwirkungen, speziell Sedation und psychotische Reaktionen, Konzentrationsstörungen, verstärkte Neigung zu Nebenwirkungen sowie ungewöhnliche Anfallssymptome, die zudem oft schlecht auf Antiepileptika ansprechen. Die Aufklärung des Patienten und die Zustimmungsfähigkeit sind weitere Probleme bei nicht geschäftsfähigen Patienten. Die oft verzweifelten Angehörigen lernbehinderter Patienten bedürfen einer besonderen Beratung.

Ketogene Diät

Die seit Jahrzehnten bekannte ketogene Diät hat, angestoßen durch eine reißerische Darstellung in den Medien, in letzter Zeit wieder vermehrt Interesse gefunden. Es handelt sich um eine drastische Reduktion des Kohlehydratanteils der Ernährung auf etwa 8 %; statt Kohlehydraten wird Fett verabreicht, was zu einer kompensierten metabolischen Azidose führt sowie zu einer Ketose mit vermehrtem Auftreten von Acetoacetat und 3-OH-Buttersäure in Serum und Urin. Die Wirksamkeit und die Verträglichkeit sind methodisch ungenügend untersucht. Lediglich unkontrollierte klinische Beobachtungen legen nahe, dass es bei etwa einem Drittel bis zur Hälfte der Patienten mit refraktären Epilepsien zu einer Halbierung der Anfallsfrequenz kommt (Klinsman u. Mitarb. 1992). Ob infolge der Fettüberernährung Gefäßläsionen auftreten, ist unbekannt. Die Achillesferse der ketogenen Diät liegt in ihrer schlechten Genießbarkeit, die eine Langzeitanwendung sehr erschwert. Sie ist bei fokalen Anfällen, Landau-Kleffner-Syndrom und CSWS weniger erfolgreich. Lethargie, Erbrechen, Aspirationspneumonie, Gastritis, schlechtes Wachstum, Nierensteine und Osteoporose sowie kardiale Komplikationen machen den jungen Patienten zu schaffen (Arnold u. Mitarb. 1997, Best u. Mitarb. 2000, Kossoff, 2004).

Die unangenehme ketogene Diät sollte erst in Betracht gezogen werden, wenn eine kompetente medikamentöse Therapie versagt hat und eine operative Therapie nicht möglich ist, da weder Wirkung noch Verträglichkeit gut untersucht sind. Nähere Auskunft kann jedes pädiatrische Epilepsiezentrum geben.

Impfungen bei Epilepsie

Alle von der ständigen Impfkommission für das jeweilige Alter empfohlenen Impfungen sollten prinzipiell auch bei Epilepsiepatienten durchgeführt werden. Für die zu injizierende Polioimpfung ist kein erhöhtes Risiko bei bestehender Epilepsie bekannt. Nach einer englischen Untersuchung können Kinder mit Epilepsie gegen Pertussis geimpft werden, ohne dass mit schwerwiegenden Nebenwirkungen zu rechnen ist (Baxter 1994). Impfungen gegen Cholera, Gelbfieber und Paratyphus haben erhöhte Komplikationsraten (Stefan u. Kerling 1998; s. auch in Kapitel 20 „Gelegenheitsanfälle").

Nach spezieller Aufklärung sollten empfohlene Impfungen durchgeführt werden. Paracetamol sollte bei der Impfung gegeben werden, um ein mögliches Fieber zu vermeiden.

22 Psychosoziale und juristische Aspekte

Eine Fülle von Themen ist Gegenstand einer ausführlichen Beratung von Patienten mit Epilepsie und ihrer Angehörigen oder Pflegepersonen. Ein Überblick über häufige Themen einer Beratung zu psychosozialen Fragen gibt die Checkliste D im Anhang. Ausführliche, patientengerechte Antworten sind in verschiedenen Patientenratgebern zu finden (z. B. Schmidt 2001). Hier kann nur eine kleine Auswahl der Beratungsthemen vor allem zu Fragen der Lebensgestaltung skizziert werden.

Alkoholkonsum

Alkohol ist für Epilepsiekranke besonders ungünstig, weil Nebenwirkungen der Medikamente, wie Gleichgewichtsstörungen, Doppeltsehen und Müdigkeit, verstärkt werden. Die Medikamente dürfen nicht weggelassen werden, wenn man Alkohol getrunken hat. Alkohol, wenn überhaupt, darf nur in kleinen Mengen getrunken werden, d. h. 1–2 Gläser Bier oder Wein pro Tag. Höherprozentige Alkoholika wie Schnaps, Whisky und Wodka sind unbedingt zu meiden. Alkohol kann selbst in kleinen Mengen bei einigen Patienten anfallsauslösend wirken, insbesondere dann, wenn zusätzlich Schlafentzug auftritt.

Rauchen

Es gibt zwei Einschränkungen bezüglich des Rauchens für Epilepsiekranke. Lebt der Epilepsiekranke allein, so kann er, falls er während eines Anfalls gerade raucht, sich Verbrennungen zuziehen. Außerdem sollten schwangere Epilepsiekranke möglichst nicht rauchen, um das ohnehin erhöhte Risiko von Fehlbildungen nicht noch weiter zu erhöhen; Rauchen kann die Plasmakonzentration der Antiepileptika senken.

Sexualität

Die folgenden Fragen zur Sexualität werden häufig von Patienten gestellt: „Ist sexuelle Aktivität anfallsfördernd?" Die Antwort lautet: „Nein." Es empfiehlt sich, zunächst die Patienten zu bitten, einen Patientenratgeber (z. B. Schmidt 2001) zu lesen und danach noch unbeantwortete Fragen ausführlich in der Sprechstunde zu besprechen.

Selbsthilfegruppen

Selbsthilfegruppen sind in den letzten Jahren aus dem Bedürfnis der Kranken heraus entstanden, miteinander als Betroffene gemeinsame Schwierigkeiten zu erörtern und sich gegenseitig zu helfen. Bedürfnisse, Aufgaben und Ansprüche können in der Gemeinschaft außerdem wirkungsvoller dargestellt und nach außen getragen werden. Sich mit anderen Menschen zu verständigen, vermindert das Gefühl des Alleinseins und der Isolation sowie auch die Schwierigkeiten im Kontakt mit anderen Menschen. Die Ziele der Selbsthilfegruppe werden jeweils von einzelnen Mitgliedern bestimmt. Sie können bestehen in der Stärkung des Selbstbewusstseins des Einzelnen. Die Einsicht in eigene Konflikte kann erleichtert werden durch Wiedererkennen im Verhalten der anderen, Kritikfähigkeit kann gelernt werden. Hat ein Epilepsiekranker Schwierigkeiten im Kontakt mit Dritten oder mit sich selbst, ist ein Besuch in der Selbsthilfegruppe sinnvoll, um sich über Möglichkeiten der Hilfe zu informieren. Durch gute Zusammenarbeit der Selbsthilfegruppen mit Ärzten kann die Behandlung von Epilepsien außerdem verbessert werden.

Vorschulische, schulische und berufliche Beratung

Eine Reihe von Fragen zu Kindergarten, Schule und Beruf wird patientengerecht in Ratgebern (z. B. Schmidt 2001) beantwortet. Wenn der Patient sich hier schon vorinformiert hat, kann man dann in der nächsten Sprechstunde die Fragen beantworten, die noch nicht geklärt sein sollten. Im Rahmen dieses Buches können nur einige Probleme kurz angesprochen werden.

Schulprobleme bei Epilepsie

Jedes Kind ist einzeln zu betrachten; dies gilt selbstverständlich auch für Kinder mit Epilepsie. Die meisten Kinder mit Epilepsie werden am regulären Schulunterricht teilnehmen können wegen ihrer normalen Intelligenzleistungen. Einige Kinder mit Epilepsie werden spezielle Sonderschulen benötigen, ebenso wie manche Kinder ohne Epilepsie.

Wie jede andere lang dauernde Erkrankung verlangt die Epilepsie eine Anpassung von Kind und Familie; das Kind und die Familie müssen lernen, mit der Krankheit zu leben. Lehrer können dabei helfen, indem sie erkennen und verstehen lernen, wie die Epilepsie das Kind beeinflusst. Epilepsien sind plötzlich und unerwartet auftretende, vorübergehende Störungen. Der nächste Anfall kann jederzeit auftreten, das Kind kann sich nicht darauf vorbereiten. Die überwiegende Mehrheit aller Kinder hat aber keine oder nur minimale Beschwerden. Lehrer sollten deshalb von einem Kind mit Epilepsie wegen der Anfälle niemals weniger Leistung oder ein schlechteres Verhalten erwarten. Eine gute medizinische Behandlung und eine gute Atmosphäre, in der das Kind sich nach einem Anfall nicht als Außenseiter fühlt, können sehr hilfreich sein und Ängste mindern.

Besonders schwierig kann die Unterscheidung kurzer Anfälle, z. B. Absencen, von Konzentrationsstörungen aus anderen Gründen sein. Häufig ist eine angemessene Beurteilung erst möglich durch eine lang dauernde EEG-Ableitung. Dann kann man unterscheiden, ob die Konzentrationsstörungen oder ein Dösen von Veränderungen im EEG wie bei epileptischen Anfällen begleitet werden. Eine medikamentöse antiepileptische Behandlung wird dann auch erfolgreich diese Störung beseitigen. Schließlich erfordert die psychologische Beurteilung der Leistung eines Kindes mit Epilepsie große Erfahrung, weil der Einfluss der Epilepsie, einer eventuellen Grunderkrankung des Gehirns sowie der Anfälle und der Medikamente berücksichtigt werden muss.

Die Tatsache, dass die Ursache der Epilepsie oft nicht bekannt ist, verursacht häufig Schwierigkeiten im Verständnis der Erkrankung. Aus medizinischer Sicht weiß man aber, dass gerade die Anfälle bei Epilepsie ohne erkennbare Ursache gut zu behandeln sind. Antiepileptika verursachen allerdings – wie alle Medikamente – Nebenwirkungen, insbesondere weil sie ja oft Jahre und Jahrzehnte eingenommen werden müssen. Es ist nicht zu bestreiten, dass – wenn auch sehr selten – schwerwiegende Erkrankungen durch die Behandlung mit Antiepileptika entstehen.

Wie findet man einen Arbeits- oder Ausbildungsplatz?

Die Eignung kann nur unter Berücksichtigung von Neigung sowie Art und Häufigkeit der Anfälle beurteilt werden. Allgemein gilt, dass ein Epilepsiekranker keiner Tätigkeit nachgehen sollte, die ihn oder seine Umgebung infolge seiner Anfälle einer besonderen Unfallgefährdung aussetzt. Dies heißt aber, dass ein Risiko in Kauf genommen werden kann, dem jeder im täglichen Leben ausgesetzt ist. Der Arbeitsplatz sollte daher mit keinem größeren als einem alltäglichen Risiko verbunden sein. Die Unfallgefährdung von Epilepsiekranken wird zumeist dramatisch überschätzt. Sofern sie an geeigneten Arbeitsplätzen tätig sind, sind sie nicht häufiger als andere an Unfällen beteiligt. Es steht eine Reihe von Ausbildungsberufen in Berufsförderungswerken zur Verfügung.

Die Unfallverhütungsvorschriften der Berufsgenossenschaften (BG) enthalten Bestimmungen zur Tauglichkeit von Epilepsiekranken. Die BG sind Träger der gesetzlichen Unfallversicherung, sie gewähren Leistungen bei Arbeitsunfall und Berufskrankheit und überwachen die Sicherheit am Arbeitsplatz. Auch den Unfallverhütungsvorschriften der BG lässt sich dem entnehmen, dass Epilepsiekranke nicht mit Arbeiten beschäftigt werden dürfen, die für sie oder andere mit einer über das Übliche hinausgehenden Gefahr verknüpft sind, daraus ist aber keine allgemeine Ungeeignetheit abzuleiten. Es gilt, die konkrete Arbeitssituation im Einzelnen auf ihre Gefährlichkeit zu bewerten und weiterhin zu prüfen, ob nicht mit vertretbaren Einschränkungen der Beruf voll ausgeübt werden kann.

Berufsausbildung

Das Gesetz, das die Berufsausbildung regelt, sieht für Behinderte gewisse Erleichterungen vor. Es darf jedoch nicht übersehen werden, dass eine unvollständige Ausbildung die Arbeitsplatzchancen drastisch verringert. Daher sollte jeder Epilepsiekranke darauf achten, dass bei der Wahl eines Ausbildungsberufes möglichst wenige Ausnahmen von der Ausbildungsordnung erforderlich sind.

Berufliche Möglichkeiten für Personen mit Epilepsie

Der Arbeitskreis zur Verbesserung der Eingliederungschancen von Personen mit Epilepsie hat die Empfehlungen zur Beurteilung beruflicher Möglichkeiten neu formuliert und 1994 abschließend beraten (s. Schmidt 1997a). Bei einer sachgerechten Beurteilung beruflicher Möglichkeiten von Personen mit Epilepsie werden Art, Häufigkeit, Verlauf und Behandlungsstand der Anfälle, die Art des Berufes und die Unfallgefährdung in verschiedenen Tätigkeitsfeldern innerhalb eines Berufes sowie die Berufssituation Behinderter als Berufsanfänger oder mit Berufserfahrung berücksichtigt. Für die Beurteilung der Gefährdung ist entscheidend, ob ein Anfall das Bewusstsein stört oder nicht, ob weiterhin die Haltungskontrolle ungestört bleibt oder durch Sturz oder Hinsinken gestört ist. Schließlich wird geprüft, ob es im Anfall zu Bewegungslosigkeit oder zu unangemessenen Bewegungen kommt. Nach diesen drei medizinischen Gesichtspunkten hat der Arbeitskreis Gefährdungskategorien erarbeitet. Die Zusammenarbeit mit dem Betriebsarzt oder dem Arbeitsärztlichen Dienst ist das A und O jeder kompetenten Beratung.

Berufliches Unfallrisiko von Epilepsiekranken

Das Unfallrisiko wird bei allen Anfällen mit Bewusstseinsstörung, z.B. bei großen Anfällen, komplexen fokalen Anfällen, Absencen und myoklonisch-astatischen Anfällen, größer sein als bei Anfällen ohne Bewusstseinsstörung, wie z.B. bei Jackson-Anfällen. Bei Anfällen ohne Bewusstseinsstörung kann sich der Kranke während des Anfalls aus dem Bereich der Gefahr entfernen. Treten die Anfälle nur während des Schlafs auf oder kommt es durch Schlafentzug nur selten zu Anfällen, z.B. bei Kranken mit fokalen Anfällen, ist das Risiko wohl geringer als bei Absencen oder Impulsiv-Petit-Mal-Anfällen, die tagsüber im Wachzustand und besonders nach Schlafentzug auftreten.

Da manche Anfälle – wie z.B. Absencen – durch Langeweile, Monotonie und Unterforderung begünstigt werden, ist eine Aufmerksamkeit erfordernde Tätigkeit risikoärmer als ein monoto-

nes Arbeiten. Schließlich kann durch eine geeignete Auswahl der Tätigkeitsbereiche innerhalb eines Berufes sowie der Sicherheitsvorkehrungen das Unfallrisiko weiter vermindert werden.

Rehabilitation

Die medizinische Rehabilitation von Epilepsiekranken beschäftigt sich vor allem mit folgenden Problemen:

- unzureichende Krankheitsbewältigung,
- verminderte neuropsychologische Leistungsfähigkeit,
- unzureichendes Selbstmanagement der Erkrankung,
- vorhandene Informationsdefizite,
- Klärung sowie Verbesserung der beruflichen Belastbarkeit.

Eine medizinische Rehabilitationsbehandlung bei Epilepsie ist in der Regel nicht indiziert bei diagnostischen Unklarheiten, instabiler Behandlungssituation, erheblichen Lernschwierigkeiten und akutem Alkoholismus sowie Drogen- oder Medikamentenmissbrauch. Vor allzu optimistischen Erwartungen ist angesichts der derzeit hohen Arbeitslosigkeit in der Allgemeinbevölkerung allerdings zu warnen.

Geeignete Patienten mit beruflichen Problemen sollten frühzeitig dem multiprofessionellen Rehabilitationsteam eines Epilepsiezentrums vorgestellt werden.

Beratung bei Rechts- und Versicherungsfragen

Aufklärungspflicht und Einwilligung des Patienten

Das deutsche Strafrecht kennt bisher keine besonderen Straftatbestände für das Handeln der Ärzte. Auf die medizinische Heilbehandlung wird derzeit der allgemeine Tatbestand der Körperverletzung angewendet. Danach bedarf jeder, auch der zu Heilzwecken vorgenommene Eingriff in die körperliche Integrität – wozu neben der Operation auch Injektionen und die Verabreichung von Medikamenten gehören –, immer einer doppelten Rechtfertigung: der medizinischen Indikation und der Einwilligung des Patienten. Die Wirksamkeit der Einwilligung hängt vor allem davon ab, ob der Patient vom Arzt rechtzeitig und verständlich über das Risiko der Behandlung so-

wie denkbare Behandlungsalternativen aufgeklärt worden ist. Am häufigsten unterläuft dem
Arzt in der Hektik des Praxis- oder Klinikbetriebs
ein Fehler bei Anamnese oder Diagnose, in der
Therapiewahl, bei der Behandlung oder in der
Nachsorge, der rückwirkend als vermeidbar bezeichnet werden muss, aber oft erst in mühsamer
Sachaufklärung mit kontroversen Gutachten auf-
gedeckt werden kann.

Kündigung des Arbeitsverhältnisses

Krankheit ist grundsätzlich kein Kündigungs-
grund. Der Arbeitgeber ist aber im Recht, wenn er
unter Berufung auf eine Krankheit kündigt, falls
diese die Ausübung der beruflichen Tätigkeit unmöglich macht. Dies ist bei wiederholten epileptischen Anfällen anzunehmen, wenn durch sie die
Sicherheit des Kranken oder seiner Kollegen gefährdet sein kann oder wenn aus anderen Gründen die Epilepsie die Ausübung der Tätigkeit unmöglich macht. Zunächst muss der Arbeitgeber
allerdings versuchen, den Arbeitnehmer innerhalb seines Betriebes auf einem anderen freien
Arbeitsplatz, an dem die Epilepsie nicht stört, zu
beschäftigen. Erst wenn dies fehlschlägt, darf er
das Arbeitsverhältnis kündigen.

In der Regel fehlen Epilepsiekranke nicht häufiger in einem Betrieb als ihre nichtepilepsiekran-
ken Kollegen. Dennoch kann es bei einer Umstellung der Medikamente zu mehrmonatigen Fehlzeiten kommen. Das oberste deutsche Gericht für
Arbeitsangelegenheiten, das Bundesarbeitsge-
richt, hat entschieden, dass einem Arbeitnehmer
unter Berufung auf krankheitsbedingte Fehlzeiten gekündigt werden kann, wenn der Arbeitnehmer in der Vergangenheit längere Zeit gefehlt hat,
eine Besserung nicht zu erwarten ist und der Arbeitgeber sich gezwungen sieht, aus betrieblichen
Gründen den Arbeitsplatz wieder zu besetzen.

- Das bedeutet ungefähr, dass ein Epilepsiekranker, der zwei oder drei Jahre hintereinan-
  der jeweils etwa 2 Monate gefehlt hat, eine
  Kündigung **nicht** zu befürchten hat, wenn etwa wegen einer inzwischen erfolgreichen
  Therapie in Zukunft nur noch unwesentliche
  Fehlzeiten auftreten werden. Das gleiche gilt,
  wenn eine solche Therapie, von der eine Besserung erwartet werden kann, erst eingeleitet
  worden ist.
- Hat der betroffene Arbeitnehmer in den letzten drei Jahren mehr als 15 % der Arbeitstage
  wegen Krankheit gefehlt, so ist nach gegenwärtiger Praxis der Rechtsprechung bei nicht

zu erwartender Besserung eine Kündigung
grundsätzlich gerechtfertigt.

Auskunftspflicht gegenüber dem Arbeitgeber

Das Dilemma sieht so aus, dass der Bewerber, der
seine Epilepsie angibt, in der Regel leider nicht genommen wird. Verschweigt er die Krankheit allerdings und kommt sie heraus, kann ihm gekündigt werden. Bei der Frage, ob bei der Bewerbung
auf die Frage des Arbeitgebers nach einer Krankheit Auskunft gegeben werden muss, ist zu unterscheiden, ob Anfallsfreiheit besteht oder nicht.

- Bei **Anfallsfreiheit** ist der Bewerber nicht verpflichtet anzugeben, dass er früher einmal Anfälle hatte. Dies ist auch gerechtfertigt, weil
  für den Arbeitgeber ausgeheilte Krankheiten
  keinen Einfluss auf die vorgesehene Arbeitsleistung haben. Wird ausdrücklich nach früheren Krankheiten gefragt, so ist der Bewerber berechtigt, die Aussage zu verweigern.
  Häufig wird aber bereits aus der Verweige-
  rung der Antwort geschlossen, dass Krankheiten vorgelegen haben.
- Sind hingegen nach Urteil eines Facharztes
  weitere Anfälle nicht unwahrscheinlich, so ist
  zu unterscheiden, ob der Arbeitgeber bei der
  Bewerbung oder der Einstellung nach Krankheiten fragt oder nicht.
- Wird in einem Fragebogen nach einer Krankheit gefragt oder stellt der Betriebsrat die Frage, so muss der Bewerber über jede Krankheit
  Auskunft geben, die auf irgendeine Weise seine Arbeitsleistung beeinträchtigen kann. Ein
  Bewerber, der nicht anfallsfrei ist, sollte, wenn
  er nach Krankheiten gefragt wird, seine Epilepsie angeben.
- Wird hingegen bei der Einstellung nicht nach
  Krankheiten gefragt, muss er dennoch die Epilepsie angeben, wenn Anfälle die vorgesehene
  Tätigkeit unmöglich machen. So wird ein
  Dachdecker auch ohne ausdrückliche Frage
  seine Epilepsie angeben müssen. Der Epilepsiekranke sollte unbedingt seinen behandelnden Arzt ausführlich nach dessen Meinung
  befragen, besonders wenn Zweifel über die
  Auskunftspflicht bestehen. Wird die Epilepsie
  nicht angegeben, obwohl sie die Arbeitsleistung betrifft, kann der Arbeitgeber fristlos
  kündigen. Sind wegen des Verschweigens
  dem Arbeitgeber Schäden entstanden, so
  kann der Arbeitnehmer zum Schadensersatz
  verpflichtet werden.

Schwerbehindertenausweis

Schwerbehinderte nach dem Schwerbehindertengesetz sind Personen mit einem nicht nur vorübergehenden Grad der Behinderung von mindestens 50 %. Das Versorgungsamt stellt durch ein ärztliches Gutachten den Grad der Behinderung fest. Falls das Versorgungsamt den Grad der Behinderung auf mindestens 30 % festgesetzt hat und der Behinderte ohne die Gleichstellung mit den Schwerbehinderten keinen geeigneten Arbeitsplatz erlangen oder behalten kann, gilt er ebenfalls als schwerbehindert.

Die Vorteile des Schwerbehindertenschutzes sind in der Praxis insgesamt als recht gering anzusehen. Die Auflage, dass Betriebe mit mehr als 16 Arbeitsplätzen 6 % ihrer Arbeitsplätze mit Schwerbehinderten besetzen oder für jeden nicht mit Behinderten besetzten Arbeitsplatz eine Abgabe zahlen müssen, wird häufig mit der Zahlung der Ausgleichsabgabe erfüllt. Hat ein Schwerbehinderter einen Arbeitsplatz, so hat er Anspruch auf 6 Tage zusätzlichen Urlaub sowie eine unentgeltliche Beförderung im öffentlichen Personenverkehr und einige Steuervergünstigungen, deren Einzelheiten in Broschüren des Bundesministeriums für Arbeit und Sozialordnung „Hilfe für Behinderte" ausführlich dargestellt sind. Eine Kündigung kann nur mit vorheriger Zustimmung der Hauptfürsorgestelle erfolgen. Leider bedeutet dies in der Praxis keine wesentliche Hemmschwelle bei deutlichem Kündigungswunsch des Arbeitgebers. Sind in einem Betrieb mehr als 5 Schwerbehinderte beschäftigt, so können diese einen Vertrauensmann der Schwerbehinderten wählen, der ihre Interessen vertritt.

Dass der Schwerbehindertenstatus auch Nachteile mit sich bringt, überrascht zunächst. Folgende Nachteile sind aber zu bedenken:

- Der Schwerbehinderte hat größere Schwierigkeiten, einen Arbeitsplatz zu finden.
- Der Kranke mit einem Schwerbehindertenausweis läuft Gefahr, sich von den aktiv im Berufsleben stehenden Kollegen zu isolieren.
- Der Ausweis kann zur Rechtfertigung für eine resignierende, verzweifelte, passive Haltung werden, welche die Chancen für berufliche Zufriedenheit und Anerkennung verringern kann.
- Der Ausweis verlagert einen Teil der Verantwortung für die Krankheit auf die Allgemeinheit, was einer möglichst aktiven Gestaltung des eigenen Lebens und dem produktiven Umgang mit der Krankheit im Wege stehen kann.

Diese Gefahren muss man auch erkennen, um die unbestrittenen Vorteile nicht in einem allzu rosigen Licht zu sehen.

Führerschein

Heutzutage ist ein Auto zu fahren für Jugendliche ein Zeichen des Erwachsenseins und bei Erwachsenen zur beruflichen und privaten Existenz nahezu unentbehrlich. Es ist daher nicht verwunderlich, dass die Bedingungen, unter denen Epilepsiekranke Auto fahren dürfen, besonderes Interesse finden. Verständlich ist, dass ein Epilepsiekranker, der noch Anfälle bekommt, zum Führen eines Fahrzeuges, das ein volles Konzentrations- und jederzeit uneingeschränktes Reaktionsvermögen verlangt, nicht geeignet ist. Ein nicht voll tauglicher Kraftfahrer gefährdet andere und sich selbst.

Die zuständige Behörde zieht fachärztliche Gutachten sowie die medizinisch-psychologischen Untersuchungsbefunde des Technischen Überwachungsvereins zur Erteilung einer Fahrerlaubnis heran. Anhaltspunkte hat das Bundesministerium für Verkehr den zuständigen Behörden in der 6. Auflage der Begutachtungsleitlinien „Krankheit und Kraftverkehr" von H. Lewrenz und B. Friedel (2000) gegeben. Die wichtigsten Leitsätze bezüglich Epilepsie lauten:

> **Leitlinien**
> *Gruppe 1 (Führerscheinklassen A, B, BE, C1, C1 E, M und L)*
> - Fahruntauglichkeit besteht bei:
>   - persistierenden epileptischen Anfällen oder anderen anfallsartig auftretenden Bewusstseinsstörungen, solange ein wesentliches Risiko von Anfallsrezidiven besteht (dies gilt auch für Synkopen oder psychogene Anfälle).
> - Ausnahmen von dieser Regel sind gerechtfertigt:
>   - bei einfachen fokalen Anfällen ohne Bewusstseinsstörung und ohne motorische, sensorische oder kognitive Behinderung für das Führen eines Fahrzeugs und wenn nach mindestens 1-jähriger Verlaufsbeobachtung keine relevante Ausdehnung der Anfallssymptomatik und kein Übergang zu komplexen fokalen oder generalisierten Anfällen erkennbar wurde,
>   - bei ausschließlich an den Schlaf gebundenen Anfällen nach mindestens 3-jähriger Beobachtungszeit.

- Fahrtauglichkeit (d. h. kein wesentliches Risiko von Anfallsrezidiven) besteht:
  - nach einem einmaligen Anfall (nach einer Beobachtungszeit von 3–6 Monaten),
  - wenn der Anfall an bestimmte Bedingungen geknüpft war (Gelegenheitsanfall) – wie z. B. an Schlafentzug oder akute Erkrankungen (Fieber, Vergiftungen, akute Erkrankungen des Gehirns oder Stoffwechselstörungen) – und der Nachweis erbracht wurde, dass jene Bedingungen nicht mehr gegeben sind (bei Gelegenheitsanfällen infolge Alkoholabhängigkeit ist eine zusätzliche Begutachtung durch einen Facharzt für Neurologie, Psychiatrie oder Rechtsmedizin erforderlich),
  - wenn die neurologische Abklärung weder Hinweise auf eine ursächliche morphologische Läsion noch auf eine beginnende idiopathische Epilepsie ergeben hat,
  - wenn nach Behandlung 1 Jahr Anfallsfreiheit und kein erkennbares Risiko weiterer Anfälle bestehen,
  - wenn bei langjährigen, bisher therapieresistenten Epilepsien die anfallsfreie Zeit 2 Jahre beträgt (das EEG muss dabei nicht frei sein von für Epilepsie typischen Wellenformen; eine massiv ausgeprägte Spike-Wave-Tätigkeit im EEG, eine Zunahme von generalisierten Spike-Wave-Komplexen und fokalen Sharp Waves sowie eine persistierend verlangsamte Grundaktivität können Indikatoren für eine Rezidivneigung sein),
  - nach Anfällen, die nur kurze Zeit (etwa 2 Wochen) nach Hirnoperationen oder Hirnverletzungen aufgetreten sind, nach einem anfallsfreien Intervall von einem halben Jahr (unter Behandlung dürfen keine Intoxikationen oder andere unerwünschte zentralnervöse Nebenwirkungen erkennbar sein).

Gruppe 2 (bisherige Führerscheinklasse C, CE und Fahrzeuge zur Personenbeförderung)
- Nach mehreren Anfällen besteht stets grundsätzlich Fahruntauglichkeit.
- Fahrtauglichkeit besteht bei einer nachgewiesenen 5-jährigen Anfallsfreiheit ohne antiepileptische Behandlung. Nach einem einmaligen Anfall im Erwachsenenalter ohne Anhalt für eine beginnende Epilepsie

oder eine andere hirnorganische Erkrankung ist eine anfallsfreie Zeit von 2 Jahren abzuwarten. Nach einem Gelegenheitsanfall ist bei Vermeiden der provozierenden Faktoren nach einem halben Jahr keine wesentliche Risikoerhöhung mehr anzunehmen.

Für Gruppe 1 und 2
- Kontrolluntersuchungen sind in Abständen von 1, 2 und 4 Jahren durchzuführen.

Vorsicht: Bestehen Beeinträchtigungen und damit Bedenken des Arztes gegen die Fahreignung eines Patienten, so hat der Arzt dieses dem Patienten mitzuteilen. Diese Unterrichtung des Patienten muss im Krankenblatt oder im Arztbrief dokumentiert werden, sonst drohen später evtl. Haftungsansprüche gegen ihn, wenn der Patient einen Unfall verschuldet hat (Krämer 2000). In diesem Fall ist nämlich damit zu rechnen, dass der Patient behauptet, er sei nicht aufgeklärt worden.

Gesetzliche Krankenversicherung

Die gesetzlichen Krankenversicherungen, wie Allgemeine Ortskrankenkasse, Innungs- und Betriebskrankenkassen und Ersatzkassen, behandeln Epilepsiekranke wie andere Mitglieder auch. Epilepsiekranke müssen keinen höheren Beitrag zahlen und haben vollen Versicherungsschutz. Generell gilt, dass jeder Patient, der mit Standardmedikamenten nicht befriedigend behandelt werden kann, seinen Arzt fragen sollte, ob im speziellen Fall nicht eines der neuen Medikamente oder eine Operation Abhilfe bringen könnte. Man darf sich durch die Diskussion über die vielfältigen Sparmaßnahmen nicht verunsichern lassen. Trotz aller Sparmaßnahmen hat der Patient einen Anspruch auf die notwendige Behandlung der Epilepsie und die umfasst nach Versagen der Standardtherapie den Einsatz moderner Medikamente in der wirksamsten Dosierung, auch wenn dies teurer als die althergebrachte Therapie sein sollte. Die Behandlung mit modernen Medikamenten ist unverzichtbar, wenn die Vorbehandlung mit Standardmedikamenten versagt hat oder wenn aufgrund der wissenschaftlichen Erkenntnisse ein verzögerter Einsatz, erst nach Versagen der althergebrachten Medikamente, medizinisch nicht zu vertreten ist.

Falls sich ein Epilepsiekranker freiwillig bei einer gesetzlichen Krankenversicherung versichert, so wird für Erkrankungen, die bei Eintritt in die Versicherung bereits bestanden, keine Leistung erfolgen, wenn sie bei Eintritt in die Versicherung behandlungsbedürftig waren. Wird eine Erkrankung erst nach dem Eintritt behandlungsbedürftig, so wird sie von der Versicherung abgedeckt.

Private Krankenversicherung

Die privaten Krankenversicherungen zahlen nur bei Krankheiten, die erst nach dem Abschluss der Versicherung auftreten. Für bereits bestehende, sog. eingebrachte Leiden, verteuert sich die Prämie. Dabei ist nicht von Bedeutung, ob das eingebrachte Leiden bei Vertragsabschluss behandlungsbedürftig war oder nicht.

Die Schwierigkeit besteht in der sachgerechten Ermittlung des Risikozuschlages auf die normale Prämie, der meist 30–80% des Normalbeitrages ausmacht. Eine Epilepsie zu verschweigen ist nicht ratsam, da die Versicherung im Falle des Bekanntwerdens den Vertrag sofort kündigen kann und man plötzlich ohne Versicherung dasteht. Unbedingt sollte man den behandelnden Arzt um eine Einschätzung der Schwere der Epilepsie bitten und – mit einer ärztlichen Stellungnahme – bei jeder Besserung der Erkrankung eine Verminderung oder Streichung des Risikozuschlages beantragen. Ein Vergleich der zusätzlichen Risikoprämien lohnt sich.

Wegen einer Epilepsie, die erst nach Vertragsabschluss aufgetreten ist, dürfen weder Risikozuschläge erhoben werden, noch darf die Epilepsie vom Versicherungsschutz ausgeschlossen werden.

Lebensversicherungen

Lebensversicherungen zahlen im Falle eines Todes oder bei Erreichen eines bestimmten Lebensalters. Die zu erwartende Lebenszeit bestimmt das Risiko und somit auch die Höhe des Beitrages, der sog. Prämie. Die Lebensversicherung wird aufgrund einer Beurteilung der Schwere und des voraussichtlichen Verlaufs der Epilepsie durch den behandelnden Arzt die Prämie festsetzen. Der Epilepsiekranke sollte wiederum mehrere Angebote vergleichen, um die Unterschiede in Leistung und Prämie zu seinen Gunsten auszumachen. Bei einer Besserung der Epilepsie sollte mit einer ärztlichen Stellungnahme eine Verminderung oder Aufhebung des Risikozuschlages angestrebt werden.

Bei idiopathischen Epilepsien liegt das Sterblichkeitsrisiko etwa 1,6fach höher als bei der übrigen Bevölkerung. Bei symptomatischen Epilepsien ist das Sterblichkeitsrisiko etwa auf das 5fache erhöht, nimmt aber innerhalb der ersten fünf Jahre nach Erkrankungsbeginn deutlich ab.

Gesetzliche Unfallversicherung

Bei der gesetzlichen Unfallversicherung, die alle Arbeitnehmer bei Berufskrankheit und Arbeitsunfall schützt, entstehen bei Berufskrankheiten meist keine besonderen Schwierigkeiten für Epilepsiekranke. Die Versicherung gegen Arbeitsunfälle hingegen gilt nur bei Unfällen, die Folge beruflich bedingter Umstände sind. Falls also ein Epilepsiekranker während eines Anfalls in eine laufende Maschine fällt, handelt es sich um einen Arbeitsunfall, da es die Gefahren des Arbeitsplatzes betrifft. Verletzt sich ein Epilepsiekranker allein durch einen Anfall, z.B. wenn er sich eine Kopfplatzwunde durch Hinfallen im Anfall zuzieht, sei es auf dem Weg von oder zur Arbeit oder auf dem Arbeitsplatz, so gilt die gesetzliche Unfallversicherung nicht, sondern die gesetzliche Krankenversicherung.

Die Unfallversicherung bezahlt bei Arbeitsunfällen ärztliche Behandlung, Rehabilitation und, soweit erforderlich, bei verminderter Erwerbsfähigkeit oder Tod infolge eines Arbeitsunfalls auch eine Rente.

Gesetzliche Rentenversicherung

Besonderheiten tauchen meist bei der Erwerbsminderungsrente auf. An die Stelle der früheren Erwerbsunfähigkeitsrente tritt die Erwerbsminderungsrente, die Berufsunfähigkeitsrente wird mit einer Übergangsklausel abgeschafft.
- Eine volle Erwerbsminderungsrente wird nach der Neuregelung bezahlt, falls aufgrund der Erkrankung „ein Restleistungsvermögen auf dem allgemeinen Arbeitsmarkt" von weniger als 3 Stunden täglich besteht.
- Eine halbe Erwerbsminderungsrente erhält, wer noch mindestens 3, aber weniger als 6 Stunden arbeiten kann.

Der Anspruch auf eine Erwerbsminderungsrente setzt voraus, dass vor Eintritt der Erwerbsminderung 60 Kalendermonate lang eine Rentenversicherung bestanden haben muss. Daher haben Kranke, die bereits bei Eintritt in die Versicherung erwerbsgemindert waren, keinen Anspruch auf Rente, selbst wenn sie Beiträge entrichtet haben. Dies trifft oft auf Epilepsiekranke zu, die immer wieder einen Arbeitsplatz für einige Wochen oder Monate haben, bevor sie entlassen werden und so durchaus auf eine Reihe von Beitragsmonaten kommen, ohne zu einer beständigen Erwerbstätigkeit in der Lage zu sein.

Ein Anspruch auf Altersrente besteht auch bei Epilepsiekranken bei Erreichen der Altersgrenze. Wird bei der Erwerbsminderungsrente eine Versicherungszeit von insgesamt 240 Kalendermonaten – also 20 Jahren – erreicht, so ist egal, ob die Beiträge vor oder nach Eintritt der Erwerbsminderung entrichtet werden. Schließlich besteht die Möglichkeit, sich in der Rentenversicherung privat freiwillig zu versichern und so die Voraussetzungen für einen Rentenanspruch zu sichern.

Die Rentenversicherung zahlt auch Leistungen zur Rehabilitation, d.h. zur beruflichen und sozialen Eingliederung von Epilepsiekranken, da vor einem Rentenantrag auf Berufs- oder Erwerbsunfähigkeit alle Möglichkeiten zur Besserung oder Wiederherstellung der Erwerbsfähigkeit ausgeschöpft werden sollten. Eine resignative, lediglich auf Erhalt der Rente zielende Haltung verhindert häufig eine ausreichende Behandlung, die versucht, die Erwerbsfähigkeit zu bessern oder wiederherzustellen.

Schlichtungsverfahren

Jeder Patient hat Anspruch auf fachgerechte ärztliche Maßnahmen mit Diagnose, Aufklärung und Behandlung nach den Regeln der ärztlichen Kunst. Bei der Behandlung von Patienten mit Epilepsie kann es zu Aufklärungs- und Behandlungsfehlern kommen (siehe Kapitel 13). Wird ein Behandlungsfehler vermutet, steht die Schlichtungsstelle für Arzthaftpflichtfragen für eine außergerichtliche Klärung zur Verfügung. Die Schlichtungsstelle für Arzthaftpflichtfragen (hier beispielhaft der Norddeutschen Ärztekammern) ist zuständig für die außergerichtliche Klärung von Streitigkeiten, denen Schadenersatzansprüche von Patienten wegen vermeintlich oder tatsächlich fehlerhafter ärztlicher Behandlung im örtlichen Bereich der jeweiligen Ärztekammer zugrunde liegen. Beteiligte am Schlichtungsverfahren sind Patienten und gegebenenfalls ihre Erben, die durch gesetzliche Vertreter, Rechtsvertreter oder Rechtsanwälte vertreten werden können, sowie der in Anspruch genommene Arzt oder Krankenhausträger und der Haftpflichtversicherer des Arztes oder des Krankenhausträgers. Das Verfahren erfolgt schriftlich und es genügt ein formloser Antrag eines Beteiligten mit Darstellung des Sachverhalts aus der Sicht des Antrag-

stellers. Die Teilnahme am Schlichtungsverfahren ist freiwillig und das Verfahren erfolgt nur nach Zustimmung aller Beteiligten. Liegen Zustimmung, Schweigepflichtentbindungserklärung und Schilderung des Sachverhalts aus Sicht des Patienten vor, werden zur Aufklärung des Sachverhalts von der Schlichtungsstelle die Krankenunterlagen der betroffenen und der vor- und nachbehandelnden Ärzte erbeten. Ergibt die Auswertung der Krankenunterlagen, dass ein Gutachten eingeholt werden muss, wird der Entwurf des Gutachtenauftrags mit den Gutachtenfragen und dem vorgeschlagenen Gutachter an die Beteiligten versandt, um Gelegenheit zur Stellungnahme zu geben.

In der Regel wird der Gutachter um eine wissenschaftlich begründete Stellungnahme gebeten, ob bei der vom Patienten beanstandeten Behandlung gegen anerkannte Regeln der Heilkunde verstoßen, also fehlerhaft gehandelt wurde, insbesondere auch unter Berücksichtigung der vom Patienten vorgetragenen Beanstandungen.

Sobald das Gutachten vorliegt, wird es den Beteiligten zur Stellungnahme übersandt. In einer abschließenden Beurteilung durch ein ärztliches und ein juristisches Mitglied der Schlichtungsstelle wird dargelegt, weshalb die Ansprüche für begründet oder unbegründet erachtet werden. Die Schlichtungsstelle ist dabei nicht an die Aussagen der externen Gutachter gebunden. Die Aufklärungsproblematik wird in der Regel nur bei entsprechender Patientenbeschwerde geprüft. Bei Schlichtungsverfahren im Bereich der Neurologie sind Epilepsien/Synkopen nach Schlaganfällen die zweithäufigste Diagnosegruppe (Haferkamp 2003). Die allgemeine Anerkennungsquote der Jahre 2000–2003 in der Norddeutschen Schlichtungsstelle betrug bei 10513 ausgewerteten Fällen 29%, die durchschnittliche Anerkennungsquote von ärztlichen Behandlungsfehlern im Bereich Epilepsie/Synkopen 20% (Haferkamp 2003). Einwendungen gegen die Beurteilung sind nur mit neuen Tatsachen binnen einer Frist von vier Wochen möglich. Die durchschnittliche Verfahrensdauer der Schlichtungsstelle der Ärztekammern beträgt etwa ein Jahr und ist stark von der Dauer der Bearbeitung durch den oder die Gutachter abhängig. Das Schlichtungsverfahren ist kostenfrei. Kein Beteiligter muss die Entscheidung der Schlichtungsstelle akzeptieren. Der Rechtsweg wird durch die Tätigkeit der Schlichtungsstelle nicht ausgeschlossen und das Schlichtungsverfahren hemmt die Verjährung, soweit der Ersatzpflichtige am Schlichtungsverfahren beteiligt ist.

23 „Alternative" Medizin und Epilepsie

Es wird eine Reihe sog. alternativer Behandlungen diskutiert, die neben der (schul-)medizinischen Behandlung von Epilepsien infrage kommen. Allen sog. alternativen Behandlungen ist gemeinsam, dass sie in der Regel keine Alternative zur medizinischen Behandlung darstellen, d.h. nicht anstelle der medizinischen Behandlung einzusetzen, sondern als komplementäre Ergänzung zur oder Erweiterung der medizinischen Behandlung zu sehen sind. Die Vorstellung, dass eine dieser alternativen Behandlungen die medizinische Behandlung abrupt ersetzen könne, weckt falsche Erwartungen. Schließlich ist eine weitere Gemeinsamkeit aller alternativen Behandlungen, dass noch keine ausreichenden Erfahrungen vorliegen und der Wirksamkeitsnachweis dieser Behandlungen in der Regel auf Einzelfälle beschränkt bleibt.

Alternative Therapieformen sind die nichtmedikamentöse Behandlung z.B. durch Konditionierung, durch EEG-Biofeedback, Reiki, Akupunktur, Hören von Tönen, traditionelle chinesische Medizin, durch Homöopathie oder durch Heilpraktiken. Die antiepileptische Wirkung von Cannabis ist unbewiesen. Es gibt zusammengefasst keine Beweise für die behauptete Wirksamkeit alternativer Behandlungsmethoden der Epilepsie. Die Psychotherapie epileptischer Anfälle steckt noch in den Anfängen.

Jeder Arzt wird Verständnis dafür haben, dass bei Versagen der medizinischen Behandlung der Kranke oder seine Angehörigen den Wunsch äußern, alternative Behandlungsverfahren kennen zu lernen. Dies sollte jedoch möglichst in vertrauensvoller Rücksprache mit dem behandelnden Arzt erfolgen, damit beim Scheitern der alternativen Behandlung das Vertrauensverhältnis nicht erschüttert wird.

Es hat keinen Zweck, den Kopf in den Sand zu stecken: Bei etwa jedem 5. Patienten steht der Arzt mit der Arzneibehandlung und der chirurgischen Therapie am Ende seiner Möglichkeiten, dann ist der Patient ganz besonders hilfsbedürftig. Er hat Anspruch darauf, nach dem besten Wissen der gesamten Medizin behandelt zu werden.

Nach dem Versagen der Schulmedizin kommt ins Spiel, was alternative Behandlung genannt wird. Nicht selten spielen auch Versäumnisse des Arztes, die der Patient als Fehler empfindet (Tab. 23.1), eine Rolle, warum Patienten alternative Behandlungen in Anspruch nehmen möchten.

Allzu oft wird mit einer alternativen Behandlung die Erwartung verknüpft und vielleicht auch geweckt, dass alles bisher Dagewesene in den Schatten gestellt wird. Leider werden oft wissenschaftlich nicht belegte oder in der Erfahrung nicht bewährte Behandlungen als erfolgreich propagiert. Daher ist jeder, der alternative Behandlungen durchführt, auch verpflichtet, den Patienten darüber aufzuklären, welche wissenschaftli-

Tabelle 23.**1** „Fehler" der Epilepsietherapie aus Sicht des Patienten und Vorschläge zu deren Vermeidung (Göcke 1998)

1. Pauschale Verbote und Einschränkungen vermeiden

2. Nicht das auffällige EEG, sondern den Menschen behandeln

3. Unnötige und schlechte Untersuchungen sein lassen

4. Nicht zu spät zum Spezialisten überweisen

5. Nebenwirkungen und Lebensqualität nicht ignorieren

6. Therapieprobleme gemeinsam mit dem Patienten besprechen

7. Nicht zu spät auf operative Möglichkeiten hinweisen

8. Soziale und psychische Aspekte einbeziehen

9. Fort- und Weiterbehandlung nicht vernachlässigen

10. Methoden zur Anfallsunterbrechung besprechen

11. Bei Nebenwirkungen Medikamente absetzen

12. Patienten mit Epilepsie nicht allein lassen

chen Belege existieren. Und Patienten und ihre Angehörigen sollten auch danach fragen. Gut zu verstehen ist, dass Patienten trotz fehlender wissenschaftlicher Belege nach dem letzten Strohhalm greifen, wenn sie von der Schulmedizin enttäuscht sind. Wichtig ist, dass die bisherige Behandlung nicht abgebrochen wird, sondern die alternative Behandlung als Ergänzung erprobt wird. Weiterhin ist unbedingt darauf zu achten, dass die finanzielle Belastung durch die vorgeschlagene alternative Behandlung von vornherein klar kalkuliert wird, sonst kann zu der Enttäuschung über die Erfolglosigkeit auch noch finanzielle Not kommen. Ganz wichtig ist es, darauf zu achten, dass alles, was man einnimmt oder gespritzt bekommt, hygienisch einwandfrei ist und bei der Herstellung oder Aufarbeitung nicht verunreinigt wurde, z. B. durch Schwermetalle oder Schimmelpilze. In einigen wenigen Fällen ist es sogar zu einer Hepatitis und zu lokalen Entzündungen vermutlich durch verunreinigte Nadeln gekommen (Norheim u. Fonnebo 1995). Sogar die Akupunktur kann übrigens zu schweren Nebenwirkungen wie lebensbedrohlichem Lungenkollaps, zu Ohnmacht und zu Schmerzen führen.

Warum Patienten zur Alternativmedizin wechseln oder sie zusätzlich in Anspruch nehmen, ist nicht gut bekannt. Vermutlich spielt der Gedanke an den letzten Strohhalm, ein menschlicher Hang zum Mystischen, ein Mangel an Zuwendung, bis hin zur Suche nach einfachen, Laien verständlichen Lösungen und schließlich der Wunsch nach Kontrolle der Erkrankung eine Rolle. Viele Menschen können sich gar nicht vorstellen, dass sie eine gegebene Situation nicht in irgendeiner Weise kontrollieren und beeinflussen können. Die Alternativmedizin schreibt in der Regel jegliche Besserung der Erkrankung unkritisch der angewandten Therapiemaßnahme zu, ohne dies wissenschaftlich belegen zu können. Diese unwissenschaftliche Betrachtungsweise ist allerdings nicht nur der Alternativmedizin anzulasten, sondern ist auch bei einer Reihe schulmedizinischer Therapien von Epilepsien und nicht nur dort anzutreffen. Insofern können Alternativ- und Schulmedizin gleichermaßen unwissenschaftlich sein. Der Unterschied zwischen wissenschaftlicher und unwissenschaftlicher Medizin besteht so gesehen darin, dass die unwissenschaftliche Medizin unkritisch ohne Belege jegliche Besserung der verabreichten Therapie zuschreibt und zwischen medikamentenunabhängiger Besserung und spezifischem Medikamenteneffekt nicht unterscheiden kann.

Jeder Patient hat aber einen Anspruch darauf, vom Arzt zu erfahren, ob Erfolge der vorgeschlagenen Behandlung wissenschaftlich belegt sind oder nicht. Ist ein Therapieerfolg wissenschaftlich nicht belegt, heißt dies zwar noch nicht, dass die Behandlung unwirksam sein muss, bedeutet aber, dass man sich als Patient einer ungeprüften Behandlung unterzieht. Die Behandlung mit einer ungeprüften Therapie ist vermutlich zumindest so gefährlich wie das Fahren in einem vom Technischen Überwachungsverein (TÜV) nicht geprüften Auto oder Bus.

EEG-Biofeedback

Das EEG-Biofeedback-Verfahren beruht darauf, eine EEG-Ableitung, die sonst lediglich auf dem Papier registriert wird und die der Kranke, wenn überhaupt, nur nach der Ableitung zu sehen bekommt, während der Ableitung schon hörbar oder sichtbar zu machen. Man nimmt also beim EEG-Biofeedback sein eigenes EEG wahr und versucht, den Rhythmus des EEG zu beeinflussen. Dies geschieht durch Training über Signalrückmeldung mit Lämpchen, Tonzeichen oder Schwingungsbild. Die Dauer der Behandlung beträgt mehrere Monate. Es wird versucht, bestimmte EEG-Muster durch Biofeedback zu unterdrücken. Man benötigt sehr viel Geduld, da über Monate täglich vor einem Gerät trainiert werden muss. Es wird behauptet, dass das Biofeedback-Verfahren eine anfallshemmende Wirkung habe (Haag 1996). Die Biofeedback-Methode ist möglicherweise eine wertvolle Ergänzung für Kranke, deren Epilepsie auf Medikamente nicht oder nicht befriedigend anspricht. Dieses Verfahren kann jedoch nicht die medikamentöse Behandlung ersetzen.

Bei einer kürzlich abgeschlossenen Untersuchung besserte sich die Anfallsfrequenz bereits unmittelbar nach der Einbeziehung der Patienten in die Studie, bevor (!) überhaupt mit Biofeedback begonnen wurde. Dieses Beispiel weist darauf hin, dass Placeboeffekte zumindest einen großen Teil der Wirksamkeit von Biofeedback ausmachen. Ob es darüber hinausgehende Effekte gibt, ist derzeit nicht belegt.

Behandlung durch den Heilpraktiker

Die Gründe, weshalb Epilepsiekranke einen Heilpraktiker aufsuchen, sind meist Verzweiflung, Hoffnungslosigkeit und Enttäuschung über die zu geringe Wirkung von Medikamenten auf die Epilepsie und die geistige Entwicklung. Der Wunsch, ohne Belastungen durch Medikamente anfallsfrei zu werden, die Neugier, andere Heilmethoden kennen zu lernen, und nicht zuletzt die Schwierigkeit, die Epilepsie zu akzeptieren und die Einschränkungen und Belastungen durch die Behandlung ertragen zu können, sind weitere Motive. Als Informationslieferanten für Naturheilkunde und eine ganzheitliche Therapie setzen viele Patienten das Vertrauen in Heilpraktiker und erst in einem großen Abstand in Ärzte oder Apotheker. Aus diesen Gründen für einen Besuch bei einem Heilpraktiker geht hervor, was der Kranke oder seine Angehörigen an der bisherigen Behandlung durch den Arzt vermisst haben. Häufig wird geklagt, dass die Gelegenheit zu längeren Gesprächen über die spezielle Situation des Kranken, über Vor- und Nachteile der bisherigen Behandlung und vor allen Dingen über die Einschätzung der weiteren Entwicklung fehlen.

Heilpraktiker verdanken ihre Anziehungskraft vermutlich vor allem der Tatsache, dass sie besonders begabt sind, den von der Schulmedizin gelegentlich vernachlässigten persönlichen Kontakt mit den Kranken mit großem Einfühlungsvermögen herzustellen. Insoweit ist ein Besuch bei einem Heilpraktiker zwar kein Ruhmesblatt für den behandelnden Arzt, aber ohne Schaden für den Kranken. Gefährlich wird die Behandlung durch den Heilpraktiker aber dann, wenn sie dazu führt, dass die Medikamente abgesetzt werden. Lebensgefährlich lange dauernde Anfälle oder ein Status epilepticus können daraus resultieren.

Die Verabreichung von Zellsuspensionen, Besprechungen sowie die Gabe zerriebener Mineralien vermitteln dem Kranken und den Angehörigen das Gefühl, dass nun ein neuer Weg eingeschlagen wird. Hierauf gründet sich häufig eine Hoffnung, die in der Regel enttäuscht wird. Die Injektion von Zellsuspensionen kann zu schwerwiegenden Gesundheitsschäden führen, ebenso wie die Verabreichung von Mineralien, die giftige Spurenelemente aufweisen können. Einige Heilpraktiker bedienen sich zudem obskurer esoterischer Methoden. Selbst scheinbar so harmlose Methoden wie die Akupunktur, deren Wirksamkeit gegen Anfälle niemals ernsthaft behauptet wurde, kann schwerwiegende Komplikationen nach sich ziehen (s. o.).

Der Besuch bei einem Heilpraktiker kann die Arzt-Patient-Beziehung belasten. Der Arzt kann gekränkt sein, speziell wenn der Besuch beim Heilpraktiker nicht vorher gemeinsam besprochen wurde. Häufig wird jedoch der Arzt verstehen, dass verzweifelte Kranke oder ihre Angehörigen alles Mögliche versuchen, um Besserung zu erzielen. Tragisch wird das Unterfangen, wenn finanzieller Schaden entsteht, denn nicht jede Behandlung wird von der Krankenkasse bezahlt, wenn sich die Epilepsie verschlechtert oder wenn die Arzt-Patient-Beziehung unwiderruflich gestört bleibt. Um diese Komplikationen zu vermeiden, sollten der Kranke und seine Angehörigen den Besuch bei einem Heilpraktiker vorher mit dem Arzt in Ruhe besprechen. Auf diese Weise bleibt in der Regel die Arzt-Patient-Beziehung erhalten, und die Episode erhält das Gewicht, das sie hat, nämlich den aus der Verzweiflung oder der mangelnden Auseinandersetzung entstandenen verständlichen Wunsch, die Epilepsie zu lindern.

Anhang

A Checkliste Anfallsanamnese

Vorschlag für eine Epilepsieanamnese (nach Schmidt 1992 a)

Allgemeine Anamnese
– Verlauf und Schwangerschaft?
– perinatale Komplikationen?
– Geburtsgewicht?
– Neugeborenenkrämpfe?
– Fieberkrämpfe? einfach? prolongiert?
– frühkindliche Entwicklung?
– Kopfverletzungen?
– Erkrankungen des zentralen Nervensystems?
– Eltern-Kind-Beziehung?
– Partnerbeziehung?

Spezielle Anamnese

Familienanamnese
– Fieberkrämpfe?
– Gelegenheitsanfälle?
– Epilepsien?

Einzelner Anfall
– Art des Anfalls   ⇒ fokaler oder generalisierter Anfall?
                     ⇒ kleiner oder großer Anfall?
                     ⇒ mehrere Anfallstypen?
für jeden Anfallstyp ⇒ erstmaliges Auftreten?
                     ⇒ auslösende oder hemmende Situationen?
                     ⇒ Häufigkeit, tageszeitliche Bindung?
                     ⇒ Status epilepticus, Serien von Anfällen?

Epilepsie
– Art der Epilepsie ⇒ fokale oder generalisierte Epilepsie?
                     ⇒ symptomatische Epilepsie?
– Ätiologie der Epilepsie ⇒ Ätiologie unbekannt?
                     ⇒ hereditäre Belastung?
– Verlaufsform   ⇒ tageszeitliche Bindung der Anfälle?
                     ⇒ Beginn und Wiederholung der Anfälle?

Soziale Anamnese
– mehr als einmal in der Schule zurückgestellt?
– vorzeitig ausgeschult?
– Schulleistungen?
– berufliche Tätigkeit?
– soziale Schwierigkeiten?

Behandlungsanamnese
– Beginn der Behandlung? welche Medikamente? welche Dosis?
– längstes anfallsfreies Intervall überhaupt bzw. in den letzten 6 Monaten?
– unerwünschte Wirkungen?
– regelmäßige Einnahme?
– Döschen? (abends wird die Gesamtdosis des nächsten Tages in ein Döschen abgefüllt, auf diese Weise ist am nächsten Abend nach Selbstkontrolle eine verspätete Einnahme noch möglich)
– andere Medikamente? warum?
– Komplikationen der Behandlung, z. B. psychische Störungen? Intoxikationen?

B Checkliste Arztbrief

Ein Arztbrief sollte folgende Informationen enthalten:

- Anfallsart(en)
- Epilepsiesyndrom
- Ätiologie
- Ergebnisse apparativer Untersuchungen
- Prognose
- Empfehlungen zur Änderung der Medikamente
  - Kalender der Änderungen
  - Angabe der Dosisschritte zu Erhöhung oder zur Verringerung der Dosis
  - Angabe, was währenddessen mit der Dosis der übrigen Antiepileptika geschehen soll
  - Empfehlung über den Einsatz von Nachahmerpräparaten (Generika) im Vergleich zu den Originalpräparaten

- Gründe für die Dosisänderung oder den Wechsel der Medikamente
- mögliche Nebenwirkungen der Medikamente
- Empfehlung, ob und wann Serumkonzentrationen bestimmt werden sollten
- Angaben über andere Erkrankungen
- Interaktionen mit anderen Medikamenten z. B. Kontrazeptiva
- besondere Situation wie Schwangerschaft, Führerschein, Beschäftigung
- psychosoziale Besonderheiten
- nächster Termin zur Vorstellung, Gründe für eine vorzeitige Überweisung

C Checkliste Krankenblatt

Ein Krankenblatt sollte folgende Informationen enthalten:

Anamnese

- Anfallsbeschreibung
  - Datum des ersten Anfalls
  - Anfallsfrequenz
  - Symptome und Beschwerden vor, während und nach den Anfällen
  - Dauer der einzelnen Anfallsarten
  - Uhrzeit der einzelnen Anfälle
  - Auslöser der Anfälle: ja (welche), nein? Sich nicht mit einem Auslöser zufrieden geben, nach weiteren fragen
- Augenzeugenbericht über Anfälle
- frühere Erkrankungen
  - Hirntraumen
  - Fieberkrämpfe
  - Hirninfarkt
  - Geburtskomplikationen (objektive Hinweise)
- Familienanamnese
- psychiatrische Anamnese
- Alkohol-, Drogenkonsum
- Beruf, arbeitslos, falls ja, warum?
- Schwierigkeiten am Arbeitsplatz, warum?

Jetzige Medikamente

- Name der einzelnen Antiepileptika, Einnahmehäufigkeit, wie oft vergessen einzunehmen?, Nebenwirkungen welche, wann nach der Einnahme, wie beeinträchtigend für Beruf, Freizeit und Angehörige?
- andere Medikamente

Untersuchung

- neurologischer Befund
- internistischer Befund, inklusive Gewicht und Größe
- apparative Befunde inklusive EEG, MRT, andere

Diagnose

- Epilepsiesyndrom mit Angabe der Ätiologie, gefolgt vom Alter bei 1. Anfall und Angabe der einzelnen Anfallsarten, Behandlungsstatus, anfallsfrei oder schwer behandelbar, z. B. kryptogene Temporallappenepilepsie seit dem 12. Lebensjahr mit komplexen fokalen Anfällen, isolierten epigastrischen Auren, seit 12 Monaten anfallsfrei
- Gespräche mit dem Patienten (s. Checkliste D zur Patienteninformation)

Checkliste Patienteninformation

Diagnose

Weiß der Patient, seine Angehörigen oder Pfleger und haben sie verstanden:

- dass er eine Epilepsie hat
- was eine Epilepsie ist
- wie sich seine Anfälle bemerkbar machen
- wie viele verschiedene Arten epileptischer Anfälle er hat
- dass nichtepileptische Anfälle auch vorkommen
- woran zu erkennen ist, dass ein Anfall kommt
- wie er sich vor Verletzungen schützen kann
- in welchen Fällen eine Noteinweisung notwendig ist und wann nicht

Medikamente

Weiß der Patient, seine Angehörigen oder Pfleger und haben sie verstanden:

- warum die Medikamente eingenommen werden müssen
- wie wichtig die verordnungsgemäße Einnahme ist
- welche harmlosen Nebenwirkungen auftreten können
- welche schweren Nebenwirkungen auftreten können und woran man diese früh erkennt
- was man tun soll, wenn harmlose oder schwere Nebenwirkungen vorkommen
- dass andere Medikamente durch Wechselwirkungen mit Antiepileptika ihre Wirkung verlieren können, z. B. die Pille
- den Namen und die Dosierung seiner Medikamente
- was man tun soll, wenn eine Dosis vergessen wurde
- was man bei Erbrechen oder Durchfall tun soll

Lebensführung

Weiß der Patient, seine Angehörigen oder Pfleger und haben sie verstanden:

- welche äußeren Situationen anfallsauslösend sein können
- wie viel Alkohol man trinken darf und dass man nicht die Medikamente weglassen sollte, wenn man Alkohol getrunken hat
- dass Videospiele, Diskolicht und Fernsehen Anfälle auslösen können und wie man diese verhindern kann
- dass unregelmäßiger Schlaf Anfälle auslösen kann und dass es nicht reicht, einfach länger zu schlafen, wenn man später zu Bett gegangen ist
- dass bei einem Anfall ein Ersticken im Wasser droht, selbst wenn es sich nur um einen Goldfischteich handelt oder die Wanne einer Dusche
- dass man sich im Anfall verbrennen kann, z. B. beim Kochen, und wie man diese Verbrennungen vermeiden kann
- dass bestimmte Sportarten gefährlicher sind als andere, und welche dies sind
- was man tut, wenn man versehentlich zuviel Medikamente eingenommen hat
- in welchen Fällen man Lehrer und Arbeitgeber über die Epilepsie informieren sollte und in welchen Fällen nicht
- dass Geschlechtsverkehr nicht Anfälle auslöst und Abstinenz medizinisch nicht begründet ist
- was Überprotektion ist, wie man sie erkennt und wie man sich vor ihr schützt

E Checkliste Pharmakokinetik

1. Übliche therapeutische Bereiche für Antiepileptika, die für die einzelnen Wirkstoffe unterschiedlich gut gesichert sind

Der Begriff „Serumkonzentration" ist den Bezeichnungen „Serumspiegel", „Plasmaspiegel" oder „Blutspiegel" vorzuziehen, weil der Ausdruck „Spiegel" eine nicht gegebene zeitliche Konstanz nahe legt. Außerdem wird die Medikamentenkonzentration im Serum und nicht im Plasma oder Blut bestimmt. Die korrekte Bezeichnung von Konzentrationen fester Bestandteile in Flüssigkeiten ist Mol (bzw. mmol/l oder mmol/ml), während Gramm (bzw. mg/l oder mg/ml) eine Gewichtsbezeichnung ist. Dennoch erfolgen die Angaben der Serumkonzentration im deutschsprachigen Raum bislang überwiegend in mg/l oder mg/ml, weshalb wir beide Einheiten berücksichtigen und den entsprechenden Umrechnungsfaktor angeben. In Abhängigkeit von der Halbwertszeit ergibt sich die Zeit bis zum Erreichen eines Steady State (Fließgleichgewichts), der nach einer Dosiserhöhung bis zur Konzentrationsbestimmung abgewartet werden muss. Die Eiweißbindung ist klinisch nur bei Werten über 80% relevant (nach Fröscher u. Mitarb. 1997).

Medikament	üblicher therapeutischer Bereich (mg/l bzw. µg/ ml)	(mmol/l bzw. µmol/ml)	Umrechnungsfaktor	Besonderheiten
Carbamazepin (CBZ)	4 – 12	7 – 50	4,23	
Clobazam (CLB)*	1 – 15	3 – 50	3,33	
Clonazepam (CLZ)	0,02 – 0,07	0,06 – 0,25	3,17	Serum dunkel lagern
Ethosuximid (ESM)	40 – 100	280 – 700	7,08	
Felbamat (FBM)	20 – 80	85 – 340	4,20	
Gabapentin (GBP)	>2	>12	5,84	nur Nüchternwerte
Lamotrigin (LTG)	3 – 15	12 – 60	3,93	
Levetiracetam (LEV)	?	?	–	nicht etabliert
Methsuximid (MSM)*	10 – 40	50 – 200	4,92	
Oxcarbazepin (OXC)**	10 – 20	40 – 80	3,96	nur Nüchternwerte
Phenobarbital (PB)	10 – 40	43 – 175	4,31	
Phenytoin (PHT)	5 – 20	20 – 80	3,96	u. U. Bestimmung des freien Anteils
Pregabalin (PGN)	unbekannt	unbekannt	–	–
Primidon (PRM)***	5 – 12	23 – 55	4,58	Bestimmung von Phenobarbital
Tiagabin (TGB)	0,18 – 0,31	0,43 – 0,91	2,43	nur Nüchternwerte
Topiramat (TPM)	2 – 5	6 – 15	2,95	
Valproinsäure (VPA)	40 – 100	280 – 700	6,93	u. U. Bestimmung des freien Anteils
Vigabatrin (VGB)	unbekannt	unbekannt	7,75	

* Desmethylderivate
** Monohydroxyderivat (MHD), aktiver Metabolit von OXC
*** Aktiver Metabolit ist Phenobarbital

2. Klinische Pharmakokinetik klassischer Antiepileptika (nach Schmidt 1997 b)

Bei stark eingeschränkter glomerulärer Filtrationsrate (10 ml/min oder weniger) ist die Dosis vorwiegend renal ausgeschiedener Antiepileptika als Faustregel zu halbieren. Vorher sollte die Plasmakonzentration bestimmt werden. Bei dialysepflichtigen Patienten wird als Faustregel die letzte Dosis vor der Dialyse nach der Dialyse noch einmal verabreicht. Bei fortgeschrittener Leberinsuffizienz wird die Dosis vorwiegend hepatisch eliminierter Antiepileptika als Regel halbiert. Auch hier sollte die Plasmakonzentration bestimmt werden. Bei renaler Insuffizienz werden hepatisch eliminierte Antiepileptika bevorzugt verordnet, während bei hepatischer Insuffizienz renal eliminierte Antiepileptika vorteilhafter sind.

Arzneistoff	Resorption (Bioverfügbarkeit)	Verteilungsvolumen (l/kg)	Proteinbindung	Eliminationshalbwertszeit und -wege	Kommentar
Carbamazepin	langsam (85%)	0,8 – 1,6	78%	8 – 24 h, hepatisch	Enzyminduktion
Clobazam	schnell (90%)	0,7 – 1,6	90%	10 – 30 h, hepatisch	Entzugsprobleme
Clonazepam	schnell (90%)	2,1 – 4,3	90%	30 – 40 h, hepatisch	Entzugsprobleme
Ethosuximid	schnell (90%)	0,6 – 0,9	0%	20 – 60 h, hepatisch, renal	bei Kindern höhere Clearance
Phenobarbital	langsam (100%)	0,5 – 0,75	54%	70 – 140 h, hepatisch	Enzyminduktion
Phenytoin	langsam (95%)	0,5 – 0,7	90 – 93%	9 – 40 h, hepatisch, Sättigungskinetik	Enzyminduktion, bei höheren Dosen abnehmend
Primidon	schnell (100%)	0,4 – 0,8	30%	4 – 12 h, hepatisch, renal	Enzyminduktion, Phenobarbitalaktiver Metabolit
Valproinsäure	schnell (100%)	0,09 – 0,17	92%	7 – 17 h, hepatisch	Enzymhemmung, Proteinbindung konzentrationsabhängig

3. Klinische Pharmakokinetik neuerer Antiepileptika (nach Schmidt 1997 b)

Bei stark eingeschränkter glomerulärer Filtrationsrate (10 ml/min oder weniger) ist die Dosis vorwiegend renal ausgeschiedener Antiepileptika als Faustregel zu halbieren. Vorher sollte die Plasmakonzentration bestimmt werden. Bei dialysepflichtigen Patienten wird als Faustregel die letzte Dosis vor der Dialyse nach der Dialyse nochmals verabreicht. Bei fortgeschrittener Leberinsuffizienz wird die Dosis vorwiegend hepatisch eliminierter Antiepileptika als Regel halbiert. Auch hier sollte die Plasmakonzentration bestimmt werden. Bei renaler Insuffizienz werden hepatisch eliminierte Antiepileptika bevorzugt verordnet, während bei hepatischer Insuffizienz renal eliminierte Antiepileptika vorteilhafter sind.

Arzneistoff	Resorption (Bioverfügbarkeit)	Verteilungsvolumen (l/kg)	Proteinbindung (% gebunden)	Eliminationshalbwertszeit und vorwiegender Weg	Kommentar
Felbamat	schnell (90 %)	0,7 – 0,8	25 %	2 – 6 h, renal	Enzyminhibition und -induktion
Gabapentin	schnell (70)	0,57	0 %	5 – 7 h, renal; bei körperlicher Anstrengung nimmt die renale Elimination zu, Anfallsrezidive sind beschrieben	Resorption ab 1800 mg verringert, keine Interaktionen
Lamotrigin	schnell (98 %)	0,9 – 1,3	55 %	12 – 25 h, hepatisch	Lamotriginabbau durch Valproinsäure gehemmt
Levetiracetam	schnell (98 %)	0,5 – 0,7	< 10 %	7 ± 1 h, renal	keine relevanten Interaktionen
Oxcarbazepin	schnell (95 %)	0,3 – 0,8 (MHD)	38 % (MHD)	8 – 10 h, (MHD) hepatisch	schwacher Enzyminduktor
Pregabalin	schnell (95 %)	0,56	0 %	6,3 h, zu 98 % renal	keine Interaktionen, kein Enzyminduktor
Tiagabin	schnell (89 %)	1 l/kg	96 %	2 – 3 h, hepatisch	kein Enzyminduktor, sehr kurze Halbwertszeit, daher 3- bis 4-mal tägl. verabreichen
Topiramat	schnell (81 %) unabhängig von der Nahrungsaufnahme	0,6 – 0,8	15 %	18 – 23 h, vorwiegend unverändert renal, lineare Kinetik	keine relevanten Interaktionen, kein Enzyminduktor
Vigabatrin	schnell (100 %)	0,8	0 %	5 – 7 h, renal	keine relevanten Interaktionen
Zonisamid	schnell (100 %)	0,09 – 0,17	50 %	27 – 36 h, hepatisch, renal	dosislineare Kinetik

MHD = 10,11-Dihydro-10-oxo-5 H-dibenz[b, f]azepin-5-carboxamid, der aktive Metabolit von Oxcarbazepin.

Checkliste Schwangerschaft

Diagnose

- handelt es sich tatsächlich um epileptische Anfälle?
- wann war der letzte Anfall?
- kann die Dosis verringert werden?
- kann die Zahl der Medikamente verringert werden?
- gibt es nichtepileptische Anfälle?
- können die Medikamente abgesetzt werden?

Aufklärung

Die Patientin ist darüber aufzuklären:
- dass die Medikamente auf keinen Fall abrupt abgesetzt werden dürfen, sobald man erfährt, dass man schwanger ist
- dass nicht spezialisierte Ärzte oft zu pessimistische und auch nicht mehr zutreffende Auffassungen haben und deshalb fälschlicherweise zum Abbruch der Behandlung raten oder einem zumindest soviel Angst machen, dass man Hals über Kopf die Medikamente selbstständig absetzt
- dass man keinesfalls die Medikamente verändern sollte, bevor man mit dem für die Epilepsie zuständigen Arzt gesprochen hat

Aufklärung und Beruhigung

Die Patientin ist darüber zu informieren und aufzuklären:
- dass etwa 90 % aller Schwangerschaften und Geburten völlig problemlos ablaufen
- dass die Anfälle während der Schwangerschaft nicht zunehmen, wenn man die Medikamente weiter wie vorher einnimmt
- dass 90 % aller Kinder völlig gesund sind
- dass durch Vorsorgeuntersuchungen bestimmte Risiken entdeckt werden können

- dass eine Epilepsie kein Grund ist, auf Kinder zu verzichten
- wie wichtig die regelmäßige Einnahme der Medikamente ist
- dass eine Planung der Schwangerschaft viele Vorteile hat
- wie hoch das Risiko einer Verschlimmerung der Epilepsie ist
- wie hoch das Risiko von Fehlbildungen ist
- welche Fehlbildungen vorkommen und was diese für das Kind und die Familie bedeuten
- dass Folsäure und Vitamine schon vor der Empfängnis täglich eingenommen werden sollten
- wie hoch das Epilepsierisiko der Kinder ist
- ob das Kind dieselbe Epilepsie bekommt wie Mutter oder Vater
- dass das Epilepsierisiko bei einem Vater mit Epilepsie geringer ist als bei einer Mutter mit Epilepsie
- welche geburtshilflichen Probleme auftreten können
- wie man trotz Anfällen der Mutter das Kind vor Verletzungen sichert
- dass man stillen sollte und wann man das Stillen einschränken sollte
- dass man seine Nachtruhe schützen sollte, damit nicht vermehrt Anfälle auftreten

Die Patientin ist bei familiären Fehlbildungen darüber zu informieren:
- wie hoch das Fehlbildungsrisiko ist und wie man es verringern kann
- was sog. kleine Anomalien sind, woher sie kommen und was sie für die geistige und körperliche Entwicklung des Kindes bedeuten

G **Checkliste Leitlinien**

- Leitlinien der Deutschen Gesellschaft für Neurologie: Erstmaliger epileptischer Anfall, Epilepsien im Erwachsenenalter, Status epilepticus im Erwachsenenalter siehe http://www.dgn.org/
- Empfehlungen der Amerikanischen Epilepsie Liga und der Amerikanischen Neurologischen Gesellschaft zur medikamentösen Behandlung neu erkrankter und refraktärer Epilepsien, siehe http://www.aan.com

- Leitlinien der Internationalen Liga gegen Epilepsie
- NICE National Institute for Clinical Excellence (England and Wales), siehe http://www.nice.org.uk
- SIGN Scottish Intercollegiate Guidelines Network, siehe http://www.sign.ac.uk

Literatur

Abou-Khalil B, Andermann E, Andermann F, Olivier A, Quesney LF. Temporal lobe epilepsy after prolonged febrile convulsions: excellent outcome after surgical treatment. Epilepsia. 1993;34:878–83.

Adelson PD, Peacock WJ, Chugani HT, et al. Temporal and extended temporal resections for the treatment of intractable seizures in early childhood. Pediatr Neurosurg. 1992;18:169–78.

Adkins JC, Noble S. Tiagabine. A review of its pharmacodynamic and pharmacokinetic properties and therapeutic potential in the management of epilepsy. CNS Drugs. 1998;55:437–60.

Aldenkamp AP, Vermeulen J. Neuropsychological rehabilitation of memory function in epilepsy. Neuropsychol Rehabil. 1991;1:199–214.

Adab N, Kini U, Vinten J et al. The long term outcome of children born to mothers with epilepsy. J Neurol Neurosurg Psych. 2004;75:1575–1583.

Allredge BK, Gelb AM, Isaacs SM, et al. A comparison of lorazepam, diazepam, and placebo for the treatment of out-of-hospital status epilepticus. N Engl J Med 2001;345:631–7.

Andermann F, Bourgeois, Leppik IL, Ojemann LM, Sherwin A. Postoperative pharmacotherapy and discontinuation of antiepileptic drugs. In: Engel J Jr, ed. Surgical treatment of the epilepsies. 2nd ed. New York:Raven Press;1993:679–84.

Andrews PI, McNamara JO. Rasmussen's encephalitis: an autoimmune disorder? Curr Opin Neurology. 1996;9: 141–5.

Anhut H, Greiner J, Alexander J, Murray G. The International GBP Study Group 78/178. Gabapentin (GBP; Neurontin) monotherapy compared with carbamazepine (CBZ): an international open-lable multicenter study in patients with newly diagnosed epilepsy. Epilepsia. 1997;38 (Suppl. 8):92.

Annegers JF, Hauser WA, Beghi E, Nicolosi A, Kurland LT. The risk of unprovoked seizures after encephalitis and meningitis. Neurology. 1988;38:1407–10.

Annegers JF, Hauser WA, Coan SP, Rocca WA. A population-based study of seizures after traumatic brain injuries. New Engl J Med. 1998;338:20–4.

Annegers JF, Coan SP, Hauser WA, et al. Epilepsy, vagal nerve stimulation by the NCP system, all-cause mortality, and sudden, unexpected, unexplained death. Epilepsia. 2000; 41:549–53.

Arbeitsgemeinschaft für prächirurgische Epilepsiediagnostik und operative Epilepsietherapie. Empfehlungen der Arbeitsgemeinschaft für prächirurgische Epilepsiediagnostik und operative Epilepsietherapie für den Auf- und Ausbau Epilepsiechirurgischer Zentren. Epilepsie-Blätter. 1995;8:67–9.

Arboix A, et al. Predictive factors of early seizures after acute cerebrovascular disease. Stroke. 1997;28: 1590–4.

Arnold ST, Smith TK, Bourgeois BFD, McGee J. Clinical experience with the ketogenic diet. Epilepsia. 1997;38 (Suppl. 8):178.

Arroyo S, de la Morena A. Life-threatening adverse events of antiepileptic drugs. Epilepsy Res. 2001;47:155–74.

Arzimanoglou A, Guerrini R, Jean Aicardi J.Epilepsy in children. 3.Aufl. Lippincott Williams & Wilkins, Philadelphia. 2004, 1–516.

Asarnow RF, Lopresti C. Adaptive functioning in children receiving resective surgery for medically intractable infantile spasms. In: Tuxhorn I, Holthausen H, Boenigk H, eds. Paediatrics epilepsy syndromes and their surgical treatment. London:Libbey;1997:526 –36.

Asconapé JJ, Penry JK, Dreifuss FE, et al. Valproate-associated pancreatitis. Epilepsia. 1993;34:177–83.

Asconapé JJ, Manning KR, Lancman ME. Systemic lupus erythematosus associated with use of valproate. Epilepsia. 1994;35:162–3.

Avanzini G, Franceschetti S, Binelli S, et al. ILAE classification of epilepsies. Its applicability and practical value of different diagnostic categories. Epilepsia. 1996;37:1051–9.

Bailey P, Gibbs FA. The surgical treatment of psychomotor epilepsy. J med Amer Ass. 1951;145:365–70.

Baker CJ, Prestigiacomo CJ, Solomon RA, et al. Short-term perioperative anticonvulsant prophylaxis for the surgical treatment of low-risk patients with intracranial aneurysms. Neurosurgery. 1995;37:863–71.

Barlow WE, Davis RL, Glasser JW, et al. The risk of seizures after receipt of whole-cell pertussis or measles, mumps, and rubella vaccine. N Engl J Med 2001;345:656–61.

Barry E, Hauser WA. Status epilepticus and antiepileptic medication levels. Neurology. 1994;44:47–50.

Bartolomei F, Roger J, Bureau M, et al. Prognostic factors for childhood and juvenile absence epilepsies. Eur Neurol. 1997;37:169–75.

Bauer J, Elger CE. Management of status epilepticus in adults. CNS Drugs. 1994;1:26–44.

Bauer J, G Krämer, G Luef. Einflüsse der Epilepsieerkrankung auf reproduktive endokrine Funktionen bei Männern. Aktuelle Neurologie 2004;31:55–59.

Baumeister FAM, Oberhoffer R, Liebhaber GM, Kunkel J, Eberhardt J, Holthausen H, Peters J. Fatal propofol infusion syndrome in association with ketogenic diet. Neuropediatrics. Vol. 35(4)(pp 250–252), 2004.

Baumgartner C, Lindinger G, Ebner A, et al. Propagation of interictal epileptic activity in temporal lobe epilepsy. Neurology. 1995;45:118–22.

Baumgartner C, Hrsg. Handbuch der Epilepsien. Klinik, Diagnostik, Therapie und psychosoziale Aspekte. Wien:Springer;2001.

Baxter N. Pertussis immunisation of children with histories of neurological problems. BMJ 1994;309(6969): 1619.

Beaumanoir A. Infantile epilepsy with occipital focus and good prognosis. Eur Neurol. 1983;22:43–52.

Beaumanoir A, Bureau M, Deonna T, Mira L, Tassinari CA. Continuous spikes and waves during slow sleep electrical status epilepticus during slow sleep. Acquired epileptic aphasia and related conditions. Mariani Foundation Paediatric Neurology series: Vol. 3. London:Libbey;1995.

Beghi E, for the FIRST-1 Group. Morbidity and accidents in patients with epilepsy: A multicenter european study. Epilepsia. 1997;38 (Suppl. 8):248.

Beghi E, Gatti GC, Tonini C, Ben-Menachem E, Chadwick DW, Nikanorova M, Gromov SA, Smith PEM, Specchio LM, Perucca E. Adjunctive therapy versus alternative monotherapy in patients with partial epilepsy failing on a single drug: a multicentre, randomised, pragmatic controlled trial. Epilepsy Research 2003; 57: 1–13

Behari M. Gingival hyperplasia due to sodium valproate. J Neurol Neurosurg Psychiat. 1991;54:279–80.

Bellman MH, Ross EM. Side effects of sodium valproate. Br Med J. 1977;1:1662.

Benbadis SR, Tatum WO. Prevalence of nonconvulsive status epilepticus in comatose patients. Neurology. 2000a;55:1421–3.

Benbadis SR, Tatum WO, Vale FL.When drugs don't work: an algorithmic approach to medically intractable epilepsy. Neurology. 2000b;55:1780–4.

Ben-Menachem E, Hellstrom K, Waldton C, Augustinsson LE. Evaluation of refractory epilepsy treated with vagus nerve stimulation for up to 5 years. Neurology. 1999;52:1265–7.

Berg AT, Shinnar S.The risk of seizure recurrence following a first unprovoked seizure: A quantitative review. Neurology. 1991;41:965–72.

Berg AT, Shinnar S. Unprovoked seizures in children with febrile seizures: Short-term outcome. Neurology. 1996a;47:562–68.

Berg AT, Levy SR, Novotny EJ, Shinnar S. Predictors of intractable epilepsy in childhood. A case-control study. Epilepsia. 1996b;37:24–30.

Berg AT, Arts W, Boulloche J, et al. An EEG should not be obtained routinely after first unprovoked seizure in childhood. Neurology 2000;55:898–9.

Berg Olsen K, Tauboll E, Gjerstad L. Intravenous valproate (VPA) in status epilepticus. Eur J Neurol 2004:11 (Suppl. 2):221–222

Bergmann A, Schmidt D, Hutt HJ, Elger CE. Epilepsietherapie mit retardierter Valproinsäure-Erfahrungen mit 1172 Patienten. Akt Neurol. 1999;26:121–6.

Berkovic SF, McIntosh AM, Kalnins RM, et al. Preoperative MRI predicts outcome of temporal lobectomy: an actuarial analysis. Neurology. 1995;45:1358–63.

Berkovic SF, McIntosh, A, Howell, RA, Mitchell, A, Sheffield, LJ, Hopper JL. Familial temporal lobe epilepsy. A common disorder identified in twins. Ann Neurol. 1996;40:227–35.

Best TH, Franz DN, Gilbert DL et al. Cardiac complications in pediatric patients on the ketogenic diet. Neurology 2000;54:2328–30.

Beyenburg S, Schmidt D. Epilepsiepatienten mit Angsterkrankungen: Erkennen und Behandeln. Nervenarzt 2005; Feb 17 (Epubmed)

Bien CG, Gleissner U, Sassen R, Widman G, Urbach H, Elger CE. An open study of tacrolimus therapy in Rasmussen encephalitis. Neurology 2004;62: 2106–2109.

Bill P, Vigonius U, Pohlmann H, et al. A double-blind controlled trial of oxcarbazepine versus phenytoin in adults with previously untreated epilepsy. Epilepsy Res. 1997;27:195–204.

Biton V, Montouris GD, Ritter F, et al. A randomized, placebo-controlled study of topiramate in primary generalized tonic-clonic seizures. Topiramate YTC Study Group. Neurology. 1999;52:1330–7.

Blume WT, Girvin JP, Mclachlan RS, Gimore BE. Effective temporal lobectomy in childhood without invasive EEG. Epilepsia. 1997;38:164–7.

Bohan TP, Helton E, McDonald I, et al. Effect of L-carnitine treatment for valproate-induced hepatotoxicity. Neurology. 2000;54 (Suppl. 3):A85.

Boon P, Chauvel P, Pohlmann-Eden B, et al. A double-blind, cross-over trial of levetiracetam 1000 mg/day and 2000 mg/day as adjunctive therapy in adults with partial epilepsy. Epilepsy Res. 2002; 48:77–89.

Booth D, Evans DJ. Anticonvulsants for neonates with seizures. Cochrane Database of Systematic Reviews. (4):CD004218, 2004.

Borgherini G. The bioequivalence and therapeutic efficacy of generic versus brand-name psychoactive drugs. Clinical Therapeutics. 2003;25:1578–1592

Bouma PAD, Bovenkerk AC, Westendrop RGJ, Brouwer OF. The course of benign partial epilepsy of childhood with centrotemporal spikes: a meta-analysis. Neurology. 1997;48:430–37.

Bourgeois B, Beaumanoir A, Blajev B, et al. Monotherapy with valproate in primary generalized epilepsies. Epilepsia. 1987;28 (Suppl. 2):8–11.

Boylan GB, Rennie JM, Chorley G, Pressler RM, Fox GF, Farrer K, Morton M, Binnie CD. Second-line anticonvulsant treatment of neonatal seizures: A video-EEG monitoring study. Neurology 2004; 62: 486–488.

Braun V, Antoniadis G, Rath S, Richter HP. Kavernome. Indikation zur operativen Entfernung und Ergebnisse. Nervenarzt. 1996;67:301–05.

Britton JW, Cascino GD, Sharbrough FW, Kelly PJ. Low grade glial neoplasm and intractable partial epilepsy: efficacy of surgical treatment. Epilepsia. 1994; 35:1130–5.

Brockhaus A, Elger CE. Complex partial seizures of temporal lobe origin in children of different age groups. Epilepsia. 1995;36:1173–81.

Brodie MJ, Richens A, Yuen AWC. Double blind comparison of lamotrigine and carbamazepine in newly diagnosed epilepsy. Lancet. 1995;345:476–9.

Brodie MJ, Dichter MA. Antiepileptic drugs. New Engl J Med.1996;334:168–75.

Brodie MJ, Overstall PW, Giorgi L. Multicentre, double-blind, randomised comparison between lamotrigine and carbamazepine in elderly patients with newly diagnosed epilepsy. Epilepsy Res. 1999;37:81–7.

Brodie MJ, Anhut H, Murray G, Maton S. Gabapentin versus lamotrigine monotherapy: a double-blind comparison. Epilepsia. 2000;41(Suppl. Florence):138–9.

Brouwer OF, Pieters MSM, Edelbroek PM, et al. Conventional and controlled release valproate in children with epilepsy: a cross-over study comparing plasmalevels and cognitive performances. Epilepsy Res. 1992;13:245–53.

Browne TR, Kugler AR, Eldon MA. Pharmacology and pharmacokinetics of fosphenytoin. Neurology. 1996;46 (Suppl. 6):3–7.

Bruck I, Antoniuk SA, De Paola D, et al. Neonatal seizures: neurological follow-up of 42 neonates. J Epilepsy Clin Neurophysiol. 1997;3:23–7.

Burchard GD, Bauer J. Empfehlungen zur Malariaprophylaxe bei Epilepsiekranken. Nervenarzt 2001;72: 460–5.

Butzkueven H, Evans AH, Pitman A, et al. Onset seizures independently predict poor outcome after subarachnoid hemorrhage. Neurology 2000;55:1315–20.

Bye AM, Foo S. Complex seizures in young children. Epilepsia. 1994;35:482–8.

Bylesjo I, Forsgren L, Linthner F, Boman K. Epidemiology and clinical characteristics of seizures in patients with acute intermittent porphyria. Epilepsia. 1996; 37:230–5.

Callaghan N, Kenny RA, O'Neill B, et al. A prospective study between carbamazepine, phenytoin and sodium valproate as monotherapy in previously untreated and recently diagnosed patients with epilepsy. J Neurol Neurosurg Psychiat. 1985;48:639–44.

Calmeil LF. De l'épilepsie, étudiée sous le rapport de son siège et de son influence sur la production de l'aliénation mentale [Dissertation]. Paris. 1824.

Camfield CS, Camfield PR, Gordon K, et al. Incidence of epilepsy in childhood and adolescence: a population-based study in Nova-Scotia from 1977 to 1985. Epilepsia. 1996;37:19–23.

Camfield PR, Camfield CS, Gordon K, Dooley JM. When a first medication fails to control a child's epilepsy, what are the chances of success with the next drug? Epilepsia 1997;38 (Suppl. 8):191.

Camfield P, Camfield C.Childhood epilepsy: What is the evidence for what we think and what we do? Journal of Child Neurology 2003;18:272–287.

Caraballo R, Cersosimo R, Medina C, Fejerman N. Panayiotopoulos-type benign childhood occipital epilepsy: a prospective study. Neurology 2000;55:1096–100.

Cascino GD, Luckstein RR, Sharbrough FW, Jack Jr CR. Facial asymmetry, hippocampal pathology, and remote symptomatic seizures: a temporal lobe epileptic syndrome. Neurology. 1993;43:725–7.

Cascino GD. Clinical correlations with hippocampal atrophy. Magn Reson Imaging. 1995;13:1133–6.

Casetta I, Granieri E, Monetti VC, et al. Prognosis of childhood epilepsy: a community based study in Coppara, Italy. Neuroepidemiology. 1997;1671:22–8.

Castillo S, Schmidt D, White S.Oxcarbazepine add-on drug for drug-resistant partial epilepsy (Cochrane review). In: The Cochrane Library, Issue 4, 2000. Oxford Software.

Cendes F, Dubeu F, Olivier A, Cukiert A, et al. Increased neocortical spiking and surgical outcome after selective amygdalo-hippocampectomy. Epilepsy Res. 1993 a;16:195–206.

Cendes F, Ragazzo PC, da Costa V, Martins LF. Corpus callosotomy in treatment of medically resistant epilepsy: preliminary results in a pediatric population. Epilepsia. 1993 b;34:910–7.

Chaisewikul R, Privitera MD, Hutton JL ;Marson AG. Levetiracetam add-on for drug-resistant localization related (partial) epilepsy. (Cochrane Review). In: The Cochrane Library, Issue 1, 2001. Oxford: Update Service.

Chiron C, Dulac O, Gram L. Vigabatrin withdrawal randomized study in children. Epilepsy Res. 1996;25: 209–16.

Chiron C, Dumas C, Jambaque I, Mumford J, Dulac O. Randomized trial comparing vigabatrin and hydrocortisone in infantile spasms due to tuberous sclerosis. Epilepsy Res. 1997;26:389–95.

Christe W, Krämer G, Vigonius U, et al. A double-blind controlled clinical trial: oxcarbazepine versus sodium valproate in adults with newly diagnosed epilepsy. Epilepsy Res. 1997;26:451–60.

Chugani HT, Conti JR. Etiologic classification of infantile spasms in 140 cases: role of positron emission tomography. J Child Neurol. 1996;11:44–8.

Clark PO, Glauser TA, Strawsbourg R. Pilot study of topiramate in children with infantile spasms. Epilepsia. 1997;38 (Suppl. 8)96–7.

Clemmesen J, Fuglsang-Frederiksen V, Plum CM. Are anticonvulsants oncogenic? Lancet 1974;20:705–7.

Cock HR, Schapira AH. A comparison of lorazepam and diazepam as initial therapy in convulsive status epilepticus. QJM 2002; 95: 225–231

Cockerell OC, Johnson AJ, Goodridge DMG, et al. The mortality of epilepsy: results from the National General Practice Study of Epilepsy. Lancet. 1994;344: 918–21.

Cockerell OC. The mortality of epilepsy. Current Opin Neurol. 1996;9:93–6.

Cockerell OC, Johnson AL, Sander JWAS, Shorvon SD. Prognosis of epilepsy: a review and further analysis of the first nine years of The British National General Practice Study of Epilepsy, a prospective population based study. Epilepsia. 1997;38:31–46.

Collins J, Cramer J, Mattson R. VA Epilepsy Cooperative Study Groups 118 and 264. Epilepsia. 1997;38 (Suppl. 8):88–9.

Commission on Classification and Terminology of the International League Against Epilepsy. Proposal for a revised clinical and electroencephalographic classification of epileptic seizures. Epilepsia. 1981;22: 489–501.

Commission on Classification and Terminology of the International League Against Epilepsy. Proposal for revised classification of epilepsies and epileptic syndromes. Epilepsia. 1989;30:389–99.

Commission on Neuroimaging of the International League Against Epilepsy. Guidelines for neuroimaging evaluation of patients with uncontrolled epilepsy considered for surgery. Epilepsia. 1998;39:1375–6.

Committee for Proprietary Medical Products (CPMP). Note for guidance on the investigation of drug interactions. London:1997.

Cortez MA, McKerlie C, Snead OC. A model of atypical absence seizures: EEG, pharmacology, and developmental characterization. Neurology 2001;56:341–9.

Cossette P, Riviello JJ, Carmant L. ACTH versus vigabatrin therapy in infantile spasms: a retrospective study. Neurology. 1999;52:1691–4.

Covanis A, Gupta AK, Jeavons PM. Sodium valproate: monotherapy and polytherapy. Epilepsia. 1982;23:693–720.

Cramer JA, Glassman M, Rienzi V.: The relationship between poor medication compliance and seizures. Epilepsy Behav. 2002; 3:338–342.

Crawford P, Brown S, Kerr M. A randomized open-label study of gabapentin and lamotrigine in adults with learning disability and resistant epilepsy. Seizure. 2001;10:107–15.

Crawley J, Waruiru, Mithwani S, et al. Effect of phenobarbital on seizure frequency and mortality in childhood epilepsy cerebral malaria: a randomised, controlled invention study. Lancet. 2000;355:701–6.

Cummings SR, Nevitt MC, Browner WS, et al. For the study of osteoporosis fractures research group. Risk factors for hip fracture in white women. New Engl J Med. 1995;332:767–73.

Dam M, Ostergaard LH. Oxacarbazepine. In: Levy RH, Mattson RH, Meldrum BS, eds. Antiepileptic drugs. 4th ed. New York:Raven Press;1995:987–95.

Dashieff RM, Dickinson LJ. Sudden unexpected death of epileptic patient due to cardiac arrhythmia after seizure. Arch Neurol. 1986;43:194–6.

Daumas-Duport C, Scheithauer BW, Chodkiewcz J-P, Laws ER Jr, Vedrenne C. Dysembryoplastic neuroepithelial tumor: a surgically curable tumor of young patients with intractable partial seizures. Report of thirty-nine cases. Neurosurgery. 1988;23:545–56.

Davies KG , Weeks RD. Temporal lobectomy for intractable epilepsy: experience with 58 cases over 21 years. Br J Neurosurg 1993 a;7:23–33.

Davies KG, Weeks RD. Cortical resections for intractable epilepsy of extratemporal origin: experience with seventeen cases over eleven years. Br J Neurosurg 1993 b;7:343–53.

Davies KG, Weeks RD. Results of cortical resection for intractable epilepsy using intraoperative corticography without chronic intracranial recording. Br J Neurosurg. 1995;9:7–12.

Davies KG, Herman BP, Dohan FC JR, Wyler AR. Intractable epilepsy due to meningitis: results of surgery and pathological findings. Br J Neurosurg. 1996;10:567–70.

Davis R, Peters DH, Mc Tavish D. Valproic acid. A reappraisal of its pharmacological properties and clinical efficacy in epilepsy. Drugs. 1994;47:332–72.

DeAngelis LM. Brain tumors. New Engl J Med. 2001; 344:114–24.

DeBittencourt PRM, Adamolekum B, Bharucha N, et al. ILAE Commission Report. Epilepsy in the tropics: I. Epidemiology, socioeconomic risk factors, and etiology. Epilepsia. 1996 a;37:1121–7.

DeBittencourt PRM, Adaamolekum B, Bharucha N, et al. ILAE Commission Report. Epilepsy in the tropics: II. Clinical presentations, pathophysiology, immunologic diagnosis, economics, and therapy. Epilepsia. 1996 b;37:1128–37.

Debus OM, Kurlemann G. Sulthiame in the primary therapy of West syndrome: a randomized double-blind placebo-controlled add-on trial on baseline pyridoxine medication. Epilepsia 2004; 45: 103–108

Deckers CLP, Genton P, Sills G, Schmidt D. Current limitations of antiepileptic drug therapy: a summary of discussions. Epilepsy Research 2003; 57: 1–17

DeGiorgio, Schachter SC, Handforth A, et al. Prospective long-term study of vagus nerve stimulation for the treatment of refractory seizures. Epilepsia. 2000; 41:1195–200.

De la Court A, Breteler MMB, Meinardi H, et al. Prevalence of epilepsy in the elderly: the Rotterdam study. Epilepsia. 1996;37:141–7.

Delanty N, Vaughan CJ, French A. Medical causes of seizures. Lancet. 1998;352:383–90.

Delgado-Escueta AV, Janz D. Consensus guidelines: preconception counseling management, and care of the pregnant woman with epilepsy. Neurology 1992;42 (Suppl. 5):149–60.

DeLorenzo RJ, Hauser WA, Towne AR, et al. A prospective, population-based epidemiologic study of status epilepticus in Richmond, Virginia. Neurology. 1996;46:1029–35.

De Silva M, MacArdle B, McGowan N, et al. Randomised comparative trial of phenobarbitone, phenytoin, carbamazepine, or sodium valproate for newly diagnosed childhood epilepsy. Lancet 1996;347:709–13.

DeToffol B, Van der Linden M, Rolland J. Frontal lobe dysfunction in juvenile myoclonic epilepsy. Epilepsia. 1997;38 (Suppl. 8):170.

Devinsky O, Vuong A, Hammer A, Barrett PS. Stable weight during lamotrigine therapy: a review of 32 studies. Neurology 2000;54:973–5.

Dinesen H, Gram L, Andersen T, Dam M. Weight gain during treatment with valproate. Acta Neurol Scand. 1984;69:65–9.

Dinkelacker V, Dietel T, Widman G, Lengler U, Elger CE. Aggressive behavior of epilepsy patients in the course of levetiracetam add-on therapy: a report of 33 mild to severe cases. Epilepsy Behav 2003;4:537–547.

Dlugos DJ, Brooks-Kayal A, Berman PH, et al. Trials of medical therapy before temporal lobectomy in childhood and adolescence. Epilepsia. 1997;38 (Suppl. 8):81–2.

Dodson E. Felbamate in the treatment of Lennox-Gastaut syndrome: results of a 12-month open-label study following a randomized clinical trial. Epilepsia. 1993;34 (Suppl. 7):18–24.

Dodson WE. Discussion. In: Schmidt, Perucca E, eds. The place of felbamate in the treatment of Lennox-Gastaut syndrome:an update. Proceedings of a meeting; 22.–23. April 1997, Düsseldorf (Germany). s'Hertogenbosch, The Netherlands:Vanzuiden;1997 a:8.

Dodson WE. Morbidity and mortality associated with the diagnosis of Lennox-Gastaut Syndrome. In: Schmidt D, Perruca E, eds. The place of felbamate in the treatment of Lennox-Gastaut syndrome: an update. Proceedings of a round table meeting; 22.–23. April 1997, Düsseldorf (Germany). s'Hertogenbosch, The Netherlands:Vanzuiden;1997 b:7.

Doose H, Neubauer B, Carlsson G. Children with benign focal sharp waves in the EEG – developmental disorders and epilepsy. Neuropediatrics. 1996;27:227–41.

Doppelbauer A, Zeitlhofer J, Zifco U, et al. Occurrence of epileptiform activity in the routine EEG of epileptic patients. Acta Neurol Scand. 1993;87:345–52.

Dravet C, Bureau M, Roger J. Benign myoclonic epilepsy in infants. In: Roger J, Bureau M, Dravet C, Dreifuss FE, eds. Epileptic syndromes in infancy, childhood and adolescence. London:Libbey;1992:67–74.

Dravet C, Guerrini R, Mancini J, Saltarelli A, Livet MO, Galland MC. Different outcomes of epilepsy due to cortical dysplastic lesions. In: Guerrini R, Canapicchi R, Zifkin BG, Andermann F, Roger J, eds. Dysplasias of cerebral cortex and epilepsy. Philadelphia:Lippincott-Raven; 1996: 323–8.

Dreifuss FE, Rosman PN, Cloyd JE, et al. A comparison of rectal diazepam gel and placebo for acute repetitive seizures. New Engl J Med. 1998;338:1869–75.

Dreifuss FE, Santilli N, Langer DH, et al. Valproic acid hepatic fatalities: a retrospective review. Neurology. 1987;37:379–85.

Duane DC, Ng YT, Rekate HL, et al. Treatment of refractory status epilepticus with hemispherectomy. Epilepsia 2004; 45: 1001–1004.

Dubeau F, Tampieri D, Lee N, et al. Periventricular and subcortical nodular heterotopia. Brain. 1995;118:1273–87.

Dulac O. Rasmussen's syndrome. Curr Opin Neurology. 1996;9:75–7.

Dulac OJ, Chiron C. Malignant epileptic encephalopathies in children. Bailliere's Clin Neurol. 1996;5:765–81.

Duncan J, Sagar H. Seizures characteristics, pathology, and outcome after temporal lobectomy. Neurology. 1987;37:405–9.

Duncan JS. Imaging and epilepsy. Brain. 1997;120:339–77.

Durand ML, Calderwood SB, Weber DJ, et al. Acute bacterial meningitis in adults. A review of 493 episodes. New Engl J Med. 1993;328:21–8.

During MJ, Spencer DD. Extracellular hippocampal glutamate and spontaneous seizure in the conscious human brain. Lancet. 1993;341:1607–10.

Earnest MP, Yarnell PR. Seizure admission to a city hospital: the role of alcohol. Epilepsia. 1976;17:387–93.

Easter D, O'Bryan-Tear CG, Verity C. Weight gain with valproate or carbamazepine – a reappraisal. Seizure. 1997;6:121–5.

Edwards KR, Sackelllares JC, Vuong A, et al. Lamotrigine monotherapy improves depressive symptoms in epilepsy: a double-blind comparison with valproate. Epilepsy & Behavior 2001;2:28–36.

Eisensehr I, Schmidt D. Patient redet, wandelt, schreit im Schlaf. Sind nächtliche epileptische Anfälle die Ursache? MMW 2005;2:483–486

Eisler J, Mattson RH. Compliance in anticonvulsant drug therapy. Epilepsia. 1975;16:203.

Egan RA, Shults WT, So N, et al. Visual field deficits in conventional anterior temporal lobectomy versus amygdalohippocampectomy. Neurology 2000;55:1818–22.

Eksioglu YZ, Scheffer IE, Cardenas P, et al. Periventricular heterotopia. An x-linked dominant epilepsy locus causing aberrant cerebral cortical development. Neuron. 1996;16:77–87.

Elferink AJA, van Zwieten-Boot. Analysis based on number needed to treat shows differences between drugs studied. Br med J. 1997;314:603.

Elger CE, Brockhaus A, Grunwald T. Epilepsie und Flugreisen. Antiepileptika und Zeitumstellungen. Wiesbaden:Dtsch Univ.-Verlag;1996.

Elger CE, Brockhaus A, Lendt M, et al. Behavior and cognition in children with temporal lobe epilepsy. In: Tuxhorn I, Holthausen H, Boenigk H, eds. Paediatrics epilepsy syndromes and their surgical treatment. London:Libbey;1997:311–25.

Elger CE, Bauer J, Scherrmann J, Widman G. Aggravation of focal seizures by antiepileptic drugs. Epilepsia 1998;39(Suppl. 3):15–8.

Elger CE, Kurthen M. Epilepsy surgery in children: when and how to operate. In: Schmidt D, Schachter S, eds. Epilepsy – problem solving in clinical practice. London:Dunitz;2000:335–48.

Eliashiv SD, Dewar S, Wainwright I, Engel J Jr , Fried I. Long-term follow-up after temporal lobe resection for lesions associated with chronic seizures. Neurology. 1997;48:1383–8.

Engel J Jr. Outcome with respect to epileptic seizures. In: Engel J Jr, ed. Surgical treatment of the epilepsies. New York:Raven Press;1987:553–72.

Engel J. Surgery for seizures. New Engl J Med. 1996; 334:647–52.

Eriksson KJ, Koivikko MJ. Prevalence, classification, and severity of epilepsy and epileptic syndromes in children. Epilepsia. 1997;38:1275–82.

Ettinger AB, Shinnar S. New-onset seizures in an elderly hospitalized population. Neurology 1993;43:489–92.

Everitt AD, Birnie KD, Stevens JM, et al. Prospective, population-based MRI study of adult patients with newly-diagnosed epileptic seizures. Epilepsia. 1997;38(Suppl. 8):246.

Falconer MA. Anterior temporal lobectomy for epilepsy. In: Logue V, ed. Operative surgery. Vol. 14. Neurosurgery. London:Butterworths;1971:142–9.

Faught E. Clinical trials for treatment of primary generalized epilepsies. Epilepsia 2003;44(Suppl.7):44–50.

Feely M, O'Callagan M, Duggan B, Callaghan N. Phenobarbitone in previously untreated epilepsy. J Neurol Neurosurg Psychiat. 1980;43:365–8.

Felbamate Study Group In Lennox-Gastaut-Syndrome. Efficacy of felbamate in childhood epileptic encephalopathy (Lennox-Gastaut-Syndrome). New Engl J Med. 1993;328:29–33.

Fenwick P. The behavioural treatment of epilepsy. Generation and inhibition of seizures. Neurol Clin. 1994;12:175–202.

Fenwick P. Psychiatric disorder and epilepsy. In: Hopkins A, Shorvon SD, Cascino G, eds. Epilepsy. 2nd ed. London:Chapman & Hall;1995:453–502.

Ficker DM, So EL, Shen W-K, Annegers JF, O'Brien PC. Do epilepsy patients have a greater risk for sudden unexplained death than the general population? A population-based study. Neurology. 1998;50:A443.

First Seizure Trial Group. Randomized clinical trial on the efficacy of antiepileptic drugs reducing the risk of relapse after a first unprovoked tonic-clonic seizure. Neurology. 1993;43:478–83.

Fisher RS, Kerrigan III JF. Vigabatrin. Toxicity. In: Levy RH, Mattson RH, Meldrum BS, eds. Antiepileptic drugs. 4th ed. New York:Raven Press;1995:931 – 39.

Fisher RS, van Emde Boas W, Blume W, Elger C, Engel, J Jr., Genton J, Lee P. Epileptic Seizures and epilepsy: Definitions proposed by the International league against Epilepsy (ILAE) and the International Bureau for Epilepsy (IBE). Epilepsia 2004; 46:470 – 472.

Flom J, Gardner-Walker G. Psychogenic seizures and psychotherapy: an outcome study. Epilepsia. 1997;38 (Suppl. 8):230.

Foldvary N, Nashold B, Mascha E, et al. Seizure outcome after temporal lobectomy for temporal lobe epilepsy: a Kaplan-Meier survival analysis. Neurology. 2000; 54:630 – 4.

Forsgren I, Bucht G, Erikkson S. Incidence and clinical characteristics of unprovoked seizures in adults: a prospective population-based study. Epilepsia. 1996,37:224 – 9.

Frank LM, Enlow T, Holmes GL, Mansco P, Concannon S, Chen C, Womble G, Casale EJ. Lamictal (lamotrigine) monotherapy for typical absence seizures in children. Epilepsia. 1999;40:973 – 9.

Franz DN, Glauser TA, Tudor C, Williams S. Topiramate therapy of epilepsy associated with Angelman's syndrome. Neurology. 2000;54:1185 – 8.

Franzen, S. Die medikamentöse Therapie der Epilepsien mit Impulsiv Petit Mal [Dissertation]. Berlin:Freie Universität Berlin;1988.

French JA, Perucca E, Richens A. Design of clinical trials of antiepileptic drugs. Special issue. Epilepsy Res. 2001;45:1 – 186.

French JA, Kanner AM, Batista J et al. Efficacy and tolerability of the new antiepileptic drugs, II. Treatment of refractory epilepsy:Report of the TTA and QSS subcommittees of the American Academy of Neurology and the American Epilepsy Society. Neurology 2004; 62: 1261 – 1273.

French JA, Kugler AR, Robbins JL, Knapp LE, Garofalo EA. Dose-response trial of pregabalin adjunctive therapy in patients with partial seizures. Neurology 2003;60(10):1631 – 1637.

Friel P, Clark H, Ojemann G, et al. Decreased serum anticonvulsant levels after epilepsy surgery. Epilepsia. 1987;28:588.

Fröscher W, Krämer G, Schmidt D, Stefan H. Serumkonzentrationen von Antiepileptika: Praktische Richtlinien zur Messung und sinnvollen Interpretation. Nervenarzt. 1999;70:172 – 7.

Gaily E. Minor physical anomalies in offspring of mothers with epilepsy. Eur J Neurol. 1995;2 (Suppl. 4):47 – 50.

Gaily E, Kantola-Sorsa E, Hiilesmaa V et al. Normal intelligence in children with prenatal exposure to carbamazepine. Neurology 2004;62:28 – 32

Gale JI, Thapa PB, Wassilak SG, Bobo JK, Mendelman PM, Foy HM. Risk of serious acute neurological illness after immunization with diphtheria-tetanus-pertussis vaccine. A population-based case-control study. JAMA. 1994;271:37 – 41.

Garcia HH, Gilman R, Martinez M, et al. The Cysticercosis Working Group In Peru (CWG). Cysticercosis as a major cause of epilepsy in Peru. Lancet. 1993;341: 197 – 200.

Gee MN, Huang Y, Shah PU, et al. Childhood absence epilepsy: linkage to chromosome 8 q24. Works in Progress Poster, 1997;No. 3:29. American Neurological Association.

Genton P, Dravet C. The long-term course and outcome of Lennox-Gastaut syndrome. In: Schmidt D, Perrucca E, eds. The place of felbamate in the treatment of Lennox-Gastaut Syndrome: proceedings of a round table meeting, 22. – 23. April 1997, Düsseldorf (Germany). s'Hertogenbosch, The Netherlands:Vanzuiden;1997:9 – 10.

Giannakodimos S, Panayiotopoulos CP. Eyelid myoclonia with absence in adults: a clinical and video-EEG study. Epilepsia. 1996;37:36 – 44.

Gilad R, Lampl Y, Gabbay U, et al. Early treatment of a single generalized tonic-clonic seizure to prevent recurrence. Arch Neurol. 1996;53:1149 – 52.

Gillham R. Refractory epilepsy: an evaluation of psychological methods in out-patient management. Epilepsia. 1990;31:427 – 32.

Gilliam F, Wyllie E, Kashden J, et al. Epilepsy surgery outcome: comprehensive assessment in children. Neurology. 1997;48:1368 – 74.

Gilliam F, Vazquez B, Sackellares JC, Chang GY, Messenheime J, Nyberg J, Risner ME, Rudd GD. An active-control trial of lamotrigine monotherapy for partial seizures. Neurology. 1998;51:1018 – 25.

Gillmore RL. Seizures and antiepileptic drug use in transplant patients. Neurol Clin. 1988;6:279 – 96.

Gil-Nagel A, Risinger MW. Ictal semiology in hippocampal versus extrahippocampal temporal lobe epilepsy. Brain. 1997;120:183 – 92.

Giroud M, Gras D, Escousse A, Dumas R, Venaud G. Use of injectable valproic acid in status epilepticus. A pilot study. Drug Invest. 1993;5:154 – 9.

Glantz MJ, Cole BF, Forsyth PA, et al. Practice parameter: anticonvulsant prophylaxis in patients with newly diagnosed brain tumors. Report of the Quality Standards Subcommittee of the American Academy of Neurology. Neurology. 2000;54:1886 – 93.

Glauser TA, Sachdeo RC, Ritter FJ, et al. Topiramate as adjunctive therapy in Lennox-Gastaut syndrome. Epilepsia. 1995;36(Suppl. 8):207.

Glover M, Bundschu H-D. Die Kipptisch-Untersuchung zur Abklärung vasovagaler Synkopen. Fortschritte Med. 1998;116:35 – 7.

Goa KL, Sorkin EM. Gabapentin: a review of its pharmacological properties and clinical potential in epilepsy. Drugs. 1993;46:409 – 27.

Goa KL, Ross SR, Chrisp P. Lamotrigine: a review of its pharmacological properties and clinical efficacy in epilepsy. Drugs. 1993;46:152 – 76.

Göcke K. Die zehn häufigsten Fehler der Epilepsietherapie aus Sicht des Patienten. Agenda Epilepsie 1998 – eine Bestandsaufnahme. Seminar in Berlin,17.1.1998.

Goldstein LH. Behavioural and cognitive-behavioural treatments for epilepsy: a progress review. Br J Clin Psychol. 1990;29:257 – 69.

Goldstein R, Harvey AS, Duchowny M, et al. Preoperative clinical, EEG, and imaging findings do not predict seizure outcome following temporal lobectomy in childhood. J Child Neurol. 1996;11:445 – 50.

Goodin DS, Aminoff MJ. Does the interictal EEG have a role in the diagnosis of epilepsy? Lancet. 1984;I: 837–8.

Granström M-L, Gaily E, Liukkonen E. Vigabatrin treatment of infantile spasms. Epilepsia. 1997;38 (Suppl. 8):191.

Haag G. Biofeedback. Münch Med Wschr. 1996;138: 40–2.

Haddad H, DeToledo J. Natural history of epilepsy in institutionalized mentally retarded (MR) patients. Epilepsia. 1997;38(Suppl. 8):246.

Haferkamp G. Ärztliche Behandlungsfehler in der Neurologie. Ergebnisse von 250 Schlichtungsverfahren der Jahre 1992–2002 aus der Norddeutschen Schlichtungsstelle für Arzthaftpflichtfragen. Akt. Neurologie 2003;30:224–233.

Haines ST, Casto DT. Treatment of infantile spasms. Ann Pharmacother. 1994;28:779–91.

Hall W, Zador D. The alcohol withdrawal syndrome. Lancet. 1997;349:1897–1900.

Handforth A, De Giorgio CM, Schachter SC, et al. Vagus nerve stimulation therapy for partial-onset seizures. Neurology. 1998;51:48–55.

Harden CL, Jacobs A, Pulver M, Trifiletti R. Effect of menopause on epilepsy. Epilepsia. 1997;38 (Suppl. 8): 133–4.

Harding GF, Wild JM, Robertson KA, et al. Separating the retinal electrophysiologic effects of vigabatrin: treatment versus field loss. Neurology. 2000;55:347–52.

Hasan D, Schonck RSM, Avezaat CJJ, Tanghe HLJ, van Gijn J, van der Lugt PJM. Epileptic seizures after subarachnoid hemorrhage. Ann Neurol. 1993;33:286–91.

Hauser WA, Rich SS, Lee JR-J, Anneghers JF, Anderson VE. Risk of recurrent seizures after two unprovoked seizures. New Engl J Med. 1998;338:429–37.

Heinemann U, Draguhn A, Ficker E, Stabel J, Zhang CL. Strategies for the development of drugs for pharmacoresistant epilepsies. Epilepsia. 1994;35 (Suppl. 5): 10–21.

Heller AJ, Chesterman P, Elwes RDC, et al. Phenobarbitone, phenytoin, carbamazepine or sodium valproate for newly diagnosed adult epilepsy: a randomised comparative monotherapy trial. J Neurol Neurosurg Psychiat. 1995;58:44–50.

Helmstaedter C, Elger CE. Cognitive consequences of two-thirds anterior temporal lobectomy on verbal memory in 144 Patients: a three-month follow-up study. Epilepsia. 1996;37:171–80.

Helmstaedter C, Elger CE, Hufnagel A, Zentner J, Schramm J. Different effects of left anterior temporal lobectomy, selective amygdalohippocampectomy, and temporal cortical lesionectomy on verbal learning, memory and cognition. J Epilepsy. 1996a;9: 39–45.

Helmstaedter C, Kemper B, Elger CE. Neuropsychological aspects of frontal lobe epilepsy. Neuropsychologia. 1996b;34:399–406.

Hennessy MJ, Elwes RD, Binnie CD, Polkey CE. Failed surgery for epilepsy. A study of persistence and recurrence of seizures following temporal resection. Brain. 2000;123:2445–66.

Herman BP, Seidenberg M, Haltiner A, Wyler AR. The relationship of age at onset, chronological age, and adequacy of preoperative performance to verbal memory change following anterior temporal lobectomy. Epilepsia. 1995;36:137–145.

Herman BP, Seidenberg M, Schoenfeld J, Davies K. Neuropsychological characteristics of the syndrome of mesial temporal lobe epilepsy. Arch Neurol. 1997;54: 369–76.

Hernsniemi J, Keränen T, Tapaninaho A, Valalahti M. Late epilepsy after aneurysm operations. Neurosurgery. 1985;17:897–900.

Herranz JL, Arteaga R, Armijo JA. Side effects of sodium valproate in monotherapy controlled by plasma levels; a study in 88 pediatric patients. Epilepsia. 1982;23:203–14.

Herzog AG, Seibel MM, Schomer DL, Vaitukaitis JL, Geschwind N. Reproductive endocrine disorders in women with partial seizures of temporal lobe origin. Arch Neurol. 1986;43:341–6.

Herzog AG, FW Drislane, DL Schomer, PB Pennell, EB Bromfield, KM Kelly EL Farina, CA Frye. Differential Effects of Antiepileptic Drugs on Sexual Function and Reproductive Hormones in Men with Epilepsy: Interim Analysis of a Comparison between Lamotrigine and Enzyme-inducing Antiepileptic Drugs. Epilepsia 2004; 45:764–768.

Herzog AG: Altered reproductive endocrine regulation in men with epilepsy: implications for reproductive function and seizures. Annals of Neurology (2002); 51/5: 539–42.

Hesdorffer DC, Hauser WA, Annegers JF, Kokmen E, Rocca WA. Dementia and adult–onset unprovoked seizures. Neurology. 1996;46:727–30.

Hinchey J, Chaves C, Appignani B, et al. A reversible posterior leukoencephalopathy syndrome. New Engl J Med.1996;334:494–500.

Hirt HR. Zur Nosologie des Lennox-Gastaut-Syndroms. Nervenarzt. 1996;67:109–22.

Hirtz D, Ashwal S, Berg A, et al. Practice parameter: evaluating a first nonfebrile seizure in children: report of the Quality Standards Subcommittee of the American Academy of Neurology, The Child Neurology Society, and The American Epilepsy Society. Neurology. 2000; 55:616–23.

Hirtz D, Berg A, Bettis D, Camfield C, Camfield P, Crumrine P, Gaillard WD, Schneider S, Shinnar S. Practice parameter: Treatment of the child with a first unprovoked seizure: Report of the Quality Standards Subcommittee of the American Academy of Neurology and the Practice Committee of the Child Neurology Society. Neurology 2003; 60: 166–175.

Hoellinger P, Bassetti C, Gugger M, Hess CW. Epilepsy and obstructive sleep apnea. Neurology. 2000;54 (Suppl. 3):A27.

Holmes GL. Carbamazepine: toxicity. In: Levy RH, Mattson RH, Meldrum BS, eds. Antiepileptic drugs. 4th ed. New York:Raven Press;1995:567–79.

Holmes LB, Harvey EA, Coull BA, et al. The teratogenicity of anticonvulsant drugs. New Engl J Med. 2001;344: 1132–8.

Holtzman DM, Kaku DA, SO YT. New-onset seizures associated with human immunodeficiency virus infection: causation and clinical features in 100 cases. Amer J Med. 1989;87:173–7.

Hoppen T, Sandrieser T, Rister M. Successful treatment of pharmacoresistent continuous spike wave activity during slow sleep with levetiracetam. European Journal of Pediatrics. 2003; 162: 59–61.

Hrachovy R, Frost JD Jr., Kellaway P, Zion T. A controlled study of prednisone therapy in infantile spasms. Epilepsia. 1979;20:403–7.

Hufnagel A, Elger CE. Induction of seizures by transcranial magnetic stimulation in epileptic patients. J Neurol. 1990;237:109–10.

Hughes JR, Rechitsky I, Daaboul Y. Long term changes in patients with hypsarrhythmia-infantile spasms. Clin EEG Electroencephalogr. 1997;28:1–15.

Hurst DL, Rolan TD. The use of felbamate to treat infantile spasms. J Child Neurol. 1995;10:134–6.

Huttenlocher PR, Taravath S, Mojtahedi S. Periventricular heterotopia and epilepsy. Neurology. 1994;44: 51–5.

Huuskonen UE, Isojärvi JIT. Antiepileptic drugs and serum sodium. Epilepsia. 1997;38(Suppl. 8):89.

Hyder F, Rothman DL, Shevell M Jr, Novotny EJ Jr. Cerebral GABA in pediatric epilepsy. Epilepsia. 1997;38 (Suppl. 8):127–8.

Inoue Y, Seino M, Kuota H, Yamakau K, Tanaka M, Yagi K. Epilepsy with praxis-induced seizures. In: Wolf P, ed. Epileptic seizures and syndromes. London:Libbey; 1994:81–91.

Inoue Y, Kubota H. Juvenile myoclonic epilepsy with praxis-induced seizures. In: Schmitz B, Sander T, eds. Juvenile myoclonic epilepsy. The Janz syndrome. Petersfield, UK: Wrightson; 2000:73–81.

Isojärvi, J.I., AJ Pakarinen, A Rautio, O Pelkonen, VV Myllylä. Serum sex hormone levels after replacing carbamazepine with oxcarbazepine.. European Journal of Pharmacology (1995); 47/5: 461–4.

Isojärvi JIT, Tauboll E, Dale PO, et al. Polycystic ovaries in women taking valproate monotherapy for epilepsy: a two-center study. Epilepsia. 1997;38 (Suppl. 8):102.

Isojärvi JIT, Rättyä J, Myllylä VV, et al. Valproate, lamotrigine, and insulin mediated risk in women with epilepsy. Ann Neurol. 1998;43:446–51.

Isojärvi JIT, E Läfgren, KST Juntunen, AJ Pakarinen, M Päiväsanlo, I Rautakorpi, L Tuomivaara. Effect of epilepsy and antiepileptic drugs on male reproductive health. Neurology (2004); 62:247–253.

Jack CR Jr, Trenery MR, Cascino GD, et al. Bilaterally symmetric hippocampi and surgical outcome. Neurology. 1995;45:1353–8.

Jalava M, Sillanpää M, Camfield C, Camfield P. Social adjustment and competence 35 years after onset of childhood epilepsy: a prospective controlled study. Epilepsia. 1997;38:708–15.

Janz D, Christe W. Generalized epilepsies. In: Resor SR, Kutt H, eds. The medical treatment of epilepsy. New York:Dekker;1992:145–62.

Janz D. The idiopathic generalized epilepsies of adolescence with childhood and juvenile age of onset. Epilepsia. 1997;38:4–11.

Johnson DL, Conry J, O'Donnell R. Epileptic seizures as a sign of cerebrospinal fluid shunt malfunction. Pediatr Neurosurg. 1996;24:223–8.

Johnson MA, Krauss GL, Miller NR, Medura M, Paul SR. Visual function loss from vigabatrin: effect of stopping the drug. Neurology. 2000;55:40–5.

Jordan KG. Nonconvulsive seizures (NCS) and nonconvulsive status epilepticus (NCSE) detected by continuous EEG monitoring in the neuro ICU (NICU-CEEG). Neurology. 1992;42(Suppl. 3):194.

Kahn F, Krämer P. Gerüstet für alle Fälle. Lufthansa Bordbuch. 1997;4:12–3.

Kälviäinen R, Aikia M, Saukkonen AM, Mervaala E, Riekkinen PJ. Vigabatrin vs carbamazepine monotherapy in patients with newly diagnosed epilepsy. Arch Neurol. 1995;52:989–96.

Kälviäinen R, Aikia M, Partanen K, Salmenperä T, Vainio P, Pitkänen A. Hippocampal damage correlates with poor memory performance but not with early prognosis of newly diagnosed patients with epilepsy. Epilepsia. 1997;38(Suppl. 8):144.

Kälviainen R, Nousiainen I, Mantyjarvi M, et al. Vigabatrin, a gabaergic antiepileptic drug, causes concentric visual field defects. Neurology. 1999;53:922–6.

Kaneko S. Major malformations in children of mothers with epilepsy. Eur J Neurol. 1995;2(Suppl. 4):51–63.

Karnaze DS. Depression in epilepsy may be safely treated with antidepressant drugs. Epilepsia. 1997;38 (Suppl. 8):182.

Kasteleijn-Nolst Trenité DGA. Video-game epilepsy. Lancet. 1994;344:1103–13.

Kelly PJ. Computer-assisted stereotaxis: new approaches for the management of intracranial intra-axial tumors. Neurology. 1986;36:535–41.

Kemp AM, Sibert JR. Epilepsy in children and the risk of drowning. Arch Dis Child. 1993;68:684–5.

Kennebäck G, Bergfeldt L, Vallin H, Tomson T, Edhag O. Electrophysiologic effects and clinical hazard of carbamazepine treatment for neurologic disorders in patients with abnormalities of the cardiac conduction system. Am Heart J. 1991;121:1421–9.

Keogan M, McMackin D, Peng S, et al. Temporal neocorticectomy in management of intractable epilepsy: long-term outcome and predictive factors. Epilepsia. 1992;33:852–61.

Kepecs MR, Boro A, Haut S, Kepecs G, Moshe SL. A novel nonpharmacologic treatment for photosensitive epilepsy: a report of three patients with blue, cross-polarized glasses. Epilepsia 2004;45:1158–1162.

Kieslich M, Jacobi G. Incidence and risk factors of posttraumatic epilepsy in childhood. Lancet. 1995;345: 187.

Kim JH. Pathology of seizure disorders. Neuroimaging Clin North Am. 1995;5:527–45.

King MA, Newton MR, Jackson GD, et al. Epileptology of the first-seizure presentation: a clinical, electroencephalographic, and magnetic resonance imaging study of 300 consecutive patients. Lancet. 1998;352: 1007–12.

Kirkpatrick PJ, Honavar M, Janota I, Polkey CE. Control of temporal lobe epilepsy following en-bloc resection of low-grade tumors. J Neurosurg. 1993;78:19–25.

Klinsman Sl, Vining EP, Quaskey SA, Mellits D, Freeman JM. Efficacy of ketogenic diet for intractable seizure disorders: review of 58 cases. Epilepsia. 1992;33: 1132–6.

Knudsen FU. Febrile seizures treatment and outcome. Brain Develop. 1996,18:438–49.

Kohlschütter A, Goebel HH. Die neuronalen Ceroidlipo-fuszinosen. Dtsch Ärztebl. 1997;94a:3183–8.

König StA, Elger CE, Vassella F, Schmidt D, et al. Empfehlungen zu Blutuntersuchungen und klinischer Überwachung zur Früherkennung des Valproat-assoziierten Leberversagens. Schweiz Ärztezeit. 1998;79:580–5.

Konishi T, Naganuma Y, Hongo K, Murakami M, Yamatani M, Okada T. Carbamazepine-induced skin rash in children with epilepsy. Eur J Ped. 1993;152:605–8.

Kossoff EH. More fat and fewer seizures:dietary therapies for epilepsy. Lancet Neurol 2004;3:416–420.

Kotagal P, Lueders HO. Recent advances in childhood epilepsy. Brain Develop. 1994;16:1–15.

Krämer G. Epilepsie und Führerschein: neue Begutachtungs-Leitlinien. Akt Neurol. 2000;27:90–2.

Krämer G, Schneble H, Wolf P. Risiken der neuen Autidem-Regelung für die Behandlung mit Antiepileptika. Akt. Neurologie 2002;29:115–122.

Krämer G, Dennig D, Schmidt D, et al. Generika in der Epilepsietherapie: Was ist zu beachten? Akt. Neurologie 2005;5 (im Druck).

Krämer G Bergmann A, Despland PA, König S, Kurlemann G, Kurth C, Löscher W, Luef G, Meierkord H, Noachtar S, Pohlmann-Eden B, Rosenow F, Rüegg S, Runge U, Schmidt D, Schmitt B, Siegel A, Stefan H, Stodieck S, Taubøll E, Trinka E, Überall M. Derzeitiger Stellenwert intravenöser Valproinsäure in der Therapie des generalisierten tonisch-klonischen Status epilepticus. Ergebnisse einer Expertenkonferenz. Akt Neurol. 2005;5 (im Druck).

Krumholz A, Sung GY, Fisher RS, Barry E, Bergey GK, Grattan LM. Complex partial status epilepticus accompanied by serious morbidity and mortality. Neurology. 1995;45:1499–1504.

Kubicki S, Scheuler W, Wittenbecher H. Short-term sleep EEG recordings after partial sleep deprivation as a routine procedure in order to uncover epileptic phenomena: an evaluation of 719 EEG recordings. Epilepsy Res. 1991;2 (Suppl. 2):217–30.

Kuijlen JMA, Teernstra OPM, Kessels AGH, et al. Effectiveness of antiepileptic prophylaxis used with supratentorial craniotomies: a meta-analysis. Seizure. 1996;5:291–8.

Kuisma M, Roine RO. Propofol in prehospital treatment of convulsive status epilepticus. Epilepsia. 1995;36:1241–3.

Kuks JBM, Cook MJ, Fish DR, Stevens JM, Shorvon SD. Hippocampal sclerosis in epilepsy and childhood febrile seizures. Lancet. 1993;342:11 391–4.

Kurlemann G, Debus O, Fiedler B. Antiepileptika-ein Update. Pädiatrie Hautnah 2003; 15/6:264–270.

Kuzniecky R, Anderman F, Guerrini R, CBPS Multicenter collaborative study. Congenital bilateral perisylvian syndrome: study of 31 patients. Lancet. 1993a;341:608–12.

Kuzniecky R, Murro A, King D, et al. Magnetic resonance imaging in childhood intractable partial epilepsies. Pathologic correlations. Neurology. 1993b;43:681–7.

Kuzniecky R, Burgard S, Faught E, Morawetz R, Bartolucci A. Predictive value of magnetic resonance imaging in temporal lobe epilepsy surgery. Arch Neurol. 1993c;50:65–9.

Kuzniecky R. Familial diffuse cortical dysplasia. Arch Neurol. 1994a;51:307–10.

Kuzniecky R. Magnetic resonance imaging in developmental disorders of the cerebral cortex. Epilepsia. 1994b;35 (Suppl. 6):44–56.

Kuzniecky R. Symptomatic occipital lobe epilepsy. Epilepsia 1998;39(Suppl. 4):32–41.

Kwan P, Brodie MJ. Effectiveness of the first antiepileptic drug. Epilepsia 2001;42:1255–1260.

Laan LAEM, Renier WO, Arts WFM, et al. Evolution of epilepsy and EEG findings in Angelman syndrome. Epilepsia. 1997;38:195–9.

Labar D, Nikolov B, Tarver B, Fraser R. Vagus nerve stimulation for symptomatic generalized epilepsy: a pilot study. Epilepsia. 1998;39:210–5.

Lahat E, Goldman M, Barr J, Eshel G, Berkovitch M. Intranasal midazolam for childhood seizures. Lancet. 1998,352:620.

Lancman ME, Morris HH. Epilepsy after central nervous system infection: clinical characteristics and outcome after epilepsy surgery. Epilepsy Res. 1996;25:285–90.

Langtry HD, Gillis JC, Davis R. Topiramate. A review of its pharmacodynamic and pharmacokinetic properties and clinical efficacy in the management of epilepsy. Drugs. 1997;54:752–73.

Lasek R, Tiaden JD. Generalisierte Krampfanfälle als unerwünschte Arzneimittelwirkung. Arzneiverordnung in der Praxis. 1993;3:9–11. Beilage zum Deutschen Ärzteblatt, Heft 39 vom 1.10.1993.

Laskowitz D, Sperling MR, French JA, O'Connor MJ. The syndrome of frontal lobe epilepsy: characteristics and surgical management. Neurology. 1995;45:780–7.

Lehéricy S, Dormont D, Sémah F, et al. Developmental abnormalities of the medial temporal lobe in patients with temporal lobe epilepsy. Am J Neuroradiol. 1995;16:617–26.

Lempert T, Schmidt D. Natural history and outcome of psychogenic seizures: a clinical study in 50 patients. J Neurol. 1990;237:35–8.

Lendt M, Helmstaedter C, Elger CE. Pre- and postoperative socioeconomic development of 151 patients with focal epilepsies. Epilepsia. 1997;38:1330–7.

Lendt M, Helmsteadter C, Elger CE. Pre- and postoperative neuropsychological profiles in children and adolescents with temporal lobe epilepsy. Epilepsia. 1999;40:1543–50.

Leone M, Bottacchi E, Beghi E, et al. Alcohol use is a risk factor for a first generalized tonic-clonic seizure. Neurology. 1997;48:614–20.

Lerman P. Seizures induced or aggravated by anticonvulsants. Epilepsia. 1986;27:706–10.

Lerman P, Lerman-Sagie T, Kivity S. Effect of early corticosteroid therapy for Landau-Kleffner syndrome. Dev Med Child Neurol. 1991;33:257–66.

Levy RH, Mattson RH, Meldrum BS, eds. Antiepileptic drugs. 4th ed. New York:Raven Press;1995.

Lewrenz H, Friedel B: Krankheit und Kraftverkehr. Begutachtungs-Leitlinien des Gemeinsamen Beirats für Verkehrsmedizin beim Bundesminister für Verkehr. 5. Aufl. Bonn: Schriftenreihe des Bundesministers für Verkehr, Heft 73. 1996.

Li LM, Fish DR, Sisodoya SM, et al. High resolution magnetic resonance imaging in adults with partial or secondary generalised epilepsy attending a tertiary referral unit. J Neurol Neurosurg Psychiat. 1995;59: 384–7.

Li LM, Dubeau F, Andermann F, et al. Periventricular nodular heterotopia and intractable temporal lobe epilepsy: poor outcome after temporal lobe resection. Ann Neurol. 1997;41:662–8.

Lindhout D, Schmidt D. In-utero exposure to valproate and neural tube defects. Lancet. 1986;I:1392–3.

Liukkonen E, Appelqvist K, Paetau R, Gaily E, Granström M. Treatment response and cognitive outcome in CSWS syndrome. Epilepsia. 1997;38(Suppl. 8):187.

Loiseau J, Loiseau P, Guyot M, et al. Survey of seizure disorders in the French Southwest. I Incidence of epileptic syndromes. Epilepsia. 1990;31:391–6.

Loiseau P, Louiset P. Benign partial seizures of adolescence. In: Roger J, Dravet C, Bureau M, Dreifuss FE, Wolf P, eds. Epileptic syndromes in infancy, childhood and adolescence. London:Libbey;1995:106–20.

Loiseau P. Tolerability of newer and older antiepileptic drugs: a comparative review. CNS Drugs. 1996;6: 148–66.

Lopes-Cendes I, Cendes F, Andermann E, Andermann F. Familial temporal lobe epilepsy: a clinical heterogeneous syndrome. Epilepsia. 1997;38(Suppl. 8):200.

Lorenzo NY, Parisi JE, Cascino GB, et al. Intractable frontal lobe epilepsy: pathological and MRI features. Epilepsy Res. 1995;20:171–8.

Lortie A, Chiron C, Mumford J, Dulac O. The potential for increasing seizure frequency, relapse, and appearance of new seizure types with vigabatrin. Neurology. 1993;43:24–7.

Löscher W, Schmidt D. Which animal models should be used in the search for new antiepileptic drugs? A proposal based on experimental and clinical considerations. Epilepsy Res. 1988;2:145–81.

Löscher W, Honack D, Taylor CP. Gabapentin increases aminooxyacetic acid-induced GABA accumulation in several regions in rat brain. Neurosci Lett. 1991;128: 150–4.

Löscher W. Basic aspects of epilepsy. Curr Opin Neurol Neurosurg. 1993;6:223–32.

Löscher W, Schmidt D. Strategies in antiepileptic drug development: is rational drug design superior to random screening and structural variation? Epilepsy Res.1994;17:95–134.

Löscher W. Animal models of intractable epilepsy. Progr Neurobiology. 1997;53:239–58.

Löscher W. New visions in the pharmacology of anticonvulsion. Eur J Pharmacol. 1998;342:1–13.

Löscher W. Animal models of epilepsy and epileptic seizures. In: Eadie MJ, Vajda JE. Handbook of experimental pharmacology. Heidelberg:Springer; 1999: 19–62.

Lothman EW. Neurobiology as a basis for rational polypharmacy. In: Leppik IE, et al., eds. Rational polypharmacy. Epilepsy Res. 1996 a;(Suppl.11):3–7.

Lothman EW. Basic mechanisms of seizure expression. In: Leppik IE, et al., eds. Rational polypharmacy. Epilepsy Res. 1996b;(Suppl. 11):9–16.

Lowenstein DH, Alldredge BK. Status epilepticus. New Engl J Med. 1998;338:970–6.

Luby M, Spencer DD, Kim JH, et al. Hippocampal MRI volumetrics and temporal lobe substrates in medial temporal lobe epilepsy. Magn Reson Imaging. 1995; 13:1065–71.

Luciano D, Devinsky O, Vazquez B, Pacia S. Lateralizing signs during primary tonic-clonic seizures. Epilepsia. 1997;38(Suppl. 8):171.

Lüders H, Acharya J, Baumgartner C. et al. Semiological seizure classification. Epilepsia. 1998;39:1006–13.

Luef G. Epilepsie und Hormone. Nervenheilkunde 2004; 23: 200–3

Lynch MW, Rutecki PA, Sutula TP. The effects of seizures on the brain. Curr Opin Neurology. 1996;9:97–102.

Lynch BA, Lambeng N, Nocka A, Kensel-Hammes B, Baajjalich SM, Matagne A,Fuks B. The synaptic vesicle protein SV2 A is the binding site for the antiepileptic drug levetiracetam Proc Natl Acad Sci 2004;101:9861–9866.

Ma X, Liporace J, O'Connor MJ, Sperlimg MR. Neurosurgical treatment of medically intractable status epilepticus. Epilepsy Res. 2001;46:33–8.

MacDonald BK, Cockerell OC, Sander JW, Shorvon SD. The incidence and lifetime prevalence of neurological disorders in a prospective community-based study in the UK. Brain. 2000a;123:665–76.

MacDonald BK, Johnson AL, Goodridge DM, et al. Factors predicting prognosis of epilepsy after presentation with seizures. Ann Neurol. 2000b;48:833–41.

Mackay MT, Weiss SK, Adams-Webber T, Ashwal S, Stephens D, Ballaban-Gill K, Baram TZ, Duchowny M, Hirtz D, Pellock JM, Shields WD, Shinnar S, Wyllie E, Snead III OC.Practice parameter: Medical treatment of infantile spasms: Report of the American Academy of Neurology and the Child Neurology Society. Neurology 2004; 62: 1668–1681.

Madeja M, C Wolf, EJ Speckmann. Reduction of voltage-operated sodium currents by the anticonvulsant drug sulthiame) Brain Research 200;900: 88–94.

Malow BA, Edwards J, Marzec M, et al. Effects of vagus nerve stimulation on respiration during sleep: a pilot study. Neurology. 2000a;55:1450–4.

Malow BA, Levy K, Maturen K, Bowes R. Obstructive sleep apnea is common in medically refractory epilepsy patients. Neurology 2000b;55:1002–7.

Manford M, Fish DR, Shorvon SD. An analysis of clinical seizure patterns and their localazing value in frontal and temporal lobe epilepsies. Brain. 1996;119: 17–40.

Marks DA, Kim J, Spencer DD, Spencer SS. Characteristics of intractable seizures following meningitis and encephalitis. Neurology. 1992;42:1513–8.

Marson AG, Kadir ZA, Hutton JL, Chadwick DW. The new antiepileptic drugs: a systematic review of their efficacy and tolerability. Epilepsia. 1997;38:859–80.

Mathern GW, Babb TL, Leite JP, et al. The pathogenic and progressive features of chronic human hippocampal epilepsy. Epilepsy Res. 1996a;26:151–61.

Mathern GW, Babb TL, Mischel PS, et al. Childhood generalised and mesial temporal epilepsies demonstrate different amounts and patterns of hippocampal neuron loss and mossy fibre synaptic reorganization. Brain. 1996b;119:965–87.

Mathern GW, Giza CC, Yudovin Y, et al. Postoperative seizure control and antiepileptic drug use in pediatric epilepsy surgery patients: the UCLA experience, 1986–1997. Epilepsia. 1999;40:1740–9.

Mattson RH, Cramer JA, Collins JF, et al. Comparison of carbamazepine, phenobarbital, phenytoin and primidone in partial and secondary generalized tonic-clonic epileptic seizures. New Engl J Med. 1985;313: 145–51.

Mattson RH, Cramer JA, Mc Cutchen B. Barbiturate-related connective tissue disorders. Arch Med Int. 1989;149:911–4.

Mattson RH, Cramer JA, Collins JF, et al. A comparison of valproate and carbamazepine for the treatment of complex partial seizures and secondarily generalized tonic-clonic seizures in adults. New Engl J Med. 1992; 327:765–71.

McLachlan R, Chovaz CJ, Blume WT, Girvin JP. Temporal lobectomy for intractable epilepsy in patients over age 45 years. Neurology. 1992;42:662–5.

McLachlan R. Vagus nerve stimulation for intractable epilepsy: a review. J Clin Neurophys. 1997;14: 358–68.

Medical Research Council Antiepileptic Drug Withdrawal Study Group. Randomised study in anti-epileptic drug withdrawal in patients in remission. Lancet. 1991;337:1175–80.

Mehraein S, Villringer A, Haberl R, Einhäupl KM. Intensivtherapie der Sinus- und Hirnvenenthrombose. In: Stöhr M, Brandt T, Einhäupl KM, Hrsg. Neurologische Syndrome in der Intensivmedizin. 2. Aufl. Stuttgart:Kohlhammer;1998:486–94.

Meo R, Bilo L, Valentino R, DiCarlo C, Striano S, Nappi C. Reproductive endocrine disease in women with epilepsy: relations to epilepsy type, antiepileptic therapy, and ovulation dynamics. Epilepsia. 1997;38 (Suppl. 8):232.

Messenheimer JA. Lamotrigine. Epilepsia. 1995;36 (Suppl. 2):87–94.

Messenheimer JA, Giorgi L. The Lamictal Pediatric Trials Group. The incidence of rash associated with hospitalization or reported as Stevens-Johnson Syndrome in pediatric patients taking lamictal in clinical trials. Neurology. 1998;50:A427.

Messing RO, Simon RP. Seizures as a manifestation of systemic disease. Neurology Clin. 1986;4:563–84.

Mirsattari SM, Sharpe MD, Young GB. Treatment of refractory status epilepticus with inhalational anesthetic agents isoflurane and desflurane. Arch Neurol 2004; 61: 1254–1259.

Monteiro L, Nunes B, Mendonca D, Lopes J. Spectrum of epilepsy in neurocysticerosis: a long-term follow up of 143 patients. Acta Neurol Scand. 1995;92:33–40.

Morrell F, Whisler WW, Bleck TP. Multiple subpial transsections: a new approach to the surgical treatment of focal epilepsy. J Neurosurg. 1989;70:231–9.

Morrell F, Whisler WW, Smith Mc, et al. Landau-Kleffner syndrome: treatment with subpial intracortical transection. Brain. 1995;118:1529–46.

Morrell MJ, Springer E, Guidice L. Reproductive function in women with epilepsy on inducing and noninducing antiepileptic drugs. Epilepsia. 1997;38 (Suppl. 8): 232.

Morselli PL, Lloyd KG, Palminteri R. Progabide. In: Levy RH, Mattson RH, Meldrum BS, eds. Antiepileptic drugs. 4th ed. New York:Raven Press; 1995: 997–1009.

Motte J, Trevathan E, Arvidsson JFV, et al. Lamotrigine for generalized seizures associated with the Lennox-Gastaut syndrome. New Engl J Med. 1997;337: 1807–12.

MRC Vitamin Study Research Group. Prevention of neural tube defects: results of the MRC Vitamin Study. Lancet. 1991;338:132–7.

Murphy JV, Horning G, Schallert G, Tilton C. Clinical experience and life changes in pediatric patients. 21st International Epilepsy Congress Satellite Symposium, Sydney, Australia. 1995.

Murray G, Anhut H, Greiner MJ, et al. Gabapentin (neurontin) monotherapy: results of a multicenter study comparing gabapentin and carbamazepine in patients with newly diagnosed partial seizures. Epilepsia. 1997;38(Suppl. 8):205.

Nabbout R, Dulac O. Epileptic Encephalopathies: A Brief Overview. Journal of Clinical Neurophysiology. 2003; 20: 393–397,Nervenheilkunde 2004; 23:471–477.

Naqvi SZ, Greenwood RS, Tennison MB, D'Cruz OF. Familial frontal lobe epilepsy with day-time seizures. Epilepsia. 1997;38(Suppl. 8):173.

Nashef l, Brown SW. Epilepsy and sudden death. Epilepsia. 1997;38(Suppl. 19):1–76.

Nashef L, Fish DR, Garner S, Sander JWAS, Shorvon SD. Sudden death in epilepsy: a study of incidence in a young cohort with epilepsy and learning difficulty. Epilepsia 1995;36:1187–96.

Nelson KB, Ellenberg JH. Predisposing and causative factors in childhood epilepsy. Epilepsia. 1987;28: 16–24.

Neumann HPH, Brüggen V, Berger DP. Tuberous sclerosis complex with end-stage renal failure. Nephrol Dial Transplant. 1995;10:349–53.

Nicolson A. Appleton RE, Chadwick DW, Smith DF. The relationship between treatment with valproate, lamotrigine and topiramate and the prognosis of the idiopathic generalized epilepsies. J Neurol Neurosurg Psychiat 2004;75:75–9.

Niemeyer P. The transventricular amygdalohippocampectomy in temporal lobe epilepsy. In: Baldwin M, Bailey P, eds. Temporal lobe epilepsy. Springfield:Thomas;1958:461–82.

Nieto-Barrera M, Brozmanova M, Capovilla G, Christe W, Pedersen B, Kane K, OʻNeill F. A comparison of monotherapy with lamotrigine or carbamazepine in patients with newly diagnosed partial epilepsy. Epilepsy Res. 2001;46:145–55.

Nilsson L, Farahmand BY, Persson PG, et al. Risk factors for sudden unexpected death in epilepsy: a case control study. Lancet 1999;353:888–93.

Noebels JL. Epilepsy genes in mouse and man. Fifteenth Annual Merritt-Putnam Syposium. New Concepts in the Pathogenesis of Acquired and Inherited Epilepsies (Abstracts). 1995.

Nordgren RE, Reeves AG, Viguera AC, Roberts DW. Corpus callosotomy for intractable seizures in the pediatric age group. Arch Neurol. 1991;48:364–72.

Norheim AJ, Fonnebo V. Adverse effects of acupuncture. Lancet. 1995;345:1576.

Obeid T, Panayiotopoulos CP. Juvenile myoclonic epilepsy: a study in Saudi-Arabia. Epilepsia. 1988;29: 280–2.

O'Brien TJ, Kilpatrick C, Murrie V, et al. Temporal lobe epilepsy caused by mesial temporal sclerosis and temporal neocortical lesions. A clinical and electroencephalographic study of 46 pathologically proven cases. Brain. 1996;119:2133–41.

O'Connor CR, Schraeder PL, Kurland AH, O'Connor WH. Evaluation of the mechanisms of antiepileptic drug related chronic leukopenia. Epilepsia. 1994;35: 149–54.

Ogden JA, Utley T, Mee EW, et al. Neurological and psychological outcome 4 to 7 years after subarachnoid hemorrhage. Neurosurgery. 1997;41:25–34.

Oguni H, Hayashi K, Oguni M, et al. Treatment of severe myoclonic epilepsy in infants with bromide and its borderline variant. Epilepsia. 1994;35:1140–5.

Okino S. Familial benign myoclonus epilepsy of adult onset: a previously unrecognized myoclonic disorder. J Neurol Sci. 1997;145:113–8.

Okumura A, Hayakawa F, Kuno K, Watanabe K. Benign partial epilepsy in infancy. Arch Dis Child. 1996;74: 19–21.

Olivier A, Andermann F, Tanaka T. The significance of limbic structure removal in the surgery of temporal lobe epilepsy, based on reoperation. Proceedings of the Tenth Meeting of the World Society for Stereotactic and Functional Neurosurgery. Maebashi, Japan;1989:171.

Omtzigt JGC, Grobbee DE, Pijpers L, et al. The risk of spina bifida aperta after first-trimester exposure to valproate in a prenatal cohort. Neurology. 1992;42 (Suppl. 5):119–25.

Pacia SV, Devinsky O, Perrine K, et al. Clinical features of neocortical temporal lobe epilepsy. Ann Neurol. 1996; 40:724–30.

Palmini A, Anderman F, Aicardi J, et al. Diffuse cortical dysplasia, or the "double cortex" syndrome: the clinical and epileptic spectrum in 10 patients. Neurology. 1991;41:1656–62.

Panayiotopoulos CP, et al. Occipital seizures imitating migraine aura. J Roy Soc Med. 1997;90:255–7.

Patwari AK, Aneja S, Chandra D, Singhal PK. Long-term anticonvulsant therapy in tuberculous meningitis–a four-year follow-up. J Trop Pediatr. 1996a;42: 98–103.

Patwari AK, Aneja S, Ravi RNM, et al. Convulsions in tuberculous meningitis. J Trop Pediatr. 1996b;42:91–7.

Peacock WJ, Wehby-Grant MC, Shields WD, et al. Hemispherectomy for intractable seizures in children: a report on 58 cases. Childs Nerv Syst. 1996;12: 376–84.

Pelekanos J, Camfield P, Camfield C, Gordon K. Allergic rash due to antiepileptic drugs: clinical features and management. Epilepsia. 1991;32:554–9.

Pellock JM, Willmore LJ. A rational guide to blood monitoring in patients receiving antiepileptic drugs. Neurology. 1991;41:961–4.

Perucca E. Pharmacokinetic interactions with antiepileptic drugs. Clin Pharmacokin. 1982;7:57–84.

Perucca E. Establised antiepileptic drugs. In: Brodie MJ, Treiman DM, eds. Modern management of epilepsy.

Baillière's Clinical Neurology International Practice and Research. London:Baillière Tindall; 1996: 693–22.

Perucca E, Bialer M. The clinical pharmacokinetics of the newer antiepileptic drugs. Focus on topiramate, zonisamide and tiagabine. Clin Pharmacokinet. 1996; 31:29–46.

Perucca E, Beghi E, Dulac O, et al. Assessing risk to benefit ratio in antiepileptic drug therapy. Epilepsy Res. 2000;41:107–39.

Pfäfflin M, May TW, Stefan H, Adelmeier U. Prävalenz, Behandlung und soziale Aspekte von Epilepsien in Deutschland. Erste Ergebnisse einer epidemiologischen Querschnittstudie (EPIDEG-Studie). Epilepsie-Blätter. 1997;10:15–20.

Physicians Desk Reference, 1997. Montvale, USA:Medical Economics Company;1997.

Picard F, Baulac S, Kahane P, et al. Dominant partial epilepsies. A clinical, electrophysiological and genetic study of 19 European families. Brain. 2000;123: 1247–62.

Placencia M, Sander JW, Roman M, Alarcon F, Bimos C, Cascante S. Antiepileptic drug treatment in a community health care setting in Northern Ecuador: a prospective 12-month assessment. Epilepsy Res. 1993; 14:237–44.

Plazzi G, Provini F, Tinuper P, et al. Nocturnal frontal lobe epilepsy (NFLE): clinical, videopolysomnographic and genetic data in 100 cases. Neurology. 1998;50: A67.

Plouin P. Benign idiopathic neonatal convulsions (familial and non-familial). In: Roger J, Bureau M, Dravet C, Dreifuss FE, eds. Epileptic syndromes in infancy, childhood and adolescence. London:Libbey; 1992: 3–11.

Pohlmann-Eden B, Peters CNA. Stellenwert von intravenösem Valproat beim Status epilepticus. Akt Neurol 2001; 28: 480–486.

Pollack IF. Brain tumors in children. New Engl J Med. 1994;331:1500–7.

Quirk JA, Fish DR, Smith SJM, et al. Incidence of photosensitive epilepsy: a prospective national study. Electroenceph Clin Neurophysiol. 1995a;95:260–7.

Quirk JA, Fish DR, Smith SJM, et al. First seizures associated with playing electronic screen games: a community-based study in Great Britain. Ann Neurol. 1995b;37:733–7.

Radhakrishnan K, Silbert PL, Klass DW. Reading epilepsy. An appraisal of 20 patients diagnosed at the Mayo Clinic, Rochester, Minnesota, between 1949 and 1989, and delineation of the epileptic syndrome. Brain. 1995;118:75–89.

Radtke RA, Hanson MW, Hoffman JM, et al. Temporal lobe hypometabolism on PET: predictor of seizure control after temporal lobectomy. Neurology. 1993; 43:1088–92.

Rättyä, J, J Turka, AJ Pakarinen, M Knip, MA Ktotila, O Lukkarinen, VV Myllylä, JIT Isojärvi. Reproductive effects of valproate, carbamazepine, and oxcarbazepine in men with epilepsy. Neurology (2001); 56/1: 31–36

Rajshekhar V, Chandy MJ. Enlarging solitary cysticercus granulomas. J Neurosurg. 1994;80:840–3.

Ramsay RE, Wilder BJ, Murphy JV, et al. Efficacy and safety of valproic acid vs phenytoin as sole therapy for newly diagnosed primary generalized tonic-clonic seizures. J Epilepsy. 1992;5:55–60.

Ramsay RE, Uthman BM, Augustinsson LE, et al. Vagus nerve stimulation for treatment of partial seizures: 2. Safety, side effects, and tolerability. Epilepsia. 1994;35:627–36.

Rasmussen T. Surgical therapy of frontal lobe epilepsy. Epilepsia. 1963;4:181–98.

Rasmussen T. Surgical treatment of complex partial seizures: results, lessons and problems. Epilepsia. 1983; 24:65–76.

Rasmussen T. Cortical resection for multiple epileptogenic lesions. In: Wieser HG, Elger CE, eds. Presurgical evaluation of epileptics. Berlin:Springer; 1987; 344–51.

Rating D, Wolf C, Bast T. Sulthiame as monotherapy in children with benign childhood epilepsy with centrotemporal spikes: a 6-month randomised, double-blind, placebo-controlled study. Epilepsia. 2000;41: 1284–8.

Raymond AA, Fish DR, Sisodiya SM, et al. Abnormalities of gyration, heterotopias, tuberous sclerosis, focal cortical dysplasia, microdysgenesis, dysembryoplastic neuroepithelial tumour and dysgenesis of the archicortex in epilepsy: clinical, EEG and neuroimaging features in 100 adult patients. Brain. 1995;118: 629–60.

Relling MV, Pui C-H, Sandlund JT, et al. Adverse effect of anticonvulsants on efficacy of chemotherapy for acute lymphoblastic leukaemia. Lancet. 2000;356: 285–90.

Remy C, Beaumont D. Efficacy and safety of vigabatrin in the long-term treatment of refractory epilepsy. Br J Clin Pharmacol. 1989;27(Suppl. 1):125–9.

Reuber M, Elger CE. Psychogenic nonepileptic seizures: review and update. Epilepsy & Behavior 2003; 205–216.

Reynolds EH. Adverse haematological effects of antiepileptic drugs. In: Oxley J, et al., eds. Antiepileptic therapy: chronic toxicity of antiepileptic drugs. New York:Raven Press;1983:91–103.

Reynolds EH. Do anticonvulsants alter the natural course of epilepsy? BMJ 1995;28:97–106.

Rhoney DH, Tipps LB, Murry KR, et al. Anticonvulsant prophylaxis and timing of seizures after aneurysmal subarachnoid hemorrhage. Neurology. 2000;55: 258–65.

Richens A. Safety of lamotrigine. Epilepsia. 1994;35 (Suppl. 5):37–40.

Richens A. Impact of generic substitution of anticonvulsants on the treatment of epilepsy. CNS Drugs. 1997;8:124–33.

Ridsdale L, Robins D, Cryer C, Williams H, The Epilepsy Care Evaluation Group. Feasibility and effects of nurse run clinics for patients with epilepsy in general practice: randomised controlled trial. Brit Med J. 1997;314:120–2.

Ried S, Behl J, Schmidt D. Leseepilepsie. Eine seltene Reflexepilepsie. Abstrakt. 17. Jahrestagung der Gesellschaft für Neuropädiatrie. Stuttgart: Nov. 1991.

Riikonen R. Long-term outcome of West's syndrome: A study of adults with a history of infantile spasms. Epilepsia. 1996;37:367–72.

Rijckevorsel K, Boon P. The "number needed to treat" with levetiracetam (LEV): comparison with other new antiepileptic drugs (AEDs). Seizure 2001;10: 235–6.

Ring HA, Crellin R, Kirker S, Reynolds EH. Vigabatrin and depression. J Neurol Neurosurg Psychiat. 1993;56: 925–8.

Ritter FJ, Glauser TA, Sachdeo RC, et al. Topiramate as long-term therapy in Lennox-Gastaut syndrome. Neurology. 1998;50:A312.

Rocca WA, Sharbrough FW, Hauser WA, Annegers JF, Schoenberg BS. Risk factors for complex partial seizures: a population-based case-control study. Ann Neurol. 1987;21:22–31.

Rogawski MA, Löscher W. The neurobiology of antiepileptic drugs. Nat Rev Neurosci 2004;5:553–64.

Roger J, Genton P, Bureau M, Dravet C. Progressive myoclonus epilepsies in childhood and adolescence. In: Roger J, Bureau M, Dravet CH, et al., eds. Epileptic syndromes in infancy, childhood and adolescence. 2nd ed. London:Libbey;1992:381–400.

Romanelli F, Jennings HR, Nath A, et al. Therapeutic dilemma: the use of anticonvulsants in HIV-positive individuals. Neurology. 2000;54:1404–7.

Ross MK, Reeves AG, Roberts DW. Post-commissurotomy mutism. Ann Neurol. 1984;16:114–7.

Rossetti AO, Reichhart MD, Schaller MD, Despland PA, Bogousslavsky J. Propofol treatment of refractory status epilepticus: a study of 31 episodes. Epilepsia 2004; 45: 757–763.

Roujeau J-C, Kelly JP, Naldi L, Rzany B, Stern RS, Anderson T, Auquier A, Bastuji-Garin S, Correia O, Locati F, Mockenhaupt M, Paoletti C, Shapiro S, Shear N, Schöpf E, Kaufman DW. Medication use and the risk of Stevens-Johnson syndrome or toxic epidermal necrolysis. New Engl J Med. 1995;333:1600–7.

Rowan AJ, Meijer JWA, de Beer-Pawlikowski N, van der Geest P. Valproate ethosuximide combination therapy for refractory absence seizures. Arch Neurol. 1983;40:797–802.

Rowan AJ, Ramsay RE, Collins JF, et al. New onset geriatric epilepsy. A randomized study of gabapentin, lamotrigine, and carbamazepine. Neurology. 2005, 11. Mai [Epub].

Rumbach L, Sablot D, Berger E, et al. Status epilepticus in stroke: report on a hospital-based stroke cohort. Neurology 2000;54:350–4.

Runge U, Haufe A, Kessler C. Predictors of the course of idiopathic generalized epilepsy with grand mal seizures. J Epilepsy. 1996;9:170–5.

Rzany B, Correia O, Kelly JP, et al. Risk of Stevens-Johnson syndrome and toxic epidermal necrolysis during first weeks of antiepileptic therapy: a case control study. Lancet. 1999;353:2190–4

Sabers A, Buchholt JM, Uldall P, Hansen EL. Lamotrigine plasma levels reduced by oral contraceptives. Epilepsy Res. 2001;47:151–4.

Sabo RA, Hanigan WC, Aldag JC. Chronic subdural hematomas and seizures: the role of prophylactic anticonvulsant medication. Surg Neurol. 1995;43:579–82.

Salanova V, Markand ON, Worth R. Clinical characteristics and predictive factors in 98 patients with complex partial seizures treated with temporal resection. Arch Neurol. 1994;51:1008–13.

Salanova V, Anderman F, Rasmussen T, et al. Tumoral partial lobe epilepsy. Clinical manifestations and outcome in 34 patients treated between 1934 and 1988. Brain. 1995;118:1289–1304.

Salanova V, Anderman F, Rasmussen T, et al. The running down phenomenon in temporal lobe epilepsy. Brain. 1996;119:989–96.

Salmenperä T, Kälviäinen R, Partanen K, Pitkänen A. Hippocampal damage caused by seizures in temporal lobe epilepsy. Lancet. 1998;351:35.

Sander JWAS, Hart YM, Trimble MR, Shorvon SD. Vigabatrin and psychosis. J Neurol Neurosurg Psychiat. 1991; 54:435–39.

Sander JWAS. Some aspects of prognosis in the epilepsies. Epilepsia. 1993;34:1007–16.

Sander JWAS, Shorvon SD. Epidemiology of the epilepsies: a review. J Neurol Neurosurg Psychiat. 1996;61: 433–43.

Sander T, Hildmann T, Janz D, et al. The phenotypic spectrum related to the human epilepsy susceptibility gene "EJM1". Ann Neurol. 1995;38:210–7.

Sander T. The genetics of idiopathic generalized epilepsy: implications for the understanding of its aetiology. Mol Med Today. 1996;4:173–80.

Santosh PJ, Baird G. Psychopharmacotherapy in children and adults with intellectual disability. Lancet. 1999;354:231–40.

Sass KJ, Spencer DD, Spencer SS, et al. Corpus callosotomy for epilepsy. II. Neurological and neuropsychological outcome. Neurology. 1988;38:24–8.

Sasso E, Delsoldato S, Negrotti A, Mancia D. Reversible valproate-induced extrapyramidal disorders. Epilepsia. 1994;35:391–3.

Sato S, White BG, Penry JK, et al. Valproic acid vs ethosuximide in the treatment of absence seizures. Neurology. 1982;32:157–63.

Scheuer ML. Medical patients with epilepsy. In: Resor JR, Kutt WH, Dekker M, eds. The medical treatment of epilepsy. New York:Raven Press;1992:557–72.

Schierhout G, Roberts I. Anti-epileptic drugs for preventing seizures following acute traumatic brain injury. In: Cochrane Library, issue 4. Oxford:Update Software;1999.

Schiller Y, Cascino GD, So EL, Marsh WR. Discontinuation of antiepileptic drugs after successful epilepsy surgery. Neurology. 2000;54:346–9.

Schmidt D. Two antiepileptic drugs for intractable epilepsy with complex partial seizures. J Neurol Neurosurg Psychiat. 1982 a;45:119–24.

Schmidt D. Adverse effects of antiepileptic drugs. New York:Raven Press;1982 b.

Schmidt D. Reduction of two-drug therapy in intractable epilepsy. Epilepsia. 1983;24:368–76.

Schmidt D, Richter K. Alternative single anticonvulsant drug therapy for refractory epilepsy. Ann Neurol. 1986;19:85–7.

Schmidt D, Rohde M, Wolf P, Roeder-Wanner U. Clobazam for refractory focal epilepsy. A controlled trial. Arch Neurol. 1986 a;43:824–6.

Schmidt D, Einicke I, Haenel F. The influence of seizure type on the efficacy of plasma concentrations of phenytoin, phenobarbital, and carbamazepine. Arch Neurol. 1986 b;43:263–5.

Schmidt D. Epilepsien und epileptische Anfälle. Stuttgart:Thieme;1992 a.

Schmidt D. Anticonvulsants. In: Dukes MNG, ed. Meyler's side effects of drugs, 12th ed. Chapter 7. Amsterdam:Elsevier;1992 b:122–43.

Schmidt D, Fröscher W, Krämer G, Stefan H. Medikamentöse Standardtherapie der Epilepsien des Jugendlichen- und Erwachsenenalters. Epilepsieblätter. 1992; 5:82–9.

Schmidt D. Epilepsy in women. In: Laidlaw J, Richens A, Chadwick D, eds. A textbook of epilepsy, 4th ed. Edinburgh:Churchill Livingstone;1993 a:637–44.

Schmidt D. Felbamate: successful development of a new compound for the treatment of epilepsy. Epilepsia. 1993 b;34 (Suppl. 7):30–3.

Schmidt D, Jacob R, Loiseau P, et al. Zonisamide for add-on treatment of refractory partial epilepsy: an European double-blind trial. Epilepsy Res. 1993;15: 67–73.

Schmidt D, Krämer G. The new antiepileptic drugs. Implications for avoidance of adverse effects. Drug Safety. 1994;11:422–31.

Schmidt D, Gram L. Monotherapy versus polytherapy in epilepsy. A reappraisal. CNS Drugs. 1995;3:194–208.

Schmidt D. Pharmakotherapie der Epilepsien. 3. Aufl. München:Zuckschwerdt;1996 a.

Schmidt D. Syncopes and seizures. Curr Opin Neurol. 1996 b;9:78–81.

Schmidt D, Shorvon S. The epilepsies. In: Brandt T, Caplan LR, Dichgans J, Diener H–CH, Kennard C, eds. Neurological disorders. Course and treatment. San Diego:Academic Press;1996:159–82.

Schmidt D. Epilepsie. Diagnostik und Therapie für Klinik und Praxis. Stuttgart:Schattauer;1997.

Schmidt D. The ten most relevant errors in the treatment of epilepsy. Epilepsia. 1998 a;39(Suppl. 6):195.

Schmidt D. Akutbehandlung des Status epilepticus. In: Stöhr M, Brandt T, Einhäupl KM, Hrsg. Neurologische Syndrome in der Intensivmedizin. 2. Aufl. Stuttgart:Kohlhammer;1998 b:460–5.

Schmidt D, Siemes H. Role of liver function tests in monitoring anticonvulsant use. CNS Drugs. 1998; 10:1–9, 321–8.

Schmidt D. Adverse effects of valproate. In: Löscher W, ed. Valproate. Basel:Birkhäuser;1999 a;223–64.

Schmidt D. Epilepsien und nicht-epileptische Anfallssyndrome. In: Kunze K, Hrsg. Lehrbuch der Neurologie. 2. Aufl. Stuttgart:Thieme;1999 b:684–727.

Schmidt D. Search for new anticonvulsants. In: Eadie MJ, Vajda JE. Handbook of experimental pharmacology. Heidelberg:Springer;1999 c:151–72.

Schmidt D, Elger CE, Stefan H, et al. Der Stellenwert der Vagus-Nerv-Stimulation in der Epilepsietherapie. Nervenheilkd. 1999;18:558–61.

Schmidt D. Response to antiepileptic drugs and the rate of relapse after discontinuation of drug treatment in patients with juvenile myoclonic epilepsy. In: Schmitz B, Sander T. Juvenile myoclonic epilepsy. Berlin:Blackwell;2000 a:111–20.

Schmidt D. Die nächste Generation der Antiepileptika: Oxcarbazepin, Levetiracetam, Zonisamid – gegenwärtiger Stand und klinisches Potential. Nervenheilkd. 2000 b;19:539–45.

Schmidt D, Bourgeois B. A risk-benefit assessment of therapies for Lennox-Gastaut Syndrome. Drug Safety. 2000;22:467 – 77.

Schmidt D, Elger CE. Oxcarbazepin (Trileptal®) – ein wirksames und gut verträgliches neues Medikament der ersten Wahl zur Behandlung fokaler Anfälle. Nervenarzt 2000;71:849 – 55.

Schmidt D, Schachter S, eds. Epilepsy – problem solving in clinical practice. London:Dunitz;2000:1 – 489.

Schmidt D, Brandl U, Elger CE, et al. Der derzeitige Stellenwert von Vigabatrin (Sabril®) in der Epielepsiebehandlung – Ergebnisse einer Konsensuskonferenz. Akt Neurol. 2000a;27:470 – 4.

Schmidt D, Gram L, Brodie M, et al. Tiagabine in the treatment of epilepsy – a clinical review with a guide for the prescribing physician. Epilepsy Res. 2000b;41: 245 – 51.

Schmidt D. Epilepsien. Fragen und Antworten. 6. Aufl. München:Zuckschwerdt;2001.

Schmidt D, Elger CE, Stefan H, et al. Praktische Erfahrungen mit der Gabapentin-Monotherapie. Nervenheilkd. 2001 a;20:321 – 5.

Schmidt D, George M, Schachter SC. Neurostimulation and neuropsychiatric disorders. Epilepsy & Behavior 2001 b;2:1 – 100.

Schmidt D, Baumgartner W, Löscher W. Seizure recurrence after planned discontinuation of antiepileptic drugs in seizure free patients after epilepsy surgery: a review of current clinical experience. Epilepsia 2004 a;45:179 – 186.

Schmidt D, Baumgartner W, Löscher W. The chance of cure following surgery for drug-resistant temporal lobe epilepsy. What do we know and do we need to revise our expectations? Epilepsy Research 2004b;60:187 – 201.

Schmidt D, Steinhoff BJ, Stefan H, Elger CE. Pregabalin (Lyrica®):Ein wirksames neues Zusatzmedikament zur Behandlung fokaler Epilepsien. Nervenheilkunde 2004;23:471 – 77.

Schmidt D, CE Elger CE, BJ Steinhoff BJ et al. Einsatz neuer Antiepileptika bei vorher unbehandelten Jugendlichen und Erwachsenen mit Epilepsie. Therapie-Empfehlungen. Nervenheilkunde 2004:23:354 – 62.

Schmidt D, CE Elger CE. Worin unterscheidet sich Oxcarbazepin von Carbamazepin? Nervenarzt, 2004, 75:1535 – 160.

Schmidt D, Elger CE, Steinhoff BJ et al. Empfehlungen zum Einsatz neuer Antiepileptika bei vorher unbehandelten Jugendlichen und Erwachsenen mit Epilepsie. Nervenheilkunde 2004;23:354 – 362.

Schmidt D, Elger CE. Oxcarbazepin (Trileptal). Ein wirksames und gut verträgliches neues Medikament der ersten Wahl zur Behandlung fokaler Anfälle. Nervenarzt 2000;71:849 – 855.

Schmidt D, Löscher W. Drug resistance in epilepsy: putative neurobiological and clinical mechanisms. Epilepsia 2005;46:1 – 20.

Schmidt D, Löscher W. Uncontrolled epilepsy following discontinuation of antiepileptic drugs in seizure-free patients: a review of current clinical experience. Acta neurol scand. 2005;111:291 – 300.

Schmidt D, Steinhoff, G Krämer, H Stefan, C. Wohlers, CE Elger. Juristische Aspekte der Epilepsiebehandlung: ärztliche Fehler. Nervenheilkunde 2005 (im Druck)

Schmitz B. Psychosen bei Epilepsie. Eine epidemiologische Untersuchung [Dissertation]. Berlin:FU;1988.

Schoenenberger RA, Tanasijevic MJ, Jha A, Bates DW. Appropriateness of antiepileptic drug level monitoring. J Amer Med Assoc. 1995;274:1622 – 6.

Schramm J, Behrens E, Entzian W. Hemispherical deafferentiation. An alternative to functional hemispherectomy. Neurosurgery. 1995;36:509 – 15.

Schwager H-J, Hartwig A, Kassebrock F, zur Weihen A, Smattosch R. Pädagogische Probleme und berufliche Chancen bei Epilepsie. 4. Aufl. Hamburg:Stiftung Michael;2000.

Scott RC, Besag FM, Neville BGR. Buccal midazolam and rectal diazepam for treatment of prolonged seizures in childhood and adolescence: a randomized trial. Lancet. 1999;353:623 – 6.

Scully RE, Mark EJ, McNeely WF, Ebeling SH, Phillips LD, eds. Case records of the Massachusetts General Hospital. Case 14 – 1997. New Engl J Med. 1997;336: 1373 – 9.

Semah F, Picot M-C, Broglin D, et al. Seizure control and epileptic syndromes: a study of 2150 patients. Epilepsia. 1997;38(Suppl. 8):245.

Semah F, Picot MC, Adam C, et al. Is the underlying cause of epilepsy a major prognostic factor for recurrence? Neurology. 1998;51:1256 – 62.

Service FJ. Hypoglycemic disorders. New Engl J Med. 1995;332:1144 – 52.

Sharief MK, Sander JWA, Shorvon SD. Acute encephalopathy with vigabatrin. Lancet. 1993;342:619.

Shaw GM, Lammer EJ, Wasserman CR, O'Mallen CD, Tolarora MM. Risk of orofacial clefts in children born to women using multivitamin containing folic acid. Lancet. 1995;345:393 – 6.

Shepherd CW, Houser OW, Gomez MR. MR findings in tuberous sclerosis complex and correlation with seizure development and mental impairment. Am J Neuroradiology. 1995;16:149 – 55.

Sherwin AL. Ethosuximide. Clinical use. In: Levy R, et al., eds. Antiepileptic drugs. 3rd ed. New York:Raven Press;1989:689 – 98.

Shimizu H, Suzuki I, Ishijima B. Zygomatic approach for resection of mesial temporal epileptic focus. Neurosurgery. 1990;25:798 – 801.

Shinnar S, Berg AT, Moshé SL, et al. The risk of seizure recurrence after a first unprovoked afebrile seizure in childhood: an extended follow-up. Pediatrics. 1996; 98:216 – 25.

Shinnar S, Pellock JM, Moshé SL, et al. In whom does status epilepticus occur: age related differences in children. Epilepsia. 1997;38:907 – 14.

Shorvon SD, Reynolds EH. Anticonvulsant peripheral neuropathy: a clinical and electrophysiological study of patients on single drug treatment with phenytoin, carbamazepine or barbiturates. J Neurol Neurosurg Psychiat. 1982;45:620 – 8.

Shorvon SD. Status epilepticus. Its clinical features and treatment in children and adults. Cambridge:University Press;1994:240.

Shorvon SD. Handbook of epilepsy treatment. Oxford:Blackwell Science;2000.

Siemes H, Spohr HL, Michael T, Nau H. Therapy of infantile spasms with valproate: results of a prospective study. Epilepsia. 1988;29:553 – 60.

Siemes H, Nau H, Seidel U, Gram H-J. Irreversibles Valproat-assoziiertes Leberversagen. Monatsschr Kinderheilkd. 1992;140:869–75.

Siemes H, Nau H, Schultze K, et al. Valproate (VPA) metabolites in various clinical conditions of probable VPA-associated hepatotoxicity. Epilepsia. 1993;34:332–46.

Siemes H, Bourgeois B. Anfälle bei Kindern und Jugendlichen. Stuttgart:Thieme;2000:1–381.

Sillanpää M, Jalava M, Kaleva O, Shinnar S. Long-term prognosis of seizures with onset in childhood. New Engl J Med. 1998;338:1715–22.

Silver K, Mills EL, The Members of IMPACT. Infantile spasms: an active surveillance multicenter study. Neurology. 1998;50:A14–5.

Silverdale M, Leach JP, Chadwick DW. New variant Creutzfeldt-Jakob disease presenting as localization-related epilepsy. Neurology. 2000;54:2188.

Sirven JI, Sperling MR, French JA, O'Connor MJ. Significance of simple partial seizures in temporal lobe epilepsy. Epilepsia. 1996;37:450–4.

Sirven JI, Sperling M, Naritoku D, et al. Vagus nerve stimulation therapy for epilepsy in older adults. Neurology. 2000;54:1179–82.

Sisodiya SM, Free SL, Stevens JM, Fish DR, Shorvon SD. Widespread cerebral structural changes in patients with cortical dysgenesis and epilepsy. Brain. 1995; 118:1039–50.

Sisodiya SM. Surgery for malformations of cortical development causing epilepsy. Brain. 2000;123:1075–91.

Smith MC. Multiple subpial transsection in patients with extratemporal epilepsy. Epilepsia. 1998;39 (Suppl. 4):81–9.

Snead III OC, Hosey LC. Exacerbation of seizures in children by carbamazepine. New Engl J Med. 1985; 313:916–21.

So N, Olivier A, Andermann F, Gloor P, Quesney LF. Results of surgical treatment in patients with bitemporal epileptiform abnormalities. Ann Neurol. 1989;25: 432–9.

Sperling MR, O'Connor MJ, Saykin AJ, Plummer C. Temporal lobectomy for refractory epilepsy. J Amer med Ass. 1996;276:470–5.

Sperling MR, Feldman H, Kinman J, et al. Seizure control and mortality in epilepsy. Ann Neurol. 1999;46: 45–50.

Spohr HL. Persönliche Mitteilung 1997.

Stables J, Bialer P, Johannessen M, et al. Progress report on new antiepileptic drugs: a summary of the second Eilat Conference. Epilepsy Res. 1995;22:235–46.

Stanaway L, Lambie DG, Johnson RH. Non-compliance with anticonvulsant therapy as a cause of seizures. NZ Med J. 1985;98:150–2.

Stefan H, Kerling F. Epilepsie. Therapie Tabellen. Neurologie Psychiatrie. 1998;3:4–18.

Steffenburg U, Hagberg G, Kyllerman M. Characteristics of seizures in a population-based series of mentally retarded children with active epilepsy. Epilepsia. 1996; 37:850–6.

Steiner TJ, Dellaportas CI, Findley LJ, et al. Lamotrigine monotherapy in newly diagnosed untreated epilepsy: a double-blind comparison with phenytoin. Epilepsia. 1999;40:610–7.

Steinlein O. Familiäre nächtliche Frontallappenepilepsie. Klinische Aspekte und Genetik. Nervenarzt. 1996;67:870–4.

Steinlein O. Genetic mechanisms that underly epilepsy. Nature Review 2004;5:400–408.

Tomson T, Perucca E, Battino D. Navigating toward fetal and maternal health: the challenge of treating epilepsy in pregnancy. Epilepsia 2004;45:1171–1175.

Stephani U, Diener W, Ramm S. Epilepsietherapie mit Kaliumbromid – eine Standortbestimmung. Nervenheilkd. 1999;18:311–6.

Stephani U, ed. Spectrum of Rolandic epilepsy. Epileptic Disorders. 2000;2(Suppl. 1):1–72.

Stephen LJ, Sills GJ, Brodie MJ. Lamotrigine and topiramate may be a useful combination. Lancet. 1998; 351:958–9.

Stephen LJ, Kwan P, Brodie MJ. Does the cause of localisation-related epilepsy influence the response to antiepileptic drug treatment? Epilepsia. 2001;42: 357–62.

Stöhr M, Brandt T, Einhäupl KM, Hrsg. Neurologische Syndrome in der Intensivmedizin. 2. Aufl. Stuttgart:Kohlhammer;1998.

Straßburg HM, Sauer M, Ketelsen UP, Böhm N, Schwab M, Volk B. Letale Valproat-Unverträglichkeit bei progressiver zerebraler Poliodystrophie Alpers. In: Lütschg J, Hrsg. Aktuelle Neuropädiatrie 1990. Berlin: Springer;1990:258–63.

Sveinbottsir S, Sander JWAS, Upton D, et al. The excitatory aminoacid antagonist d-CPP-ene in patients with epilepsy. Epilepsy Res. 1993;16:165–74.

Szaflarski JP, Ficker DM, Cahill WT, Privitera MD. Four-year incidence of psychogenic nonepileptic seizures in adults in Hamilton County, OH. Neurology. 2000; 55:1561–3.

Tatum WO, Moore DB, Stecker MM, et al. Ventricular asystole during vagus nerve stimulation for epilepsy in humans. Neurology. 1999;52:1267–9.

Temkin NR, Dikmen SS, Wilensky AJ, Keith MJ, Chabal S, Winn RR. A randomized double-blind study of phenytoin for the prevention of post-traumatic seizures. New Engl J Med. 1990;323:497–502.

Temkin NR, Dikmen S, Anderson G, et al. Valproate for preventing late posttraumatic seizures. Epilepsia. 1997;38(Suppl. 8):102.

Tergau F, Naumann U, Paulus W, Steinhoff BJ. Low-frequency repetitive transcranial magnetic stimulation improves intractable epilepsy. Lancet. 1999;353: 2209.

Thadani VM, Williamson PD, Berger R, et al. Successful epilepsy surgery without intracranial EEG recording: criteria for patient selection. Epilepsia. 1995;36: 7–15.

Theodore WH, Porter RJ, Albert P, Kelley K, Bromfield E, Devinsky O, Sato S. The secondarily generalized seizure. A videotape analysis. Neurology. 1994;44: 1403–7.

Thomas RJ. Seizures and epilepsy in the elderly. Arch Intern Med.1997;157:605–17.

Tomson T, Perucca E, Battino D. Navigating toward fetal and maternal health: the challenge of treating epilepsy in pregnancy. Epilepsia 2004;45:1171–75.

Tonini C, Beghi E, Vitezic D. Prognosis following epilepsy surgery: a systematic review. Neurol Rev Internat 1997;2:1–6.

Towne AR, et al. Determinants of mortality in status epilepticus. Epilepsia. 1994;35:27–34.

Towne AR, Boggs JG, Watherhouse EJ, Garnett LK, Morton LD, DeLorenzo RJ. Natural history of untreated status epilepticus. Epilepsia. 1997;38(Suppl. 8):210.

Towne AR, Waterhouse EJ, Boggs JG, et al. Prevalence of nonconvulsive status epilepticus in comatose patients. Neurology. 2000;54:340–5.

Treiman DM, Meyers PD, Walton NY, et al. A comparison of four treatments for generalized convulsive status epilepticus. New Engl J Med. 1998;339:792–8.

Treiman DM. Effective treatment for status epilepticus. In: Schmidt D, Schachter SC, eds. Epilepsy. Problem solving in clinical practice. London: Martin Dunitz; 2000: 253–265.

Trinka E, Dubeau F, Andermann F, et al. Successful surgery in catastrophic postencephalitic epilepsy. Neurology. 2000; 54:2170–3.

Trimble MR. The psychoses of epilepsy. New York:Raven Press;1991.

Überall M. A., Trollmann R., Wunsiedler U., Wenzel D.: Intravenous Valproate in pediatric epilepsy patients with refractory status epilepticus. Neurology 2000; 54/11: 2188–2189

UK Gabapentin Study Group. Gabapentin in partial epilepsy. Lancet. 1990;335:1114–7.

Ulvi H, Yoldas T, Mungen B, Yigiter R. Continuous infusion of midazolam in the treatment of refractory generalized convulsive status epilepticus. Neurol Sci 2002; 23: 177–182

US Gabapentin Study Group, No 5. Gabapentin as add-on therapy in refractory partial epilepsy: a double-blind, placebo-controlled, parallel-group study. Neurology. 1993;43:2292–8.

Uthman BM, Wilder BJ, Penry JK, et al. Treatment of epilepsy by stimulation of the vagus nerve. Neurology. 1993;43:1338–45.

Van Donselaar CA, Brouweer OF, Geerts AT, Arts WFM, Stroink H, Peters ACB. Clinical course of untreated tonic-clonic seizures in childhood: prospective, hospital based study. Brit Med J. 1997;314:401–4.

Van Lierde A. Therapeutic data. In: Beaumanoir A, Bureau M, Deonna T, Mira L, Tassinari CA, eds. Continuous spikes and waves during slow sleep electrical status epilepticus during slow sleep. Acquired epileptic aphasia and related conditions. Mariani Foundation Paediatric Neurology Series: Vol. 3. London:Libbey;1995:225–7.

Van Paesschen W, Connelly A, Johnson CL, Duncan JS. The amygdala and intractable temporal lobe epilepsy: a quantitative magnetic resonance imaging study. Neurology. 1996;47:1021–31.

Vargha-Khadem F, Mishkin M. Speech and language outcome after hemispherectomy in childhood. In: Tuxhorn I, Holthausen H, Boenigk H, eds. Paediatric epilepsy syndromes and their surgical treatment. London:Libbey;1997:774–84.

Vazquez V, Soleto J. The course of seizures after treatment for cerebral cysticercosis. New Engl J Med. 1992;327:696–701.

Verity CM, Greenwood R, Golding J. Long-term intellectual and behavioral outcomes of children with febrile convulsions. New Engl J Med. 1998;338: 1723–8.

Vermeulen J, Aldenkamp AP. Cognitive side-effects of chronic antiepileptic drug treatment: a review of 25 years of research. Epilepsy Res. 1995;22:65–95.

Verrotti A, Morresi S, Basciani F, et al. Discontinuation of anticonvulsant therapy in children with partial epilepsy. Neurology. 2000;55:1393–5.

Vickrey BG, Hays RD, Graber J, et al. A health related quality of life instrument for patients evaluated for epilepsy surgery. Med Care. 1992;30:299–319.

Verrotti A, Latini G, di Corcia G, Giannuzzi R, Salladini C, Trotta D, Chiarelli F. Intermittent oral diazepam prophylaxis in febrile convulsions: Its effectiveness for febrile seizure recurrence. Eur. J, Paed. Neurol. 2004; 8:131–134

Vickrey BG, Hays RD, Rausch R, Engel J Jr, Visscher Br, Ary CM, Rogers WH, Brook RH. Outcomes in 248 patients who had diagnostic evaluations for epilepsy surgery. Lancet. 1995;346:1445–9.

Vigevano F, Cilio MR. Vigabatrin versus ACTH as first-line treatment for infantile spasms: a randomized, prospective study. Epilepsia. 1997;38:1270–4.

Vining EP, Freeman JM, Pillas DJ, et al. Why would you remove half a brain? The outcome of 58 children after hemispherectomy – the John Hopkins experience: 1968 to 1996. Pediatrics. 1997;100:163–71.

Walczak T, Radtke R, McNamara J, et al. Anterior temporal lobectomy for complex partial seizures: evaluation, results and long-term follow-up in 100 cases. Neurology. 1990;40:413–8.

Wallace H, Shorvon SD, Hopkins A, O'Donoghue M. Adults with poorly controlled epilepsy. London:Royal College of Physicians of London;1997.

Wallace SJ. First tonic-clonic seizures in childhood. Lancet. 1997;349:1009–12.

Walsh CA. Cortical dysgenesis and epilepsy. Abstract Fifteenth Annual Merrit-Putnam Symposium, December 1995.

Waruiru CM, Newton CRJC, Forster D, et al. Epileptic seizures and malaria in Kenyan children. Trans R Soc Trop Med Hyg. 1996;90:152–5.

Wassermann EM, Cohen LG, Flitman SS, Chen R, Hallet M. Seizures in healthy people with repeated "safe" trains of transcranial magnetic stimuli. Lancet. 1996; 347:825–6.

Weis I, Gilbert HA, Posner JB. Brain metastasis. Boston: Hall;1980.

Westmoreland BF. The EEG findings in exteratemporal seizures. Epilepsia. 1998;39(Suppl. 4):1–8.

White JR, Walczak TS, Leppik IE, Rarick J, Tran T, Beniak TE, Matchinsky DJ, Gumnit RJ.Discontinuation of levetiracetam because of behavioral side effects: A case-control study. Neurology 2003; 61: 1218–1221

Wiebe S, Blume WT, Girvin JP, Eliasziw M. A randomized controlled trial of surgery for temporal lobe epilepsy. New Engl J Med. 2001;345:311–8.

Wieser HG. Selective amygdalo-hippocampectomy for temporal lobe epilepsy. Epilepsia. 1988;24(Suppl. 2): 100–3.

Wieser HG. Behavioral consequences of temporal lobe resections. In: Trimble MR, Bolwig TG, eds. The temporal lobes and the limbic system. Petersfield: Wrightson Biomed; 1992:169 – 88.

Wieser HG, Hungerbuhler H, Siegel AM, Buck A. Musicogenic epilepsy: review of the literature and case report with ictal single photon emission computed tomography. Epilepsia. 1997;38:200 – 7.

Wilcken DEL. MTHFR 677 C-T mutation, folate intake, neural-tube defect, and risk of cardiovascular disease. Lancet. 1997;350:603 – 5.

Wilder-Smith E, Wilder-Smith A. Komplex-partielle Anfälle als Ursache passagerer Herzrhythmusstörungen. Schweiz Med Wochenschr. 1995;125:2237 – 43.

Williamson PD, French JA, Thadani VM, et al. Characteristics of medial temporal lobe epilepsy: II Interictal and ictal scalp electroencephalography, neuropsychological testing, neuroimaging, surgical results, and pathology. Ann Neurol. 1993;34:781 – 7.

Wilson DH, Reeves A, Gazzaniga M. Central commissurotomy for intractable generalized epilepsy: Series two. Neurology. 1982;32:687 – 97.

Wirrell EC, Camfield PR, Gordon KE, et al. Benign rolandic epilepsy: atypical features are very common. J Child Neurol. 1995;10:455 – 8.

Wirrell EC, Camfield CS, Camfield PR, et al. Long-term prognosis of typical childhood absence epilepsy: remission or progression to juvenile myoclonic epilepsy. Neurology. 1996;47:912 – 8.

Wirrell EC, Camfield CS, Camfield PR, et al. Long-term psychological outcome in typical absence epilepsy: Sometimes a wolf in sheeps' clothing. Arch Pediatr Adolesc Med. 1997;151:152 – 8.

Wirrell EC. Benign epilepsy of childhood with centrotemporal spikes. Epilepsia. 1998;39 (Suppl. 4): 32 – 41.

Wolf HK, Wiestler OD. Die Neuropathologie chronischer pharmakoresistenter Epilepsien. Dtsch Ärztebl. 1996;93:A2544 – 7.

Wood NS, Marlow N, Costeloe K, et al. Neurologic and developmental disability after extremely preterm birth. New Engl J Med. 2000;343:378 – 84.

Wyllie E, Lüders H, Morris HH, et al. Subdural electrodes in the evaluation for epilepsy surgery in children and adults. Neuropediatrics. 1988;19:80 – 6.

Wyllie E, Comair YG, Kotagal P, et al. Epilepsy surgery in children and adolescents. Neurology. 1998;50: A64 – 5.

Yagi K. Evolution of Lennox-Gastaut syndrome: a long-term longitudinal study. Epilepsia. 1996;37(Suppl. 3):48 – 51.

Yasargil MG, Teddy PG, Roth P. Selective amygdalohippo-campectomy. Operative anatomy and surgical technique. In: Symon L, ed. Advances and technical standards in neurosurgery. Vol. 12. Wien:Springer; 1985: 93 – 123.

Zaatreh M, Tennison M, Greenwood RS. Successful treatment of hypothalamic seizures and precocious puberty with GnRH analogue. Neurology. 2000;55: 1908 – 10.

Zentner J, Hufnagel A, Wolf HK, et al. Surgical treatment of temporal lobe epilepsy: clinical, radiological, and histopathological findings in 178 patients. J Neurol Neurosurg Psychiat. 1995;58:666 – 73.

Zentner J. Surgical aspects of corpus callosum section. In:Tuxhorn I, Holthausen H, Boenigk H, eds. Paediatrics epilepsy syndromes and their surgical treatment. London:Libbey; 1997:830 – 49.

Zevgaridis D, van Velthoven V, Ebeling U, Reulen HJ. Seizure control following surgery in supratentorial cavernous malformations: a retrospective study in 77 patients. Acta neurochir. 1996;138:672 – 7.

Zumsteg D, Jenny D, Wieser HG. Vocal cord adduction during vagus nerve stimulation for treatment of epilepsy. Neurology. 2000;54:1388 – 9.

Sachverzeichnis